Der prominente Patient

Thomas Meißner

# Der prominente Patient

Krankheiten berühmter Persönlichkeiten

Ursprünglich erschienen als Zeitschriftenartikel
einer Serie der Zeitschrift CME im Springer Medizin Verlag
(Jahrgänge 2007–2018)

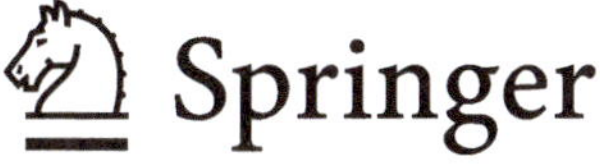 Springer

**Dr. med. Thomas Meißner**
Redaktionsbüro Meißner
Erfurt, Germany

ISBN 978-3-662-57730-1          ISBN 978-3-662-57731-8 (eBook)
https://doi.org/10.1007/978-3-662-57731-8

Die Deutsche Nationalbibliothek verzeichnet diese Publikation in der Deutschen Nationalbibliografie; detaillierte bibliografische Daten sind im Internet über http://dnb.d-nb.de abrufbar.

Springer
© Springer-Verlag GmbH Deutschland, ein Teil von Springer Nature 2019



Umschlaggestaltung: deblik Berlin
Fotonachweis Umschlag: v.l.n.r.: 1, 2, 5, 12: © akg-images/picture alliance; 3: © INTERFOTO/Friedrich; 4: © ilbusca/iStock; 6: © wynnter/iStock; 7: © Magnolia Pictures /ZUMAPRESS.com/picture alliance; 8, 11: © Juulijs / stock.adobe.com; 9: © Photoshot/picture alliance; 10: © GeorgiosArt/iStock; 13: © Georgios Kollidas/stock.adobe.com; 14, 18: © Georgios Kollidas/Fotolia; 15: © Dr. Ruth Gross/dpa/picture alliance; 16,17: © Sammlung Rauch/INTERFOTO

Springer ist ein Imprint der eingetragenen Gesellschaft Springer-Verlag GmbH, DE und ist ein Teil von Springer Nature
Die Anschrift der Gesellschaft ist: Heidelberger Platz 3, 14197 Berlin, Germany

# Vorwort:
# Warum Krankheiten prominenter Patienten so interessant sind

Ist es mehr als Klatsch, wenn wir uns dafür interessieren, an welchen Krankheiten prominente Menschen gelitten haben? Ich meine: Ja! Berichte über Krankheiten dieser Menschen – Pathografien – sind deshalb interessant, weil sie eine Seite dieser Männer und Frauen beleuchten, die ansonsten oft eher im Schatten bleibt. Krankheiten sind Teil unseres Lebens, unter Umständen prägen sie den weiteren Lebensverlauf.

„Prominent" meint in diesem Buch: Persönlichkeiten der Zeitgeschichte. Hätte Richard Wagner seinen „Siegfried" so komponiert, wie er es tat, wenn er keine Migräne gehabt hätte? Hätte Frida Kahlo jemals angefangen zu malen, wenn sie nicht als junges Mädchen Opfer eines schweren Verkehrsunfalls geworden wäre? Wie lange hätte der britischen König Eduard VII. wohl regiert, wenn er nicht seine Krönung verschoben hätte und das Wagnis einer Operation eingegangen wäre.

Natürlich ist die Aussagekraft moderner Krankheitsbezeichnungen in historischem Kontext eher begrenzt. Daher ist es meines Erachtens weniger wichtig, welche denkbare(n) Diagnose(n) aus heutiger Sicht tatsächlich zutreffen, selbst wenn die detektivische Spurensuche und Interpretation medizinischer Indizien immer wieder reizvoll sein mag. Besonders deutlich wird das zum Beispiel bei Charles Darwin, Robert Schumann oder Wolfgang Amadeus Mozart, über deren Pathografien bis heute teils heftig diskutiert wird. Ich meine, die eigentliche Geschichte verbirgt sich hinter der vermeintlich „richtigen" Diagnose. Nämlich jene, die etwas erzählt über den Menschen, über seine Familie, Freunde, sein Umfeld im Umgang mit den Beschwerden und Leiden. Unter Umständen, wenngleich nicht immer, führt das zu einem besseren Verständnis der Biografie oder des Werks, das dieser Mensch hinterlassen hat.

Hinzu kommt, dass es medizinhistorisch aufschlussreich ist, welche Auffassungen es in vergangenen Zeiten zu den jeweiligen Krankheiten gegeben hat. Gerade über die Personen der Zeitgeschichte ist es uns heute möglich zu erfahren, wie Ärzte damals gedacht, diagnostiziert und behandelt haben, Ärzte übrigens, die oft selbst Berühmtheiten gewesen oder es bis heute sind.

Einige der Geschichten, die Sie in diesem Buch finden werden, sind Protokolle der Selbstzerstörung – siehe Elvis Presley – oder der ärztlichen Ohnmacht – wie beim Tode George Washingtons oder Friedrichs III. Manche Geschichten erzählen von erstaunlichen Leistungen trotz schwerer Krankheit wie jene über Marie Curie oder Franklin D. Roosevelt, andere über die Tabuisierung von Krankheit wie bei Eva Peron. Mythen lösen sich in Luft auf, etwa die Annahme, Napoleon habe nie mehr als 4 Stunden Schlaf gebraucht. Angebliche Hypochonder wie Bert Brecht finden sich neben echten wie Immanuel Kant. Wir erfahren etwas über Spontanverläufe von Krankheiten, die wir heute dank moderner

Medizin kaum mehr sehen. Und wir lernen, dass manches mit der Zeit geheilt ist – nicht wegen, sondern trotz ärztlicher Behandlung.

Zu danken ist den vielen Pathografen, die aus historischen Dokumenten, Krankenunterlagen, Briefen oder Berichten Fakten und Indizien gesammelt, das Puzzle zusammengesetzt und mögliche Diagnosen rekonstruiert haben. Sie haben damit nichts weniger getan als ein Stück Menschheitsgeschichte festzuhalten. Dass dabei auch gestritten wird, liegt in der Natur der Sache. Ich selbst nehme lediglich die Position des Erzählers ein, der diese Pathografien einer breiteren Fachöffentlichkeit bekannt machen möchte. Die hier versammelten 100 Krankengeschichten prominenter Patienten habe ich im Laufe von etwa 12 Jahren gesammelt und die teils umfangreichen Darstellungen aus Fach- und Publikumsmedien, aus Büchern und Fernsehdokumentationen zusammengefasst und komprimiert. Geschrieben sind sie für Leserinnen und Leser mit medizinischen Vorkenntnissen.

Zu manchen Persönlichkeiten erscheinen immer wieder neue Aufsätze und Artikel, ich konnte bei Weitem nicht alles berücksichtigen. Und natürlich haben die hier beschriebenen Menschen oft an mehr als einer Krankheit gelitten, meist habe ich mich auf eine oder wenige beschränkt. Unterschiedliche Meinungen verschiedener Pathografen zu Diagnosen habe ich versucht zu berücksichtigen. Vertiefende Informationen bieten die zitierte Fachliteratur und weitere Quellen.

Dieses Bändchen ist aus einer Serie für die Zeitschrift „CME" des Springer-Verlags entstanden. Die Idee dazu stammt von Dr. med. Sonja Kempinski, der ehemaligen Chefredakteurin der Zeitschrift. Vor allem ihr und den Redakteurinnen Dr. med. Swanett Koops, Birte Seiffert und Claudia Daniels möchte ich an dieser Stelle für die jahrelange wunderbare Zusammenarbeit herzlich danken! Ich danke Dr. med. Anna Krätz sowie Rose-Marie Doyon vom Springer-Verlag für ihre Begleitung und ihr Engagement bei der Realisierung dieses Buchprojekts sowie Markus Pohlmann für das Lektorat!

Ihnen, liebe Leserinnen und Leser, danke ich für Ihr Interesse! Willkommen in der medizinischen Realität von gestern!

**Thomas Meißner**
Erfurt im Mai 2018

# Inhaltsverzeichnis

## II   Ärzte, Forscher, Philosophen

## III  Könige, Politiker und Präsidenten

## IV  Woran starb eigentlich …?

# Dichter und Schauspieler, Musiker und Maler

## Inhaltsverzeichnis

# Johann Sebastian Bach: Knöcherne Folgen des Orgelschlagens

© Springer-Verlag GmbH Deutschland, ein Teil von Springer Nature 2019
T. Meißner, *Der prominente Patient*
https://doi.org/10.1007/978-3-662-57731-8_1

Obwohl die Lage von Johann Sebastian Bachs Grab schon fast vergessen war, fand man sein Skelett mehr als 140 Jahre nach seinem Tod wieder. Weitere 55 Jahre später machte ein Chirurg interessante Entdeckungen am Beckenring, an den Lendenwirbeln und an den Fersenbeinen – Folgen des virtuosen Orgelspiels Bachs?

Als Johann Sebastian Bach (1685–1750) am letzten Julitag des Jahres 1750 auf dem alten Leipziger Johannisfriedhof beigesetzt worden war, wurde kein Grabstein errichtet. So etwas konnten sich damals nur wohlhabende Familien leisten. Wo sich sein Grab befand, geriet schnell in Vergessenheit. Es gab nur die mündliche Überlieferung und eine Steuernotiz. Demnach sollte der Sarg aus Eichenholz (ungewöhnlich zu der Zeit!) sechs Schritte vom Südtor entfernt in einer flachen Grube liegen. Robert Schumann, der 1836 nach diesem Grab fragte, soll vom Totengräber nur zur Antwort bekommen haben: „Bachs gibt's viele."

## 37 Leichenköpfe und eine Gesichtsrekonstruktion

1894 begab man sich im Zusammenhang mit Umbauarbeiten des Kirchenschiffs auf die Suche nach den sterblichen Überresten. Tatsächlich fand man im Umkreis des Südeingangs drei Eichensärge. In einem davon befand sich ein „älterer, keineswegs sehr großer, aber wohlgebauter Mann", so der Bericht. War das Bach? *Der* Bach – Johann Sebastian?

Der Leipziger Anatom Wilhelm His (1831–1904) analysierte gemeinsam mit dem Zahn-

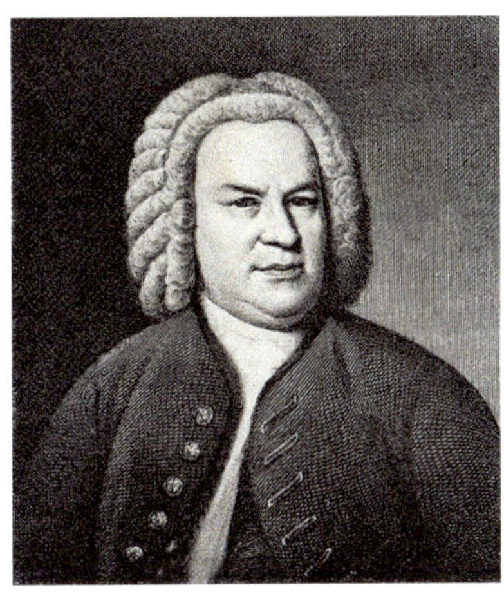

Johann Sebastian Bach (© Juulijs / stock.adobe.com)

mediziner Friedrich Ludwig Hesse (1849–1906) den gefundenen Schädel nach der Welcker-Profilmethode. Zuvor hatte sich His bei 37 Leichenköpfen von Männern in Bachs Alter und von seiner Statur Klarheit darüber verschafft, welche Weichgewebedicken den Gesichtsknochen an verschiedenen Stellen aufliegen. Vom Bildhauer Carl L. Seffner ließ er auf einem Gipsabguss des Schädels mit Ton halbseitig genau abgemessene Gesichtsweichgewebemengen auftragen, um so das Gesicht rekonstruieren, es mit verschiedenen historischen Abbildungen vergleichen und die Frage beantworten zu können: Ist das Bachs Skelett oder nicht?

His' Antwort in seinem Gutachten lautete, auch aufgrund weiterer Indizien, dies sei „in hohem Grade wahrscheinlich".

Dieser Befund ist später mehrfach bestätigt worden, zuletzt von Caroline Wilkinson vom Centre of Anatomy & Human Identification der Universität Dundee in Schottland. Sie hatte anhand eines Bronzeabgusses des (wahrscheinlichen) Originalschädels und weiterer Gipsabdrücke von 1894 eine computergestützte Gesichtsrekonstruktion vorgenommen und mit dem Bach-Porträt von Elias Gottlob Haußmann aus dem Jahre 1746 verglichen, einem Bild, wofür der Komponist nachweislich Modell gesessen hatte.

## Exostosen an Wirbeln, Schambein und Fersenbeinen

Bei der Umbettung von Bachs Skelett hatte im Juli 1949 der Berliner Chirurg Wolfgang Rosenthal erneut Gelegenheit, die Gebeine des Thomaskantors in Augenschein zu nehmen. Er schrieb:

» „Ich hatte … den Eindruck einer multiplen Exostosen-Bildung am Beckenring, an den Lendenwirbeln und an den Fersenbeinen. Auffallend kräftig hervorspringend waren auch die Muskellinien am Oberarm- sowie an den Unterarmknochen. Es machte den Eindruck, dass der Inhaber sich mit seinen Armen bei Lebzeiten von Jugend an kräftig betätigt hätte."

Die immer wiederkehrenden Muskelaktivitäten beim Orgelspiel seit früher Jugend haben nach Ansicht Rosenthals an den Muskelansätzen, besonders des Schambeins, diese Exostosen hervorgerufen. Bekannt seien solche Erscheinungen auch an Armen und Beinen passionierter Reiter sowie von Soldaten und Sportlern, bekannt als „Reiter- und Exerzierknochen" (Myositis ossificans). Rosenthal verweist darauf, dass die Orgeln zu Bachs Zeiten oft sehr schwer spielbar gewesen sein müssen, man sprach vom „Orgel-Schlagen".

## Posthume Diagnose einer neuen Krankheit

Genau die gleichen Exostosen hat Rosenthal beim Leipziger Thomaskantor Günther Ramin

(1898–1956), der im Alter von 12 Jahren mit dem Orgelspiel begonnen hatte, röntgenologisch nachgewiesen. Die „schwebende" Haltung des Organisten auf seiner Bank bei fortwährender Aktion der Beine und Füße und gleichzeitiger Aktion an den Manualen bedarf einer ständigen und repetitiven Aktion der Rumpf-, Oberschenkel- und Wadenmuskulatur, die die Knochenveränderungen an den Schambeinen, den unteren Lendenwirbeln sowie den Fersenbeinen erklären könnten. Ähnliche Befunde fand Rosenthal bei zehn weiteren Organisten und spricht von „Organistenspornen".

„[Ich] zweifle nicht mehr daran, dass es eine ‚Organistenkrankheit' gibt", schrieb er. Ob Bach entsprechende Beschwerden hatte, ist allerdings nicht bekannt – wie es überhaupt wenige Informationen über seine Gesundheit gibt. Rosenthal sah die Knochenbefunde als weiterer Beweis dafür an, dass das 1894 gefundene Skelett tatsächlich das des großen Komponisten Johann Sebastian Bach gewesen sein muss. Es ruht heute in der Thomaskirche in Leipzig.

### Organistenkrankheit? – Gibt's nicht!

Eine niederländische Arbeitsgruppe um den Amsterdamer Ophthalmologen Richard H. Zegers hat bezweifelt, dass die Gebeine, die in der Thomaskirche in Leipzig liegen, tatsächlich Johann Sebastian Bachs Überreste sind und dass es so etwas wie die von Wolfgang Rosenthal postulierte „Organistenkrankheit" gibt. Zegers kritisiert die Methodik Wilhelm His' zur Skelettidentifikation. Die Lokalisation des Grabes, wo man das Skelett exhumiert hatte, sei zudem sehr unsicher. Und eine eigene Studie bei zwölf männlichen professionellen Organisten im Alter zwischen 60 und 70 Jahren habe lediglich bei einem Drittel den Befund von Sehnenverknöcherungen am Becken ergeben (Rosenthal: 100% bei elf Organisten). In Zegers Kontrollgruppe war die Inzidenz unerwartet größer ausgefallen.

Andererseits glaubt er schon, dass der „intensive Gebrauch des lokomotorischen Systems" knöcherne Läsionen verursachen könne. Ein genetischer Vergleich knöcherner Überreste J. S. Bachs mit jenen seines Sohnes Carl Philipp Emanuel Bach (1714–1788), dessen Überreste in der St. Michaeliskirche in Hamburg ruhen, war Zegers und seinen Mitarbeitern verweigert worden.

## Literatur

Bachhaus Eisenach (2008/09) Sonderausstellung „Bach im Spiegel der Medizin"

Ludewig R (2000) Johann Sebastian Bach im Spiegel der Medizin. Edition Waechterpappel

Rosenthal W (1962/63) Identifizierung der Gebeine Johann Sebastian Bachs. Mit Bemerkungen über die „Organistenkrankheit". Mitteilungen der deutschen Akademie der Naturforscher Leopoldina 8/9 (3): 234-241

Zegers RH (2009) Are the alleged remains of Johann Sebastian Bach authentic? Med J Australia 190 (4): 213-216

# Béla Bartók: Abschied mit gefülltem Rucksack

© Springer-Verlag GmbH Deutschland, ein Teil von Springer Nature 2019
T. Meißner, *Der prominente Patient*
https://doi.org/10.1007/978-3-662-57731-8_2

Nach seiner Flucht in die USA blieb dem Komponisten Béla Bartók keine Zeit mehr, um alle seine musikalischen Ideen zu Papier zu bringen. Durchaus typisch für diese Zeit: Die Leukämie-Diagnose verschwiegen ihm seine Ärzte bis zum Schluss.

Als die Nationalsozialisten in Deutschland die Macht übernommen hatten, weigerte sich der ungarische Pianist, Komponist und Musikethnologe Béla Bartók (1881–1945), weiter in Deutschland aufzutreten, und er wandte sich von seinem hier ansässigen Verleger ab. 1937 untersagte Bartók deutschen und italienischen Rundfunksendern, seine Werke auszustrahlen, und 1940 emigrierte er schließlich mit seiner Frau in die USA.

Dort jedoch kannte ihn, den Professor für Klavierspiel von der Budapester Liszt-Hochschule, den in Europa angesehenen Komponisten und Sammler von über 10.000 Volksliedern, kaum jemand. Das Interesse an seinen Werken war gering, er lebte sehr bescheiden. Es ist tragisch, dass sich die Lage des Neu-New-Yorkers erst kurz vor seinem Leukämie-Tod im September 1945 angefangen hatte zu verbessern. „Ein Jammer, dass ich weggehen muss, gerade jetzt, wo mein Rucksack noch so gefüllt ist", äußert er im Sterbebett.

Vorausgegangen war ein Versteckspiel um die volle diagnostische Wahrheit, das durchaus typisch war für diese Zeit: Die behandelnden Ärzte wollten damit nicht herausrücken und der Patient wollte sie nicht wirklich wissen. Krebs – ein Tabu!

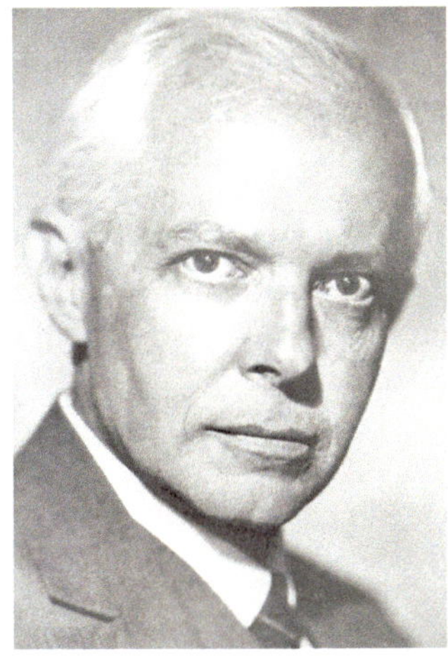

Béla Bartók (© 91020 / united archives / picture alliance)

## Erhöhte Körpertemperatur über anderthalb Jahre

Im April 1942 schreibt Bartók an einen Freund: „… schon seit Wochen fühle ich mich nicht wohl (Fieber usw.) und es fällt mir schwer die anfallenden Dinge zu erledigen …" Der behandelnde Arzt geht zunächst von einer Grippeerkrankung aus. Später legt er Blutkulturen an. Aber weder diese noch wiederholte Blutausstriche oder Tests auf Brucellose, Typhus und Paratyphus bringen ein Ergebnis. Die Temperaturen wollen einfach nicht fallen. Von nun an wird Bartók fast anderthalb Jahre lang nie dauerhaft fieberfrei sein.

Anfangs finden sich weder pathologische Zellen oder vermehrt Leukozyten-Vorstufen im Blut. Die Erythrozytenzahl liegt im oberen Normbereich, es besteht eine Thrombozytose mit über einer Million Plättchen und die Leukozytenzahl ist im Vergleich zur Norm verdoppelt. Der New Yorker Hämatologe N. Rosenthal spricht von einer Polyzythämie und empfiehlt eine abwartende Haltung – zumal keine Kausaltherapie existiert.

Im Dezember 1942, also mehr als ein halbes Jahr nach dem schleichenden Beginn der Symptome, hat sich die Polyzythämie verstärkt. Jetzt finden sich im peripheren Blut 2% Myeloblasten sowie 5% Myelozyten. Die Lymphozytenzahl ist auf 9% zurückgegangen. „Weiter abwarten", heißt es, nur im Falle einer Thrombose sollen die Röhrenknochen eine Röntgenbestrahlung erhalten, um die Thrombozytenwerte zu senken. Ein weiteres Vierteljahr später hat sich die Thrombozytenzahl halbiert, nach einer Sternalpunktion sind vermehrt thrombozytäre Vorstufen zu erkennen – die restlichen Befunde sind unverändert.

Ständig rezidivieren die Fieberschübe, Bartók ist auf 40 kg abgemagert, geht aber weiter seinen Lehrverpflichtungen an der Harvard Universität nach, bis er im Februar 1943 zusammenbricht und im Mount Sinai Hospital in New York stationär aufgenommen wird. Die American Society of Composers, Authors and Publishers (ASCAP) übernimmt nun die Behandlungskosten des inzwischen fast mittellosen Musikers.

## Das ist nur eine Tuberkulose – oder auch nicht

Nach einer Röntgenaufnahme der Lunge teilen die Ärzte Bartók mit, man sei froh, die Ursache seiner Beschwerden gefunden zu haben: Es sei Tuberkulose. Wenig später wird zurückgerudert: Sicher sei das nicht. Immer und immer wieder wird Bartók untersucht. Er kommentiert in Briefen sarkastisch die Ratlosigkeit seiner Ärzte: „Alle Tests sind negativ. Der Doktor, als er nicht mehr weiterwusste – kehrte zu seiner Tb-Theorie zurück (‚obwohl eine sehr ungewöhnliche Form‘). So ist nichts zu tun als das faule Leben weiterzuführen", heißt es in einem Brief an seinen Sohn Peter vom August 1943.

Dabei müsse zu diesem Zeitpunkt die Leukämie-Diagnose bereits ziemlich sicher gewesen sein, so der Freiberger Internist Hans Hermann Franken in seinem Buch „Die Krankheiten großer Komponisten". Denn das Differenzialblutbild zeigt inzwischen entsprechende Veränderungen. Aber jetzt verheimlicht man die Diagnose vor dem Patienten. Der hat längst Verdacht geschöpft, will aber offenbar nicht die volle Wahrheit wissen.

## Erst zu viele rote, dann zu viele weiße Blutzellen

Dann die Überraschung: Bartóks Zustand bessert sich ab Ende September 1943 deutlich: Das Fieber verschwindet, zunehmend fühlt er sich wieder in der Lage zu komponieren und rumänische Volkslieder zu ordnen. Es scheint kurzfristig eine spontane Remission eingetreten zu sein. Später leidet er – wie bereits früher schon – unter Gelenkschmerzen. Im Februar 1945 tritt im Zusammenhang mit einer Bronchitis wieder Fieber auf und verschlechtert den Allgemeinzustand des seit Jahrzehnten Kette rauchenden Patienten. Bartók erhält Sulfonamide, später mehrmals das damals neue Penizillin. Obwohl in Befundberichten keine vergrößerte Milz beschrieben ist, wird die Milz bestrahlt. Bartók bekommt Arsenpräparate.

Inzwischen ahnt er, dass an eine Genesung nicht zu denken ist. Fragt er jedoch, welche Krankheit er habe, bekommt er erneut zur Antwort: Polyzythämie. Sein lakonischer Kommentar: „Da sind wir wieder! Vor nur 2 Jahren bedeutete es zu viele rote Blutkörperchen, jetzt aber zu viele weiße." Am 26. September 1945 stirbt Bartók im West Side Hospital in New York. Eine Obduktion erfolgt nicht – die Todesursache ist wohl klar.

Das Blutbild Ende April 1944 beweist nach Frankens Meinung die Diagnose einer chronischen myeloischen Leukämie (CML). Auch nach Ansicht des Berner Onkologen Martin Fey und seiner Kollegen sprechen die Fieberepisoden ohne klaren Infektfokus, der Gewichtsverlust, die ausgeprägte Infektanfälligkeit und die Knochenschmerzen für ein myelo-proliferatives Syndrom. Eine CML komme ebenso wie die Polycythaemia vera in Betracht.

> ### Chronische myeloproliferative Erkrankungen
> Konnte bis vor einigen Jahren lediglich die chronische myeloische Leukämie (CML) anhand des Philadelphia-Chromo-soms von anderen myeloproliferativen Neoplasien abgegrenzt werden, erlauben Fortschritte in der molekularbiologischen Diagnostik heute eine weitere Differen-zierung myeloproliferativer Neoplasien. Laut WHO-Klassifikation zählen dazu
> - Chronische myeloische Leukämie (CML)
> - Polycythaemia vera
> - Essenzielle Thrombozythämie
> - Primäre Myelofibrose
> - Chronische Eosinophilenleukämie
> - Mastozytose, unklassifizierbare myelo-proliferative Neoplasien

## Literatur

Franken FH (1997) Die Krankheiten großer Komponisten. Florian Noetzel, Bd 4, S 179-217
Bartok. Gefüllter Rucksack. Der Spiegel (1967) 16: 142-144
www.belabartok.at (Zugriff: 22.04.2013)
Zürcher M, et al (2009) Klassische Musik und Krebs. Schweiz Med Forum 9 (37): 654-657

# Charles Baudelaire: Poet ohne Sprache

© Springer-Verlag GmbH Deutschland, ein Teil von Springer Nature 2019
T. Meißner, *Der prominente Patient*
https://doi.org/10.1007/978-3-662-57731-8_3

Im Alter von 45 Jahren erlitt der französische Dichter Charles Baudelaire (1821–1867) einen Schlaganfall. Er lebte noch anderthalb Jahre mit chronischer Aphasie. Fraglich ist, ob er selbst sich dessen bewusst war.

Sein subversiver Schreib-, sein zügelloser Lebensstil und sein dramatischer Abgang faszinieren bis heute: Charles Baudelaire, geboren in Paris am 9. April 1821 als Sohn eines 61-jährigen verstoßenen Priesters und der 26-jährigen Tochter eines ranghohen Offiziers, gilt als der typische „Poéte maudit" (verfemte Dichter) mit allem, was an Genialität, Dandytum und Provokation dazugehört. Als junger Mann gab Baudelaire vor, Philosophie und Jura zu studieren. In Wirklichkeit führte er das Leben eines Bohemiens, für den Paris zahllose Möglichkeiten bot.

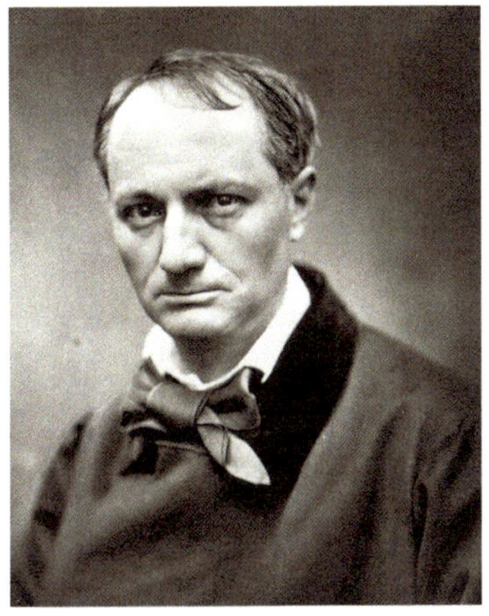

Charles Baudelaire (© Juulijs / stock.adobe.com)

## „Les Fleurs du Mal" – Kompendium der Monstrositäten

Seinen Zeitgenossen war Baudelaire eher als Kunst- und Literaturkritiker bekannt sowie als Übersetzer der Werke Edgar Alan Poes. Seine Gedichte fanden wenig Anklang. 1855 war erstmals die Gedichtsammlung „Les Fleurs du Mal" (Die Blumen des Bösen) veröffentlicht worden. Heute Werk der Weltliteratur, wurde es damals unter anderem als „Kompendium der Monstrositäten" kritisiert. Es kam zum Strafprozess gegen den Autor und seinen Verleger wegen „Gotteslästerung und Beleidigung der öffentlichen Moral" in sechs der Gedichte.

Gesundheitliche Probleme wie gastrointestinale Beschwerden, Kopfschmerzen, Depressionen, Schlafstörungen und Fatigue sowie Symptome einer chronischen Syphilis bestimmten früh Baudelaires Leben. Auf den Straßen konnte man ihn nicht selten mit einem Kopfverband sehen, der gegen seine Migräne helfen sollte. Mit Mitte 20 entdeckte er das Haschisch, konsumierte auch Opium, Alkohol und inhalierte Diethylether.

Am 12. Februar 1866 schrieb er in einem Brief über nicht enden wollende Tage, die er im Bett mit Gedanken verbringe wie diesen: „Wenn Apoplex oder Paralyse mich treffen sollten – was würde ich tun, wie würde ich meine Dinge ordnen?"

Einen Monat später, am 15. März 1866, Baudelaire hält sich in Namur, Belgien, auf, stürzt er nach einem plötzlichen Schwindelanfall in der Barockkirche St. Loup – ein scheinbar banaler Unfall. Doch am folgenden Morgen macht er einen verwirrten Eindruck. Wenige Tage später, am 20. März, sind Freunde wegen seines bizarren Verhaltens besorgt. Ein Freund liest ihn desorientiert in einer Taverne auf, muss ihn in sein Hotelzimmer tragen. Am nächsten Tag antwortet Baudelaire nicht mehr auf Ansprache, ein herbeigerufener Arzt diagnostiziert eine Halbseitenlähmung rechts. Am Abend zuvor muss er noch in der Lage gewesen sein, sich zu bewegen und zu schreiben, denn sein letzter Brief aus eigener Hand, gerichtet an seine Mutter, stammt vom 20. März 1866: Er fühle sich weder gut noch schlecht, das Arbeiten und Schreiben bereite jedoch Mühe.

## Blasphemische Rufe und die Ungeduld der Nonnen

Die Schweizer Neurologen Sebastian Dieguez und Julien Bogousslavsky gehen in ihrer Pathografie anhand der überlieferten Beschreibungen davon aus, dass mehrere transiente ischämische Attacken dem eigentlichen Schlaganfall vorausgegangen sein müssen und dass Baudelaire nicht sofort aphasisch gewesen ist. Jedoch verschlechterte sich sein Zustand in den folgenden Tagen. Am 31. März teilt der behandelnde Arzt der Mutter mit, es bestehe keine Hoffnung mehr, ihn zu retten. Baudelaire wird in die Klinik Saint-Jean et Sainte-Elisabeth gebracht, wo ihn Augustiner-Nonnen versorgen.

Dort beginnt er, sein berühmtes, stereotypes „Cré nom" auszurufen, vermutlich von „Sacré nom de Dieu" (wörtlich: „Heiliger Name Gottes", umgangssprachlich als Fluch gebraucht). „Non, non, cré nom, nom!" oder „Pas! Pas! Sacré nom!", habe er gerufen, so wird berichtet. Nur diese Silben war er in der Lage auszusprechen und er versuchte offensichtlich, all seine Gedanken und Gefühle damit auszudrücken: Freude, Kummer, Ärger, Ungeduld. Er wurde schnell wütend, wenn er nicht verstanden wurde. Die Nonnen empfanden die Ausrufe und das Verhalten Baudelaires als blasphemisch und schwer erträglich – vergleichbar jemandem, der auf Deutsch ständig „Gottverdammt!" rufen würde. Sie hatten Angst vor ihm und bedeuteten Baudelaires Mutter, sie möge ihren Sohn zur Pflege zu sich nehmen.

## Aphasie und Irrsinn und ein teuflisches Lachen

Während Baudelaire im Laufe der Zeit mithilfe eines Gehstocks wieder leichte Spaziergänge machen konnte, verbesserte sich sein Sprachvermögen nicht. Sein Denken, seine örtliche und zeitliche Orientierung schien nicht beeinträchtigt zu sein. Angeblich war er auch nicht mehr in der Lage zu lesen, seltsamerweise wird das aber nicht durchgängig berichtet.

Zu Baudelaires Zeit war die Aphasie ein bekanntes Phänomen. Sprache und Intelligenz wurden als Einheit aufgefasst, weshalb man sich fragte, ob die Intelligenz von Aphasie betroffener Menschen gelitten habe. Auch über Baudelaire tauchten bald Gerüchte auf, er sei irrsinnig geworden. Dazu hat wohl sein teils ruppiges Verhalten ebenso wie sein als schreckenerregend empfundenes, „teuflisches" Lachen beigetragen.

Der Dichter Charles Asselineau berichtet über eine Begegnung: „Als er mich sah, begrüßte er mich mit einem langen, lauten und anhaltendem Lacher, der mir das Blut in den Adern gefrieren ließ." Nach einer Viertelstunde jedoch sei er, Asselineau, überzeugt gewesen, dass Baudelaire so wach und scharfsinnig wie eh und je geblieben sei. Er schlussfolgerte dies aus nonverbalen Verhaltensweisen Baudelaires wie einem Lächeln, Nicken, Schulterzucken und allgemeinen Zeichen der Aufmerksamkeit. Die Schwere seiner Krankheit bestünde vor allem in der Unfähigkeit, sich ausdrücken zu können. Nun versuche er, durch verschiedene Intonationen des einen Worts – „Cré nom" – sich verständlich zu machen, meinte Asselineau.

Inzwischen bestehe weitgehend Übereinstimmung darin, so Dieguez und Bogousslavsky, dass Baudelaire wohl doch Defizite im Sprachverständnis gehabt haben muss, es sich also nicht um eine Broca-Aphasie mit vorwiegend expressiver Sprachstörung gehandelt hat, sondern um eine globale Aphasie, wie sie nach großen Läsionen im Versorgungsgebiet der Arteria cerebri media auftritt. Der Gesichtsausdruck oder zielgerichtete Bewegungen könnten Sprachverständnis vortäuschen, aber diese

Reaktionen müssten im sozialen Kontext interpretiert werden. Baudelaire hatte höchstwahrscheinlich sowohl die Fähigkeit zu sprechen als auch zu lesen und zu schreiben verloren.

## Anosognosie: Er wusste nicht, dass er fluchte

Mehr noch, Dieguez und Bogousslavsky stellen die These auf, Baudelaire habe an einer Anosognosie gelitten, also der Unfähigkeit, die eigenen Funktionsausfälle zu erkennen. So sei es bei Patienten mit motorischer Aphasie nicht ungewöhnlich, wenn diese sich zwar ihrer allgemeinen Unfähigkeit zu sprechen bewusst seien, aber nicht dem spezifischen Fehler ihrer Sprache, die sie noch in der Lage sind zu produzieren. Ein gestörtes auditorisches Feedback könne verhindern, dass sie ihre eigenen stereotypen Äußerungen hören. „Daher können wir nicht sicher sein, dass Baudelaire tatsächlich wusste, dass er fluchte, wenn er versuchte zu sprechen." Charles Baudelaire starb am 31. August 1867 in einer Pariser Klinik.

phärische, sprachhomologe Hirnregionen werden aktiviert und linkshemisphärische periläsionale und läsionsferne Areale erholen sich. Die protrahierten Verbesserungen erreichen nach etwa 6 Monaten ein Plateau. Die Deutsche Gesellschaft für Neurologie rät zu einer Intensiv-Sprachtherapie zu einem möglichst frühen Zeitpunkt.

## Literatur

Bogousslavsky J, Hennerici MG (eds) (2007) Neurological Disorders in Famous Artists – Part 2. Front Neurol Neurosci. Basel, Karger 22: 121-149
Stockert A, Saur D (2017) Aphasie: eine neuronale Netzwerkerkrankung. Nervenarzt 88: 866-873

**Aphasie**

Aphasien sind erworbene Sprachstörungen, meist infolge linkshemisphärischer Hirnschäden. Wurde früher angenommen, dass Sprachfunktionen modular organisiert und isoliert spezifisch einzelnen Hirnregionen zuzuordnen sind, wird heute davon ausgegangen, dass sie der koordinierten Interaktion lokaler und voneinander entfernter Neuronenpopulationen bedürfen in einem Netzwerk temporaler, frontaler und parietaler Hirnregionen. Nach einem Schlaganfall ist die Aphasie Konsequenz einer lokalen Störung, zugleich aber auch von Störungen im Netzwerk. Die häufig zu beobachtende Spracherholung in den ersten Tagen und Wochen hat ihre Ursache in einer Reorganisation dieser Netzwerke: die akute Netzwerkstörung wird aufgelöst, rechtshemis-

# Ludwig van Beethoven: Sein Schädel ließ Ebenmaß vermissen

© Springer-Verlag GmbH Deutschland, ein Teil von Springer Nature 2019
T. Meißner, *Der prominente Patient*
https://doi.org/10.1007/978-3-662-57731-8_4

Für Beethovens Taubheit muss wahrscheinlich eine durchaus häufige Skeletterkrankung angeschuldigt werden. Die Ursache für den vorzeitigen Tod des Komponisten ist wahrscheinlich eine alkoholbedingte Pankreatitis und Leberzirrhose.

» „Ihr meine Brüder Karl und (Johann), sobald ich tot bin, und Professor Schmidt lebt noch, so bittet ihn in meinem Namen, dass er meine Krankheit beschreibe [...], damit wenigstens so viel als möglich die Welt nach meinem Tode mit mir versöhnt werde."

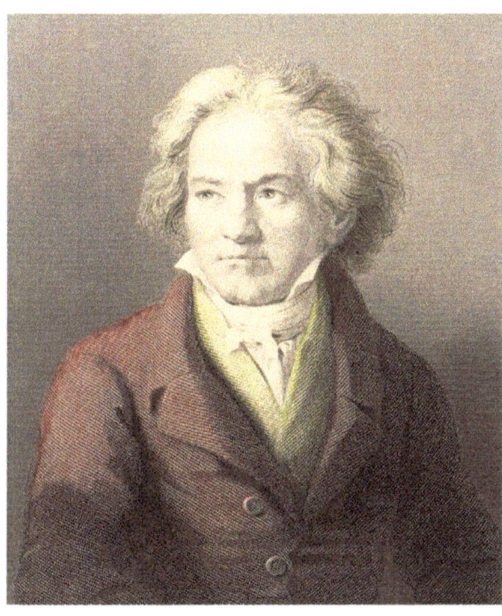

Ludwig van Beethoven (© Georgios Kollidas / Fotolia)

Dies verfügte Ludwig van Beethoven (1770–1827) bereits mit 32 Jahren in seinem Heiligenstädter Testament. Er erhoffte sich offenbar eine nachsichtige Beurteilung seines oft reizbaren, exzentrischen, teils bizarren Verhaltens, wenn Details seiner Krankheit bekannt würden.

Als Beethoven im März 1827 starb, nahm der Wiener Anatom und Pathologe Johann Wagner (1800–1832) einen Tag nach dem Tod im Sterbezimmer eine Autopsie vor. Das Obduktionsprotokoll in lateinischer Sprache ist erhalten. Die englischsprachige Übersetzung dieses Textes hat der Pathologe Stanley J. Oiseth vom Phelps Memorial Hospital in Sleepy Hollow im US-Bundesstaat New York analysiert.

Oiseth kommt nach Abgleich der beschriebenen makroskopischen Befunde mit den Symptomen Beethovens sowie der Bewertung der Ergebnisse zweier Exhumierungen unter anderem zu dem Schluss, dass Beethoven unter einer Ostitis deformans Paget gelitten haben muss. Der Morbus Paget könne die zunehmende Schwerhörigkeit und schließlich Taubheit Beethovens erklären.

Ganz neu ist das nicht: Bereits 1927 hatte ein HNO-Arzt der Universität Wien diese Vermutung geäußert. Allerdings haben andere Pathologen dies aufgrund eigener Untersuchungen Mitte der 1980er-Jahre ausgeschlossen.

Morbus Paget ist eine mono- oder polyostotische sowie progrediente Skelettkrankheit. Sie zeichnet sich durch lokal deutlich verstärkten Knochenumbau aus. Diese Umbauvorgänge gehen mit Schmerzen, Frakturen sowie neurologischen und kardiologischen Komplikationen einher. 30–50% der Paget-Patienten mit Schädelbefall leiden unter Schwerhörigkeit, meist aufgrund einer Schallempfindungsstörung. Ursache dafür sind ankylosierte Ohrknöchelchen und/oder eine Kompression des Nervus vestibulocochlearis.

## Was uns Beethovens Schädel verrät – und was nicht

Erste Anzeichen einer Schwerhörigkeit traten bei Beethoven ab etwa 1796 auf, also im Alter von 26 Jahren, zunächst links, bald auch rechts. Etwa um 1815 – die Angaben von Zeitgenossen über das Hörvermögen variieren – war er fast vollständig taub. Von Pathografen diskutiert werden eine Innenohrschwerhörigkeit oder eine infektionsbedingte Sklerosierung der Gehörknöchelchen (Otosklerose). In Betracht kommt auch eine Neuritis nervi acustici mit Schädigungen des Innenohrs und nachfolgender Degeneration der Hörnerven. Der chronische Alkoholabusus Beethovens würde dies verstärkt haben. Da weder Schwindel noch Gleichgewichtsstörungen beschrieben sind, dürften weder eine Labyrinthitis noch ein Morbus Menière vorgelegen haben.

Eine Otosklerose im Zusammenhang mit Morbus Paget haben Hans Jesserer und Hans Bankl (1940–2004) vom Pathologischen Institut des Universitätsklinikums St. Pölten im Jahre 1985 ausgeschlossen. Ihnen waren drei zuvor verschollene Knochenfragmente, die vom Schädel Beethovens stammen sollen, übergeben worden. Wagner hatte bei der Autopsie „beiderseits die Felsenteile der Schläfenknochen ausgesägt und [zur genaueren Untersuchung] mitgenommen", heißt es im Obduktionsprotokoll. Bei den Jesserer und Bankl übergebenen Knochen handelte sich um Teile eines linken Scheitelbeins und eine Hinterhauptschuppe, die tatsächlich mit hoher Wahrscheinlichkeit Beethoven zugeordnet werden konnten. „Zeichen einer pagetschen Krankheit waren an ihnen nicht festzustellen", teilten Jesserer und Bankl damals mit. Ihnen hatte außerdem ein Gipsabdruck des (unvollständigen) Schädels zur Verfügung gestanden.

Der US-Pathologe Oiseth sieht das anders und begründet das folgendermaßen: Beethovens Schädelkalotte war vom Prosektor Wagner als außergewöhnlich dicht und mit umgerechnet 13 mm doppelt so dick wie normalerweise beschrieben worden. Eine 1812 beim 41-jährigen Beethoven abgenommene Lebendmaske

habe eine ausgeprägte Stirnbildung ergeben. Und eine Fotografie des 1863 exhumierten Skelettschädels offenbare auffallend irreguläre und große Jochbeine. Dies sei eine gelegentlich auftretende Manifestation der Paget-Krankheit, so Oiseth, und habe zur leicht „löwenartigen Erscheinung" des Komponisten beigetragen.

## Asymmetrische Augenhöhlen, dicke Stirnbeinschuppe

Wagner hatte außerdem eine Atrophie der Hörnerven beschrieben sowie die „von ansehnlichen Gefäßzweigen durchzogene Substanz des Felsenbeines, insbesondere in der Gegend der Schnecke, deren häutiges Spiral leicht gerötet erschien." Dies kann als Hinweis auf für Morbus Paget typische lokale Hypervaskularisationen und Gefäßerweiterungen gedeutet werden.

Im Protokoll der zweiten Exhumierung im Jahre 1888 wurde „eine höchst auffallende Assymmetrie" der Umrisse der Augenhöhlen notiert. Erneut wird die „sehr erhebliche" Dicke der Stirnbeinschuppe bemerkt. Und: „Es ist eine unumstössliche Thatsache, dass der Schädel Beethoven's unseren Vorstellungen von Schönheit und Ebenmaass keineswegs entspricht."

Weitere Argumente Oiseths lauten: Die Hypakusis bei Paget-Patienten ist typischerweise bilateral – so wie bei Beethoven. Dazu tragen verschiedene Veränderungen der Anatomie im Krankheitsverlauf bei, unter anderem die mechanische Kompression der Hörnerven oder den Nerv versorgender Gefäße. Die Anteile des Nervus vestibulocochlearis müssen schmale Foramina passieren, sodass sie empfindlich für druckbedingte Ischämien sind. Als weitere mögliche Ursachen für die Schwerhörigkeit kommen Mikrofrakturen, Frakturen oder die sklerotische Fixation der Steigbügel-Fußplatte hinzu, Blutungen in die Scala tympani und anderes mehr. Eine Fixation des Stapes hatte Wagner allerdings nicht beschrieben. Der knöcherne Anteil der Eustachi-Röhre war verengt, was ebenfalls für Paget-bedingte Auftreibungen des Schädels spricht.

Es sei nicht ungewöhnlich, dass nicht alle Anteile des Schädelknochens bei Morbus Paget verformt sind, meint Oiseth. Dass die an Jesserer und Bankl übergebenen Schädelteile unauffällig waren, spreche daher nicht gegen die Diagnose. Oiseth meint sogar, dass, abgesehen von der Tatsache, dass Beethoven an verschiedenen Gesundheitsproblemen gelitten hat, die meisten seiner Symptome und sozialen Probleme primär oder sekundär auf den Morbus Paget zurückgeführt werden könnten.

## Ledrige Leber mit bohnengroßen Knoten durchwebt

Sicher klären lässt sich das freilich nicht. Das Protokoll der Obduktion Beethovens lässt kaum Zweifel aufkommen, woran der Komponist und Pianist nach 57 Lebensjahren gestorben war:

> » „Der Leichnam war, insbesondere an den Gliedmassen, sehr abgezehrt und mit schwarzen Petechien übersäet, der Unterleib ungemein wassersüchtig aufgetrieben und gespannt. In der Bauchhöhle waren vier Maß graulich-brauner trüber Flüssigkeit verbreitet. Die Leber erschien auf die Hälfte ihres Volumens zusammengeschrumpft, lederartig fest, grünlich-blau gefärbt und an ihrer höckerichten Oberfläche, sowie an ihrer Substanz mit bohnengroßen Knoten durchwebt",

schrieb Johann Wagner, Pathologe der Wiener Universität. Zudem war die Milz von derber Konsistenz und auf das Doppelte vergrößert. „Auf gleiche Weise erschien auch die Bauchspeicheldrüse größer und fester; deren Ausführungsgang war von einer Gansfederspule weit." Die Beschreibung Wagners spricht für eine Leberzirrhose, die, so vermuten mehrere Pathografen, sich wahrscheinlich auf dem Boden einer alkoholbedingten chronischen Pankreatitis entwickelt hat. Wenn der Pankreasgang den Durchmesser einer „Gansfederspule" (Gänsefederkiel) gehabt hat, bedeutet dies eine deutliche Kalibererweiterung – ein weiteres Zeichen

für die fortgeschrittene chronische Pankreatitis. Die Hautpetechien deuten Gerinnungsstörungen an. Bereits 1825 hatte Beethoven an seinen Arzt Anton Georg Braunhofer (1780–1845) geschrieben: „Ich speie ziemlich viel Blut aus, wahrscheinlich nur aus der Luftröhre; aus der Nase strömt es aber öfter …" Es dürfte sich um Ösophagusvarizenblutungen gehandelt haben, das spontane Nasenbluten deutet auf Gerinnungsstörungen wegen der zunehmenden Leberinsuffizienz hin.

## Wie der Vater, so der Sohn – Viel Alkohol von Jugend an

Die erheblichen Alkoholmengen, welche Beethoven zu sich nahm, sind bekannt. Er hat wahrscheinlich früh angefangen, viel zu trinken und war familiär vorbelastet: Seine alkoholkranke Großmutter gab man zur Pflege in ein Kloster und seinem ebenfalls alkoholkranken Vater zweigte man einen Teil seines Einkommens ab, damit er es nicht vertrank und der 17-jährige Ludwig sowie seine zwei Brüder etwas für Erziehung und Unterhalt zurückbehielten – die Mutter war zu dieser Zeit bereits an Lungentuberkulose gestorben.

Schon als Jugendlicher in Bonn verbrachte Beethoven seine Abende regelmäßig im Wirtshaus. In Wien, wohin er 1792 übergesiedelt war, verköstigte er sich bevorzugt im Gasthaus. „Nachmittags pflegte er ein Bierhaus aufzusuchen, zum Abendessen und danach genoss er wiederum Bier und Wein", so der Internist und Pathograf Franz Hermann Franken. Das sei aber nur der normale Tagesablauf gewesen. „Hatte er Gäste, so erhöhten sich die Alkoholmengen rasch." Die Ärzte rieten zur Mäßigung, empfahlen etwa, hauptsächlich Bier zu trinken oder mit Wasser verdünnten Wein.

Beethoven folgte dem nicht, war stattdessen unzufrieden mit seinen Ärzten, fast sämtlich Berühmtheiten und hoch angesehen. Er wechselte sie häufig, nicht ohne sich zuvor heftig und kränkend geäußert zu haben. Aus heutiger Sicht war es damals freilich kaum möglich, den Krankheitsverlauf maßgeblich zu beeinflussen.

Diverse Pülverchen zum Einnehmen, über deren Inhalt man nichts Genaues weiß, Tees, lauwarme Bäder mit „stärkenden Sachen" und Wasserkuren brachten zeitweise eine gewisse subjektive Linderung. Doch bald ging es dem Patienten wieder schlechter, oft war er zu schwach, um das Bett zu verlassen.

Im Sommer 1821 trat erstmals ein Ikterus auf, Beethovens körperlicher Verfall beschleunigte sich. „Ich fürchte, dieser [Zustand] zerschneidet bald den Lebensfaden oder noch ärger, durchnaget ihn nach und nach" schrieb Ludwig 1823 an seinen Bruder Johann. Er ahnte, dass er nicht mehr vollständig gesund werden wird. Immer öfter litt er an Durchfällen und großem Durst, dem er mit vermehrtem Weingenuss begegnete. Vermutlich hat infolge der Pankreatitis auch ein Diabetes mellitus vorgelegen. Dem an Umfang zunehmenden wassersüchtigen Bauch versucht Beethoven mit dem Tragen von Binden Einhalt zu gebieten.

Anfang Dezember 1826 schrieb der behandelnde Arzt Andreas Ignaz Wawruch (1773–1842):

» „Ich traf Beethoven mit den bedenklichen Symptomen einer Lungenentzündung behaftet an; sein Gesicht glühte, er spuckte Blut, die Respiration drohte mit Erstickungsgefahr …"

Eine Woche später ging es dem Patienten leidlich, doch bereits einen Tag später

» „fand ich ihn beim Morgenbesuche verstört, am ganzen Körper gelbsüchtig; ein schreckbarer Brechdurchfall drohte ihn die verflossene Nacht zu töten … zitternd und bebend krümmte er sich vor Schmerzen, die in der Leber und den Gedärmen wüteten und seine bisher nur mäßig aufgedunsenen Füße waren mächtig geschwollen."

Wegen des zum Bersten angespannten Abdomens empfahl Wawruch den „Bauchstich", den der Wiener Primarchirurg Seibert bis Februar 1827 insgesamt viermal vornimmt. Beim ersten Mal punktierte er fast 8 Liter Aszites, beim zweiten Mal 14 Liter. Durch das Nachsickern dürfte er ein Mehrfaches der Menge verloren haben, meint Franken, schätzungsweise bis zu 30 Liter!

## Bleivergiftung eher unwahrscheinlich

In der Vergangenheit ist wiederholt eine Bleivergiftung als Ursache für Beethovens Beschwerden wie die kolikartigen abdominellen Beschwerden, die Reizbarkeit und seinen Tod diskutiert worden. Es sind mehrfach Analysen an Haaren und Schädelknochenresten vorgenommen worden, die eine hohe Bleibelastung nahelegten.

Als Bleiquellen kommen unter anderem Trinkwasser, Nahrung, mit Bleizucker gesüßter Wein und Medikamente infrage. Andreas Otte und Konrad Wink aus Freiburg weisen in „Kerners Krankheiten großer Musiker" darauf hin, dass allerdings viele andere Symptome einer chronischen Bleivergiftung fehlten, etwa das typische „Bleikolorit" der Haut oder ein Blausaum wegen Ablagerung von Bleisulfid im Zahnfleisch. Bleikonzentrationen im Haar korrelierten außerdem nicht gut mit Intoxikationserscheinungen, so Otte und Wink.

Die Bleibelastung gerade der städtischen Bevölkerung sei früher wahrscheinlich generell hoch gewesen. Die Bleifunde bei Beethoven haben sich wohl im Rahmen des Üblichen bewegt. Das bestätigte im Juni 2010 Andrew Todd vom Mount Sinai Medical Center in New York. Dort waren per Röntgenfluoreszenzanalyse tiefe Knochenschichten der Schädelknochenreste untersucht worden, ohne dass ungewöhnliche Konzentrationen nachgewiesen worden sind.

Wie so oft bei berühmten Patienten aus vergangenen Jahrhunderten wird stets Raum für Spekulationen bleiben. Eines jedoch lässt sich sagen: Der anfangs genannte testamentarische Wunsch Beethovens ist erfüllt worden. Und die Welt ist mit ihm versöhnt.

### Morbus Paget

Die Prävalenz der Osteitis deformans bei über 40-Jährigen liegt in Deutschland bei etwa 3%. Sehr viele dieser Patienten werden allerdings nicht identifiziert, weil die Krankheit in 90% symptomlos oder subklinisch verläuft. Es scheint erbliche Formen und sporadische Erkrankungen zu geben, eine virale Ätiologie wird diskutiert. Am häufigsten betroffen sind Becken, Femur und Schädel. Symptome sind Knochen-, Gelenk- und Muskelschmerzen infolge kortikaler Fissuren, Frakturen, sekundärer Arthrosen und Muskelfehlbelastungen. Knöcherne Auftreibungen können Kompressionen auslösen, auch eine Spinalkanalstenose und Kompressionen des Rückenmarks sind möglich. Bis zu 50% der Patienten mit Schädelbefall sind schwerhörig. Lokale Überwärmungen entstehen aufgrund von Hypervaskularisation und Gefäßerweiterungen. Diese können zudem eine kardiovaskuläre Volumenbelastung verursachen. Teilweise tritt ein sekundärer Hyperparathyreoidismus mit Hypokalzämie auf.

## Literatur

Bankl H, Jesserer H (1987) Die Krankheiten Ludwig van Beethovens. Wilhelm Maudrich, S 85 ff., S 119 ff.

Franken FH (1999) Die Krankheiten großer Komponisten. Florian Noetzel, Bd 1, 3. Aufl., S 61-108

Haaranalyse - Arzt soll Beethovens Sterben beschleunigt haben. Spiegel Online vom 29.08.2007

Jesserer H, Bankl H (1986) Ertaubte Beethoven an einer Pagetschen Krankeit? Laryngo-Rhino-Otol 65(10): 592-597

Leitlinie Morbus Paget des Dachverbands Osteologie. (www.dv-osteologie.org, Stand: Dez. 2017)

Oiseth JS (2017) Beethovens's autopsy revisited: A pathologist sounds a final note. J Med Biogr 25(3): 139-147

Otte A, Wink K (2008) Kerners Krankheiten großer Musiker. Schattauer, 6. Aufl., S 81-132

Pressemitteilung des Mount Sinai Medical Center, New York „Beethoven unlikely to have died from lead exposure" vom 02.06.2010 (www.mountsinai.org)

Weiss R (2005) Study concludes Beethoven died from lead poisoning. Washington Post, Dec 6 (online, Zugriff: 09.08.2010)

# Vincenzo Bellini: Sex, Drugs and … Amöbenruhr

© Springer-Verlag GmbH Deutschland, ein Teil von Springer Nature 2019
T. Meißner, *Der prominente Patient*
https://doi.org/10.1007/978-3-662-57731-8_5

Sex, Drugs and Rock'n'Roll, das gab es lange vor den Rolling Stones: Vincenzo Bellini (1801–1835) würde heute mindestens als Superstar firmieren. Und auch das trifft auf ihn zu: Only the good die young. Oder: Wen die Götter lieben, stirbt jung, bei kräftigem und gesundem Sinn.[1]

Vincenzo Bellinis Opern werden heute eher selten gespielt. Zu Lebzeiten jedoch landete er mit seinen romantischen Werken einen Erfolg nach dem anderen – zunächst in Italien, dann auch im Ausland. Das Publikum war immer wieder aufs Neue begeistert von seinen Werken. Bald verkehrte der Freund Gioachino Rossinis (1792–1868) in Kreisen des italienischen Hochadels, er wurde an der Mailänder Scala engagiert, der Papst zeichnete ihn aus, später erhielt er einen Orden der französischen Ehrenlegion. Eine Liebesaffäre folgte der nächsten und bevor ein Skandal öffentlich wurde, war die mit 1,80 Meter Körpergröße für damalige Verhältnisse große und nach Beschreibungen von Zeitgenossen auch sonst attraktive Erscheinung an einen anderen Ort entschwunden – geheiratet hat er nie.

Für die Öffentlichkeit völlig unerwartet starb Bellini plötzlich in der Blüte seiner Jahre, noch keine 35 Jahre alt. Nicht zuletzt, um Spekulationen um eine mögliche Vergiftung entgegenzutreten, ordnete der französische König Louis-Philippe I. die Obduktion an.

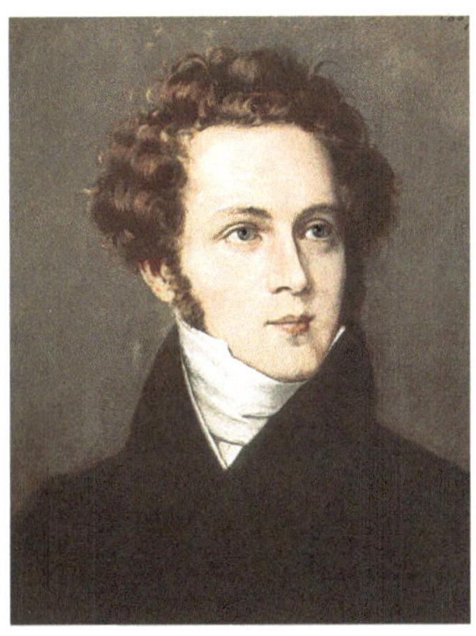

Vincenzo Bellini (© INTERFOTO / PHOTOAISA / BeBa/ PHOTOAISA)

## Aderlass und Emetika gegen „Magen-Gallen-Fieber"

Weil das Obduktionsprotokoll überliefert ist und sich auch die vorangegangene Anamnese rekonstruieren lässt, kann mit hoher Wahrscheinlichkeit davon ausgegangen werden, dass Bellini an einer Amöbenruhr mit Leberabszess gestorben ist. Die Krankheit machte sich wahrscheinlich im Frühjahr 1830 erstmals bemerkbar. In Venedig „stank mir manchmal der Atem wegen der schlechten Verdauungen", schrieb er in einem Brief. Bellini klagt über Appetitlosigkeit und ein „entzündliches Magen-Gallen-Fieber". Im Mai sei er mit Aderlass und einem Emetikum behandelt worden. Erst im August des Jahres ging es ihm wieder etwas besser, doch die Appetitlosigkeit blieb.

Möglicherweise begannen die Beschwerden sogar noch früher. Nach Angaben von Patho-

---

1 *Quem di diligunt, adulescens moritur, dum valet, sentit, sapit.* – Sentenz des griechischen Dichters Menandros (ca. 342–291 v. Chr.), ins Lateinische übersetzt vom römischen Dichter Plautus (ca. 254–184 v. Chr..

grafen hat Bellini besonders in den heißen Sommermonaten über mehrere Jahre an Durchfallattacken gelitten; bereits 1828 beschwerte er sich öfter über seine nicht funktionierende Verdauung. Das kann, muss aber nichts mit einer Amöbiasis zu tun gehabt haben. Denn meist verlaufen Amöben-Infektionen symptomlos; und große Amöben-Leberabszesse können auftreten selbst ohne dass sich die Einzeller überhaupt im Stuhl finden lassen.

Bei Bellini jedoch beginnen Anfang September 1835 im französischen Puteaux erneut Durchfälle, die sich allmählich verstärken. Als er ein Diner absagen muss, weil er inzwischen bettlägerig ist, wird nach einem Arzt geschickt, der ab 11. September die Behandlung übernimmt. Luigi Montallegri bezeichnet in seinen Aufzeichnungen den Zustand seines Patienten, der ständig blutig-schleimigen Stuhl absetzt, als „alarmierend". Montallegri versucht, durch das Auflegen von Zugpflastern eine „heilsame Krise" auszulösen, und glaubt nach etwa 10 Tagen einen Erfolg zu sehen. Denn am 22. September notiert er: „Ich hoffe ihn morgen für außer Gefahr zu erklären." Doch noch am selben Tag muss er mitteilen, dass keine Hoffnung mehr bestehe und der Tod nahe sei. Dieser tritt dann am 23. September ein.

## Geschwüre wie ausgestanzt im gesamten Dickdarm

Die Obduktion 36 Stunden später durch einen Pariser Professor ergibt „unzählige Ulzerationen", mit denen der ganze Dickdarm „vom äußeren analen Ende des Rectums bis zur Valvula ileocaecalis" bedeckt sei. Aus den gräulichen und linsengroßen Geschwüren lässt sich eitriger Detritus ausdrücken. „Diese Ulzerationen hatten sehr dünne Ränder, ein wenig lose und unter Wasser schwimmend." Sie umfassten manchmal die gesamte Dicke der Tunica muscularis. Jedoch war „sonst nirgendwo die Tunica mucosa verdickt oder verhärtet" und „nirgendwo war die Tunica serosa angefressen …", heißt es weiter. Der Befund teils unterminierter oder wie ausgestanzt wirkender Ulzera sind charak-

teristische Folgen der Amöbeninvasion in die Darmschleimhaut – der Dünndarm wird nicht befallen.

Darüber hinaus findet sich im rechten Leberlappen ein faustgroßer Abszess, oberflächennah und mit homogenem Eiter gefüllt, „ohne irgendwelche Spuren einer Zyste oder neoplastischen Gewebes". Da ansonsten alle anderen Organe makroskopisch normal aussehen, geht der obduzierende Arzt davon aus, dass „Bellini an einer akuten Entzündung des Dickdarms gestorben ist, kompliziert durch einen Leberabszess. Die Darmentzündung war der Anlass der heftigen zu Lebzeiten beobachteten Symptome von Dysenterie …" Der Arzt hält des Weiteren fest, dass der Abszess leicht hätte „zu einem tödlichen Erguss in die Bauchhöhle Anlass geben können". Doch bevor dies geschehen konnte, war Bellini buchstäblich an den diarrhöbedingten Wasser- und Elektrolytverlusten verendet.

### Entamoeba histolytica

Das fakultativ pathogene Darmprotozoon Entamoeba (E.) histolytica gehört zu den wichtigsten Auslösern intestinaler und extraintestinaler Tropenkrankheiten. Nach Schätzungen sollen weltweit 500 Millionen Menschen mit Entamoeba spp. infiziert sein, vor allem in subtropischen und tropischen Regionen sowie bei schlechten hygienischen Verhältnissen. Infektiologen gehen von 50 Millionen invasiven Amöbiosen jährlich aus, von denen etwa 100.000 zum Tod führen. An der LMU München fanden sich unter knapp 5400 Reisenden, die das tropenmedizinische Zentrum zwischen 2005 und 2009 zur Diagnostik und Therapie intestinaler Infektionen aufsuchten, 103 gesicherte Amöbiosen, zu 88% handelte es sich um E. dispar und zu knapp 10% um E. histolytica. E. dispar wird zwar als apathogen angesehen, scheint jedoch ebenfalls intestinale Symptome auszulösen. Bei mehr als der Hälfte dieser Patienten in München lagen intestinale Koinfektionen mit diversen Erregern vor.

Als Screening-Tests werden die Stuhl-mikroskopie und der E.-histolytica Kopro-antigen-ELISA empfohlen sowie zur Diagnosesicherung die PCR (Polymerase-Kettenreaktion). Negative Blutkulturen und serologische Marker müssen nicht gegen E. histolytica sprechen, da unter Umständen erst mehr als eine Woche nach Auftreten von Symptomen Antikörper detektiert werden können. Zur antibiotischen Therapie bei symptomatischer Infektion werden Tinidazol für 7 Tage oder Metronidazol für 10 Tage empfohlen, anschließend Paromomycin für eine weitere Woche. Bei Leberabszessen kann nach einem Bericht österreichischer Infektiologen unter Umständen die CT-gestützte Feinnadelpunktion zur Drainage des Abszessinhalts erforderlich werden, wenn die Patienten unter konservativer Therapie symptomatisch bleiben.

## Literatur

Franken FH (1999) Die Krankheiten großer Komponisten. Florian Noetzel GmbH, Bd 1, 3. Aufl, S 111-136

Herbinger KH, et al. (2011) Epidemiological, clinical, and diagnostic data on intestinal infections with Entamboeba histolytica and Entamoeba dispar among returing travelers. Infection 39: 527-35

Hoenigl M, et al. (2012) Amöben-Leberabszesse nach Auslandsaufenthalt: Indikation für CT-gezielte Punktion? Wien Klin Wochenschr 124 (Suppl3): 31-34

Jelinek T (2012) Diarrhoe nach Reisen außerhalb Deutschlands. Gastroenterologe 3: 228-233

Marn H, et al. (2012) Amoebic liver abscess with negative serologic markers for Entamoeba histolytica: mind the gap! Infection 40: 87-91

# Humphrey Bogart: Cool bis zum bitteren Ende

© Springer-Verlag GmbH Deutschland, ein Teil von Springer Nature 2019
T. Meißner, *Der prominente Patient*
https://doi.org/10.1007/978-3-662-57731-8_6

Ist doch bloß Krebs, keine Geschlechtskrankheit! Die Hollywood-Ikone Humphrey Bogart mimte bis zum Schluss auch privat den harten Kerl. Er starb an Speiseröhrenkrebs.

Wabernde Rauchschwaden, locker im Mundwinkel hängende Zigaretten und stets ein gefülltes Whisky-Glas zwischen den Fingern – so zeichnete Hollywood in den 1930er- und 1940er-Jahren das Bild des coolen Mannes, der die ganze Welt gegen sich weiß und es dennoch geschafft hat. Niemand verstand es, schöne Frauen so lässig einzunebeln wie Humphrey DeForest Bogart (1899–1957). In seiner Rolle des Nachtclubbesitzers in „Casablanca" rauchte er in den ersten 45 Minuten des Films 10 Zigaretten. Bogart pflegte dieses Image auch privat.

Der nikotin- und alkoholgetränkte Lebensstil forderte unter Hollywood-Größen Anfang des 20. Jahrhunderts manches prominente Opfer. „Bogey", wie ihn Freunde nannten, war eines davon: Im Januar 1956 kam Bogart ins Krankenhaus. Zu dem Zeitpunkt klagte er seit etwa 6 Monaten über zunehmende Schluckbeschwerden. Die häufigen und plötzlich einsetzenden Hustenanfälle störten ihn. Sie konnten bis zu einer halben Stunde anhalten. Hinzu kam eine leichte Heiserkeit. Außerdem hatte der 1,73 Meter große Mann 30 Pfund (etwa 14 kg) abgenommen.

Die Symptome weisen auf ein fortgeschrittenes Ösophagus-Karzinom hin. Tabak- und Alkoholgenuss sind wesentliche Risikofaktoren für die Entstehung eines Ösophaguskarzinoms, besonders in ihrer Kombination. Bogarts Tabakkonsum ist später mit 60 Packungsjahren berechnet worden. (Ein Packungsjahr ergibt sich aus der Menge der täglich gerauchten Zigaretten und der Rauchdauer in Jahren: Eine Packung Zigaretten täglich über ein Jahr lang geraucht ergibt ein Packungsjahr.) Wie viel Alkohol genau er täglich trank, ist unbekannt. Dass er viel und harte Alkoholika zu sich nahm, ist jedoch unbestritten.

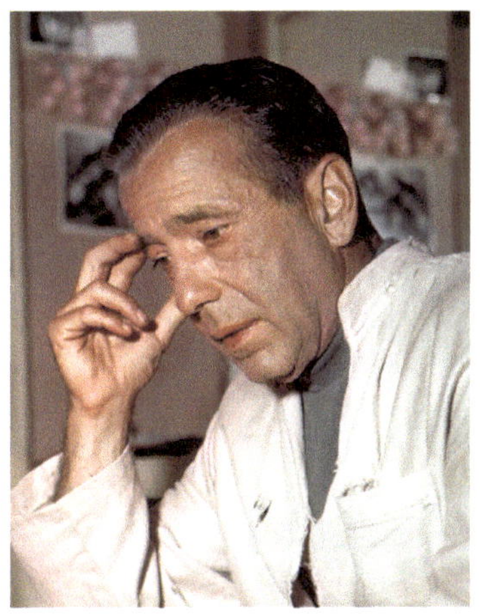

Humphrey Bogart (© UPI / dpa / picture alliance)

## Zwei Wochen vor dem Tod: „Mir geht's blendend!"

Nie zuvor musste Bogart in einem Krankenhaus behandelt werden. Doch was nun folgte, war zunächst ein neuneinhalbstündiger operativer Eingriff. Die Chirurgen entfernten einen ösophagealen Tumor sowie einige Lymphknoten. Postoperativ schloss sich eine Chemotherapie an. Doch es war schon zu spät. Bogart erholte sich zwar zunächst und nahm auch etwas an Gewicht zu. Aber nach 6 Monaten erlitt er ein Rezidiv. Es folgte noch eine Radiotherapie. Am 14. Januar 1957 starb Bogart in einem Krankenhaus in Hollywood. Am Ende soll er nur noch 36 kg gewogen haben.

Das Image des „tough guy" mimte er dennoch bis zum Schluss: Bei einem Besuch von Freunden blaffte er: „Warum flüstert hier jeder? Ich habe Krebs! Um Gottes Willen, das ist doch keine Geschlechtskrankheit!" Einer Klatschreporterin diktiert er zwei Wochen vor seinem Tod trotzig in den Block: „Mir geht's blendend!"

Obwohl er nur 57 Jahre alt geworden sei, gebe es keinen Grund, ihn zu bedauern, so sein bester Freund, der Regisseur John Huston, an seinem Grab: „Er hat alles im Leben bekommen, was er wollte – und mehr!" Wohl wahr. Aufgewachsen in einer Familie der New Yorker Oberklasse, der Vater war Chirurg, die Mutter Illustratorin, wollte er zunächst Medizin studieren. Aber wegen schwacher Leistungen und Disziplinverstößen flog er von einer Privatschule, brach später sein Medizinstudium ab. Im Ersten Weltkrieg diente er in der Navy.

Aus dieser Zeit stammte eine Lippenverletzung. Wegen der Narbe soll er sich später als Filmschauspieler geweigert haben zu lächeln. Er glaubte, dies entstelle ihn. Auch seine knurrige Aussprache und ein leichtes Lispeln gingen angeblich auf diese Verletzung zurück.

## Oscar-reife Leistung in „African Queen"

Bogart, der keinen Beruf erlernt und nie Schauspielunterricht genommen hatte, arbeitete sich am Theater vom Bürogehilfen zum Bühnenmanager hoch. Als ein Schauspieler erkrankte, ergriff er seine Chance. Und hatte Erfolg! Dann kam der Tonfilm auf. Schauspieler für Sprechrollen wurden dringend gesucht. Der Rest ist bekannt. Etwa 75 Filme soll er gedreht haben, von „Life" (1920) bis „The Harder They Fall" (1956, deutsche Fassung: Schmutziger Lorbeer). Drei Mal war er für den Oscar nominiert. Er erhielt ihn 1954 für seine Hauptrolle als Kapitän eines Flussbootes in „African Queen" an der Seite von Katherine Hepburn. Doch seine bekannteste Rolle dürfte die des Rick Blaine in „Casablanca" sein. Beruflich wie privat war Bogart stets von schönen Frauen umgeben. Vier Mal heiratete er. Die große Liebe fand er erst im Alter von 45 Jahren in der Schauspielerin Lauren Bacall, die 25 Jahre jünger war.

Die diagnostischen Möglichkeiten bei Speiseröhrenkrebs haben sich heute im Vergleich zu den 1950er Jahren zwar verbessert. Insgesamt ist die Prognose jedoch nach wie vor schlecht, weil die seltene Erkrankung (Inzidenz: 10/100.000) im Frühstadium weitgehend symptomlos verläuft und die Patienten erst im fortgeschrittenem Stadium beim Arzt vorstellig werden. Wurde damals die Diagnose in erster Linie radiologisch per Bariumbreischluck gesichert, ermöglichen heute Endoskope mit der Möglichkeit, Biopsien zu entnehmen, die endoskopische Sonografie, Computer- und Magnetresonanztomografie sowie die Positronenemissionstomografie (PET) ein wesentlich genaueres Staging und eine deutlich bessere Beurteilung der Ausdehnung des Tumors sowie seiner Metastasen.

Die klassischen Behandlungsmethoden Stahl, Strahl und Chemotherapie, wie sie auch Bogart erfahren hat, werden heute ergänzt durch Lasertherapie, die fotodynamische Therapie oder das endoskopische Stenting der Speiseröhre. Häufig haben aber auch diese Methoden nur palliativen Charakter.

### Ösophaguskarzinom

Nach Angaben des Robert Koch-Instituts in Berlin erkranken in Deutschland pro Jahr etwa 5000 Männer und 1500 Frauen neu an Speiseröhrenkrebs, Tendenz steigend. Etwa 3% aller Krebstodesfälle bei Männern und 1% bei Frauen werden durch Krebskrankheiten der Speiseröhre verursacht. Männer sind vier- bis fünfmal häufiger betroffen als Frauen und erkranken mit einem mittleren Erkrankungsalter von 67 Jahren etwa 4 Jahre früher als Frauen. Im Wesentlichen handelt es sich um Plattenepithelkarzinome oder Adenokarzinome. In den industrialisierten Ländern verzeichnet man in den vergangenen Jahrzehnten eine Zunahme des Adenokarzinoms der Speiseröhre.

Als Risikofaktoren für Ösophaguskarzinome gelten ein chronischer Alkoholabusus, vor allem in Verbindung mit Nikotinabusus, die Refluxösophagitis mit Ausbildung eines Barrett-Ösophagus, die berufliche Exposition mit Quarzstäuben (Berg- und Bauarbeiter), Übergewicht und eine vitaminarme Ernährung. Es ist eine familiäre Häufung bekannt. Die Datenlage zu einem möglichen Einfluss humaner Papillomviren ist widersprüchlich.

Die 5-Jahres-Überlebensraten nach Diagnose betragen 21%. Dies stellt eine wesentliche Verbesserung dar – die Überlebensraten in den 1970er- und 1980er-Jahren lagen im unteren einstelligen Prozentbereich.

## Literatur

Lowenfels AB (2002) Famous Patients, Famous Operations – Part 4: The case of the actor with weight loss and cough. Medscape Surgery 4(2), posted 08/22/2002

Robert Koch-Institut (www.rki.de, Zugriff: 25.03.2018)

Wikipedia (abgerufen 25.03.2018)

# Bertolt Brecht:
# Zu Unrecht zum Neurotiker gestempelt

© Springer-Verlag GmbH Deutschland, ein Teil von Springer Nature 2019
T. Meißner, *Der prominente Patient*
https://doi.org/10.1007/978-3-662-57731-8_7

Dass Bertolt Brecht an einem Herzinfarkt gestorben sein soll, wurde schon lange bezweifelt. Ein Brecht-Spezialist aus Manchester hat Hinweise darauf gefunden, dass der Dichter lebenslang Herzprobleme hatte.

Bertolt Brechts (1898–1956) zeitlebens bestehende Herzbeschwerden ordneten dessen Ärzte als eher neurotischer Natur ein. Zudem scheinen die in den Monaten und Tagen vor Brechts Tod am 14. August 1956 in die Behandlung involvierten Ärzte – inklusive der internistischen Koryphäe Theodor Brugsch von der Charité Berlin – nichts von einer Erkrankung in der Jugend gewusst zu haben. Diese hätte ein anamnestischer Hinweis auf die Symptome während des späteren Lebens sein können.

Erst 2010 stieß der britische Brecht-Experte Stephen Parker von der Universität in Manchester auf eine kurze Notiz, wonach bei Brecht in der Kindheit eine Herzerweiterung diagnostiziert worden war. Grund genug, weiter zu recherchieren – und Parker wurde in vielen Dokumenten fündig. So war es an einem Literaturhistoriker, anamnestische Puzzleteile zu einer überraschend klaren Diagnose zusammenzufügen und ein neues Licht auf Brechts Krankengeschichte und ihre Auswirkungen auf seine Persönlichkeit zu werfen.

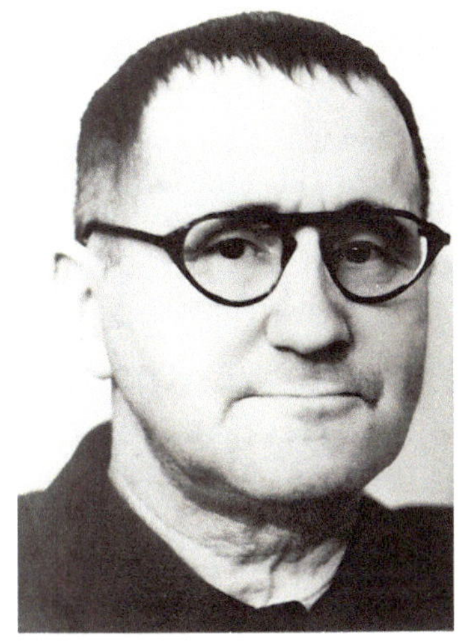

Bertolt Brecht (© Bluebird / INTERFOTO)

## EKG: Veränderungen wie bei einem Herzinfarkt

Beginnen wir mit Brechts Ende: Erst wenige Stunden vor Brechts Tod war ein Elektrokardiogramm (EKG) angefertigt worden, das Veränderungen wie bei einem Herzinfarkt zeigte. Todesursache war aber in Wirklichkeit wohl eine Perikarditis infolge einer Urosepsis. Das EKG bei ausgedehntem, frischem Herzinfarkt und das bei Perikarditis seien nur schwer oder gar nicht zu unterscheiden, argumentierte der Kölner Kardiologe Hans Karl Schulten, der bereits im Jahr 2000 die verfügbaren Unterlagen gesichtet hat, im „Dreigroschenheft". Zudem hatte Brechts Arzt ein Perikardreiben auskultiert, ein fast obligater Befund bei Perikarditis, bei Herzinfarktpatienten dagegen nur in etwa 10% der Fälle zu hören. Grund für die Perikarditis sei wohl die über Monate schwelende Pyelonephritis und Endokarditis gewesen, so Schulten.

Schon lange war Brecht in urologischer Behandlung, er litt an Nierensteinen und Prostatitis. 1949 war eine Striktur der Harnröhre festgestellt worden. Der Urologe Ferdinand Hüdepohl vom St. Hedwig Hospital in Berlin-Mitte nahm im September 1955 eine „Reinigung der Harnröhren" (Brecht) vor. Die äußerst schmerzhafte Prozedur erschöpfte Brecht. Trotz einer Hostacyclin-(Tetracyclin-)Prophylaxe litt er in den folgenden Monaten an grippeähnlichen Beschwerden mit undulierendem, meist subfebrilen, später aber auch hohen Temperaturen bis über 40 °C sowie Erschöpfungszuständen. Brugsch behandelte zwar mit Antibiotika, aber wohl zu kurz. Zusätzlich versuchte er es mit einer Immunisierungstherapie mit ansteigenden Dosen avitaler E.-coli-Bakterien, was Brecht zusätzlich sehr zu schaffen machte. In den letzten Lebenstagen Brechts ließ sich Brugsch von Ärzten vertreten, die offenbar nur unzureichend über den vorangegangenen Verlauf unterrichtet waren.

## Quälendes Herzklopfen und unheimliche Grimassen

Was niemand ahnte war, dass diese Probleme zusätzlich auf ein geschwächtes, womöglich über die Jahre zunehmend insuffizientes Herz trafen. Dafür sprechen zwei Indizien: Eine Erkrankung in der Jugend und ein Röntgenbefund aus dem Jahre 1951. Die Quelle des Hinweises auf eine „Herzerweiterung" beim 15 Jahre alten Brecht im Brecht-Archiv ist unbekannt. Eindrucksvoll sind jedoch seine Tagebucheintragungen aus jener Zeit, in denen er kardiale Symptome beschreibt, die ihn zu Tode ängstigen: „Die folgende Nacht war miserabel. Bis 11 Uhr hatte ich starkes Herzklopfen. Dann schlief ich ein, bis 12 Uhr, da ich erwachte. So stark, dass ich zu Mama ging. Es war schrecklich." Später beschreibt er, wie „der Schlag ganz leis und schnell" wurde. „Ich hatte Angst. Eine schreckliche Angst. Die Nacht war endlos!"

Sein Bruder Walter Brecht hat zudem die „unheimlichen" oder von ihm und seinen Freunden sogar „bedrohlich" empfundenen Symptome einer Chorea minor geschildert: Brecht „war nervös, hatte über Jahre mit einem Zucken der linken Gesichtshälfte zu tun, das ihm eine Grimasse abzwang, bis es sich von selbst verlor." Karditis und Chorea minor Sydenham sind zwei Kardinalsymptome des rheumatischen Fiebers, einer heute seltenen Systemerkrankung infolge einer Streptokokken-Infektion, zum Beispiel nach Scharlach oder Tonsillitis. Antibiotika gab es zu dieser Zeit nicht. Die Chorea minor heilt üblicherweise folgenlos aus, neigt aber zu Rezidiven.

In der Tat ist aus den frühen 1920er Jahren bekannt, dass Brecht manchmal nervös mit dem Kopf zuckte. In seinem Tagebuch schrieb er 1921: „… sitze auf dem Sofa, habe das Zittern in Armen und Beinen." Brechts Jugendliebe Paula Banholzer (1901–1989) berichtete über seine Nervosität, die ansteckend sei: „Er schüttelte ohne Grund manchmal seinen Kopf oder machte fahrige Bewegungen mit seinen Händen."

## Kaum Pulsationen: Die vergessene Röntgen-Durchleuchtung

Im Jahre 1951 war eine Thorax-Röntgenuntersuchung vorgenommen worden, deren Befund seltsamerweise den später behandelnden Ärzten unbekannt gewesen sein muss. Es handelte sich offensichtlich um eine Durchleuchtung, da der befundende Arzt detailliert die Pulsationen des Herzens beschreibt. Demnach erschien das Herz links vergrößert mit betontem Aortenknopf. Rechts waren kaum pulsatorische Bewegungen erkennbar. Nach einem Ösophagus-Breischluck war kaum eine Pulsation der hinteren Herzkontur erkennbar, erst nach tiefer Inspiration. Dies könnte für eine chronische Herzinsuffizienz sprechen, einen Zustand, unter dem Brecht vielleicht seit seiner Jugend gelitten hat, ebenso wie unter den potenziellen Rezidiven der Chorea minor. Körperliche Gebrechen, die der als Kind sehr scheue Brecht später auf seine Weise kompensiert hat.

„Mir ist sehr wichtig", sagt Stephen Parker heute, „wie Brecht aus seiner körperlichen Schwäche eine unerhörte künstlerische Stärke gemacht hat."

### Kommentar von Erland Erdmann[1], Köln: „Nicht lang genug antibiotisch behandelt"

Es spricht in der Tat viel dafür, dass Brecht ein rheumatisches Fieber mit konsekutiver Herzbeteiligung und Chorea minor in der Jugend durchgemacht hat. Seine kardialen Symptome (Herzrhythmusstörungen, Herzvergrößerung, Belastungsdyspnoe und körperliche Schwäche) sind dokumentiert und wären mit dieser Diagnose zwanglos vereinbar. Auch später rezidivierende Schübe von rheumatischer Karditis sind vorstellbar. Die Chorea minor heilt allerdings in den allermeisten Fällen aus, chronische Verläufe sind aber denkbar. Als Todesursache ist die rheumatische Karditis eher nicht plausibel, sondern muss als Wegbereiter für die aus meiner Sicht tatsächlich letale Endokarditis angesehen werden.

Nach der urologischen Behandlung im Oktober 1955 litt Brecht an grippeähnlichen Symptomen und zunehmendem Fieber. Als er sich zu Prof. Theodor Brugsch, einem erfahrenen Internisten an der Charité, begibt, diagnostiziert dieser eine Pyelonephritis und Endokarditis mit Befall der Aortenklappe. Er behandelt korrekt antibiotisch mit dem damals verfügbaren Streptomycin und mit Chloramphenicol – initial wohl erfolgreich, nur leider nicht lange genug. Wir wissen, dass die bakterielle Endokarditis mindestens 4–6 Wochen lang hoch dosiert antibiotisch behandelt werden muss. Brugsch gibt gleichzeitig Cortison, was wir heute bei dieser Indikation nicht mehr verordnen, und meint, durch eine wochenlange Immunisierungstherapie mit abgetöteten E.-coli-Bakterien

den Zustand des immer schwächer werdenden Patienten verbessern zu können. In der damaligen Zeit ist diese „alternative Therapie" vielleicht verständlich, aber sicher obsolet. Ein kurz vor Brechts Tod zugezogener Kardiologe, Prof. Beyer, diagnostiziert schließlich noch zusätzlich eine finale Perikarditis mit Perikardreiben.

Aus meiner Sicht bekam Brecht bei vorbestehender kardialer Schädigung infolge der rheumatischen Karditis in der Jugend durch die 1955 erfolgte merkwürdige mechanische „Reinigung" der abführenden Harnwege eine Urosepsis mit späterer bakterieller Endokarditis. Diese wurde nicht lange genug und/oder ineffektiv antibiotisch behandelt. Er verstarb also letztlich an der bakteriellen Endokarditis, wahrscheinlich mit vorwiegendem Befall des bereits vorbestehenden Aortenklappenvitiums. Dass die rheumatische Karditis bei Bakteriämie zur Endokarditis prädestiniert, ist allgemein bekannt, dass urologische Eingriffe gelegentlich zur Endokarditis führen, ebenso. Zum Glück ist das rheumatische Fieber dank der inzwischen üblichen und sofortigen antibiotischen Therapie des Scharlachs heute praktisch verschwunden.

## Literatur

Parker S (2010) What was the cause of Brecht's death? Towards a medical history. The Brecht Yearbook/Das Brecht-Jahrbuch, 35: 290-307 (University of Wisconsin Press)

Parker S (2011) The art of medicine. Diagnosing Bertolt Brecht. The Lancet 377: 1146-1147

Parker S (2011): Persönliche Mitteilung (Telefon-Interview v. 14.04.2011)

Schulten HK (2000) Überlegungen eines Arztes zum Tod von Bertolt Brecht. War die Diagnose Herzinfarkt richtig? Dreigroschenheft 1: 5-8

---

1 Erland Erdmann ist Kardiologe und emeritierter Professor der Inneren Medizin der Universität zu Köln. Er war Direktor der Klinik für Kardiologie, Angiologie, Pneumologie und Internistische Intensivmedizin am Herzzentrum Köln.

# Charles Bukowski: Gemieden wie ein Aussätziger

© Springer-Verlag GmbH Deutschland, ein Teil von Springer Nature 2019
T. Meißner, *Der prominente Patient*
https://doi.org/10.1007/978-3-662-57731-8_8

Seine Prosa war direkt und brutal: Charles Bukowskis Kunst war geprägt von einer harten Jugend und einer heftigen Acne vulgaris.

Der US-amerikanische Schriftsteller Charles Bukowski, im August 1920 als Sohn einer Deutschen und eines US-Soldaten als Heinrich Karl Bukowski in Andernach am Rhein geboren, beschrieb in seinem Buch „Das Schlimmste kommt noch" seine Kindheit und Jugend im Los Angeles der 1920er- und 1930er-Jahre. Nicht nur ist sein Alter Ego, Henry „Hank" Chinaski, ein Außenseiter, verspottet als „Sauerkrautfresser", dessen Eltern bemüht sind, ihre Armut und Arbeitslosigkeit zu verbergen, die ihm verbieten mit den Nachbarskindern zu spielen, dessen Vater ihn mehrmals wöchentlich grundlos mit dem Lederriemen verprügelt. Bukowski bekommt im Alter von etwa 13 Jahren eine schwere Akne, so schwer, dass er später ein Jahr lang nicht zur Schule gehen kann. Vor allem Gesicht, Schultern, Brust und Rücken sind betroffen.

1934 hatte der 14-jährige Schüler an der Chelsey Highschool die Wahl zwischen Sport und militärischem Training. „Ich hatte Pickel auf den Schultern, und wenn es ‚Gewehr über!' hieß und ich mir das Ding auf die Schulter knallte, platzte manchmal ein Pickel auf, und das Zeug drang mir durchs Hemd." Die Akne wurde stetig schlimmer: „Die Pickel in meinem Gesicht waren jetzt so groß wie Walnüsse. Ich schämte mich in Grund und Boden", heißt es im Buch. Im Badezimmer versuchte er die Pusteln auszudrücken. „Gelber Eiter spritzte heraus und klatschte an den Spiegel, … auf eine schauerliche Weise war es faszinierend." Und:

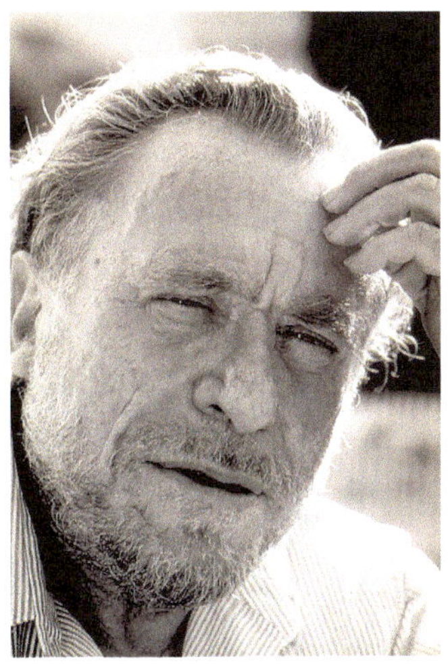

Charles Bukowski (© Magnolia Pictures / Courtesy Everett Collection / picture alliance)

„Ich wusste, wie schwer es den anderen fiel, mich anzusehen."

## Erfolglose Therapie mit aggressiven Schälpasten

Es war üblich, die Akne mit aggressiven Schälpasten zu behandeln. Der Vater verlangte, dass die „braune, stinkende Salbe" länger auf den Läsionen verblieb, als im Beipackzettel empfohlen. Er nutzte die Akne, um seinen Sohn weiter zu demütigen und zu quälen. „Alles war verbrannt. Gesicht, Rücken, Brust. Ich konnte mich nicht mehr hinlegen und musste auf der Bettkante sitzen."

Nach 2 Jahren erfolgloser Therapieversuche wird Bukowski im Los Angeles County General

Hospital vorstellig. „Acne vulgaris. Der schlimmste Fall, den ich in meiner ganzen Praxis erlebt habe", meint ein Arzt. Im Krankenhaus werden die Abszesse nun regelmäßig ohne Lokalanästhesie elektrokaustisch eröffnet.

» „Er [der Arzt – *Anm. d. Autors*] bohrte mir die elektrische Nadel in den Rücken. Die Schmerzen waren fürchterlich … Ich spürte, wie mir das Blut den Rücken herunterlief."

Nach dem Rücken kommen stets Brust, Hals und schließlich das Gesicht an die Reihe, gefolgt von der UV-Bestrahlung.

Später nimmt eine Krankenschwester die ambulanten Behandlungen vor. Sie ist die Einzige, die dem Jungen gegenüber Mitgefühl zeigt. Er schwärmt ein wenig für sie. Mädchen erscheinen dem Pubertierenden unerreichbar, die Akne mache dies „ganz unmöglich."

Die Behandlung bringt kaum etwas.

» „Ich sagte mir, dass ich bestenfalls für den Rest meines Lebens eine vernarbte Haut haben würde. Das war schon schlimm genug, aber was mich noch mehr störte, war die Tatsache, dass sie nicht wussten, was sie mit mir anstellen sollten … Ich kam mir vor wie ein Aussätziger."

## Acne conglobata – Welche Rolle spielte die Ernährung?

Ohne Zweifel habe es sich um eine Acne conglobata, die schwerste Form der Acne vulgaris, gehandelt, meinen Friedrich Bahmer, Dermatologe in Bremen und Judith Bahmer, Psychodermatologin aus Coesfeld in einem Artikel für „Der Hautarzt". Bei Acne conglobata entwickeln sich zusätzlich zu den typischen Komedonen und Pusteln große, entzündliche Knoten, Abszesse und Fisteln, die entstellende Narben hinterlassen.

Es ist unklar, inwiefern womöglich der häufige Konsum von Milch eine die Akne verstärkende Rolle gespielt haben könnte. Denn Geld, auch für Nahrungsmittel, war in der Familie stets knapp, der Vater arbeitete als Milchliefe-

rant. Milch enthält bioaktive Hormone wie IGF-1 (Insulin Growth Factor 1) und IGF-2. Vermehrter Milchkonsum führt bei Kindern zu einem bis zu 30%-igem IGF-1-Anstieg im Serum. Dies geht mit einer gesteigerten Sebumproduktion einher.

Auch Nahrungsmittel mit hohem glykämischem Index und tierische Fette stehen in einem Zusammenhang mit dem Auftreten von Akne. Als Bukowski in Los Angeles aufwächst, es ist die Zeit der Weltwirtschaftskrise, durften sich fürsorgeberechtigte Familien in Läden eine gewisse Menge kostenloser Lebensmittel abholen. „Es waren größtenteils Konserven", schreibt Bukowski. Sehr oft handelte es sich um Cornedbeef, Dosenwurst und Kartoffeln.

„Die Pubertät ist eine Periode transienter physiologischer Insulinresistenz", meint der Dermatologe und Umweltmediziner Bodo Melnik aus Osnabrück. Unter normalen Bedingungen klingt diese Insulinresistenz wieder ab. Doch ausgeprägter Milchkonsum und hyperglykämische Nahrungsmittel verstärken die Insulinresistenz. Akne scheint geradezu ein Indikator dafür zu sein. Auch tierische Fette und damit hochkonzentrierte Arachidonsäurequellen verändern die Haut, denn Arachidonsäure wird in die Zellmembranen integriert und ist Ausgangspunkt für die Synthese proinflammatorischer Prostaglandine und Leukotriene.

## Zaubertrank aus Worten: Schreiben als Therapie

Umgekehrt geht aus Studien hervor, dass kohlenhydratreduzierte, proteinreiche Diäten und die Restriktion von Milchprodukten sich positiv auf das Hautbild auswirken. Hinzu kommt der Kofaktor Rauchen, der Entzündungsprozesse verstärken kann.

Es ist also nicht ausgeschlossen, dass Bukowskis Ernährung und sein exzessiver Tabakgenuss die Akne beeinflusst haben. Diese wiederum verstärkte die soziale Isolation sowie die von ihm selbst im erwähnten Buch beschriebene aggressive Phase seiner Sexualentwicklung. Bukowski empfand sich selbst als hässlich, verglich sein Aussehen oft mit Tieren und sprach etwa von seinem „vernarbtes Affengesicht". Im weiteren Leben merkte er allerdings, dass sein Gesicht dem Erfolg bei Frauen nicht unbedingt im Wege stand. Manchem gelten Aknenarben ja gar als Zeichen besonderer Maskulinität.

Ein Einzelgänger ist Bukowski dennoch geblieben. Das Schreiben half ihm, seine Probleme, die Schmerzen, sein Außenseiterdasein zu verarbeiten. Er hatte Übung darin, Unglück zu ertragen: „Das Wort ist der Zaubertrank, der uns davor bewahrt uns umzubringen. Es gibt nichts Besseres." Mit seiner schonungslosen Sprache hielt der „Dirty Old Man" der Gesellschaft einen Spiegel vor. Hineinschauen wollten viele seiner Zeitgenossen in Amerika lieber nicht. In Europa und besonders in Deutschland dagegen gilt Bukowski bis heute als Kultautor.

## Acne vulgaris

Sie ist die weltweit häufigste Hauterkrankung: Acne vulgaris. Bei 70–95% der Jugendlichen lassen sich entsprechende Läsionen finden – in Deutschland wird allerdings nur bei etwa 4% aller Betroffenen von einer therapiebedürftigen Akne ausgegangen, bei Kindern und Jugendlichen sind etwa ein Viertel therapiebedürftig.

Allerdings ist die gängige Vorstellung, Akne sei etwas Vorübergehendes, nicht richtig. Es handelt sich um eine chronische entzündliche Hauterkrankung mit unterschiedlichen Verlaufsmustern: deutliche Besserung, schwere Rückfälle, plötzlicher Ausbruch oder langsamer Wiederbeginn. Häufig finden sich wellenartige Ausbrüche mit langsamer Regression zum Ende des 2. Lebensjahrzehnts. Sehr starke Entzündungszeichen und schnelle Vernarbungen kommen bei Acne nodosa/conglobata vor.

## Literatur

Bahmer FA, Bahmer J (2012) Charles Bukowskis Akne. Hautarzt 63: 344-346

Bukowski C (2007) Das Schlimmste kommt noch oder Fast eine Jugend. dtv 2007

Melnik B (2010) Acne vulgaris – Rolle der Diät. Hautarzt 61: 115-125

Zouboulis CC (2015) Acne vulgaris. Ästhet Dermatol 7: 24-35

# Frédéric Chopin: Kreaturen aus dem Klavier

© Springer-Verlag GmbH Deutschland, ein Teil von Springer Nature 2019
T. Meißner, *Der prominente Patient*
https://doi.org/10.1007/978-3-662-57731-8_9

Über mögliche Ursachen von Frédéric Chopins Lungenleiden ist viel spekuliert worden. Doch woher rührten seine visuellen Halluzinationen und sein teils bizarres Verhalten?

Die Berichte um Frédéric Chopins (1810–1849) Leiden und seinen Tod drehen sich meist um seine chronische Lungenkrankheit. Höchstwahrscheinlich ist er an den Folgen einer Lungentuberkulose gestorben, die zudem auf Darm und Kehlkopf übergegriffen und zur kardialen Dekompensation geführt hat. Chopins Tod in Paris war ein gesellschaftliches Ereignis. Die Mezzosopranistin Pauline Viardot-Garcia (1821–1910) berichtete über die Szenen, die sich im Sterbezimmer abspielten:

» „Alle großen Damen von Paris fühlten sich verpflichtet, in seinem Zimmer in Ohnmacht zu fallen, wo eine Menge von Zeichnern hastig Skizzen machte und ein Daguerreotypist das Bett ans Fenster stellen wollte, damit der Sterbende in der Sonne läge."

Der Trubel um Chopin hallte lange nach, auch wenn es um die Aufarbeitung der Fakten zu seiner fragilen Gesundheit ging: Hatte er vielleicht eine Mukoviszidose oder einen Alpha-1-Antitrypsinmangel, ein Churg-Strauss-Syndrom oder eine allergische bronchopulmonale Aspergillose? Zwar wurden auch seine Anfälle von Melancholie und psychische Probleme thematisiert. Eines wurde dabei seltsamerweise regelmäßig übergangen, obwohl Chopin selbst und seine Umgebung darüber berichtet hat: Anfälle visueller Halluzinationen sowie Jamais-vu-Erlebnisse mit dem Gefühl der Entfremdung gegenüber vertrauten Personen oder vertrauter Umgebung.

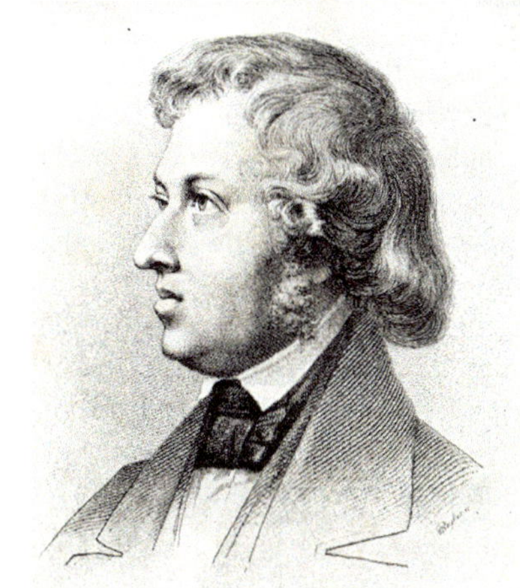

Frédéric Chopin (© Juulijs / Fotolia)

So beschrieb Chopin in einem Brief das Erlebnis während eines Privatkonzerts am 29. August 1848 in Manchester. Mitten im Spiel seiner Sonate Nr. 2 op. 35 brach er abrupt ab und verließ den Raum. Bald danach kam er wieder und setzte kommentarlos das Konzert fort. Er hatte Kreaturen aus dem Klavier auftauchen zu sehen, die ihm Angst machten. Ähnliches hatte er bereits wiederholt in Valldemossa auf Mallorca erlebt.

## Angst: Wenn sich Einbildung und Realität vermischen

Das war etwa 10 Jahre zuvor. Immer wieder erscheinende Geisterbilder im Kartäuserkloster bedrückten ihn, hat seine Freundin, die Schriftstellerin George Sand (1804–1876), berichtet. So passierte es einmal, dass er mit einem Schrei plötzlich sein Klavierspiel unterbrach, kurzzeitig einen verwirrten, angstvollen Eindruck machte, sich dann aber relativ rasch wieder beruhigte. Ein anderes Mal, mit Fieber im Bett liegend und aufgrund des Bluthustens geschwächt, bildete er sich ein, jemand klopfe an die Tür und er sah den Tod an seinem Bett stehen.

Beschrieben werden traumähnliche Zustände, wobei sich Einbildung und Realität vermischen: Sand berichtet:

» „Er kam sich vor, als wäre er in einem See ertrunken, als fielen ihm schwere, eiskalte Wassertropfen im Takt auf die Brust. Als ich ihn aufhorchen hieß, denn man konnte tatsächlich den gleichmäßigen Takt von Tropfen hören, die auf das Dach fielen, bestand er darauf, das nicht gehört zu haben. Er wurde sogar ärgerlich, als ich von Tonmalerei sprach und verwahrte sich heftig und mit Recht gegen solche einfältigen musikalischen Nachahmungen akustischer Eindrücke."

Auf diese Episode wird der Name des berühmte Regentropfen-Prélude aus dem Zyklus der 24 Préludes op. 28 zurückgeführt – die das Stück durchziehenden Ostinati erwecken den Eindruck fallender Regentropfen. Chopin selbst hat das nie bestätigt.

Manuel Vázquez Caruncho und Franciso Brañas Fernández aus Lugo, Spanien, haben die zu den vorliegenden Beschreibungen von Chopins Halluzinationen mögliche Differenzialdiagnosen diskutiert. Charakteristisch für die Episoden sei, so Caruncho und Fernández, dass Chopin die Halluzinationen im Nachhinein detailliert beschreiben konnte, sich manchmal bereits während der Attacken ihrer Irrealität bewusst gewesen sei. Die Episoden traten bevorzugt in den Abendstunden auf, teils in Koinzidenz mit akuten Infektionen und Fieber. Bei einigen optischen Halluzinationen handelte es sich offenbar um Liliput-Wahrnehmungen – die Dinge der Umgebung sehen dabei kleiner aus als sie tatsächlich sind. Neurologische Defizite begleiteten diese Episoden nicht. Allerdings wiederholten sich regelmäßig die Todesgedanken inklusive bildlicher Vorstellungen des Todes.

## Intoxikation, Hirntumor oder Temporallappen-Epilepsie?

Halluzinationen sind ein Symptom verschiedener psychischer Krankheiten wie Schizophrenie, bipolarer affektiver oder dissoziativer Störungen sowie schwerer Depressionen. Bei Chopin sind die visuellen Halluzinationen spätestens ab seinem 27. Lebensjahr beschrieben, in den folgenden 12 Lebensjahren wären dann sicher weitere psychische Symptome auffällig geworden. Mikropsien treten als Teil von Migräne-Auren auf. Abgesehen von Gesichtsneuralgien, die wahrscheinlich eher auf den schlechten Zahnstatus zurückzuführen sind, hatte Chopin aber keine schweren Kopfschmerzattacken, die das Vorliegen einer Migräne annehmen ließen. Ein Charles-Bonnet-Syndrom, also visuelle Trugwahrnehmungen bei alten Menschen mit Visuseinschränkungen ohne nachweisbare neuropsychiatrische Störung, erscheint unwahrscheinlich.

Caruncho und Fernández halten auch toxische Wirkungen der häufig von Chopin eingenommenen Opium-Tropfen, hypnagoge Halluzinationen im Zusammenhang mit einer Narkolepsie oder Hirntumore für keine guten Erklärungen. Sie weisen darauf hin, dass Chopin sein Klavierspiel manchmal trotz einer nur Sekunden bis wenige Minuten andauernden Attacke fortsetzte. Weder traten Bewusstseins- oder Sehstörungen, noch Lähmungen oder ausgeprägte Tagesschläfrigkeit auf. Allerdings klagte er über Schlafstörungen.

Als die wahrscheinlichste Erklärung für die Halluzinationen sehen Caruncho und Fernández die Diagnose einer Temporallappen-Epilepsie an. Sie schränken jedoch ein, dass nichts über den neurologischen Status Chopins bekannt ist. Auch werde diese weitere Diagnose auf der bereits langen Liste des jung verstorbenen Komponisten keinen neuen Zugang zu seiner Kunst eröffnen, wohl aber romantisierende Legenden separieren von der möglichen Realität, die Chopins Leben geprägt hat.

### Temporallappen-Epilepsie

Mit einer Lebenszeit-Inzidenz von 3% gehören Epilepsien zu den häufigsten neurologischen Erkrankungen. Unterschieden werden unter anderem generalisierte und fokale Anfälle. Etwa zwei von fünf fokalen Epilepsien sind Temporallappen-Epilepsien. Kennzeichen sind epigastrische Auren, Déja-vu-Auren, psychische, olfaktorische und gustatorische Auren, Makro- oder Mikropsie, bei lateralen Temporallappen-Epilepsien auch akustische oder visuelle Halluzinationen. Wird die Umgebung verändert wahrgenommen, sprechen Neurologen von dyskognitiven Anfällen. Diese können mit einer verminderten Reaktionsfähigkeit und kompletter Amnesie einhergehen. Orale Automatismen wie Schmatzen, Schlucken, Nesteln oder Händereiben sind häufig. Postiktal treten teilweise komplexe motorische Handlungen auf, zum Beispiel indem sich der Patient entkleidet.

## Literatur

Caruncho MV, Fernández FB (2011) The hallucinations of Frédéric Chopin. Med Humanities 37(1): 5-8

Franken FH: Die Krankheiten großer Komponisten. Florian Noetzel GmbH, Bd 1, 3. Aufl. 1999, S 189-236

Wolking S Lerche H (2014) Häufige Epilepsieformen im Kindes- und Erwachsenenalter. InFo Neurol Psych 16 (10):42-51

# Leonardo da Vinci: Schlaganfall wegen Fleischverzichts?

© Springer-Verlag GmbH Deutschland, ein Teil von Springer Nature 2019
T. Meißner, *Der prominente Patient*
https://doi.org/10.1007/978-3-662-57731-8_10

Leonardo da Vinci litt in seinen letzten 5 Lebensjahren unter den Folgen eines Schlaganfalls. Neurologen sehen einen Zusammenhang zu da Vincis streng vegetarischer Ernährung.

Leonardo da Vinci (1452–1519) wurde als Sohn einer arabischen Sklavin und eines Notars in Vinci nahe Florenz geboren. Der Notar, zu dessen Klienten die einflussreiche Medici-Familie gehörte, nahm Leonardo als leiblichen Sohn an und sorgte für seine Ausbildung. Obwohl Leonardo zahlenmäßig nur wenige Gemälde hinterlassen hat, gilt er als einer der bedeutendsten Maler, dessen Bilder sich durch ihre Detailtreue, kompositorische wie formale Ausgewogenheit und Klarheit auszeichnen. Er entwickelte die Sfumato-Technik, die malerisch einen Weichzeichner-Effekt auslöst. Außerdem war er Bildhauer, Architekt, Erfinder, Philosoph und Anatom.

Bekannt sind seine anatomischen Zeichnungen, er selbst soll mehr als 30 Leichen seziert haben. Er gilt als erster Mensch, der einen Fetus im Mutterleib gezeichnet hat. Sein Interesse für Körperproportionen kommt besonders auch in der vielfach reproduzierten Zeichnung „Der vitruvianische Mensch" zum Ausdruck. Nach dem Universalgenie ist eine Muskelleiste im Herzen benannt: Trabecula septomarginalis, der „Leonardo-da-Vinci-Strang". Er zieht von der Wurzel des vorderen Papillarmuskels der Trikuspidalklappe zum Kammerseptum und enthält einen Schenkel des His-Bündels. Wissenschaft und Kunst bildeten für ihn eine Einheit. Zuletzt lebte er in Frankreich und starb am 2. Mai 1519 bei Amboise, er wurde 67 Jahre alt.

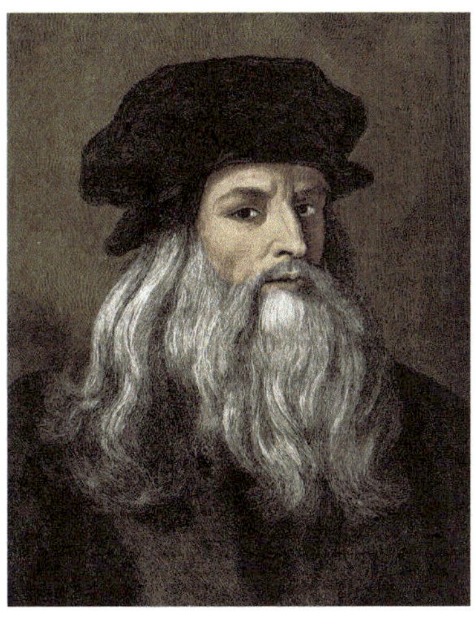

Leonardo da Vinci (© Sammlung Rauch / INTERFOTO)

## Respekt vor Tieren: Nichts gegessen, was Blut enthält

Aus historischen Dokumenten geht hervor, dass Leonardo da Vinci kein Fleisch aß und sich ausschließlich von Gemüse ernährt haben soll. Das Universalgenie nahm damit einen Lebensstil vorweg, der heute auch in westlichen Industriestaaten zunehmend beliebter wird. Bei da Vinci spielten allerdings wohl weniger gesundheitliche Erwägungen eine Rolle. Er liebte und respektierte Tiere. So wird berichtet, dass, wenn er in Florenz auf Vogelhändler traf, da Vinci ihnen die Vögel abkaufte und dann in die Freiheit entließ. In einem Brief des italienischen Gelehrten Andrea Corsali an da Vincis Gönner Giuliano de' Medici (1479–1516), einem Bruder Papst Leo X., heißt es:

> » „Manche Ungläubige, Guzzarati [Hindus] genannt, essen weder, was Blut enthält, noch erlauben sie sich ein Lebewesen zu verletzen, wie unser Leonardo da Vinci."

Eine rechtsseitige Hemiparese beeinträchtige da Vincis Schaffen in seinen letzten 5 Lebensjahren, manches bereits begonnene Werk blieb unvollendet. Das war womöglich aber auch seinem Perfektionismus geschuldet. Zwar war er in der Lage, mit links zu zeichnen, und es ist bekannt, dass er Dokumente mit der linken Hand in Spiegelschrift verfasst hat. Seine Kunstwerke muss er jedoch zeitlebens mit seiner rechten Hand geschaffen haben, glaubt man historischen Quellen.

## Gestorben in den Armen des französischen Königs

Die Lähmung wird auf einen Schlaganfall zurückgeführt. In einem Tagebucheintrag des Sekretärs von Kardinal Luigi D'Aragona vom 10. Oktober 1517 heißt es über den „bedeutendsten Maler unserer Zeit":

> » „Man wird sicher keine guten Werke mehr von ihm erwarten können, da eine Paralyse seine rechte Hand verkrüppelt hat. Aber er hat einen Schüler, einen Mailänder, der gut genug arbeitet. Und obwohl Meister Leonardo nicht mehr mit der ihm eigenen Anmut malen kann, so kann er immer noch etwas entwerfen und andere anleiten …"

Bei dem „Mailänder" handelte es sich vermutlich um Francesco Melzi (1491/92–1570), der nach Leonardos Tod dessen zeichnerischen und wissenschaftlichen Nachlass erbte.

Leonardos Tod soll plötzlich eingetreten sein, angeblich während eines Gesprächs mit dem König von Frankreich, in dessen Armen er gestorben sein soll, so da Vincis erster Biograf Giorgio Vasari (1511–1574). Aus der Beschreibung der Todesumstände kann vermutet werden, dass es sich um ein akutes vaskuläres Ereignis gehandelt haben muss, sei es kardialer oder zerebraler Art.

Nun ist bekannt, dass eine vegetarische Diät kardiovaskuläre Risiken mindern kann, etwa weil eine Regression einer bereits vorhandenen Atherosklerose vonstattegeht. In Studien ist eine signifikante Reduktion des Schlaganfallrisikos nachgewiesen worden. Andererseits könne die vegetarische Ernährung jedoch auch Effekte haben, die das Schlaganfallrisiko erhöhen, meinen Şerefnur Öztürk, Neurologin aus Ankara, und ihre italienischen Kolleginnen Marta Altieri und Pina Troisi von der neurologischen Universitätsklinik in Rom. Denn manche Gemüsesorten enthalten viele gesättigte Fettsäuren. Bevorzuge man diese, resultierten erhöhte Cholesterol-Spiegel im Plasma, erklären Öztürk, Altieri und Troisi.

### Hyperhomocysteinämie bei jedem zweiten Veganer

Eine andere Hypothese lautet, dass vegane Diäten mit sehr wenig Fettzufuhr zu einer Herunterregulation des systemischen IGF (Insulin-like Growth Factor) führen. Dieser Faktor ist jedoch wichtig für die Synthese von Stickoxid (NO), einer wesentlichen gefäßprotektiven Komponente. Weiterhin könnte die verminderte Zufuhr von Vitamin B12 und Folsäure im Zusammenspiel mit klassischen Risikofaktoren für das Herz-Kreislauf-System das kardiovaskuläre Risiko weiter erhöhen. Denn in diesem Zusammenhang sind erhöhte Plasmahomocystein-Konzentrationen nachgewiesen worden.

Jeder zweite Veganer und knapp ein Drittel der Vegetarier sollen Hyperhomocysteinämien aufweisen. Hyperhomocysteinämie wird als Risikofaktor für Schlaganfälle angesehen, aber auch für Herzinfarkte und andere vaskuläre Ereignisse. Es wird angenommen, dass vermehrt LDL-Partikel und Lipoprotein (a) oxidiert werden. Dies würde eine erhöhte Thrombogenität zur Folge haben. Andererseits ist derzeit umstritten, inwiefern die Zufuhr von B-Vitaminen bei Hyperhomocysteinämie kardiovaskuläre

Erkrankungen verhindern kann. Denn in Interventionsstudien und Metaanalysen konnten keine positiven Effekte der Senkung des Homocystein-Spiegels festgestellt werden.

## Literatur

Armitage JM et al. (2010) Effects of homocysteine-lowering with folic acid plus vitamin B12 vs placebo on mortality and major morbidity in myocardial infarction survivors. JAMA 303(24):2486-2494

Clarke R et al. (2010) Effects of lowering homocysteine levels with B vitamins on cardiovascular disease, cancer, and cause-specific mortality: meta-analysis of 8 randomized trials involving 37485 individuals. Arch Intern Med 170: 1622-1631

Öztürk S, Altieri M, Troisi P (2010) Leonardo da Vinci and Stroke – Vegetarian Diet as a Possible Cause In: Bogousslavsky J, Hennerici MG, Bäzner H, Bassetti C (eds): Neurological Disorders in Famous Artists – Part 3. Front Neurol Neurosci 27: 1-10

# Gaetano Donizetti: Ein Neurolues-Fall fürs Lehrbuch

© Springer-Verlag GmbH Deutschland, ein Teil von Springer Nature 2019
T. Meißner, *Der prominente Patient*
https://doi.org/10.1007/978-3-662-57731-8_11

Die Neurosyphilis ist bis heute gefürchtet. Am Beispiel des italienischen Komponisten Gaetano Donizetti lassen sich alle Stadien der unbehandelten Krankheit nachvollziehen.

Etwa 70 Opern werden Gaetano Donizetti (1797–1848) zugeschrieben. Die Werke im Stil der italienischen Romantik flossen ihm nur so aus der Feder. Mit seinem musikalischen Genie wurde der aus armen Verhältnissen in Bergamo stammende Musiker zum umjubelten Star seiner Zeit. Einem Star, der das Leben genoss, durch Europa reiste, als Professor für Komposition am Konservatorium in Neapel lehrte und dies wieder aufgab für ein Leben in Paris.

Im Unterschied zu einigen anderen in diesem Buch besprochenen prominenten Patienten bestehen bei Donizetti kaum Zweifel daran, dass er im Verlauf von drei Jahrzehnten alle Stadien einer Lues durchgemacht hat. „Es gibt wohl wenige bedeutende Persönlichkeiten der Weltgeschichte, über die derartig viele Gutachten von qualifizierten Ärzten verfasst worden sind", schrieb der Internist Franz Hermann Franken aus Freiburg in seiner Pathografie. Geradezu lehrbuchhaft lassen sich an seinem Beispiel alle Phasen der unbehandelten Infektionskrankheit nachvollziehen, bis zum grauenhaften Endstadium der progressiven Paralyse mit hirnorganischen und psychischen Veränderungen sowie einem finalen Siechtum, das sich bei Donizetti über 3 Jahre hinzog.

Es wird angenommen, dass sich Donizetti mit dem Erreger infiziert hatte, bevor er seine große Liebe Virginia Vaselli (1808–1837) kennenlernte, die er im Juni 1828 heiratete. Sie brachte 1829 im 7. Schwangerschaftsmonat ein

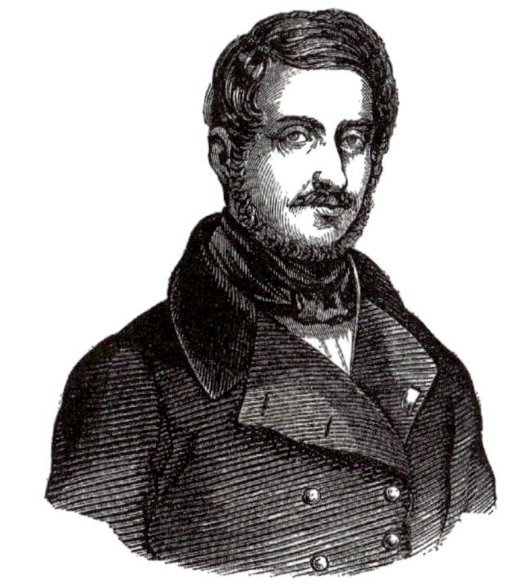

Gaetano Donizetti (© ilbusca / iStock)

fehlgebildetes Kind zur Welt, das bald starb, hatte später eine Totgeburt, und auch das dritte Kind starb kurz nach der Geburt. Sie selbst wurde nach der dritten Schwangerschaft ein Opfer der Cholera. Es ist nicht ausgeschlossen, dass die Fehlbildungen des ersten Kindes und die Totgeburt im Zusammenhang mit der Lues stehen, die ihr Mann auf sie übertragen hatte. Nachweisen lässt sich das natürlich nicht.

## Ans Bett gefesselt wegen „nervösen Fiebers"

Etwa zur Zeit der ersten Schwangerschaft seiner Frau begann Donizetti selbst unter wiederkehrenden, migräneartigen Kopfschmerzen zu leiden sowie an Schüben „nervösen" Fiebers, das ihn oft tagelang ans Bett fesselte. In einem Brief beschrieb er das so:

» „Von Zeit zu Zeit habe ich mein gewöhnliches Fieber, das mir einen Besuch abstattet, aber es dauert nicht mehr als gewöhnlich 24 Stunden. Seine Gewalt entkräftet mich zwar für einige Zeit, dann aber beginne ich wieder zu arbeiten …"

Die Fieber- und Kopfschmerzattacken häuften sich allmählich und wurden immer intensiver. Im Sommer 1842 wirkte der inzwischen auf dem Höhepunkt seines Schaffens angekommene 45-jährige Komponist vorgealtert, in sich zusammengesunken, mit tief in den Höhlen liegenden Augen.

Nun kamen Wesensänderungen hinzu. Offenbar hatte Donizetti wiederholt visuelle Halluzinationen. Bei Proben zu seiner Oper „Dom Sébastien" in Paris rief er plötzlich aus: „Dom Sébastien tötet mich!" Sein Gesichtsausdruck erstarrte zunehmend, er war reizbar und jähzornig. Besonders fiel seine zunehmende Gangunsicherheit auf. Die Kopfschmerzen wurden von Schwindel begleitet. Behandelt wurde Donizetti mit Ruhe (was unter anderem bedeutet, dass geistige Arbeit untersagt wird), mit Abführmitteln und Digitalis-Sirup, der den tastbaren Puls verlangsamte und von dem man glaubte, dass er fiebersenkend wirke.

Im Dezember 1844, nach der Rückkehr von einer Reise nach Wien, machte er immer wieder einen verwirrten Eindruck, hinzu kamen Bewusstseinstrübungen. Zornesausbrüche wechselten mit apathischen Zuständen. Ärzte versuchten dem mit Bädern und Senfpackungen beizukommen.

Der Gesundheitszustand verschlechterte sich in den folgenden Monaten zusehends. Es wurden viele namhafte Ärzte jener Zeit konsultiert, unter anderem Philippe Ricord (1799–1889), der ein Buch zu Geschlechtskrankheiten verfasst hatte.

## Siebzehn Monate Isolation in Ivry-sur-Seine

„Seine Hinzuziehung lässt darauf schließen, dass man sehr wohl über die wahre Ursache von Donizettis Geisteskrankheit unterrichtet war", so Franken in seiner Pathografie. Offiziell ist von den Folgen übermäßiger Arbeit die Rede, eine Umschreibung der Annahme, dass Funktionen des Zentralnervensystems gestört sind. Aus damaliger Sicht erschien es logisch, Abstinenz von geistiger Arbeit zu verordnen und zu versuchen, mit dem Anlegen von Blutegeln, Abführmitteln und dem Ansetzen von blasenziehenden Mitteln das krank machende Agens aus dem Körper zu ziehen.

Natürlich half das nicht. Zu Weihnachten 1845 war Donizettis Hals- und Nackenmuskulatur gelähmt: Der Kopf fiel ihm auf die Brust, er konnte nicht mehr halten. Seine Mimik wurde ausdruckslos, jede Bewegung schmerzte, er fürchtete vergiftet zu werden. Es existiert eine Daguerreotypie aus dem Jahre 1847, auf der man Donizetti neben seinem Neffen Andrea sitzen sieht und die den Zustand verdeutlicht. Donizetti wird in einer Anstalt für Geisteskranke in Ivry-sur-Seine bei Paris untergebracht. In wachen Momenten glaubt er, irrtümlich verhaftet worden zu sein, beteuert seine Unschuld und fleht um Freilassung. Später wird er völlig hilflos und komplett pflegebedürftig.

Nach 17 Monaten Isolation in der Anstalt in Ivry bringt man den umsorgten und hoch verehrten Künstler schließlich in seinen Heimatort Bergamo. Dort verbringt er im Palazzo Basoni die Monate bis zu seinem Tod in einem monotonen Wechsel zu von unbeweglichem Sitzen in einem eigens für ihn konstruierten Sessel, mit Essen und Bettruhe zur Nacht. Schließlich treten hohes Fieber, Krampfanfälle und eine spastische Lähmung der rechten Körperhälfte auf. Am 8. April 1848 stirbt Donizetti.

Die Obduktion ergibt Zeichen einer diffusen Entzündung der weichen und harten Hirnhäute: Die entzündete Pia mater ist mit der Hirnoberfläche verklebt, die Dura mater ist ebenfalls, beginnend am fünften Brustwirbel bis hinunter zum zweien Lendenwirbel, entzündlich infiltriert. Die Seiten- und der vierte Hirnventrikel sind erweitert. Auch wenn es sich dabei lediglich um makroskopische Befunde handelt, so sind diese doch in Kombination mit den vielfach beschriebenen klinischen Symptomen und zahlreichen Gutachten prominenter Ärzte jener Zeit starke Indizien dafür, dass eine Spätsyphilis vorgelegen haben muss.

### Syphilis in Deutschland

In Deutschland wird seit 2010 ein deutlicher Anstieg der Syphilis-Neuerkrankungen registriert mit bundesweit 6800 Erkrankungen im Jahr 2015. Der Anstieg findet besonders in Großstädten statt. Steht die Inzidenz bundesweit bei 8,5/100.000, ist sie in Berlin mit 39/100.000 am höchsten und liegt in einer Reihe von Städten deutlich über 15/100.000.

Betroffen sind fast durchweg Männer, der Anteil von Frauen bei den gemeldeten Syphilis-Fällen lag 2015 bei lediglich 6%. In über 80% lässt sich die Infektion auf sexuelle Kontakte zwischen Männern zurückführen. Bei jeweils etwa einem Drittel der Diagnosen handelt es sich um Primär- oder Sekundärstadien sowie um eine Früh- oder Spätlatenz. Bei etwa 3% liegt ein Tertiärstadium vor.

Von epidemiologisch großer Bedeutung ist die Koinfektion mit HIV. Konnatale Syphilis-Erkrankungen sind selten – dies spricht für die Wirksamkeit des Syphilis-Screenings in der Schwangerschaftsvorsorge.

## Literatur

Franken FH (2000) Die Krankheiten großer Komponisten. Florian Noetzel Verlag, Bd 2, 2. Aufl.

Peschel E, Peschel R (1992) Donizetti and the music of mental derangement: Anna Blena, Lucia di Lammermoor, and the composer's neurobiological illness. Yale J Biol Med; 65: 189-200

Robert Koch-Institut, Epidemiologisches Bulletin Nr. 50/2016

# Fjodor Dostojewski: Epilepsie und Gefühle intensiven Glücks

© Springer-Verlag GmbH Deutschland, ein Teil von Springer Nature 2019
T. Meißner, *Der prominente Patient*
https://doi.org/10.1007/978-3-662-57731-8_12

Aus literarischer Perspektive ist es faszinierend, wie sich Dostojewskis Epilepsie in vielen seiner Figuren spiegelt, aus medizinischer Perspektive ist die retrospektive Betrachtung des Spontanverlaufs einer unbehandelten Epilepsie interessant.

Ob bei Fjodor Michailowitsch Dostojewski (1821–1881) bereits während der Kindheit Zeichen einer Epilepsie auftraten, ist unsicher. Im Alter von 7 Jahren soll er eine auditive Halluzination gehabt haben in Form eines beängstigenden Schreis. Als seine Mutter im Jahre 1837 gestorben war, erlitt der Sechzehnjährige einen Nervenzusammenbruch und hatte eine temporäre Aphonie. Doch diese Symptome könnten auch funktioneller Natur gewesen sein, meinen die Schweizer Neurologen Andrea O. Rossetti und Julien Bogousslavsky. Die meisten Quellen datieren die erste heftige epileptische Attacke im Jahr 1846 während einer Beerdigung, womöglich getriggert durch eine vorherige, nicht näher benannte Nerven- und Herzerkrankung. Da ist Dostojewski also Mitte 20.

Zeitgenossen beschreiben, dass den Attacken eine Mimik vorangegangen sei, die als „angsterfüllt" oder als Ausdruck des Grauens beschrieben wurde. Andererseits war die Aura teilweise von euphorischen, ja ekstatischen Gefühlen begleitet, Empfindungen absoluter Harmonie und intensiven Glücks, Momente, die der Schriftsteller nach eigenem Bekunden für nichts in der Welt hätte eintauschen mögen. Dies erinnert daran, dass im antiken Griechenland die Epilepsie als „heilige Krankheit" (Morbus sacer) galt, interpretiert als ein Besessensein von göttlicher Macht. Besessenheit,

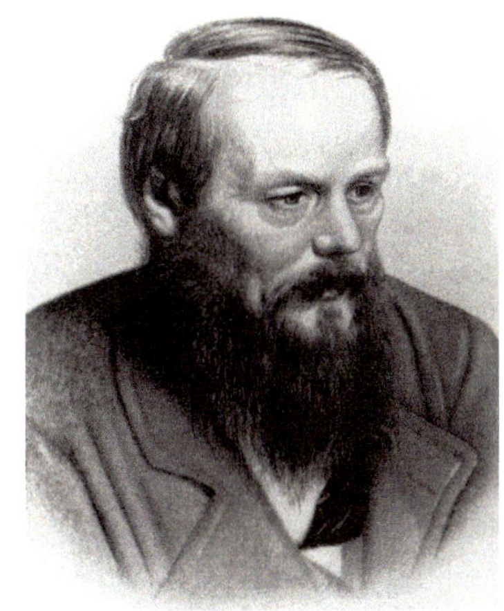

Fjodor Michailowitsch Dostojewski (© Friedrich / INTERFOTO)

Krankheit, Leidenschaft sind Attribute, die durchaus auch mit dem Werk Dostojewskis verbunden werden.

Als Initialsymptome einer Attacke bei Dostojewski sind bilaterale Zuckungen in den Händen mit einem juckenden Gefühl beschrieben worden. Die zumindest ab dem 4. Lebensjahrzehnt meist generalisierten Anfälle begannen mit einem Schrei, gefolgt von heftigen Zuckungen aller Extremitäten, Bewusstlosigkeit, Schaum vor dem Mund, rasendem Puls und Atemproblemen. Die mindestens einmal monatlichen Attacken dauerten meist etwa eine Viertelstunde. Nach einem Anfall hatte Dostojewski anhaltende Sprach- und Gedächtnisstörungen. Er befürchtete daher auch, mit der Zeit dement zu werden. Stress, Alkoholgenuss und Schlafentzug triggerten die Anfälle, die bevorzugt nachts auftraten.

## Revolutionäre Umtriebe: Acht Jahre nach Sibirien verbannt

Im Jahr 1849 war Dostojewski wegen revolutionärer Umtriebe schuldig gesprochen und zum Tode verurteilt worden. Stattdessen wurde er dann nach Sibirien verbannt, wo er 8 Jahre zubrachte. Diese äußerst schwierige Lebensphase war von vielen epileptischen Attacken gekennzeichnet. Sie markieren nach Auffassung von Experten den Beginn seiner heftigen Grand-Mal-Attacken. In Briefen an seinen Bruder Andrej beschrieb Dostojewski zudem stechende Kopfschmerzen. Unklar bleibt allerdings, ob diese peri- oder interiktal auftraten. Es sei nicht auszuschließen, dass es sich um eine Migräne gehandelt habe, so Rossetti und Bogousslavsky, zumal es gehäuft Komorbiditäten mit Epilepsie gibt. Genauso gut könnten es ebenso Spannungskopfschmerzen gewesen sein.

Neurologen haben immer wieder versucht, die Art der Epilepsie einzugrenzen. Die Schilderungen einer Aura gelten für die Diagnose einer fokalen Epilepsie als fast beweisend. Die Sprach- und Aktivitätsstörungen Dostojewskis nach den Anfällen deuten auf komplex-fokale Anfälle frontotemporalen Ursprungs hin. Nächtliche Anfälle sind nicht nur charakteristisch für die idiopathische generalisierte Epilepsie oder die Frontallappenepilepsie, sondern werden auch bei Temporallappenepilepsie beobachtet. Interessant sind zudem die postiktal beschriebenen depressiven Verstimmungen Dostojewskis. Diese könnten als Todd-Phänomen (klinisches Lateralisationszeichen) interpretiert werden. Die ekstatischen Auren deuten auf einen mesiotemporalen Ursprung hin.

Insgesamt beurteilen die Schweizer Pathografen den Spontanverlauf der Epilepsie Dostojewskis als vergleichsweise gutartig. Ab seinem 50. Lebensjahr scheint die Anfallsfrequenz abgenommen zu haben. Allerdings klagte Dostojewski über postiktal langanhaltende Beeinträchtigungen. So schrieb er 1870 nach einer Attacke: „Es ist nun 4 Tage her, aber mein Kopf ist immer noch nicht frisch… unmöglich zu denken oder zu arbeiten …" Die depressiven Episoden hielten tagelang an. Eine wie auch immer geartete Therapie wurde offenbar nie versucht, abgesehen von der Einnahme von Opium-Lösung in den letzten Lebensjahren.

## Licht und Schatten: Epilepsie literarisch verarbeitet

Es war Dostojewski selbst, der der Nachwelt Einblicke in seine Krankheit gegeben hat, in seine Gedanken darüber und Überzeugungen – und zwar auch über seine literarischen Figuren. So leidet sein Fürst Myschkin in „Der Idiot" unter Epilepsie mit ekstatischen Auren sowie Zwangsgedanken. Ähnlich ist es mit dem Ingenieur Kirillow in „Die Dämonen". Der Mörder Smerdjakow in „Die Brüder Karamasow" hat Epilepsie und täuscht einen Status epilepticus vor, um ein Alibi zu haben. Doch nach dem Mord werden die epileptischen Anfälle schlimmer, und er hat Halluzinationen, glaubt den Teufel zu sehen …

Doch die meisten an Epilepsie leidenden Figuren Dostojewskis sind ehrliche, angenehme Charaktere. Vielleicht wollte der Schriftsteller damit vermitteln, dass man Menschen mit Epilepsie nicht aufgrund ihrer Krankheit beurteilen sollte, sondern nach ihrem Wesen und ihrer Persönlichkeit.

### Fokale Epilepsie

Bei etwa der Hälfte aller Patienten mit Epilepsien sind diese fokaler Natur. Sie sind also lokalisationsbezogene Epilepsien im Unterschied zu den generalisierten Epilepsien. Fokale Epilepsien können in jedem Lebensalter beginnen. Es sind meist symptomatische Epilepsien, dass heißt, es liegt eine bekannte, nicht genetisch bedingte Ursache vor. Das können zum Beispiel eine Hippokampus-Sklerose sein, Fehlbildungen, vaskuläre Malformationen, Entzündungen oder Tumoren. Die Anfallsformen sind von Patient zu Patient sehr verschieden, individuell laufen sie jedoch meist gleichförmig ab, etwa als einfach-fokale tonische oder klonische Anfälle oder als psychomotorisch geprägte komplex-fokale Anfälle. Auch sekundär generalisierte tonisch-klonische Anfälle kommen vor. Auren sind häufig. Mit medikamentösen Maßnahmen lässt sich heute bei zwei Drittel der Patienten die Anfallsfreiheit induzieren, bei 80% der Patienten ist die Anfallsfrequenz deutlich reduzierbar.

## Literatur

Rossetti AO, Bogousslavsky J (2005) Dostoevsky and epilepsy: An attempt to look through the frame. IN: Bogousslavsky J, Boller F (eds): Front Neurol Neurosci. Basel, Karger 2005, 19: 65-75

Schneble H (2017) Epilepsie. Erscheinungsformen, Ursachen, Behandlung. C. H. Beck Wissen, 3. Aufl

Specht U (2003) Fokale Epilepsien. In: Epilepsiesyndrome – Therapiestrategien. Thieme Verlag,

# Caspar David Friedrich: Düstere Symbolik der Melancholie

© Springer-Verlag GmbH Deutschland, ein Teil von Springer Nature 2019
T. Meißner, *Der prominente Patient*
https://doi.org/10.1007/978-3-662-57731-8_13

Er gilt als der bedeutendste Maler der deutschen Romantik und prototypischer Repräsentant der Melancholie. Caspar David Friedrichs Leben und sein Werk waren geprägt von depressiven Episoden.

„Der Maler soll nicht bloß malen, was er vor sich sieht, sondern auch was er in sich sieht", lautet ein bekannter Aphorismus von Caspar David Friedrich (1774–1840). Tue man dies nicht, würden die Bilder Spanischen Wänden gleichen, hinter denen nur Kranke und Tote zu erwarten seien. Tod, Todessehnsucht, Jenseits – das waren Themen, die Friedrich seinen teils irritierten Zeitgenossen nicht vorenthielt.

Noch heute können manche seiner Bilder dem empfindsamen Betrachter Schauer über den Rücken jagen. Es ist nicht allein die Häufung von Todessymbolen wie Kreuzen, Särgen oder auf Spaten sitzenden Geiern in seinen Bildern. Viele seiner Landschaftsszenen vermitteln ein Gefühl schwerer Bedrücktheit und Wehmut.

Ist jemand gleich krank, nur weil er solche Bilder malt? Der deutsche Pathograf Dieter Kerner (1923–1981) glaubte Zeichen eines fortgeschrittenen Stadiums der Hirnlues ausmachen zu können, andere erkannten Zeichen einer traumatisch bedingten Neurose. Vor einigen Jahren haben die Psychiater Carsten Spitzer (Göttingen) und Harald J. Freyberger (Greifswald) gemeinsam mit der Greifswalder Kunsthistorikerin Birgit Dahlenburg eine Analyse von Briefen und Selbstzeugnissen Friedrichs sowie Berichten von Zeitzeugen wie dem mit Friedrich befreundeten Arzt und Maler Carl Gustav Carus (1789–1869) vorgenommen. Sie kommen zu dem Schluss, dass Friedrich unter einer

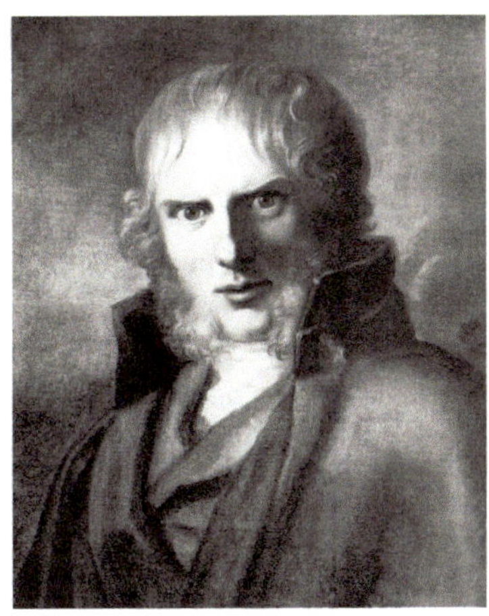

Caspar David Friedrich (© Sammlung Rauch / INTERFOTO)

rezidivierenden depressiven Störung gelitten hat, wenn man Kriterien der ICD-10 und des DSM-IV zugrunde legt. Für eine Syphilis ließen sich dagegen keinerlei Anhaltspunkte finden.

## „Vier Tage und Nächte in einem fort geschlafen"

Beginnend mit dem 25. Lebensjahr (1799) lassen sich demnach mindestens vier depressive Episoden ausmachen, korrespondierend mit künstlerischen Ruhepausen sowie mit bevorzugten Maltechniken und Motiven, bevor Friedrich 5 Jahre vor seinem Tod einen Schlaganfall erlitt, gefolgt von einer Post-Stroke-Depression. Grundlage dieser – mit aller Vorsicht gestellten – Diagnose sind zum Beispiel Briefe, in denen Friedrich eindrucksvoll typische Symptome wie „schreckliche Mattigkeit" im Sinne von Antriebslosigkeit und rascher Erschöpfung beschrieben hat oder eine Hypersomnie: „… und das sonderbarste war dabei, dass ich … ungelogen beinahe vier Tage und Nächte in einem fort geschlafen …", so Friedrich 1799 an einen Freund. Über den Lärm der Kinder habe er sich so geärgert, „dass ich auf der Stelle krank wurde …" Letzteres könne als Wendung der Aggression gegen das Selbst interpretiert werden, meinen die Psychiater.

Zwischen 1803 und 1805 muss es einen Suizidversuch gegeben haben – der Bart, den sich Friedrich danach stehen ließ, sollte womöglich eine Narbe am Hals verdecken, die von diesem Versuch herrührte. 1813 folgte offenbar eine dritte depressive Episode:

» „Von innen heraus wollte nichts fließen, der Brunnen war versiegt, ich war leer; von außen wollte mir nichts ansprechen, ich war stumpf, und so glaubte ich denn am besten zu thun, nichts zu thun."

Die Psychiater erkennen in dieser Passage Antriebsarmut, Interessenverlust, Insuffizienzgefühle und Zeichen der psychomotorischen Hemmung.

Spätere Dokumente lassen in ähnlicher Weise auf depressive Episoden schließen. Zeitgenossen und besonders Carl Gustav Carus haben schriftlich wiederholt auf die „eigentümliche, immer dunkle … Gemütsart" (Carus) des Künstlers hingewiesen. Hinzu kommt das psychopathologisch relevante Merkmal des Misstrauens, das Friedrich entwickelte. So unterstellte er seiner 20 Jahre jüngeren Ehefrau, dass diese ihn betrüge.

## Kränkungen, Misstrauen und prädisponierende Faktoren

Dieses Misstrauen müsse jedoch abgegrenzt werden von einem Wahn, wie er Friedrich in der Vergangenheit immer wieder unterstellt worden ist, so Spitzer und Freyberger. Aus bestimmten Äußerungen Eifersuchts- oder Verfolgungswahn abzuleiten ist nach ihrer Ansicht nicht gerechtfertigt. Es darf nicht vergessen werden, dass Friedrich, trotz einer Professur an der Dresdener Kunstakademie ab 1826, sich zunehmender Kritik seiner Werke ausgesetzt sah, ihm ging es finanziell immer schlechter. Eine Kränkung für jemanden, der immerhin schon Bilder an den preußischen König Wilhelm III. und den russischen Zaren Nikolaus I. verkauft hatte. Hinzu kam der Umstand, dass er politische Anschauungen verbergen musste. All dies mag zu seiner psychischen Befindlichkeit beigetragen haben.

Es lassen sich zudem für eine Depression prädisponierende Risikofaktoren in der Anamnese Friedrichs finden: Geboren als sechstes von zehn Kindern eines Kerzengießers und Seifensieders und seiner Frau wurde er streng protestantisch erzogen. Die Mutter starb, als er 6 Jahre alt war, ein Jahr später starb eine Schwester. Sein jüngerer Bruder Christoffer ertrank bei einem tragischen Unglück im Eiswasser, nachdem dieser ihm, Friedrich, der beim Eislaufen eingebrochen war, das Leben gerettet hatte. Hinzu kam ein vermindertes Selbstwertgefühl, das etwa in seiner Frage an den Dichter Baron de la Motte Fouqué (1777–1843) aufscheint, den er bei dessen Besuch in Friedrichs Atelier gefragt haben soll: „Finden Sie mich denn auch so einförmig?"

Auffällig ist weiterhin, dass Friedrich in etwa 10 von 40 Jahren Schaffenszeit als Maler kaum oder gar nicht künstlerisch tätig gewesen sei, so Spitzer, Dahlenberg und Freyberger. So sind für das Jahr 1813, als offenbar seine dritte Krankheitsepisode begann, nur eine Zeichnung und zwei Aquarelle belegt. Zwischen 1824 und 1826 entstanden lediglich 37 Aquarelle. Während depressiver Phasen scheint er leicht zu handhabende Techniken wie Sepia, Aquarell- oder Bleistiftzeichnungen bevorzugt zu haben. Zu Kunstausstellungen trug er in dieser Zeit lediglich mit alten Gemälden oder Grafiken bei.

## Letzte Bilder: Des Todes gewiss und Hoffnung auf Erlösung

Am 26. Juni 1835 erleidet der 61-Jährige einen Schlaganfall mit rechtsseitiger Hemiplegie. Er erholt sich und ist einige Wochen später zu einer Reise in den böhmischen Kurort Teplitz (Teplice) in der Lage. Es sind keine Störungen kortikaler Funktionen wie Aphasie oder andere neurophysiologische Defizite überliefert. Ein Porträt Friedrichs von Caroline Bardua (1781–1864), gemalt einige Monate vor seinem Tod, lassen eine zentrale Fazialisparese annehmen. Außerdem scheint seine rechte Hand teilweise gelähmt gewesen zu sein, darauf lasse die Malweise seines vermutlich letzten Ölgemäldes „Meeresufer im Mondschein" aus den Jahren 1835/36 schließen, so Dahlenburg und Spitzer.

Danach malte Friedrich nur noch Sepias und Aquarelle – immerhin noch fast 80 Werke. In Bildern wie „Landschaft mit Grab, Sarg und Eule" oder „Sarg am Grab" akkumulieren Symbole des Todes. Todesgewissheit und Depressivität, aber auch Hoffnung auf Erlösung lässt sich in seinen Bildern finden. Nach einem Besuch im März 1840 beschreibt sein Förderer, der russische Dichter Wassili A. Schukowski, ihn als „traurige Ruine". „Er weinte wie ein Kind." Als Caspar David Friedrich stirbt, ist er als Künstler fast vergessen. Erst Anfang des 20. Jahrhunderts sollte er wiederentdeckt werden.

## Literatur

Dahlenburg B, Spitzer C (2005) Major depression and stroke in Caspar David Friedrich IN: Bogousslavsky J, Boller F (eds): Neurological Disorders in Famous Artists. Front Neurol Neurosci 19:112-120

Spitzer C, Dahlenburg B, Freyberger HJ (2005) Rezidivierende depressive Störung bei Caspar David Friedrich. Fortschr Neurol Psychiatr 73: 1-8

# George Gershwin: Abruptes Ende eines Ausnahmemusikers

© Springer-Verlag GmbH Deutschland, ein Teil von Springer Nature 2019
T. Meißner, *Der prominente Patient*
https://doi.org/10.1007/978-3-662-57731-8_14

Die Wahrnehmung des Geruchs von verbranntem Gummi war das erste Symptom der fulminant verlaufenden Erkrankung George Gershwins.

Das Klavier war eigentlich für seinen älteren Bruder Ira bestimmt. Doch der 10-jährige George fand schnell Gefallen an dem Instrument. Bereits 4 Jahre später arbeitete George Gershwin (1898–1937) als „Song Plugger" in einem Musikverlag, also als eine Art Hauspianist, um den Verkauf von Hits auf Notenblättern anzukurbeln. Nach weiteren 3 Jahren verdiente er mit seinem „Rialto Ripples Rag" erstmals gutes Geld als Komponist.

Er spielte vermutlich hunderte von Notenrollen für elektrische Klaviere ein, teils unter Pseudonym. Berühmt geworden ist Gershwin für Stücke wie „Rhapsody in Blue", für die Oper „Porgy and Bess" oder Melodien wie „Summertime". Seine Lieder werden bis heute von Musikern adaptiert. Vielleicht würden uns noch mehr Gershwin-Motive im Alltag begleiten, wenn der Künstler nicht bereits wenige Wochen vor seinem 39. Geburtstag gestorben wäre. Ein Tod, der überraschend kam.

## Blackouts und der Geruch verbrannten Gummis

Am 11. Februar 1937 spielte Gershwin sein Klavierkonzert in F-Dur mit dem Los Angeles Philharmonic Orchestra und dirigierte es vom Konzertflügel aus, als er während einer nur Sekunden andauernden Absence einige Passagen ausließ. Das Publikum bemerkte nichts. Bereits

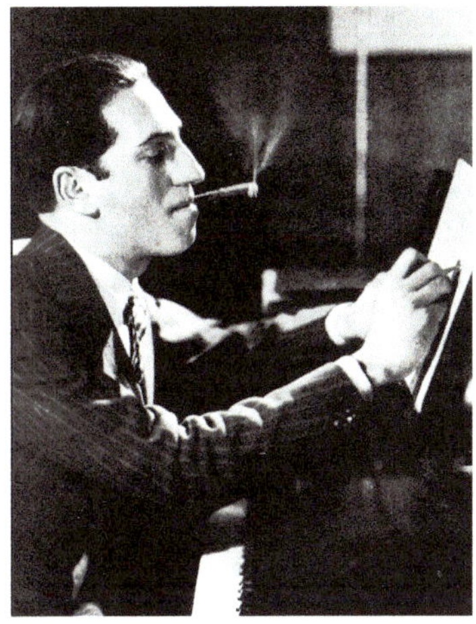

George Gershwin (© Mary Evans / Ronald Grant Archive / INTERFOTO)

am Vortag war er bei einer Probe wegen eines ähnlichen Ereignisses fast vom Podium gefallen. 2 Monate später kam es bei seinem Frisör zu einer Bewusstlosigkeit für etwa eine halbe Minute.

Der Komponist beschrieb dem Psychiater Gregory Zilboorg (1890–1959) diese Episoden als „Blackouts". Ihnen gehe die Wahrnehmung des Geruchs von verbranntem Gummi voraus. Zilboorg vermutete eine organische Ursache, diagnostizierte aber schließlich ein psychosomatisches Problem. Dazu muss man wissen, dass Gershwin schon länger über gastrointestinale Beschwerden und Übelkeit klagte, gerne sprach er vom „Komponisten-Magen".

Später litt Gershwin zunehmend über migräneartige Kopfschmerzen. Diese wurden auf seine Arbeitsbelastung zurückgeführt. Unter anderen untersuchte auch der deutsche Psychoanalytiker Ernst Simmel (1882–1947) Gershwin. Simmel war wenige Jahre zuvor in die USA emigriert. Er vermutete eine organische Ursache der Symptome, ohne diese benennen zu können.

Der Komponist arbeitete normal weiter, etwa an der Musik zum Film „A Damsel in Distress" (Ein Fräulein in Nöten) mit Fred Astaire, ging zu Partys, spielte Tennis. Sein Verhalten war unauffällig. Derweil hatte er weiter olfaktorische Auren im Sinne von Uncinatus-Krisen. Solche Geruchsempfindungen können auf eine Anfallsaktivität im medialen Temporallappen (Uncus gyri parahippocampalis) hinweisen. Während solcher „Kakosmien" nehmen die Patienten Verbranntes, Schwefel, Lösungsmittel oder auch Parfüm war. Bei Gershwin traten diese Anfälle oft morgens nach dem Aufstehen, beim Klavierspiel oder beim Tennisspielen auf.

## Ein nervöses Leiden – „höchstwahrscheinlich Hysterie"

Als im Juni 1937 die frontotemporalen Kopfschmerzen in Verbindung mit Übelkeit, Schwindel und Geruchshalluzinationen schlimmer werden, kommt Gershwin 4 Tage ins Cedars of Lebanon Hospital (heute: Cedars-Sinai Medical Center) in Los Angeles. Es sollen verschiedene Untersuchungen vorgenommen werden. Inzwischen hat die Familie Verhaltensauffälligkeiten bei George Gershwin bemerkt. Unter anderem soll er mit der Hand Schokolade zerdrückt und wie eine Salbe benutzt oder versucht haben, seinen Chauffeur aus dem fahrenden Auto zu werfen. Außerdem klagt er über motorische Probleme der rechten Hand und Koordinationsstörungen beim Treppensteigen.

Weder mit Bluttests oder Röntgenaufnahmen des Schädels, der Fundoskopie, EKG oder Wassermann-Test lassen sich Auffälligkeiten feststellen. Eine vom Neurologen Eugene Ziskind empfohlene Lumbalpunktion lehnt Gershwin ab. Die Ärzte vermuten ein nervöses Leiden, laut Entlassungsbefund „höchstwahrscheinlich Hysterie".

Inzwischen ist auch das Klavierspiel beeinträchtigt. Am 9. Juli 1937 wird Gershwin bewusstlos ins Cedars of Lebanon Hospital gebracht, er reagiert noch auf Schmerzreize, bewegt spontan die Beine. Die Pupillen sind eng und anisokorisch, reagieren eingeschränkt auf Licht. Die Muskeleigenreflexe sind bilateral reduziert. Die Untersuchung des Augenhintergrunds ergibt ein bilaterales Papillenödem und Zeichen von Netzhauteinblutungen. Bei der Lumbalpunktion am folgenden Tag wird ein Liquordruck von 400 mmH$_2$O gemessen, der nach Ablassen von einigen Millilitern klaren Liquors rasch auf 220 mmH$_2$O abfällt (Normalwert beim liegenden Patienten: 60–200 mmH$_2$O).

## „Ich weiß wirklich nicht, was wir hätten tun können"

Der Zustand des Patienten verschlechtert sich langsam, die Muskeleigenreflexe sind später bilateral verstärkt, das Babinski-Zeichen ist beidseits positiv. Jetzt gehen die behandelnden Ärzte von einem expansiv wachsenden Hirntumor aus. In einer dramatischen Suchaktion unter Einbindung des Gouverneurs von Maryland, des Weißen Hauses und der Küstenwache wird ein erfahrener Neurochirurg gesucht. Schließlich wird Howard Naffziger (1884–1961) von der Universität von Kalifornien aus seinem Urlaub in Nevada geholt.

Gemeinsam mit dem Neurochirurgen Carl Rand nimmt er am späten Abend des 10. Juli eine Trepanation vor, um per Ventrikulografie den Tumor lokalisieren zu können. Sie stellen fest, dass der IV. Ventrikel komprimiert und nach links disloziert sowie der III. Ventrikel erweitert und ebenso nach lateral disloziert ist. Vermutet wird daher ein Tumor im rechten Temporallappen. Nach der Kraniotomie wird eine Zyste gefunden, die eine dunkelgelbe Flüssigkeit enthält. Ein Knoten in der Zyste wird entfernt und die Wand der Zyste kauterisiert. Das entnommene Gewebe wird sich später als Glioblastoma multiforme herausstellen. 5 Stunden nach der Operation ist George Gershwin tot.

Einer der konsultierten Neurochirurgen, Walter E. Dandy, bekannte später in einem

Brief: „Ich weiß wirklich nicht, was wir für Mr. Gershwin hätten tun können. Das war einer dieser fulminant wachsenden Tumore." Selbst eine erfolgreiche Operation mit kompletter Resektion des Tumors hätte wohl nur das Sterben verlängert.

Aus heutiger Sicht müssten die Uncinatus-Krisen und hypogastrischen Beschwerden bei Gershwin sowie seine Absencen als komplex-partielle Anfälle interpretiert werden, so die Neurologen Edwin Ruiz und Patricia Montañés aus Bogota, Kolumbien, die sich in ihrer Pathografie mit dem Fall Gershwin auseinandergesetzt haben. Der intrakranielle Hochdruck und die späteren neurologischen Zeichen sprächen für eine temporomesiale Läsion sowie spätere Einklemmungserscheinungen im Bereich des Uncus gyri parahippocampalis.

### Gliome

Gliome sind Tumoren des Hirnparenchyms, speziell der Stützgewebe des Nervensystems – der Gliazellen. Ihre Häufigkeit liegt in Europa bei 7–11/100.000. Etwa die Hälfte der Gliome sind Glioblastome, hochmalignen Wucherungen veränderter Astrozyten (sternförmige Stützzellen des zentralen Nervensystems), etwa 25% sind Astrozytome, von denen niedrig- und hochmaligne Formen existieren, sowie selten Oligodendrogliome und Epidymome.

Die klinischen Symptome werden bestimmt von der Lokalisation der Tumore, ihrer Größe und der Geschwindigkeit ihres Wachstums. Sie sind oft unspezifisch, jedoch soll bei erstmalig auftretenden fokalen Zeichen oder bei epileptischen Anfällen an die Möglichkeit eines Hirntumors gedacht werden.

## Literatur

Gasenzer E, Neugebauer EAM (2014) George Gershwin: A case of new ways in neurosurgery as well as in the history of western music. Acta Neurochir 156: 1251-1258

Groen RJM, Marmaduke-Dandy ME (2015) George Gershwin and his brain tumour – the continuing story. Acta Neurochir 157: 1389-1390

Jabolinski, E (1998) George Gershwin; He couldn't be saved. New York Times vom 25. Oktober 1998 (Zugriff: 05.01.2016)

Krämer G (2005) Kleines Lexikon der Epileptologie. Georg Thieme Verlag

Netters Neurologie. Thieme Verlag, 2. Aufl 2007

Ruiz E, Montañés P (2005) Music and the brain: Gershwin and Shebalin IN: Bogousslavsky J, Boller F (eds): Neurological Disorders in Famous Artistis. Front Neurol Neurosci 19: 172-178

Teive HAG et al. (2002) The uncinated crisis of George Gershwin. Arq Neuropsiquiatr 60(2-B): 505-508

Zeiler K, Auff E (Hrsg.) (2007): Klinische Neurologie II. Facultas, 2. Aufl

# Johann W. von Goethe: Sein Gesicht gefährdete „Faust"

© Springer-Verlag GmbH Deutschland, ein Teil von Springer Nature 2019
T. Meißner, *Der prominente Patient*
https://doi.org/10.1007/978-3-662-57731-8_15

Selbst als Johann Wolfgang von Goethe seine Wundrose weitgehend überstanden hatte, zweifelte Friedrich Schiller, ob sein Freund „Der Tragödie erster Teil" beenden würde.

Die Altersleiden Johann Wolfgang von Goethes (1749–1832) beginnen in den ersten Januartagen des Jahres 1801: Der 51-Jährige leidet an einem sich allmählich verschlechternden „Katarrh", der sich zu einer schweren und für Wochen entstellenden Infektion auswachsen wird. Sie könnte sein Leben kosten. Goethes Freund Heinrich Voß jun. berichtet über die Einschätzung des Arztes Johann Christian Stark (1756–1811), der von Herzog Carl August (1757–1828) sofort nach Weimar beordert worden war: „Stark kam aus Jena – es war am Freitag abend – der erklärte, wenn Goethe bis Sonntag früh lebte, so sei Hoffnung da."

## Hals voller Blasen, Auge nussgroß herausgetreten

Was war passiert? Auf der linken Gesichtshälfte entwickelte sich bei hohem Fieber eine eitrige Entzündung, die teilweise Blasen bildete und auf das linke Auge übergriff, sodass Goethe es nicht mehr öffnen konnte. Die Entzündung erfasste den Gaumen, den Rachen, den Kehlkopf, begleitet von „Krampfhusten" und Erstickungsanfällen. Karoline Herder, die Frau des Schriftstellers und Philosophen Johann Gottfried Herder (1744–1803), berichtete von einer „Geschwulst der Rose mit Fieber", das so schnell anstieg, „dass er am 5. und 6. Januar nicht mehr im Bett bleiben konnte, um nicht zu ersticken."

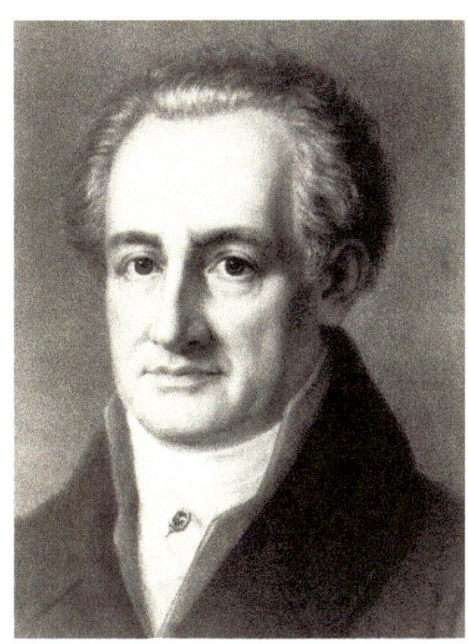

Johann Wolfgang von Goethe (© Glasshouse Images / JT Vintage / picture alliance)

Die Geschwulst „teilte … sich allen Drüsen des Kopfes und Halses mit, das rechte Auge, das sonst gut war, wurde jetzt mit ergriffen; er sah durch dieses die Adern des Auges an der Wand rot, so wie ihm alles rötlich vorkam". Zeitweise, womöglich über Tage, war Goethe benommen oder delirant.

Detaillierter noch schilderte Goethes Freundin Charlotte von Stein (1742–1827) den Zustand:

» „Es ist ein Krampfhusten und zugleich die Blatterrose. Er kann in kein Bett und muss immer in einer stehenden Stellung erhalten werden, sonst muss er ersticken. Der Hals ist verschwollen und dick und voller Blasen inwendig. Sein linkes Auge ist ihm wie eine große Nuss herausgetreten und läuft Blut und Materie heraus. Oft fantasiert er, man fürchtete vor eine Entzündung im Gehirn, ließ ihn stark zur Ader, gab ihm Senffußbäder. Darauf bekam er geschwollene Füße und schien etwas besser …"

9 Tage und Nächte dauerte der Zustand an. Am 24. Januar konnte Goethe das linke Auge das erste Mal wieder öffnen. Die folgenden Wochen und Monate blieb er angeschlagen.

Mit hoher Wahrscheinlichkeit handelte es sich um ein bullöses Erysipel, eine bakterielle Infektion meist ausgelöst durch Streptokokken, die über kleine Eintrittspforten in die Haut gelangen, sich ausbreiten und bei Komplikationen eine Sepsis auslösen können. Die geschwollenen Füße waren wahrscheinlich Lymphödeme.

## Wein zur Anregung des Geistes und Teller voller Speisen

Erysipele der Kopfregion sollen wegen der gehäuften Atemwegsinfektionen vor allem in den Wintermonaten auftreten, wohingegen die Beine bevorzugt in den Sommermonaten betroffen sind – auch dieser Zusammenhang passt bei Goethe. Komplizierte Verlaufsformen von Gesichtserysipelen gelten heute als sehr selten. Vor der Antibiotika-Ära war das womöglich anders, zumal wenn man weitere Risiken bedenkt. Als Risikofaktoren für Erysipel-Komplikationen gelten unter anderem Immunsuppression, Alkoholismus, Übergewicht und Infektionen der oberen Atemwege.

Davon trifft einiges auf Goethe zu. Er war ein starker Esser und Trinker. „Er schöpfte sich immer seinen Teller schrecklich voll Speisen … Von unserm guten Rheinwein konnte er … ganz fürchterlich viel trinken", berichtete zum Beispiel Antonie Brentano (1780–1869). Auch Charlotte von Stein beklagte, wie „entsetzlich dick" ihr Freund doch geworden sei. Schon zum Frühstück gab es im Hause Goethe Wein, über den Tag konnten es 2 Liter werden, wobei er schwere Weine bevorzugte – und zwar nicht nur zum Essen, sondern auch zur „Anregung des Geistes", so seine Schwiegertochter Otilie.

An Empfehlungen seiner Ärzte, sich zu mäßigen, hielt er sich nicht. Immer wieder beschrieb Goethe in Briefen und in seinem Tagebuch Halsentzündungen und heftige Zahnleiden. Diese könnten, ebenso wie die Atemwegsinfektionen, Startpunkt für das Erysipel gewesen sein oder dessen Entstehung begünstigt haben.

Differenzialdiagnostisch käme für die Augenaffektion auch ein Zoster ophthalmicus infrage, bei dem halbseitig entlang des 1. und 2. Trigeminusastes Herpesbläschen auftreten, begleitet von halbseitigen Kopfschmerzen, Lidödem und eventuell Herpeskeratitis und Herpes-Keratokonjunktivitis. Dies entspricht allerdings nicht den überlieferten Beschreibungen bei Goethe.

Hofrat Stark musste von einem Catarrhus sufficatus (Erstickung) ausgehen und rechnete mit „Schlagfluss" (Meningoenzephalitis). Typische Behandlungsmaßnahmen, um den Krankheitsherd aus dem Körper zu ziehen waren die Lass-Therapien nach der Viersäftetheorie, vor allem der Aderlass, das blutige Schröpfen oder das Ansetzen von Blutegeln. Gewebeflüssigkeit ließ sich ebenfalls durch Setzen künstlicher Wunden und dem Einsetzen von Haarseilen ableiten, mithilfe blasenbildender Umschläge mit Senfsamen oder Spanischer Fliege (Cantharis) oder mit dem Auslösen von Erbrechen sowie mit Klistieren. Wenn es um Leben und Tod ging, wurden Reiztherapien eingesetzt, etwa pflanzliche Präparate wie Kampfer oder tierische Zubereitungen wie Moschus sowie Tabak-Klistiere.

Johann Stark hatte selbst über dieses Instrumentarium publiziert und dürfte einiges davon bei Goethe angewendet haben. Umso glücklicher dürfen wir heute sein, als dass der Dichter trotz allem die schwere Krankheit überstand und noch 3 Jahrzehnte leben durfte.

### Erysipel

Die Wundrose, früher auch als Blatterrose bezeichnete Krankheit, wird bevorzugt durch beta-hämolysierende Streptokokken der Gruppe A ausgelöst, selten durch andere Bakterien. Besonders bei immunsupprimierten Patienten werden zunehmend gramnegative Bakterien und Anaerobier beobachtet. Kleine Hautwunden, Insektenstiche oder Rhagaden dienen als Eintrittspforte der Keime in tiefere Hautschichten. Innerhalb von Stunden entwickeln sich flächige, scharf begrenzte, überwärmte und geschwollene Hautrötungen mit gespannter Haut, meist an den Beinen, aber auch im Gesicht oder an den Armen.

Das klassische klinische Bild ist durch flammenzungenartige Ausläufer der Erytheme gekennzeichnet, begleitet von hohem Fieber und Schüttelfrost. Manchmal treten Blasen auf (bullöses Erysipel) oder Einblutungen (hämorrhagisches Erysipel). Komplikationen sind phlegmonöse oder gangränöse Verläufe. Manchmal rezidivieren die Erysipele (mehr als zweimal pro Jahr).

Die befallene Extremität soll hoch gelagert und mit antiseptischen Umschlägen gekühlt, die Eintrittspforte der Keime saniert werden. Bei Gesichtserysipel ist ein Sprech- und Kauverbot angebracht. Die Antibiose erfolgt zunächst intravenös mit Penicillin, alternativ mit Erythromycin oder Clarithromycin, bei Mischinfektionen mit Breitbandantibiotika. Hinzu kommen fiebersenkende und schmerzlindernde Maßnahmen und die Thromboseprophylaxe. Halten die Schwellungen an, kann ab dem 3.–5. Tag zusätzlich eine Lymphdrainage erfolgen, nicht jedoch im akut entzündeten Zustand (Keimverschleppung). Bei rezidivierendem Erysipel werden eine Langzeitprophylaxe mit mehreren Antibiotika-Zyklen sowie die Lymphödem-Behandlung empfohlen.

## Literatur

Altmeyer, P.: Dermatologische Differenzialdiagnose. Springer Medizin Verlag 2007

Bankl, H (1992) Der Dichter als Patient. In: Der Rest ist nicht Schweigen. Verlag Wilhelm Maudrich, S 169-213

Doberentz E et al. (2011) Unbehandeltes Erysipel. Rechtsmedizin 21: 308-312

Hach W (2012) Johannn Christian Stark (1756-1811) – der Arzt der „Weimarer Klassik". Phlebologie 41: 304-310

Hruby K (1984) Goethes Augenleiden. Klin Mbl Augenheilk 185: 61-63

Seidler E (2012) „…keine vier Wochen eigentlichen Behagen…" Goethes Leiden und Krankheiten. Acta Historica Leopoldina 59: 9-28

Smolle J et al. (2000) Risikofaktoren für das Auftreten von lokalen Komplikationen beim Erysipel. Hautarzt 51: 14-18

# Vincent van Gogh: Pinsellecker und Lampenöltrinker

© Springer-Verlag GmbH Deutschland, ein Teil von Springer Nature 2019
T. Meißner, *Der prominente Patient*
https://doi.org/10.1007/978-3-662-57731-8_16

Die exzentrische Persönlichkeit Vincent van Goghs ist Legende und Anlass für dutzende Post-mortem-Diagnosen. Eines scheint dabei außer Acht geblieben zu sein: van Goghs erhebliche Bleibelastung.

Nicht, dass man sich im 19. Jahrhundert nicht auch ungewollt eine Bleivergiftung zuziehen konnte. Das Schwermetall war im Alltag überall zu finden: Wein wurde mit Bleiweiß und Bleizucker geschönt, Blei war Bestandteil von Farben, Arzneimitteln, Tabak, Kohlestaub, von Wasser aus Bleirohren und anderem mehr. Vincent van Gogh (1853–1890) tat jedoch etwas, was ihm zusätzlich schadete: Er aß Blei.

Van Gogh tat das bewusst, indem er die von ihm verwendeten bleihaltigen Farben aufnahm, etwa indem er die Pinselborsten mit den Lippen anspitzte oder mit Farbe überzogenen Pinsel am Stiel im Mund hielt. Er leckte seine farbverschmierten Hände ab. Und er trank Lampenöl. Das sei durch Zeitzeugen bestätigt, so Edward Weissman von der Universität von Virginia, USA.

Der Internist wundert sich in einer Publikation darüber, dass mehr als 150 Ärzte, die sich im Laufe der Zeit mit der Pathografie van Goghs auseinandergesetzt haben, dessen Symptome auf fast 30 verschiedene, vor allem neurologisch-psychiatrische Diagnosen zurückgeführt haben. Übersehen haben sie nach Auffassung Weissmans jedoch, dass all die bekannt gewordenen Krankheitszeichen des Malers sich gut mit einer chronischen Bleiintoxikation und einer sich daraus entwickelnden Enzephalopathie erklären lassen. Diese würden manche

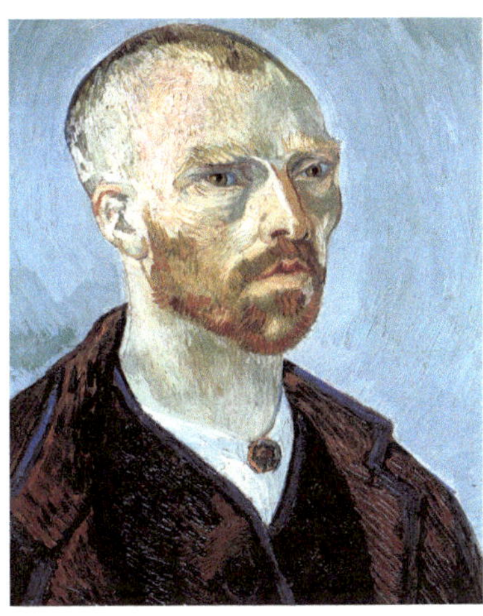

Vincent van Gogh (© Sammlung Rauch / INTERFOTO)

psychopathologischen Erscheinungen bei van Gogh und schließlich auch den (angeblichen) Suizid begreiflich machen, meint Weissman.

## „Mit allem, was man Konventionen nennt, gebrochen"

Allerdings war van Gogh durch seine unglückliche Kindheit psychisch vorbelastet. Ein Jahr vor seiner Geburt war der Erstgeborene seiner Eltern verstorben. Der tote Bruder war ebenfalls auf den Vornamen Vincent getauft worden. Als Kind musste van Gogh nach jeder Sonntagspredigt, sein Vater war Pfarrer, den Grabstein passieren, auf dem der gemeinsame Vorname stand. Jeder Geburtstag erinnerte zugleich an den Todestag des Bruders – empfand er sich als ungeliebten Ersatz? Die Mutter soll nie über den Verlust hinweggekommen sein.

Mit 11 Jahren verließ van Gogh das Elternhaus und besuchte ein Internat.

Bereits als Kind galt Vincent van Gogh als Sonderling und Eigenbrötler. Sein linkischer und später exzentrischer Charakter machten persönliche Beziehungen schwierig bis unmöglich. Beruflich scheiterte er vielfach, trotz vorhandener Intelligenz und guter Kenntnisse in vier Fremdsprachen, sei es als Kunsthändler, Lehrer oder Prediger. In einem Brief aus dem Jahr 1889 an seine künftige Frau charakterisierte Vincents jüngerer Bruder Theo den Älteren so:

» „Wie Du weißt, hat er seit langem mit allem, was man Konventionen nennt, gebrochen. Seine Art sich zu kleiden und seine Allüren lassen sofort erkennen, dass er ein besonderer Mensch ist, und seit Jahren sagt, wer seiner ansichtig wird: Das ist ein Verrückter."

Theo finanzierte Vincent das Leben, so gut es ging. Vincent „bezahlte" Theo im Gegenzug mit Bildern, die sich zu Lebzeiten allerdings so gut wie gar nicht verkauften.

## Geisterhaft: Armut, Hunger und Essen von Schmutz

Daher hatte Vincent van Gogh nie Geld, hungerte oft, litt häufig an Symptomen der Unterernährung sowie Abdominalbeschwerden. Seine Ernährung bestand hauptsächlich aus Brot, Oliven, Kaffee und Käse, sehr selten Fleisch, ja er lehnte gute Nahrung sogar ab. Das hatte Auswirkungen auf sein Äußeres. Die Umgebung nahm ihn als teils geisterhafte Erscheinung wahr. Aus Briefen, beginnend 1882, lassen sich nach Weissmans Angaben folgende Symptome ableiten: schlechte Blutzirkulation, Depressionen und Suizidgedanken, Magenbeschwerden, Entkräftung, Fatigue, Gedächtnisprobleme, Geistesabwesenheit, Kopfschmerzen, Schwindel, Übelkeit, Nervosität, Reiz- und Übererregbarkeit, ein Gefühl, dem Irrsinn nahe zu sein, Fieber, Essen von Schmutz, geringes sexuelles Interesse, Schlaflosigkeit, Alpträume, Hyperak-

tivität, Ohnmachten, Kälteintoleranz, Peridontitis und Zahnausfall, Schwäche der Hand und anderes mehr.

Mit hoher Wahrscheinlichkeit hat van Gogh an einer Eisenmangelanämie gelitten, verstärkt durch den beständigen Brotkonsum: Weizenbrot enthält Phytate mit komplexbildenden Eigenschaften, die die Resorption einiger Mineralien und von Eisen unterbinden. „Viele Patienten mit Eisendefizit entwickeln ein Pica-Syndrom", so Weissman. Bei dieser Essstörung nehmen die Patienten ungenießbare Dinge zu sich wie Abfall, Sand oder Steine. Bei van Gogh waren es Farbe und Lampenöl, die die „übliche" Bleiingestion aus Alkoholika, aus dem Tabak (er war ein exzessiver Raucher) oder dem Einatmen von Kohlestaub noch verstärkten. Zwar hat bereits Hippokrates Bleikoliken beschrieben. Aber selbst heute ist die klinische Diagnose einer Bleiintoxikation (Saturnismus) schwierig, da die Symptome uncharakteristisch sind, teilweise sogar fehlen.

## Kein Mord, kein Suizid: Schussverletzung der Brust

Blei hemmt die Hämsynthese. Und dies addierte sich bei van Gogh zur bereits bestehenden Eisenmangelanämie. Die kontinuierliche Akkumulation von Blei im Körper führte schließlich zur einer peripheren Neuropathie, wahrscheinlich mit Radialislähmung – das Halten des Pinsels wurde schwierig. Die verminderte visuell-motorische Koordination erklärt nach Weissmans Ansicht den veränderten Pinselstrich und andere Defizite, die späte Bilder van Goghs im Vergleich zu frühen Werken auszeichneten.

Manche Auffälligkeiten, wie etwa die zeitweise künstlerische Hyperaktivität van Goghs oder die Neigung zu selbstverletzendem Verhalten (etwa indem er seine Hand in eine Flamme hielt, womöglich auch die bekannte Ohrverletzung), könnten ebenfalls mit der Blei-Enzephalopathie in Verbindung stehen. Zudem nahm van Gogh weitere Chemikalien zu sich wie Kaliumbromid gegen seine epileptischen Anfälle, Halluzinationen und die Alpträume.

Der Tod durch Bleiintoxikation kommt selten vor, ist bei Malern aber beschrieben worden (z. B. August Haake, Candido Portinari). Van Gogh gehört nicht dazu. Er war 2 Tage nach einem Schuss in die Brust gestorben. Neue Erkenntnisse haben Zweifel an einem Suizid aufkommen lassen. Womöglich handelte es sich um eine versehentliche Verletzung durch Kinder, die mit einer Pistole spielten. Gleichwohl wird dadurch die Lebensmüdigkeit des Malers nicht widerlegt. Er wollte, folgt man dieser Hypothese, die Kinder decken und nahm seinen Tod billigend in Kauf.

### Bleiintoxikation

Blei und Bleiverbindungen waren früher aufgrund ihrer vielfältigen Verwendung in Bleirohren, Farben und Glasuren oder als Antiklopfmittel in Benzin Ursache von Vergiftungen. Inzwischen hat deren Zahl wegen der deutlichen Reduktion des Bleigebrauchs stark abgenommen. Bleihaltige Aerosole werden zu 50–80% pulmonal resorbiert, besonders Kinder nehmen Bleiverbindungen auch aus dem Magen-Darm-Trakt vergleichsweise gut auf (bis zu 50%). Organische Bleiverbindungen werden auch dermal resorbiert.

Berufliche Gefährdungen bestehen unter anderem beim Verhütten von Bleierzen, dem Einschmelzen von bleihaltigen Altmaterialien oder beim Kontakt mit bleihaltigen Stäuben. Derartige Intoxikationen sind entschädigungspflichtige Berufskrankheiten. In der Allgemeinbevölkerung bestehen Gefährdungen durch kontaminierte Lebensmittel, unsachgemäße Verwendung bleihaltiger Produkte sowie durch bleihaltiges Trinkwasser.

Als Leitsymptome gelten Magen-Darm-Koliken, Obstipation und Anämie. Ein Bleisaum am Zahnfleisch ist selten zu sehen. In schweren Fällen kommt es zur sensomotorischen Polyneuropathie mit Radialisparese und Fallhand, zu Nierenschäden und Enzephalopathie. Starke neurotoxische Effekte geben sich mit Gedächtnis-, Konzentrations- und Aufmerksamkeitsstörungen zu erkennen. Bestimmte Bleiverbindungen wie Bleioxid scheinen potenziell humankanzerogen zu sein.

## Literatur

Erkrankungen durch Blei oder seine Verbindungen. Merkblatt zu BK Nr 6 der Anl 1 zur 7. BKVO. Universität Rostock, Medizinische Fakultät, Institut für Arbeitsmedizin (http://arbmed.med.uni-rostock.de/bkvo/m1101.htm, Zugriff: 19.12.2012)

Goldmann L (2011) Wurde van Gogh ermordet? SPIEGEL online vom 17.11.2011, 17.08 Uhr

Leitlinie „Arbeit unter Einwirkung von Blei und seinen Verbindungen" Deutsche Gesellschaft für Arbeitsmedizin und Umweltmedizin (www.dgaum.de, Zugriff: 11.01.2013)

Mutschler E et al. (2008) Spezielle Vergiftungen. In: Mutschler Arzneimittelwirkungen. Wissenschaftliche Verlagsgesellschaft Stuttgart, S 1019-1020

Van Gogh did not kill himself, authors claim. BBC News 17. Oktober 2011

Weissman E (2008) Vincent van Gogh (1853-90): the plumbic artist. J Med Biograph 16: 109-117

# Francisco de Goya: Rätselhafte Taubheit

© Springer-Verlag GmbH Deutschland, ein Teil von Springer Nature 2019
T. Meißner, *Der prominente Patient*
https://doi.org/10.1007/978-3-662-57731-8_17

Im Alter von 46 Jahren erkrankte der spanische Maler Francisco de Goya schwer, fast wäre es sein Ende gewesen. Er erholte sich langsam, doch fortan war er taub.

Francisco José de Goya y Lucientes (1746–1828) war ungemein fleißig. Und schnell! Mehr als 1800 Werke soll er in seinem Leben geschaffen haben, viele davon sind verschollen. Für das Porträt seiner Frau, das heute im Madrider Museo del Prado hängt, soll er nur eine Stunde gebraucht haben, für das Bild von König Ferdinand VII. (1784–1833) lediglich ein oder zwei Sitzungen. Seine Porträts wirkten für die damalige Zeit ungewöhnlich realistisch, manches Werk auch expressionistisch. Dies sowie später die Darstellung politisch brisanter Themen („Die Erschießung der Aufständischen", „Die Schrecken des Krieges") oder anstößige Bilder („Die nackte Maja") brachten ihm Kritik und beträchtlichen Ärger ein, bis hin zu einem Inquisitionsverfahren. Dennoch ließen sich die Reichen und Mächtigen immer wieder von ihm malen, wie zum Beispiel die Familie des spanischen Königs Karls IV. (1748–1819) oder wiederholt die Herzogin von Alba (1762–1802), mit der ihm eine Affäre nachgesagt wurde.

## Brummen und Brausen in den Ohren

Im Winter 1792/93 befiel Goya eine schwere Krankheit. Er überlebte, blieb für die restlichen 35 Jahre jedoch „taub wie ein Stock". Zunächst konnte er 2 Monate lang nicht das Bett verlassen, klagte über Brummen und Brausen in den Ohren, gefolgt von zunehmenden Stö-

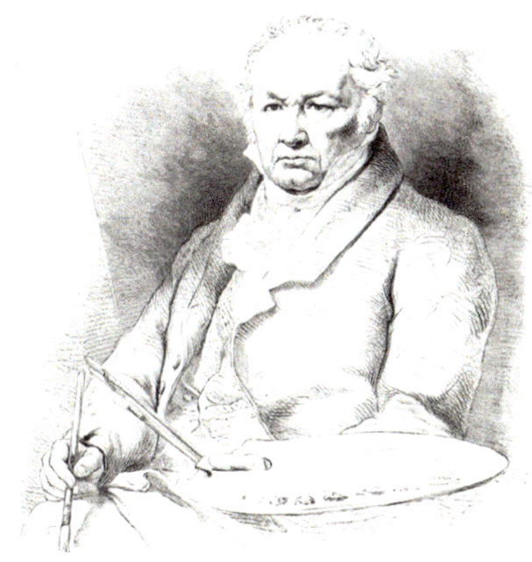

Francisco de Goya (© wynnter/ iStock)

rungen des Hörvermögens. Zu Beginn hatte er Gleichgewichtsprobleme, konnte nicht mehr die Treppe steigen, begleitet von Übelkeit, abdominalen Schmerzen und Appetitlosigkeit. Zeitweise war er bewusstlos, hinzu kamen Sehstörungen, Verwirrung, Halluzinationen und partielle Lähmungen.

All diese Symptome verschwanden mit der Zeit. Bis auf die Taubheit – Quelle endloser Spekulationen und von zwei Dutzend Diagnosen seiner Bio- und Pathografen, berichtete Philip A. Mackowiak von der School of Medicine der Universität von Maryland in Baltimore in seinem Buch. Nichtsdestotrotz hat sich Mackowiak, selbst Internist und Infektiologe, erneut ausführlich mit der Pathografie Goyas beschäftigt, infrage kommende Differenzialdiagnosen analysiert, um schließlich zu einer eigenen Erklärung zu kommen, die seinem Spezialgebiet entspricht.

Aufgrund ihrer hohen Prävalenz zu Goyas Zeiten gingen Biografen zum Beispiel von den

Folgen einer durchgemachten Syphilis aus, andere von einem Schlaganfall. Beides ist unwahrscheinlich, wenn man bedenkt, dass Goya 82 Jahre alt geworden ist und, nachdem er die Krankheit überstanden hatte, nicht nur ein weitgehend normales Leben führen konnte, sondern noch zahlreiche Meisterwerke geschaffen hat.

Natürlich bestand außerdem ein hohes Risiko für eine chronische Bleivergiftung durch Inhalation bleihaltiger Dämpfe sowie Ingestion, zumal Maler zu diesen Zeiten ihre Farben selbst herstellten. Die extreme Geschwindigkeit seiner Maltechnik erhöhte diese Gefahr für Goya noch. Allerdings hält Mackowiak es trotz der Neurotoxizität des Bleis für unwahrscheinlich, dass dies die komplette Taubheit sowie die anderen Symptome ausgelöst hat. Denn offenbar hat Goya nach seiner Krankheit nichts an seinen Farbrezepturen geändert, ohne dass dies erneut ähnliche Symptome verursacht hätte.

Auch zwei immunologische Krankheiten, die in der Vergangenheit für sein Leiden verantwortlich gemacht worden sind, scheiden nach Ansicht Mackowiaks aus, weil die Symptomatiken und Verläufe nicht vollständig zu Goyas Krankheitsbild passen: Das sehr seltene Vogt-Koyanagi-Harada-Syndrom, eine Multisystemerkrankung mit chronischer Uveitis, und das Cogan-Syndrom I mit progredienter Innenohrschwerhörigkeit.

## Häufige Diagnose mit atypischer Manifestation?

Statt an typische Phänotypen seltener Krankheiten zu denken, sei es erfolgversprechender, ungewöhnliche Manifestation häufiger Krankheiten in Betracht zu ziehen, meint der Infektiologe nach dem Motto „Häufiges ist häufig!" Rätselhafte Kasuistiken endeten erfahrungsgemäß oft mit „gewöhnlichen" Diagnosen, meint Mackowiak. „Goyas Krankheit, denke ich, lässt sich am besten erklären als atypischer Verlauf einer typischen Infektionskrankheit." Demnach deutet der Krankheitsverlauf Goyas auf eine akute infektiöse Enzephalitis hin: da sind die Bewusstseinsstörungen, transiente Lähmungen, Sehstörungen und intermittierende Verwirrung sowie Halluzinationen. Der Tinnitus, Schwindel und schließlich die Taubheit wären dann eher auf einen mit der Enzephalitis einhergehenden Innenohrschaden zurückzuführen als auf die Destruktion von Hörzentren im Gehirn.

Eine bakterielle Enzephalitis scheidet aus, denn unbehandelte bakterielle Enzephalitiden bringen nicht einerseits Patienten fast um und heilen dann doch noch fast folgenlos aus. Somit könnte es sich um eine viral bedingte Enzephalitis gehandelt haben. Da Goya in den Monaten Dezember/Januar erkrankte, sei es unwahrscheinlich, dass es sich um von Moskitos übertragene Arboviren gehandelt habe, denn diese Enzephalitiden träten vor allem in den Sommermonaten auf, differenziert Mackowiak weiter. Mumps- und Masernviren könnten ebenfalls Enzephalitiden auslösen, wenn auch selten. Allerdings entwickeln infizierte Erwachsene diese Komplikation häufiger als Kinder! Und beide Enzephalitiden können zu Taubheit führen: Masern über eine bakterielle Superinfektion des Mittelohrs und Mumpsviren durch direkte Schädigung des Nervus vestibulocochlearis. Mumps kann unter Umständen zusätzlich das Pankreas betreffen, dies würde zu den gastrointestinalen Symptomen bei Goya passen. Und schließlich lassen sich auch seine temporäre Sehstörungen mit einer Enzephalitis erklären.

Damit erkläre nichts besser die Krankheit und die folgende Taubheit von Francisco de Goya als eine Mumpsenzephalitis, meint Mackowiak. Er gibt zu bedenken, dass Mumps vor dem Zeitalter der Impfungen eine sehr häufige Infektionskrankheit gewesen ist, sodass auch vergleichsweise seltene Komplikationen in absoluten Zahlen häufiger als heute aufgetreten sein dürften. In einer retrospektiven Überprüfung von fast 2500 Mumpserkrankungen aus den Jahren 1958–1969 in Großbritannien, davon die Hälfte über 15 Jahre alt, blieb bei fünf Patienten eine permanente Gehörlosigkeit zurück – vier davon waren Erwachsene.

Die Taubheit veranlasste Goya, seine Lehrtätigkeit an der Königlichen Akademie in

Madrid aufzugeben. Der Charakter seiner Werke war fortan oft geprägt von Düsternis und drastischen, zornigen, teils bedrohlich wirkenden Darstellungen. Andererseits profitierten seine Fähigkeiten als Porträtmaler, womöglich weil er nun sensibler als vorher für Gesten und Körperausdruck war. Selbst wenn weitere biografische Ereignisse sein Werk ebenfalls in diese Richtung geprägt haben sollten, so markierte der Zeitpunkt dieser schweren Erkrankung einen tiefen Einschnitt in Goyas Leben.

**Zentralnervöse Komplikationen**

Die Beteiligung des Zentralnervensystems gehört mit einer Häufigkeit von etwa 60% zu den häufigsten Komplikationen bei Mumps (Parotitis epidemica). Männer sind häufiger betroffen als Frauen. Meist handelt es sich um eine asymptomatische Pleozytose, Enzephalitiden treten bei weniger als 1% der Mumps-Erkrankungen auf. 1,5% der Mumps-Enzephalitiden enden tödlich. Symptomatische Meningitiden werden bei bis zu 10% der Mumps-Patienten beobachtet, ohne das persistierende Folgen oder Todesfälle auftreten. Bei 4% der Erkrankungen tritt eine vorübergehende Taubheit im Hochfrequenzbereich auf.

## Literatur

Brown EH, Dunnett WH (1974) A retrospective survey of the complications of mumps. J Roy Coll Gen Practitioners 24: 552-556

Casey LL (2006) Goya: In sickness and in health. Intern J Surg 4: 66-72

Mackowiak PA (2013) El Sordo. In: Diagnosing Giants. Oxford University Press, S 82-96

RKI-Ratgeber für Ärzte – Mumps. Robert Koch-Institut. Epidemiol Bull 13/2013

# Georg Friedrich Händel: Lahme Hand über Nacht geheilt

© Springer-Verlag GmbH Deutschland, ein Teil von Springer Nature 2019
T. Meißner, *Der prominente Patient*
https://doi.org/10.1007/978-3-662-57731-8_18

Georg Friedrich Händel war ein Star und bleibt doch für uns heute der große Unbekannte. Rezidivierende Schlaganfälle sollen ihn vom Komponieren abgehalten haben. Aber wie kann es dann sein, dass er immer wieder vollständig genas?

Obwohl die Engländer dem Komponisten Georg Friedrich Händel (1685–1759) bereits zu Lebzeiten ein Denkmal gesetzt haben und zumindest sein Erwachsenenleben gut dokumentiert ist, wissen wir sehr wenig darüber, was hinter die Fassade des genialen Musikers blicken ließe. Nichts ist bekannt über engere Beziehungen zu Frauen (oder Männern), er blieb zeitlebens unverheiratet, Skandale sind nicht überliefert. Direkte Nachkommen hatte er nicht, Kindheit und Jugend brachte er offenbar ohne schwere oder folgenreiche Erkrankungen hinter sich.

Zumindest als junger Mann muss er recht hitzig, leicht reizbar und aufbrausend gewesen sein. Einmal war Händel von einer italienischen Primadonna zur Weißglut gebracht worden, als sie sich weigerte die Arie „Falsa immagine" aus seiner Oper „Ottone" zu singen: „Oh! Madame. Ich weiß wohl, dass ihr eine leibhafte Teufelin seid, aber ich will euch weisen, dass ich Beelzebub, der Teufel Obrister bin!" So beschrieb es Händels Biograf John Mainwaring (1724–1807). „Darauf fassete er sie mitten um den Leib, und schwur, er wollte sie aus dem Fenster werfen, wenn sie weitere Worte machen würde." Händel war schonungslos sich selbst und anderen gegenüber, als Orchesterchef ein grober Zuchtmeister, jedoch nicht ohne Witz und Humor.

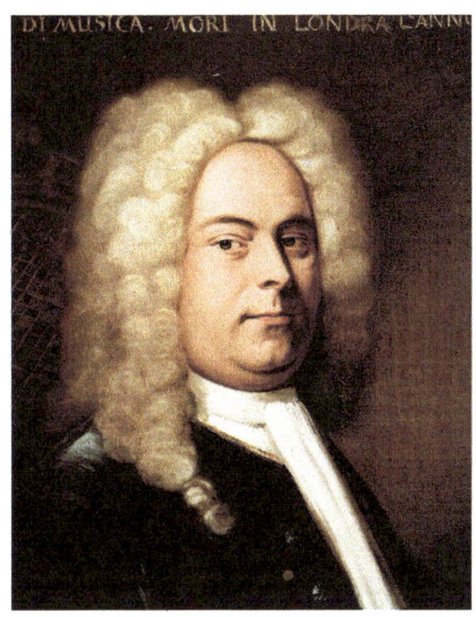

Georg Friedrich Händel (© PHOTOAISA / BEBA / INTERFOTO)

## „Der geniale Mister Händel ist äußerst indisponiert"

Gut und viel gegessen hat er und den Wein geschätzt. Er soll aufnahmefähig für erhebliche Mengen Nahrung sowie besonders Portwein und Madeira gewesen sein. Porträts zeigen sein rundliches Gesicht mit deutlichem Doppelkinn. Selbst Händels Hände waren „fett und rund", so der Freiburger Internist Franz Hermann Franken in seinem Buch „Die Krankheiten großer Komponisten".

Der üppige Lebensstil würde gut passen zu späteren Berichten über angebliche Schlaganfälle. Doch bestehen Zweifel daran, dass etwa die plötzliche Lähmung seiner rechten Hand im Frühjahr 1737, Händel ist 52 Jahre alt, tatsächlich auf einen Schlaganfall zurückzuführen ist. So berichtete die Londoner „Evening Post" am

14. Mai 1737: „Der geniale Mister Händel ist äußerst indisponiert, man sagt, es handele sich um ein paralytisches Leiden und er kann zurzeit seine rechte Hand nicht nutzen …" Der Earl of Shaftesbury notierte in seinen Erinnerungen, die Lähmung habe die Nutzung von vier Fingern der rechten Hand vollständig unmöglich gemacht, sodass Händel absolut unfähig sei zu spielen. Mainwaring schrieb gar, sein ganzer rechter Arm sei nicht zu gebrauchen, und außerdem sei er „zu gewissen Stunden verrückt" („senses are disordered at intervals") gewesen.

Es ist unklar, ob die Hand nur teilweise oder vollständig unbrauchbar geworden war, ob er eine schlaffe oder spastische Lähmung oder ob er Schmerzen hatte und deshalb den Arm nicht gebrauchen konnte. Und es ist ebenfalls fraglich, was mit „senses are disordered at intervals" gemeint ist – eine Aphasie, die als geistige Konfusion interpretiert worden ist? Zumindest dauerte der Zustand einige Monate an. Im September 1737 reiste Händel zur Kur nach Aachen, wo er bis mindestens bis Ende Oktober blieb und geradezu plötzlich genesen sein soll. Am 7. November berichtete die „London Daily Post", er sei „greatly recovered in his health" zurück in London. Was war passiert?

## Trotz „Lähmung" vorzüglich die Kirchenorgel bedient

Händel hatte eine heftige Schwitzkur in den Dampfbädern absolviert, die ihn nicht nur innerhalb weniger Tage genesen ließ. Er soll auch sofort wieder vorzüglich die Orgel der Klosterkirche bedient haben. Dennoch blieb er weitere sechs Wochen in Aachen, „welches gemeiniglich die kürzeste Zeit ist, die man zur Heilung verzweifelter Krankheiten anzusetzen pflegte", wie Händels Biograf Mainwaring schrieb. Autoren verschiedener pathografischer Aufsätze sind später zur Auffassung gelangt, dass der Komponist keinesfalls einen ischämischen oder hämorrhagischen Schlaganfall gehabt haben könne, ganz zu schweigen von einem Biografen, der behauptet hatte, Händel

sei 1737 „von Schlaganfällen geschüttelt" worden. Wäre dem so gewesen, würden wir heute Oratorien wie den „Messias" nicht kennen.

Vielmehr, meint Franken, müsse es sich um eine periphere Nervenlähmung der rechten Hand und/oder des rechten Armes gehandelt haben. Denn es seien weder eindeutige Sprachstörungen noch partielle Gesichtslähmungen beschrieben, die Lähmung der Hand verschwand quasi über Nacht und Händels Handschrift war nach der Genesung unverändert. Am ehesten komme daher ein Radikulärsyndrom im Sinne einer Brachialgie oder eines Schulter-Arm-Syndroms infrage, fasst Franken die Auffassungen mehrerer Pathografen zusammen. Spekulieren kann man über eine mögliche Bleivergiftung, zumal damals besonders Portwein sehr bleihaltig gewesen sein muss. Und die angeblich psychischen Symptome könnten auf starke Schmerzen hindeuten, Zeichen echter Verwirrtheit seien nicht überliefert.

## Posthume Kontroverse: Infarkte versus Wurzelreizsyndrom

Die Lähmung soll später mehrfach erneut aufgetreten sein, etwa während eines Aufenthalts in Dublin 1741/42, erneut von den damaligen Chronisten als „paralytic stroke" beschrieben. Dieser sei mit heftigen Aderlässen und anderen Entleerungen (Brech- und Abführmittel?) behandelt worden, worauf Händel bald wieder „vollständig hergestellt" gewesen sei. Auch im Mai 1743 ist in einem Brief die Rede von einer Lähmung, Mainwaring spricht vom „gichtbrüchigen Anfall", der Händel vom Komponieren abhalte. Ansonsten sei er aber „very well", heißt es. Andere berichten dass „Kopf und Sprache" bei dieser „paralytischen Krankheit" betroffen seien. Allseits wird bedauert, dass vorerst wohl keine neuen Kompositionen von Händel zu erwarten seien. Erneut heißt es jedoch einige Monate später, Händel sei erneut vollkommen genesen.

Die einfachste Erklärung dafür, so Franken, seien leichte Rezidive des erstmals 1737 Wurzelreizsyndroms. Andere, wie die Mannheimer Neurologen Hansjörg Bäzner und Michael Hennerici, glaubten, genügend Indizien für eine zerebrovaskuläre Krankheit im Sinne von rezidivierenden lakunären Infarkten im Bereich der linken Hemisphäre, etwa infolge einer linksseitigen Karotisstenose, erkennen zu können. Sie stellten außerdem eine Verbindung zwischen diesem Geschehen und der rezidivierenden linksseitigen Sehschwäche Händels her. Diese interpretierten sie als ischämische Optikusneuropathie.

### Händels Vater, ein unmusikalischer Chirurg

Geniale Musiker kommen oft aus musikalischen Familien – siehe Johann Sebastian Bach oder Wolfgang Amadeus Mozart. Nicht so Georg Friedrich Händel: Sein Vater Georg Händel (1622–1697) hatte mit Musik nicht viel im Sinn.

Während des Dreißigjährigen Krieges diente er als Feldscher, 1645 wurde er ob seiner Tüchtigkeit zum Amtschirurgen von Giebichenstein ernannt. 1660 behandelte er den gebrochenen Arm des Herzogs von Sachsen-Merseburg. Dieser war so zufrieden, dass er Georg Händel zum Geheimen Kammerdiener und Leibchirurgen ernannte. 1680 erwarb er sich weitere Verdienste während der Pestepidemie in Halle/Saale. Der 5 Jahre später geborene Georg Friedrich Händel soll sich mithilfe des Herzogs von Weißenfels gegen den Willen des Vaters durchgesetzt haben, um sich ganz der Musik zu widmen, nachdem er sich zunächst an der juristischen Fakultät der Universität Halle immatrikuliert hatte. 1703, im Alter von 18 Jahren, wechselte Händel als Violinist und Dirigent an die Hamburger Oper. Sein Vater war 6 Jahre zuvor gestorben – er hatte bei guter Gesundheit bis zu seinem Tod als Arzt praktiziert.

## Literatur

Bäzner H, Hennerici M (2005) Georg Friedrich Händel's Strokes. In: Bogousslavsky J, Boller F (eds.) Neurological Disorders in Famous Artists 19: 150-159
Franken FH (1997) Die Krankheiten große Komponisten. Noetzel Verlag, Bd 4, S 13-50

# Joseph Haydn: „Nachlassung der Nerven"

© Springer-Verlag GmbH Deutschland, ein Teil von Springer Nature 2019
T. Meißner, *Der prominente Patient*
https://doi.org/10.1007/978-3-662-57731-8_19

Dem Vater der Sinfonie und des Streichquartetts, Joseph Haydn, war es in seinen letzten Lebensjahren nicht mehr vergönnt, musikalische Ideen zu Papier zu bringen. Dass er beim Klavierspiel „schülerhaft fehlgriff", deprimierte ihn.

Es hätte leicht passieren können, dass Joseph Haydn (1732–1809) heute nicht als derjenige gilt, der den Grundstein für die „Wiener Klassik" legte. Denn die Sopranstimme des Sängerknaben im Wiener Stephansdom soll so schön gewesen sein, dass man ihn angeblich gern „sopranisiert", also kastriert, hätte. Haydns Vater soll das verhindert haben.

Als Kind muss Haydn eine heftige Pockenerkrankung (Blattern) durchgemacht haben, denn fortan war sein Gesicht von Pockennarben gezeichnet. Dies lässt sich auf einer Büste aus dem Jahre 1799 deutlich erkennen. Der Maler Albert C. Dies machte 1805 eine Bemerkung über „seine Habichtsnase", die „von Blatternähten bezeichnet" sei, sodass die Nasenlöcher „jedes eine andere Form hatten".

Die unterschiedliche Form der Nasenlöcher war wahrscheinlich nicht auf die Pockennarben, sondern auf ein Nasenpolypenleiden zurückzuführen, dass Haydn lebenslang erheblich belästigt haben muss. Mindestens dreimal innerhalb von 30 Jahren ließ er den Polypen unterbinden, weil er die Nasenöffnung versperrte. 1783 operierte der angesehene Militärchirurg Giovanni A. Brambilla (1728–1800) den Komponisten, wobei der Patient einen Teil seines Nasenbeins einbüßte. Danach wollte Haydn niemanden mehr an den Polypen heranlassen.

Der berühmte John Hunter (1728–1793), mit dem sich Haydn während seiner England-

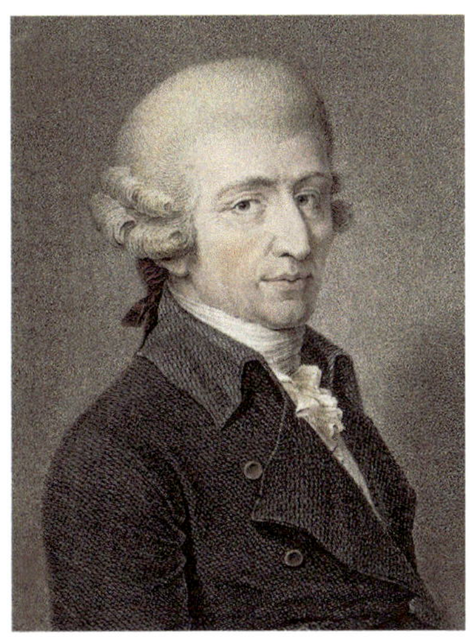

Joseph Haydn (© Âbianchetti / Leemage / picture alliance)

zeit angefreundet hatte, versuchte es 1792 trotzdem. Hunter galt als Spezialist für Operationen im Bereich des Kopfes. Da er Haydn nicht zu dem äußerst schmerzhaften Eingriff überreden konnte, lockte er ihn unter einem Vorwand in sein Haus wo er ihn überfallartig von „vier baumstarken Kerlen" (Haydn) festhalten ließ. Haydn konnte sich dennoch befreien und Hunter begreiflich machen „dass ich nicht so glücklich sein wollte, seine Geschicklichkeit zu experimentieren".

## Am Klavier verspielt und tagelang nichts zu Papier gebracht

Bereits während der Komposition der „Jahreszeiten" 1799/1800 ging Haydn das Komponieren zunehmend schwer von der Hand. Er machte dafür sein „in manchen Tagen schwache gedächtnüß" und „Nachlassung der Nerven" verantwortlich, die ihn so bedrückten, dass er tagelang nichts zu Papier brachte. Am Klavier verspielte er sich häufig. All das führte er auf Überarbeitung zurück, er habe sich mit den „Jahreszeiten" wohl übernommen.

Dieser Zustand sei wahrscheinlich auf eine ausgeprägte Zerebral- und Koronarsklerose sowie eine Herzinsuffizienz zurückzuführen, meinte der frühere Düsseldorfer Internist und Pathograf Franz H. Franken. Haydn litt zunehmend unter Beinödemen mit zyanotischer Gesichtsfarbe, Kopfschmerzen, Konzentrationsschwäche und Schwindelanfällen, womöglich auch an Beinulzera. Atemnot bereits bei kleinen Anstrengungen führte Franken auf Pleuraergüsse zurück.

Auch seine Verhaltens- und psychischen Veränderungen lassen sich damit erklären: Haydn, ein Mann von Welt, dessen Humor zeitlebens bekannt war, wurde weinerlich, brach bei jedem Besucher in Tränen aus.

» „Nie hätte ich geglaubt, dass ein Mensch so sehr zusammensinken könnte, als ich es jetzt an mir fühle. Mein Gedächtnis ist dahin, ich habe an dem Klavier zuweilen noch gute Ideen, aber ich möchte weinen, dass ich nicht im Stande bin, sie nur zu wiederholen und aufzuschreiben",

so Haydn zu seinem Biografen Georg A. Griesinger. Ständig müsse er weinen, obwohl er das gar nicht wolle. Der einst geniale Musiker war nicht mehr in der Lage zu komponieren. 1804 gab er wegen seiner Gesundheitsprobleme es ganz auf zu arbeiten.

## „Dass ein Mensch so sehr zusammensinken kann"

Die Mannheimer Neurologen Hansjörg Bäzner und Michael Hennerici interpretieren dagegen die Symptome im Sinne einer subkortikalen arteriosklerotischen Enzephalopathie (SAE), auch als Morbus Binswanger bezeichnet. Dies ist eine Erkrankung der kleinen Hirngefäße, die mit klinischen Symptomen wie Gangunsicherheit, Gleichgewichtsproblemen, Verhaltensänderungen, psychischen Symptomen und anderem mehr einhergeht.

Berichte, dass es Haydn schwer fiel zu gehen und Treppen zu steigen, gab es ab 1803. Das Gangbild war später sehr langsam und schlurfend. Zur Präsentation seines Oratoriums „Die Schöpfung" im Jahre 1808 musste Haydn in einem Sessel in den Konzertsaal getragen werden. Das Schreiben wurde mit der Zeit immer schwieriger, 1805 gab Haydn es auf, selbst Briefe zu schreiben, obgleich er bis zu seinem Lebensende noch in der Lage war, kurze Notizen zu Papier zu bringen. Die Probleme beim Klavierspiel, das er letztlich ebenfalls aufgab, passt in das Bild einer SAE mit Dyspraxie und Koordinationsproblemen.

## Denken, fühlen, hören, schreiben – nichts geht mehr

Seine letzten 6 Lebensjahre verbrachte er als pflegedürftiger Greis zwischen Lehnstuhl und Bett in einer Gebrechlichkeit, die ihm bis zum Ende bewusst war. Er könne nicht mehr denken, fühlen, weder schreiben noch Musik hören, er klage über Kopfschmerzen, Taubheit, Vergesslichkeit und andere Probleme, berichtete Dies.

Es könne nicht mit Sicherheit geprüft werden, inwiefern Haydn auch Schlaganfall-ähnliche Episoden im Sinne von lakunären Hirninfarkten hatte, so Bäzner und Hennerici. Die Neurologen weisen jedoch auf die Erwähnung eines „rheumatischen Kopffiebers" im Jahre 1800 hin, die den damals 69-jährigen Haydn hinderten, die Aufführung seines Oratoriums „Die Schöpfung" zu leiten. Später klagte Haydn immer wieder über seine Nervenschwäche, wobei unsicher ist, ob damit eher depressive Episoden oder gar Paresen gemeint gewesen sein könnten.

Zusammenfassend litt Haydn also in seinen letzten 10 Lebensjahren an Gangstörungen, die sich zunehmend verschlechterten bei erhaltenen, wenngleich eingeschränkten Funktionen der oberen Extremitäten, affektiven Störungen, Depression und Symptomen einer Demenz – all dies deutet auf eine schwere zerebrale Mikroangiopathie hin, die die Kriterien einer klassischen SAE erfüllen. Zugleich lag wahrscheinlich eine Herzinsuffizienz vor. Seine häufigen Kopfschmerzen und Schwindelanfälle könnten auf erhöhten Blutdruck zurückzuführen sein.

### Subkortikale arteriosklerotische Enzephalopathie (SAE)

Die SAE (Morbus Binswanger) gilt als wichtigste Form der vaskulären Demenz. Pathologisch-anatomische Kennzeichen sind multiple lakunäre Infarkte in den Stammganglien und im Hirnstamm, kombiniert mit der vakuolären Demyelinisierung des Marklagers der Hemisphären. Die großen und konfluierenden Entmarkungen sind ischämisch bedingt und auf den allmählich abnehmenden Perfusionsdruck zurückzuführen. Im Laufe von Jahren treten intellektuelle, affektive und neuropsychiatrische Störungen auf.

Viele lakunäre Erweichungen im mittleren und unteren Hirnstamm werden als Status lacunaris bezeichnet. Schubweise kommt es zu dysarthrischen Sprechstörungen, Heiserkeit, Zungenlähmung und Gaumensegelparese. Die Artikulation ist entsprechend gestört, die Patienten verschlucken sich häufig (Pseudobulbärparalyse). Als charakteristisch wird pathologisches Lachen und Weinen beschrieben.

## Literatur

Bäzner HA, Hennerici MG (1997) What was the reason for Joseph Haydn's mental decline and gait disturbance. Cerebrovasc Dis 7: 359-366

Bäzner H, Hennerici M (2005) The subcortical vascular encephalopathy of Joseph Haydn – pathographic illustration of the syndrome. In: Bogousslavsky J, Boller F (eds) (2005) Neurological Disorders in Famous Artists. Front Neurol Neurosci 19: 160-171

Franken FH (1999) Die Krankheiten großer Komponisten. Verlag Florian Noetzel, Bd 1, 3. Aufl, S 13-59

Ringleb P et al. (2016) Zerebrale Durchblutungsstörungen: Ischämische Infarkte. In: Hacke W (Hrsg) Neurologie. Springer-Verlag Berlin Heidelberg 2016, S 206

# Rita Hayworth: Ihr Gehirn verwirrte die Ärzte

© Springer-Verlag GmbH Deutschland, ein Teil von Springer Nature 2019
T. Meißner, *Der prominente Patient*
https://doi.org/10.1007/978-3-662-57731-8_20

Die Hollywood-Ikone Rita Hayworth hat auf tragische Weise dazu beigetragen, die Alzheimer-Demenz in den Fokus der Weltöffentlichkeit sowie der Fachwelt zu rücken. Ihre Symptome waren lange Zeit falsch gedeutet worden.

Im Jahre 1971, als die Schauspielerin und begnadete Tänzerin Rita Hayworth (1919–1987) Anfang 50 war, offenbarten sich erste Symptome der Alzheimer-Demenz. Damit war sie ziemlich genau in dem Alter wie Auguste Deter, bei der Alois Alzheimer (1864–1915) im Jahre 1901 erstmals die klinischen Zeichen der bis dahin unbekannten psychischen Krankheit beschrieben hatte. Bei Hayworth blieb die wahre Ursache ihres zunehmend bizarren Verhaltens und ihrer Gedächtnisstörungen für fast ein Jahrzehnt unerkannt. Denn die Krankheit war zu diesem Zeitpunkt in der Fachwelt weitgehend vergessen.

Vielmehr wurden Hayworths Probleme auf den zweifellos bestehenden, jahrelangen Alkoholmissbrauch zurückgeführt. Als die Diagnose dann 1981 endgültig feststand, sei Rita Hayworth für viele Amerikaner zum „öffentlichen Gesicht der Alzheimer-Krankheit" geworden, so der US-amerikanische Arzt Barron H. Lerner von der Columbia-Universität in seinem Buch „When Illness Goes Public".

Die in der Presse über Jahre berichteten Skandale und peinlichen Ereignisse um Hayworth erschienen nun plötzlich in einem anderen Licht und verdeutlichten jedem die Tragik, die die Alzheimer-Demenz für die Patienten und ihre Familien bedeutet. Dieses einzelne Schicksal und die folgende öffentliche Aufmerksamkeit für die Krankheit offenbarten

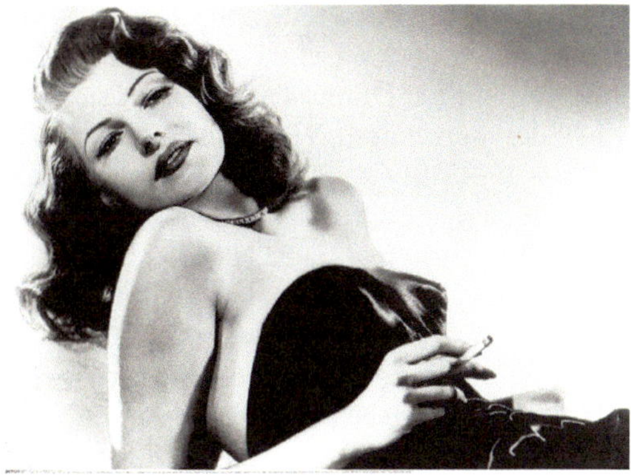

Rita Hayworth (© NG Collection / INTERFOTO)

nach und nach den erheblichen Forschungsbedarf. Dass es sich bei der Alzheimer-Krankheit tatsächlich um die häufigste Form der Demenz handelt, ahnte da noch niemand.

## Texte in „Zum Teufel mit Hosianna" von Tafeln abgelesen

Hayworth' Karriere als Tänzerin und Schauspielerin begann früh und nie hatte sie Schwierigkeiten damit, ihre Texte und Tanzschritte zu lernen. Das änderte sich spätestens mit Beginn der 1970er-Jahre. 1972 sollte sie eine Rolle im Broadway-Musical „Applause" übernehmen. Doch sie trat nie auf: sie konnte sich einfach ihren Text nicht merken. Am Set für ihren letzten Film „The Wrath of God" (Zum Teufel mit Hosianna) musste sie Zeile für Zeile für die einzelnen Szenen lernen oder den Text von Tafeln hinter der Kamera ablesen. Ihr Frisör Lynn Del Kail berichtete später: „Man konnte mit ihr über irgendetwas reden, doch plötzlich sprach sie über etwas völlig anderes."

Zunehmend hatte sie Probleme, sich an Namen zu erinnern. Phasen großer Erregung irritierten Freunde und Angehörige. Beides, die Unfähigkeit, sich Texte zu merken und die periodische Agitiertheit machten es unmöglich, die Dreharbeiten zu „Tales That Witness Madness" (Geschichten, die zum Wahnsinn führen) im Jahre 1972 fortzusetzen, Hayworth beendete den Film nicht.

Ihr seltsames und teilweise aggressives Verhalten machte Schlagzeilen in der Regenbogenpresse: Bei einer Dinner Party spritzte sie plötzlich der berühmten Tänzerin Adele Astaire (1896–1981) ihr Getränk ins Gesicht, nachdem diese irgendeine harmlose Bemerkung gemacht hatte. Ein andermal hatte Hayworth Freunde, die Choreografen Hermes Pan und die Schauspielerin Ann Miller, zum Abendessen eingeladen. Sie empfing sie mit einem Fleischermesser und schrie, sie gebe heute keine Autogramme – am folgenden Tag fragte sie Miller am Telefon, warum sie denn nicht erschienen sei. Ein Flug nach London im Jahre 1976, wo sie zu einer britischen Fernsehshow eingeladen war, endete im Eklat: In höchster Erregung schrie sie andere Flugpassagiere an und schlug eine Stewardess. Die britische Boulevardpresse sorgte für gnadenlose Schlagzeilen.

Gerüchte machten die Runde, der Alkohol habe die frühere „Liebesgöttin" zu einem irren Wrack gemacht. Tatsächlich wurde im Jahre 1977 in einem kalifornischen Krankenhaus die Diagnose einer psychischen Krankheit gestellt, die auf den chronischen Alkoholabusus zurückzuführen sei. Erst als ein Jahr später Hayworth' Tochter Prinzessin Yasmin Aga Khan dem Psychiater Ronald Fieve vom Columbia-Presbyterian Medical Center in New York die Symptome ihrer Mutter schilderte, nahm sich dieser der Schauspielerin genauer an, zog weitere Kollegen hinzu und teilte Aga Khan 1979 in einem Brief mit, dass es sich wahrscheinlich um eine Alzheimer-Demenz handele.

## Millionen fließen in die Alzheimer-Forschung

In den folgenden 2 Jahren wurden andere mögliche Diagnosen ausgeschlossen. Doch die klassischen Symptome mit Störung des Kurzzeitgedächtnisses und zunehmend kognitiven Defiziten, Unruhe und Stimmungslabilität, Ausbrüchen von Verwirrungszuständen, Wahnvorstellungen und Agnosie, abgelöst von geistig klaren Perioden waren überdeutlich. Im Juni 1981 wurde die Tochter zum Vormund ernannt und pflegte Hayworth bis zu ihrem Tode im Mai 1987.

1982 proklamierte Yasmin Aga Khan an der Seite von US-Präsident Ronald Reagan, der später selbst an Alzheimer-Demenz erkranken sollte, die erste National Alzheimer's Disease Awareness Week in den USA. Die Krankengeschichte der Rita Hayworth wurde in den folgenden Jahren in den US-Medien immer und immer wieder erzählt. Jetzt, da die Krankheit ein Gesicht hatte, flossen Millionen Forschungsgelder in die Kassen neu gegründeter Organisationen wie der Alzheimer's Disease and Related Disorders Association (heute: Alzheimer's Organisation). Bis heute finden jährlich Spenden-Galas in New York und Chicago statt, 1985 initiiert von Prinzessin Yasmin Aga Khan, die bis heute Präsidentin der Alzheimer's Disease International (ADI) ist.

Die Datenbank Pubmed der National Institutes of Health (NIH) listet für das Jahr 1970 nur 13 Publikation zur Alzheimer-Demenz auf, seit Beginn der 1980er-Jahre steigt die Publikationsfrequenz kontinuierlich an, im Jahr 2017 waren es 10.000 Veröffentlichungen. Es ist heute kaum vorstellbar, dass ein Arzt, gar ein Psychiater, konfrontiert mit den Symptomen einer Demenz, heute nicht an die Alzheimer-Krankheit denkt.

### Alzheimer-Demenz

Die Alzheimer-Krankheit ist die häufigste degenerative Erkrankung des Zentralnervensystems und macht etwa 60% der Demenzformen aus. Die Patienten verlieren zunehmend die zeitliche und örtliche Orientierung, ihre Kommunikationsfähigkeiten sowie ihre Persönlichkeitsmerkmale. Das Morbiditätsrisiko von Alzheimer-Patienten ist erhöht, die Lebenserwartung im Vergleich zum Bevölkerungsdurchschnitt verkürzt.

Viele höhere kortikale Funktionen des Gehirns sind gestört, das Bewusstsein ist dagegen nicht getrübt. Für die Diagnose müssen nach den allgemeinen Demenzkriterien des National Institute on Aging und der Alzheimer's Association (NIA-AA) mindestens zwei der folgenden Bereiche beeinträchtigt sein:

- Gedächtnisfunktion
- Verstehen und Durchführen komplexer Aufgaben
- Urteilsfähigkeit
- Visuelle Funktionen
- Sprachfunktionen
- Persönlichkeitsveränderungen (Veränderungen im Verhalten)

Weitere Gesichtspunkte sind die Beeinträchtigung der Alltagsaktivitäten, die Verschlechterung des Zustands im Vergleich zu vorher, kognitive Störungen. Ein Delir oder eine andere psychische Erkrankung müssen ausgeschlossen sein.

Außer Biomarkern wie erniedrigten Amyloid-beta-42-Werten und Erhöhungen des Tau-Proteins im Liquor lassen sich in der kraniellen Magnetresonanztomografie (cMRT) umschriebene Atrophien des medialen Temporallappens nachweisen sowie in der Positronenemissionstomografie (PET) ein parietotemporaler Hypometabolismus.

## Literatur

Lerner BH (2006) Medicine's blind spots. The deleayed diagnosis of Rita Hayworth IN: When Illness Goes Public. The Johns Hopkins University Press, S 159-179

Reith W (2018) Neurodegenerative Erkrankungen. Radiologe 58: 241-258

# Ernest Hemingway: Der alte Mann und das Gewehr

© Springer-Verlag GmbH Deutschland, ein Teil von Springer Nature 2019
T. Meißner, *Der prominente Patient*
https://doi.org/10.1007/978-3-662-57731-8_21

Tiefe körperliche und psychische Wunden, deren Anzahl mit den Lebensjahren zugenommen hatte, führten zum dramatischen Ende Ernest Hemingways. Ein Ende, das in scharfem Kontrast stand zu seinem offenen Wesen.

Im Sommer 1961 beging einer der erfolgreichsten Schriftsteller des 20. Jahrhunderts, Ernest Miller Hemingway (1899–1961), Suizid. Es war nicht der erste Versuch, sich umzubringen. Der Neurowissenschaftler Sebastian Dieguez von der Universität Friborg in der Schweiz hat ein scharf umrissenes und detailliertes Bild der körperlichen und psychischen Probleme Hemingways gezeichnet. Ihm zufolge lassen sich eine ganze Palette von Risikofaktoren für Suizidalität bei Hemingway finden.

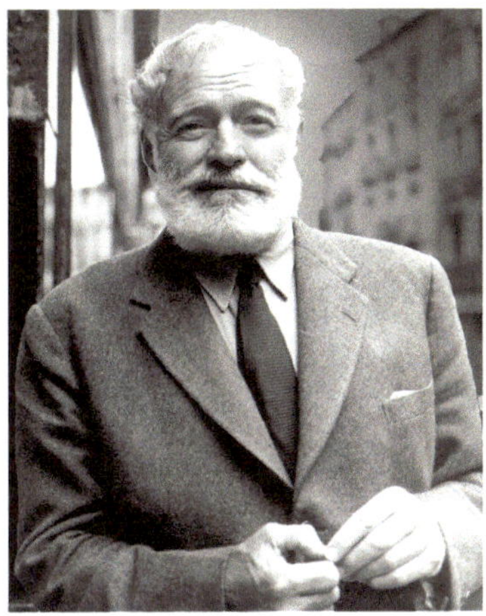

Ernest Hemingway (© dpa / picture alliance)

## Jagen, Fischen, Kämpfen: „Werde mich nicht selbst töten"

So gab es in seiner Familie viele Suizide, die auf eine genetische Prädisposition für psychische Störungen schließen lassen. Hemingways strenger Vater, selbst Arzt, litt unter starken Stimmungsschwankungen mit depressiven Episoden und erschoss sich 1928 mit der Pistole. Hemingways Schwester Ursula und der Bruder Leicester suizidierten sich ebenfalls. Auch die ältere Schwester Marcelline soll depressiv gewesen sein. Hemingways Sohn Gregory hatte eine bipolare Störung, auch eine Enkelin litt an verschiedenen neurologischen und psychischen Störungen und beging 1996 Suizid. Hemingways Verhältnis zur dominanten Mutter war schwierig und später von Wut, Hass und Schuldgefühlen bestimmt.

Das psychologische Profil Hemingways ergibt einen kompetitiven, ehrgeizigen Charakter, sehr auf seine Unabhängigkeit bedacht. Er war ein impulsiver Mensch, der häufig log, gerne übertrieb und sich oft kindlich und egozentrisch verhielt. „Er brauchte beständig Lob und Schmeichelei und konnte Beziehungen sofort zerstören, wenn er sich selbst auf die gleiche Stufe mit anderen gestellt sah oder gar dominiert fühlte", so Dieguez. Zugleich fühlte er sich unzulänglich, war mit sich selbst unzufrieden.

Seine Geschlechtsidentität war, womöglich auch erziehungsbedingt, keineswegs stabil, eventuell bestand eine latente Homosexualität. Dies würde die stets stark herausgestellte Maskulinität mit erklären: „Der Schlüssel zum Verständnis von Hemingways Verhalten ist sein

Bedürfnis, seine Schwächen zu überkompensieren", meint der Schweizer Neurowissenschaftler. Alkohol trinken, Jagen, Fischen und Kämpfen im Angesicht der Gefahr sieht Dieguez als Mittel, die Aggressivität und den Drang zu Gewalttätigkeit zu kanalisieren.

Dies erlaubte es Hemingway zugleich, selbstzerstörerische Gedanken zu externalisieren: „Ich habe viel Zeit damit verbracht, Tiere und Fische zu töten, daher werde ich mich nicht selbst töten", soll er zur US-amerikanischen Schauspielerin Ava Gardner (1922–1990) im Jahre 1954 geäußert haben.

Hemingway hatte sich ein Image aufgebaut, eine Fassade teilweise brachial zur Schau gestellter Virilität, hinter der er tiefsitzende Ängste zu verbergen suchte. Er konnte nicht gut allein sein, beständig versuchte er, sein Leben mit Reizen und Reisen, Action und Gefahr zu füllen, sei es als Kriegsberichterstatter, Großwildjäger oder als Fan von Stier- und Boxkämpfen. Zwar beklagte er nach dem Zweiten Weltkrieg die Leere und Bedeutungslosigkeit seines Lebens ohne Krieg. Andererseits hat er bereits nach seinen Erlebnissen im ersten Weltkrieg, und besonders nach seiner schweren Verwundung, unter dem Erlebten gelitten, heute würde man von einer posttraumatischen Belastungsstörung sprechen.

## Liebenswert und sympathisch – unverhofft aggressiv

Seine Stimmungsschwankungen sind gut dokumentiert. Die manischen Phasen waren durch eine ungeheure Produktivität gekennzeichnet – angeblich hat er zum Beispiel die Kurzgeschichten „Die Killer", „Heute ist Freitag" und „Zehn Indianer" an einem Tag geschrieben. Schlaflosigkeit, Gewichtsverlust und verminderte Libido kennzeichneten die depressiven Episoden, verstärkt offenbar durch die Einnahme durch Reserpin, das er wegen seines Bluthochdrucks bekam. Zugleich nahm er Barbiturate gegen die Schlaflosigkeit.

Der liebenswerte und sympathische Hemingway konnte unverhofft aggressiv zu Fremden oder selbst Freunden werden. Es wird vermutet, dass er zusätzlich unter einem Borderline-Syndrom mit Störungen der Affektregulation litt. Hinzu kam sein Alkoholismus. Die Alkoholabhängigkeit muss letztlich auch hirn- und andere organische Schäden zur Folge gehabt haben, die zusammen mit den psychischen Beeinträchtigungen die psychotischen Symptome in seinen letzten Lebensjahren förderten.

Wiederholte Schädeltraumata des Abenteurers könnten zusätzlich dazu beigetragen haben. Mehrfach hatte er bei schweren Unfällen Gehirnerschütterungen, Blutungen, multiple Frakturen, schwere Wunden und Verbrennungen erlitten, ja Flugzeugabstürze überstanden. Die Folgen waren Kopfschmerzen, zeitweise Taubheit, Tinnitus, Diplopie und verlangsamte Sprache. Schließlich gibt es Indizien dafür, dass er zudem eine Hämochromatose hatte. Sie kann ebenfalls das Verhalten und Hirnfunktionen beeinflussen, was sich mit Gedächtnisstörungen, Agitation, Konfusion äußern kann oder mit Apathie und psychotischen Symptomen.

Von 1954 an, er hatte den Literaturnobelpreis aus gesundheitlichen Gründen nicht persönlich entgegennehmen können, litt Hemingway zunehmend unter seinen körperlichen und psychischen Gebrechen. Seine depressiven Phasen und die suizidalen Impulse nahmen zu, die schriftstellerische Aktivität vertrocknete. Er entwickelte Wahnideen derart, dass er Freunde verdächtigte, für das FBI (Federal Bureau of Investigation) zu arbeiten (später stellte sich heraus, dass das FBI tatsächlich eine Akte über ihn führte) oder dass die Finanzbehörde und das Einwanderungsbüro etwa gegen ihn haben. Er glaubte arm zu sein, obwohl er komfortabel lebte. Seine Wahnideen verbanden sich mit hypochondrischen Zügen: Die Wände des Badezimmers waren gepflastert mit Briefen und akribischen Aufzeichnungen über sein Gewicht, den Blutdruck, Blutzucker- und Cholesterol-Werten.

## Drei Suizidversuche innerhalb von vier Tagen

Im November 1959 wurde er für insgesamt 7 Wochen in die Mayo Clinic in Rochester, Minnesota, aufgenommen und mit Elektrokrampftherapie behandelt. Diese schadete ihm jedoch eher, da sie den aufgrund des Alkoholabusus, der Depression und den Kopftraumata sowieso bereits fortschreitenden Gedächtnisverlust noch verstärkte. Hemingway muss sich terminal krank gefühlt haben. Im April 1961 unternahm Hemingway innerhalb von 4 Tagen drei Suizidversuche. Zweimal wollte er sich erschießen, einmal kam er einem sich drehenden Propeller des Flugzeugs, das ihn erneut nach Rochester bringen sollte, gefährlich nahe. Jedes Mal konnten seine Frau, Krankenhauspersonal und Bekannte nur mit Mühe das Schlimmste verhindern.

Erneut erhielt er in der Mayo Clinic Elektroschocks. Warum er am 26. Juni 1961 trotz der offensichtlichen Geisteskrankheit und Suizidalität entlassen wurde, ist unklar – eine eklatante Fehleinschätzung der behandelnden Ärzte? Hemingway wollte freilich nicht in Rochester bleiben, dort zerstöre man sein Gehirn, meinte er. In einer 5-tägigen Autofahrt über 1700 Meilen wurde er nach Hause gebracht und traf am 30. Juni in Ketchum, Idaho, ein. Am 2. Juli 1961 um 7 Uhr morgens, wenige Tage vor seinem 62. Geburtstag, feuerte er zwei Gewehrpatronen gleichzeitig in seinen Schädel ab.

### Suizid – Die Situation in Deutschland

Mitte/Ende der 1970er Jahre haben sich in Deutschland jährlich bis zu 20.000 Menschen das Leben genommen. Seit 1998 ist zwar die Suizidrate bei Frauen und Männern um etwa ein Viertel gesunken, seit etwa 2008 scheint es jedoch in den Altersgruppen ab 55 Jahre eine Trendumkehr zu geben. 2013 starben pro Jahr über 10.000 Menschen durch eigene Hand. Drei von vier Suizidenten waren Männer, die sehr viel häufiger Suizide vollenden als Frauen. Besonders in der Altersgruppe der über 80-Jährigen ist die Sterberate durch Suizid hoch. Es wird davon ausgegangen, dass die Suizidraten im höheren Lebensalter aufgrund verdeckter suizidaler Verhaltensweisen (bewusst eingestellte Nahrungs- und Flüssigkeitszufuhr) oder wegen Nichterkennens unterschätzt werden. Grundsätzlich gilt der Suizid als Ende einer krankhaften Entwicklung. 65–95% aller Suizide werden durch psychische Erkrankungen verursacht, meist Depressionen. Ursächlich sind zudem chronische Krankheiten mit fehlender Heilungsaussicht, die ebenfalls mit Suiziden in Verbindung gebracht werden.

Das Nationale Suizidpräventionsprogramm (NaSPro) wurde in Deutschland seit 2002 entwickelt. Dort engagieren sich mehr als 90 Institutionen und Organisationen. Suizidprävention erfordert nicht nur allgemeinpräventive Maßnahmen wie den erschwerten Zugang zu Waffen, Informationsveranstaltungen oder Möglichkeiten, suizidgefährdete Menschen rechtzeitig zu erkennen und zu behandeln. Wichtig sind zudem unkomplizierte und qualifizierte Hilfsangebote, die bei Bedarf rasch verfügbar sind.

## Literatur

Bankl H (2005): Tod am Vormittag In: Viele Wege führten in die Ewigkeit. Verlag Wilhelm Maudrich, 3. Aufl, S 273-281

Dieguez S (2010),A Man Can Be Destroyed but Not Defeated': Ernest Hemingway's Near-Death Experience and Declining Health. In: Bogousslavsky J, Hennerici MG, Bäzner H, Bassetti C (eds): Neurological Disorders in Famous Artists – Part 3. Front Neurol Neurosci 27: 174-206

Gesundheit in Deutschland – Gesundheitsberichterstattung des Bundes gemeinsam getragen von RKI und DESTATIS. Berlin; November 2015, S 114 und 415

Nationales Suizidpräventionsprogramm (www.suizid-praevention-deutschland.de, Zugriff: 09.04.2018)

# Friedrich Hölderlin: „Das wilde Tier ausgetrieben"

© Springer-Verlag GmbH Deutschland, ein Teil von Springer Nature 2019
T. Meißner, *Der prominente Patient*
https://doi.org/10.1007/978-3-662-57731-8_22

Die seit Jahrzehnten geführte Debatte um Friedrich Hölderlins psychische Erkrankung ist immer wieder aufgeflammt. Ein lange Zeit kaum beachteter Sektionsbefund war erneut Anlass für Diskussionen.

Psychose, psychoreaktive Erkrankung oder ein großes Cavum septi pellucidi – wo liegen die Gründe für die Wesensveränderung eines der bedeutendsten deutschen Lyriker, die etwa ab dem 30. Lebensjahr offensichtlich wurde? Dass Friedrich Hölderlin (1770–1843) an einer Schizophrenie gelitten habe, schien lange festzustehen, spätestens nachdem der französische Germanist Pierre Bertaux Ende der 1970er-Jahre zu belegen versucht hatte, dieser sei gar nicht psychisch krank gewesen und der Kölner Psychiater Uwe Henrik Peters diese These auseinander genommen hatte.

Karl Leonhard, der die Psychiatrie an der Berliner Charité in den 1960er- und 1970er-Jahren prägte, hat eindrucksvoll die formalen Denkstörungen und sprachlichen Auffälligkeiten der Psychose Hölderlins anhand von Briefen und Schriften geschildert: para- und agrammatische Formulierungen, Wortentstellungen, Wortneuschöpfungen, nicht im Kontext stehende Einfügungen und Bemerkungen. Zeitzeugen schilderten die Verworrenheit des Gesprochenen mit zusammenhanglosen Äußerungen und sprachlichen Entgleisungen. Der Redner, der sein Gegenüber mit einem ungebremsten und oft unverständlichen Wortschwall „überfiel", schien dabei in gehobener Stimmung zu sein. Solche Schübe, abgelöst von ruhigen Phasen, in denen sich Hölderlin klar und verständlich ausdrückte, ordnete Leonhard als eine Form unsys-

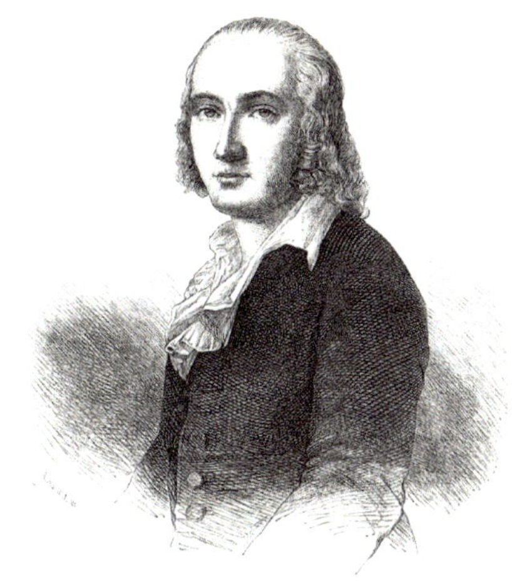

Friedrich Hölderlin (© Sammlung Rauch / INTERFOTO)

tematischer Schizophrenien, den Kataphasien, ein, bei der Halluzinationen und Wahnideen weitgehend fehlen und die unsinnigen Reden in seltsamem Kontrast zu den scheinbar vernünftigen Handlungen stehen. Leonhards Systematik, die auf den Vorstellungen der klassischen deutschen Psychiatrie aufbaut, hat sich allerdings nicht durchgesetzt.

Zu beachten ist zudem, dass sich die Definition des von dem Schweizer Psychiater Eugen Bleuler (1857–1939) eingeführten Begriffs „Schizophrenie" im Laufe der Zeit mehrfach geändert hat. Inzwischen gelten die internationalen Kriterien der ICD-10 und des DSM-IV, ohne die eine Verständigung über psychische Krankheiten auf internationaler Ebene schwierig wäre. Entsprechend muss das, was über Hölderlins Symptome bekannt geworden ist, neu eingeordnet werden.

## Große, liquorgefüllte Zyste mit fester Wandung

Wenig beachtet war in der Diskussion um Hölderlins Diagnose lange Zeit der Autopsie-Befund. Nach dem Bericht des obduzierenden Arztes fand sich im Septum pellucidum eine große, mit Liquor gefüllte Zyste (Cavum septi pellucidi, CSP) mit fester Wandung. Der Hohlraum sei so groß gewesen, dass er „einen Daumen aufnehmen konnte." Der Konstanzer Internist Albert Jung stellte die Frage, ob Hölderlin ein organisches Psychosyndrom gehabt haben könnte. Die Hölderlin-Gesellschaft bat daraufhin eine Reihe von Experten um Stellungnahmen, die 2009 veröffentlicht worden sind. Mehrfach wird darin gefragt, welche Legitimation eine Diagnose überhaupt haben soll. Ein Mensch sei schließlich nicht „als Derivat seiner Neurobiologie" zu interpretieren, so etwa Hinderk M. Emrich, Hannover, und die psychiatrische Diagnose diene allein der daraufhin festzulegenden Therapie, meinten Titus Jacob, Berlin, und Nikolaus Michael, Münster.

Einig war man sich darin, dass das bei etwa 20% der Bevölkerung zu findende CSP keine direkten Auswirkungen auf die psychische Verfassung Hölderlins gehabt haben dürfte. Allerdings könnte die Zyste ein indirekter Hinweis für eine Entwicklungsstörung des Gehirns sein, meinen Jacob und Michael. Das schloss auch der Züricher Neuropathologe Paul Kleihues nicht aus. Eine solche Entwicklungsstörung könne zum Beispiel durch eine intrauterine Infektion verursacht sein. Nach Kleihues' Ansicht könnte die Zyste „Ausdruck einer Entwicklungsstörung des Nervensystems [sein], die zusätzlich morphologisch derzeit nicht nachweisbare Veränderungen hervorruft, die für das klinische Äquivalent einer Schizophrenie verantwortlich sind." Er wies zudem auf den Nachweis von Gensequenzen hin, die mit einer erhöhten Suszeptibilität für Schizophrenie assoziiert seien.

Neben einer womöglich erhöhten Suszeptibilität Hölderlins für das Auftreten einer psychischen Störung bot seine Biografie zusätzlich eine ganze Reihe äußerer Einflussfaktoren, die sein psychisches Befinden maßgeblich beeinflusst haben dürften. Uwe Gonther, Bremen, und Jann E. Schlimme, Hannover, wiesen zudem darauf hin, dass nicht sicher sei, ob die vor 200 Jahren geschilderte Symptomatik angemessen auf heutige Klassifikationssysteme psychischer Störungen übertragen werden könne. Es könnte damals psychische Entwicklungsstörungen gegeben haben, die wir heute, im Zeitalter der Psychopharmaka und Psychotherapien, gar nicht mehr beobachten und damit kaum in die heutigen Vorstellungen psychischer Krankheiten einordnen können. Und: pathognomonische Symptome für schizophrene Störungen sind bis heute ebenso wenig bekannt, wie die konkreten Hintergründe für deren Entstehung. Gonther und Schlimme:

» „Die durch Zeitgenossen überlieferte Symptomatik erlaubt es uns zwar nicht, die Krankheit Hölderlins eindeutig im Schema der Klassifikationssysteme einzuordnen. Sie erlaubt uns jedoch, und das ist sicherlich wichtiger, einen Blick auf den Menschen Hölderlin."

## Acht Monate im Zimmer „für die Bedürfnisse Tobsüchtiger"

Am 11. September 1806 wird Friedrich Hölderlin offenbar gewaltsam in die neue Tübinger Universitätsklinik (mit damals 15 Betten) gebracht. Dort hat der leitende Arzt Johann Autenrieth drei Zimmer für „Geistesverwirrte" reserviert, eines davon „für die Bedürfnisse Tobsüchtiger". Nach 231 Tagen in der Klinik steht für Autenrieth fest, dass Hölderlin unheilbar krank und seine Lebenserwartung begrenzt sei. Die folgenden 36 Jahre verbringt der Dichter unter der Obhut und Pflege der Schreinerfamilie Zimmer im „Tübinger Turm" am Neckarufer.

Was Autenrieth in den knapp 8 Monaten mit Hölderlin angestellt hat, erscheint aus damaliger Sicht logisch, aus heutiger Sicht unmenschlich, grausam und für den Patienten traumatisierend. Autenrieth glaubt, angelehnt an humoralpathologische Vorstellungen, an einen „pathischen Stoff", der den Wahnsinn auslöse. Wahnsinn sei „eine Gewohnheit der Seele, nur unvernünftig zu denken", ein „Hang zu widersinnigen Einbildungen, Trieben und Verstandesäußerungen." Er vergleicht psychisch Kranke mit „eigensinnigen, übelgezogenen großen Kindern", die von ihren „Neigungen" beherrscht seien. Die Störung behindere die freie Willensbestimmung, eine innere, tierische Natur habe Überhand gewonnen. Die Aufgabe des Arztes besteht nach Autenrieth darin, den „pathischen Stoff" versuchen zu entfernen, die innere Natur zu erziehen und zeitweise die Funktion des verloren gegangenen Verstandes des Kranken zu übernehmen.

## Die Behandlung Hölderlins – eine Rekonstruktion

Die genaue Behandlung Hölderlins ist nicht überliefert. Allerdings weiß man aus den Vorlesungen Autenrieths, wie mit psychisch Kranken umgegangen worden ist. Die Psychiater und Hölderlin-Experten Uwe Gonther, Bremen, und Jann E. Schlimme, Hannover, haben daraus und aus den überlieferten Rezepten für Hölderlin die wahrscheinliche „Therapie" rekonstruiert.

Hölderlin war in ein Zimmer gesperrt und damit von der Außenwelt abgeschnitten. Ihm wurden Medikamente zugeführt, die dramatische, eventuell blutige Durchfälle, Hämorrhoidalblutungen, Bluterbrechen und heftige Schmerzen ausgelöst haben müssen: Tinctura chantharidum (Extrakt aus der Spanischen Fliege), Kalomel [Quecksilber(I)-chlorid], Gummi aloes succotrinae (Saft der Aloe). Hinzu kamen weitere Medikamente zur Beruhigung wie Belladonna und Rohopium.

Es ist nicht anzunehmen, dass sich Menschen freiwillig über längere Zeit derart drastischen „Kuren" unterziehen, zumal wenn keine Krankheitseinsicht besteht. Zumindest die laxierenden Medikamente müssen gewaltsam zugeführt worden sein. Autenrieth hat genau beschrieben, wie das zu geschehen habe. Die Hände wurden auf den Rücken gebunden, der Kranke von den Wärtern auf den Rücken gelegt, die Nase zugehalten, sodass er zum Atmen den Mund öffnen muss. In diesem Augenblick werden die Medikamente zugeführt.

Der Phase der ausleitenden Behandlung schloss sich eine psychische Behandlung an, deren Ziel es war den „Maniacus" wie ein wildes Tier zu bändigen. „Tatsächlich ging es Autenrieth um nichts weniger, als schrittweise den ,Willen des Kranken' zu brechen", schreiben Gonther und Schlimme. Dazu gehörten auch Schläge, das Binden, das Hungern- und Durstenlassen bei Verweigerung der Medikamenteneinnahme und das Anlegen einer Gesichtsmaske zur Knebelung von Schreienden. Wohlverhalten wurde mit „Spaziergang im Felde" belohnt, und zwar „unter Aufsicht eines hinlänglich starken und verständigen Wärters." Der durch die Medikation bedingten Schwächung der Kranken wurde mit Kaffee, Wein und aufmunterndem Zureden begegnet.

## Literatur

Gonther U, Schlimme JE (Hrsg) (2011) Hölderlin und die Psychiatrie. Psychiatrie-Verlag, 2. Aufl
Hölderlin-Jahrbuch 36, 2008-2009, Tübingen 2009, S 303-318
Leonhard K (1992) Die Kataphasie von Hölderlin In: Bedeutende Persönlichkeiten in ihren psychischen Krankheiten. Ullstein Mosby, 2. Aufl
Pfuhlmann B et al. (1998) Die Kataphasie: eine durch formale Denkstörungen und sprachliche Auffälligkeiten gekennzeichnete Psychose des schizophrenen Formenkreises. Nervenarzt 69: 257-263

# James Joyce: Nur blind oder geisteskrank?

© Springer-Verlag GmbH Deutschland, ein Teil von Springer Nature 2019
T. Meißner, *Der prominente Patient*
https://doi.org/10.1007/978-3-662-57731-8_23

Die angeblich starke Kurzsichtigkeit von James Joyce ist ein Mythos: Wer die konvexen Brillengläser auf Fotos sieht, muss daran zweifeln. Entzündungen und sekundäre Glaukome sowie Katarakte ließen den Schriftsteller faktisch erblinden.

Wenn ein begnadeter Künstler seines wichtigsten Sinnes beraubt wird, kann man dessen Lebenslauf mit Fug und Recht tragisch nennen. Was für Ludwig van Beethoven die zunehmende Taubheit war, dürfte für den irischen Schriftsteller James Joyce (1882–1941) die ab seiner Lebensmitte rasch schwächer werdende Sehkraft gewesen sein. Ende der 1920er-Jahre war Joyce deswegen kaum noch in der Lage, seine Gedanken selbstständig zu Papier zu bringen oder diktierte Texte Korrektur zu lesen. Da halfen weder multiple Augenoperationen, noch groß gemalte Buchstaben oder Vergrößerungsgläser. Manche Fotos zeigen den Schriftsteller mit Augenklappe, die er häufig wegen der Augenschmerzen und der abnehmenden Sehschärfe trug. 1932 erhielt er eine Brillenverordnung mit Positivgläsern: +17 Dioptrien beidseits – allerdings nur wegen der Ausbalancierung der Brille, denn links konnte Joyce zu diesem Zeitpunkt nur noch hell und dunkel unterscheiden.

## Chlamydien: Ein „Souvenir" aus dem Rotlichtviertel

Nach Recherchen der spanischen Augenärzte Francisco J. Ascaso von der Universitätsklinik in Saragossa und Jordi Boch aus Mahón auf Menorca dürfte wahrscheinlich eine venerisch

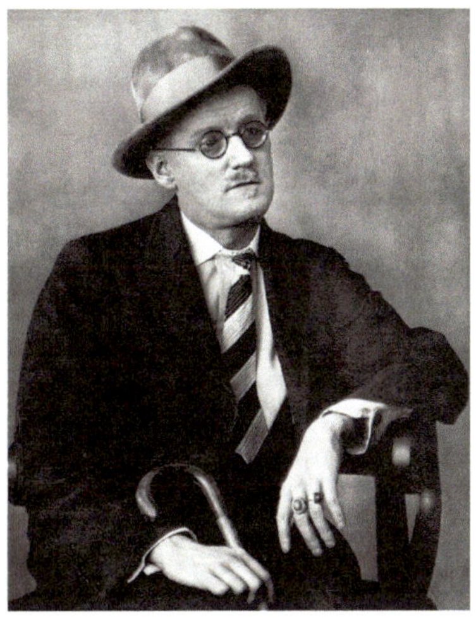

James Joyce (© Friedrich / INTERFOTO)

bedingte Chlamydien-Infektion Auslöser für das abnehmende Sehvermögen Joyce' gewesen sein. Sie spekulieren, dass das Augenleiden seine berühmtesten und komplexesten Werke „Ulysses" und „Finnegans Wake" beeinflusst hat.

Als Student war der Dubliner mit seinen Freunden häufig im Rotlichtviertel unterwegs. Im Sommer 1907 musste Joyce, angeblich wegen rheumatischen Fiebers, in ein Krankenhaus eingeliefert werden, nachdem er offensichtlich eine erneute Geschlechtskrankheit entwickelt und nach einem Gelage die Nacht in der Gosse verbracht hatte. Diese Erkrankung ging erstmals mit einer Iritis-Attacke einher. Aufgrund der typischen Trias Urethritis, Polyarthritis und Uveitis vermuten Ascaso und Boch einen Morbus Reiter. Das Syndrom ist 1916 zum ersten Mal beschrieben worden, ein Jahr bevor Joyce seine erste Iridektomie hatte. Aber die pathophysiologischen Zusammenhänge des Syndroms haben erst ein halbes Jahrhundert später die Aufmerksamkeit der Fachwelt gefunden.

Die Iritis-Attacken von Joyce sollten sich im weiteren Verlauf häufen und sekundär zu Glaukomen führen. Er wird mit Dionin-(Ethylmorphin-)Augentropfen behandelt, das den Lymphfluss anregen soll, mit miotisch wirkenden Augentropfen sowie mit Kokain, Arsen- und Phosphor-Injektionen. Außerdem werden Blutegel angesetzt, die zu der Zeit genutzt wurden, um Blut aus der vorderen Augenkammer zu entfernen. Nicht weniger als 13 Augenoperationen – von der Irid- und Sphinkterektomie bis zu mehrfachen Katarakt-Extraktionen und Kapsulotomien – musste Joyce zwischen 1917 und 1930 über sich ergehen lassen.

## Auch 30 Augenärzte helfen nicht bei Non-Adhärenz

Aber alle medikamentösen oder chirurgischen Heilversuche sowie Konsultationen bei etwa 30 Ophthalmologen, unter anderem beim berühmten Züricher Augenarzt Alfred Vogt (1879–1943), nützten nichts. Der Künstler sah zunächst mit dem linken, später auch mit dem rechten Auge kaum noch etwas. Im Juli 1932 teilte Vogt dem Schriftsteller mit, dass der graue Star rechts ebenfalls durch ein sekundäres Glaukom, eine partielle Atrophie der Retina und des Nervus opticus kompliziert werde. Die Empfehlung, mit Atropin-Tropfen zu behandeln, sei pures Gift für das Auge gewesen. Wer diese Empfehlung gegeben hatte, ist nie geklärt worden, womöglich hat sich Joyce damit einfach selbst behandelt.

Überraschend wäre das nicht. Joyce war aus ärztlicher Sicht kein guter Patient. Er folgte nur sporadisch den Ratschlägen seiner Ärzte, die er oft wechselte, er verschob Termine, zögerte Operationen hinaus, so weit es ging. Zum Verlauf trugen sicher auch das unstete Leben und Joyce' erheblicher Alkoholkonsum bei. Steroide, um die rezidivierenden Iritis-Attacken zu lindern, standen noch nicht zur Verfügung, ebenso wenig wie Operationsmikroskope, ganz

zu schweigen von den technischen Möglichkeiten der heutigen Mikrochirurgie am Auge.

Es ist unklar, ob die offensichtlich fehlerhaften Texte des am 2.2.1922 erschienen Romans „Ulysses" eher der Extravaganz des Künstlers, Defiziten der Schreibkraft oder des Schriftsetzers geschuldet sind. Jedenfalls stellte Joyce danach eine Liste von Errata zusammen. Später gab es unzählige Versuche von Verlegern, Fehler zu korrigieren. Joyce hatte große Probleme, eigene Textentwürfe oder einzelne Phrasen, teilweise notiert auf Zetteln, die er in die Manteltasche stopfte, korrekt zu übertragen. Welche der im Arbeitsprozess entstandenen Varianten beabsichtigt waren und welche nicht, sei schwer zu erkennen gewesen, so Ascaso und Bosch.

## Finnegans Wortsalat: Der „blanke Wahnsinn"

In dem komplizierten Werk „Finnegans Wake" hat Joyce Wörter getrennt, umgebaut, zusammengefügt, Wörter vieler anderer Sprachen beigemischt und konsequent die literarische Technik des „Bewusstseinsstroms" eingesetzt, zum Teil ließ er sämtliche Interpunktionszeichen weg. „Die verstörenden und verwirrenden diakritischen Zeichen könnten sich auch aus Joyce' reduzierter Sehschärfe erklären", meinen die spanischen Augenärzte. Andere hielten den Schriftsteller schlicht für geisteskrank, etwa der Psychiater Carl Gustav Jung (1875–1961), nachdem er „Ulysses" gelesen und bei Joyce' Tochter Lucia eine Schizophrenie diagnostiziert hatte, oder Joyce' Landsmann George Bernhard Shaw (1856–1950), der „Finnegans Wake" für „blanken Wahnsinn" hielt.

der enteralen Infektion mit gramnegativen Bakterien (z. B. Salmonellen, Shigellen, Yersinien) oder nach urogenitaler Infektion, etwa nach sexueller Übertragung von Chlamydia trachomatis. Mehrere Wochen nach der Infektion treten meist asymmetrische Gelenk- und teilweise auch Sehnenansatzbeschwerden bei initial oft hohem Fieber auf. Betroffen sind vor allem die unteren Extremitäten und die Iliosakralgelenke. Hinzu kommen die urologischen Symptome, wobei auch Blase und Prostata in den Entzündungsprozess einbezogen sein können, sowie die Bindehautentzündung, eventuell mit Uveitis oder Iridozyklitis. Beobachtet werden zudem Keratome an Handflächen und Fußsohlen. Das Reiter-Syndrom ist oft mit dem Antigen HLA-B27 assoziiert, Rheumafaktoren und Autoantikörper finden sich nicht.

Behandelt wird bei Keimnachweis gezielt antibiotisch sowie mit nichtsteroidalen Antirheumatika. Der Augenbefall wird antiinflammatorisch und mit Medikamenten behandelt, die den Augeninnendruck senken sollen. Chronifiziert die Erkrankung, was bei etwa einem Viertel der Patienten der Fall ist, besteht die Medikation primär aus krankheitsmodifizierenden Medikamenten, in erster Linie Sulfasalazin, gegebenenfalls auch mit TNF-alpha-Blockern.

## Literatur

Ascaso JF, Bosch J (2010) Uveitic secondary glaucoma: influence in James Joyce's (1882-1941) last works. J Med Biograph 18: 57-60

Ascaso JF, van Velze JL (2011) Was James Joyce myopic or hyperopic? Brit Med J 2011; 343: d7464

# Franz Kafka:
# Kampfloser Sieg der Mykobakterien

© Springer-Verlag GmbH Deutschland, ein Teil von Springer Nature 2019
T. Meißner, *Der prominente Patient*
https://doi.org/10.1007/978-3-662-57731-8_24

Es war Franz Kafka gar nicht so unrecht, als er im Alter von 34 Jahren an Tuberkulose erkrankte: Den ungeliebten Beruf brauchte er nicht mehr auszuüben, heiraten war nun nicht mehr nötig.

Am 13. Januar 1921 konnte man in den „Düsseldorfer Nachrichten" lesen:

» „In 43 deutschen Städten ringen 865.000 kranke, unterernährte und tuberkulöse Kinder um ihr Leben. In diesem Lande sterben mehr Menschen an der Schwindsucht als an Altersschwäche."

Franz Kafka (1883–1924), zu diesem Zeitpunkt 38 Jahre alt, sollte bald zu den Opfern gehören, denn auch im österreichisch-ungarischen Böhmen war die Tuberkulose weit verbreitet. Kafka glaubte von Anfang an, die Krankheit nicht überstehen zu können. Die Mykobakterien trafen auf keinen Kämpfer, sondern auf einen schmalgesichtigen, introvertierten und knabenhaft wirkenden Einzelgänger, der von seinem Unwert überzeugt war.

Kafka verbrachte den größten Teil seines Lebens in Prag. Der Vater war ein recht wohlhabender Kaufmann, die Mutter stammte aus dem gebildeten deutsch-jüdischen Bürgertum. Franz und seine drei Schwestern wurden von tschechischen Dienstmädchen versorgt und erzogen. Nach Germanistik- und Jura-Studien in Prag promovierte er 1906 und arbeitete nach der üblichen Praktikantenzeit von 1908–1917 als Angestellter einer Versicherungsgesellschaft, später bei der Arbeiter-Unfall-Versicherung. Er betrachtete diese Tätigkeiten abschätzig als „Brotberuf". Was nicht bedeutet, dass er

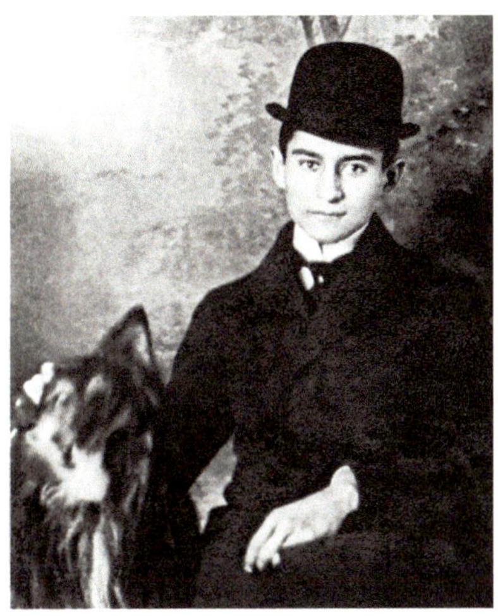

Franz Kafka (© CPA Media Co. Ltd / picture-alliance)

sich nicht engagiert habe. Er arbeitete sich bis zum Obersekretär mit 30 Untergebenen hoch. Trotz zweimaliger Verlobung blieb er unverheiratet und lebte weiter bei seinen Eltern.

Als Kafka im August 1917 an Tuberkulose erkrankte, kam ihm das zupass. Denn nach der bereits zweiten Verlobung des 34-jährigen mit Felice Bauer (1887–1960) sollte nun endlich geheiratet werden. Die Tuberkulose diente Kafka nun jedoch als Entlobungsgrund. Sein Verhältnis zu Frauen war zwiespältig. Nicht, dass er Felice nicht geliebt hätte. Vielmehr glaubt er, Ehe und sein Schriftstellertum seien zwei miteinander unvereinbare Dinge. Schon im Juli 1913 hatte er in seinem Tagebuch all das zusammengestellt, was gegen eine Heirat spreche. Nur das Schreiben sei sein eigentlich gutes Wesen, so Kafka in einem Brief an seine Geliebte, deren Beziehung im Übrigen vorwiegend auf Briefpapier stattfand. Außerdem erlaubte ihm die Krankheit eine längere Freistellung von der lästigen Arbeit als Jurist in der Versicherungsanstalt. Damit blieb ihm mehr Zeit zum Nachdenken, für ausgedehnte Spaziergänge und zum Schreiben. Nach 5 Jahren (1922) wurde Kafka krankheitsbedingt pensioniert.

## Todessehnsucht: „Ich werde nicht mehr gesund werden."

Der noch unbekannte Schriftsteller beschäftigte sich intensiv mit seinem Leiden: „Immerfort suche ich eine Erklärung der Krankheit, denn selbst erjagt hab ich sie doch nicht …" Da hatte er allerdings unrecht (auch wenn Kafka mit „erjagen" etwas anderes gemeint haben mag). Es wird vermutet, dass er sich mit der unbehandelten Milch erkrankter Rinder infiziert hat. Milch soll er in Unmengen getrunken haben, wie überhaupt seine Ernährung offenbar nicht gerade ausgewogen war. Kafka nahm ausschließlich Vegetarisches zu sich. Manche glauben, er litt an einer Anorexie.

Die Ansichten Kafkas über den Grund für die Erkrankung sagen allerdings viel aus über den Überdruss an seiner Existenz, ja vielleicht auch seiner Todessehnsucht: Gehirn und Lunge hätten sich wohl verständigt, weil es so (mit seinen Lebensumständen) nicht weitergehen könne. Die Tuberkulose sei keine besondere Krankheit, „sondern nur eine Verstärkung des allgemeinen Todestriebes", schrieb er im Oktober 1917. „Ich werde nicht mehr gesund werden." Und zu seiner Schwester Ottilie (1892–1943) meinte er im gleichen Jahr:

> » „In dieser Krankheit liegt zweifellos Gerechtigkeit, es ist ein gerechter Schlag, den ich nebenbei gar nicht als Schlag fühle, sondern als etwas im Vergleich zum Durchschnitt der letzten Jahre durchaus süßes …"

Die Tuberkulose war nicht das einzige Leiden, das Kafka plagte. Er soll Migräne, Schlaflosigkeit, Obstipationen und Furunkel gehabt haben, Depressionen und eine hypochondrisch veran-

lagte Persönlichkeit. Das Schreiben diente ihm als Rückzug vor den Menschen, vor allem vor seinem dominanten Vater, der keinerlei Verständnis für die Neigungen seines Sohnes hatte. Freunden, die ihn ermutigten, seine Text zu veröffentlichen, glaubte er nicht und zeigte keinerlei Ehrgeiz, die Zusammenarbeit mit Verlegern voranzutreiben. Im Gegenteil. Seinen Freund Max Brod beauftragte er, sämtliche Romanfragmente und Erzählungen nach seinem Tod zu verbrennen. Glücklicherweise hat sich Brod nicht daran gehalten.

## Noch im Sterbebett den „Hungerkünstler" redigiert

Mehrfach suchte Kafka Sanatorien auf. Ab 1920 quälten ihn Fieberanfälle und ständiger Husten. Die kümmerliche Ernährung im Inflationswinter 1923/24, als er mit seiner letzten Lebensgefährtin Dora Diamant nach Berlin zog, dürfte zur rapiden Verschlechterung des Gesundheitszustands beigetragen haben. Die Krankheit griff auf den Kehlkopf über. Hatte Kafka früher zwischenzeitlich noch an eine Heilung geglaubt, konnte davon nun keine Rede mehr sein. Im März 1924 brachten Freunde Kafka nach Prag, einen Monat später in das Sanatorium „Wiener Wald" und später in die Wiener Universitätsklinik.

Ende April 1924 kam er schließlich ins Sanatorium Hoffmann in Kierling bei Klosterneuburg. Max Brod berichtet:

> » „Ich besuchte ihn, nachdem er schwere Fieberanfälle erlitten hatte. Er lag zu Bett, im Sprechen verzerrte er das Gesicht. ‚Das dauert so lange, ehe man ganz klein zusammengedrückt und durch dieses letzte enge Loch durchgestopft wird.' Dabei ballte er die Hand, als zerknülle er in ihr ein Taschentuch."

Die letzten Wochen vor Kafkas Tod waren qualvoll. Er konnte keine Nahrung aufnehmen, kaum trinken, nicht mehr sprechen. Die Kommunikation lief über Konversationshefte. Die Schmerzen wurden unerträglich, er verlangte nach Morphin. In Briefen an den Vater klagte er über seinen Durst. Am 3. Juni 1924 konnte er kaum noch atmen, er starb um die Mittagszeit. Einen Monat später wäre er 41 Jahre alt geworden.

Noch im Sterbebett hatte Kafka die Korrekturfahnen seines letzten Buches „Der Hungerkünstler" durchgesehen. Literaturwissenschaftler meinen, Kafka habe mit seinen Werken Konstellationen seines Lebens vorweggenommen. Dies betrifft sowohl das problematische Vater-Sohn-Verhältnis, das Verhältnis zu Frauen als auch seine selbstzerstörerischen Ansichten zu seinem Körper und seinem Leben. Dennoch bleiben das Surreale in seinen Schriften, das Groteske und Bedrohliche oft rätselhaft, eben „kafkaesk" – ein Begriff, der international Eingang in den Sprachgebrauch gefunden hat.

## Literatur

Alt P-A (2018) Franz Kafka: Der ewige Sohn. C.H. Beck, 3. Aufl

Franz Kafka / Biografie (https://www.xlibris.de/Autoren/Kafka/Biographie/, Zugriff: 10.04.2018)

Franz Kafka (http://www.nndb.com/people/966/000024894/, Zugriff: 10.04.2018)

# Frida Kahlo: Gemalte Qual

© Springer-Verlag GmbH Deutschland, ein Teil von Springer Nature 2019
T. Meißner, *Der prominente Patient*
https://doi.org/10.1007/978-3-662-57731-8_25

Es gibt wohl kaum Künstler von Rang, deren Werke so stark, ja nahezu vollständig von körperlichem Leiden, seelischer Qual und Krankheit geprägt worden sind wie die der deutsch-mexikanischen Malerin Frida Kahlo.

Vielleicht hätte Frida Kahlo (1907–1954) niemals gemalt, wenn nicht jener Unfall am 17. September 1925 passiert wäre. Am späten Nachmittag dieses Tages war die lebenslustige 18-jährige Schülerin in Mexico City mit ihrem Freund Alejandro Gómez Arias in einem der damals neuen hölzernen Omnibusse unterwegs. An einer Straßenecke konnte der Bus der herannahenden Straßenbahn nicht mehr ausweichen. „Der elektrische Zug bestand aus zwei Wagen und kam ganz langsam auf unseren Bus zu, traf ihn in der Mitte und drückte ihn wie eine Schachtel zusammen", erinnerte sich Arias später. „Eine eiserne Griffleiste durchbohrte mich wie der Torerodegen den Stier", beschrieb Kahlo später den Unfall. Das Eisen hatte sich in ihre linke Hüfte gebohrt und war bei der Vagina wieder ausgetreten. Ein Mann meinte die Stange herauszuziehen zu müssen, was er auch tat – die junge Frau war bei vollem Bewusstsein. Schwer blutend lag sie im Schaufenster einer Billardstube, wohin sie ihr Freund getragen hatte.

## Multiple Frakturen und innere Verletzungen

Wochenlang war ungewiss, ob sie überleben würde. Danach zweifelte man, dass sie je wieder würde laufen können. Die untere Wirbelsäule war an drei Stellen gebrochen, elf Frakturen am

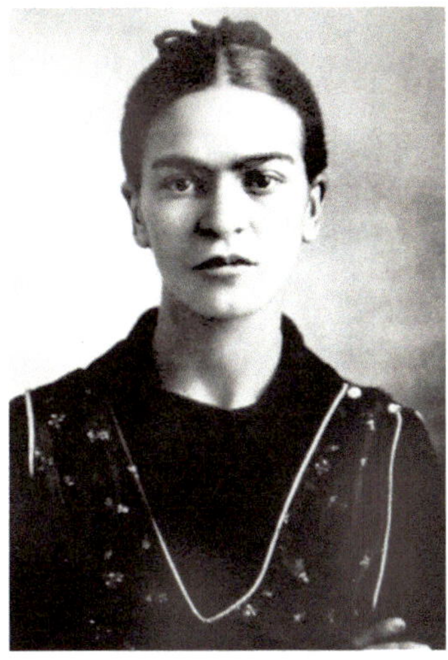

Frida Kahlo (© epa efe / dpa / picture alliance)

rechten Bein, der rechte Fuß luxiert und gequetscht, das Schambein dreifach gebrochen, ein Schlüsselbeinbruch, zwei Rippenbrüche, die linke Schulter war luxiert. Auch der linke Ellenbogen hatte etwas abbekommen, und der Krankenhausarzt befürchtete, dass sie den Arm nie mehr würde komplett strecken können. Über die inneren Verletzungen finden sich keine genauen Angaben, jedoch erlitt Kahlo in den kommenden Jahren mehrere Fehlgeburten, vermutlich infolge des Unfalls. Hinzu kam, dass das rechte Bein wegen einer Poliomyelitis-Erkrankung im Alter von 6 Jahren bereits dauerhaft geschwächt war.

Die Patientin wurde nahezu komplett eingegipst und lag so vier Wochen im Krankenhaus. Dann wurde sie nach Hause entlassen, offenbar ohne dass ein ausreichender klinischer Abschlussbefund erhoben worden oder noch einmal Röntgenaufnahmen angefertigt worden waren. Das Geld der Eltern reichte nicht aus für eine angemessene Behandlung.

„Von 1925 an war Fridas Leben ein aufreibender Kampf gegen ein unaufhaltsam schleichendes Siechtum. Ständig fühlte sie sich erschöpft, und dauernd hatte sie Schmerzen im Rückgrat und im rechten Bein", schreibt Hayden Herrera in ihrer Biografie. Bis 1951 sollen nach Berichten einer Freundin Kahlos mindestens 32 chirurgische Eingriffe vorgenommen worden sein, die meisten davon an der Wirbelsäule und am rechten Fuß. Bereits ein Jahr nach dem Unfall erklärte ihr ein Arzt, dass drei Wirbel „unregelmäßig säßen", weshalb sie mit verschiedenen Gipskorsetts und Stützkonstruktionen am rechten Fuß leben musste.

monatelang im Bett, häufig mit Streckvorrichtungen und eingezwängt in Korsetts. Ab 1944 musste sie ständig Korsetts aus Gips, Leder oder Stahl tragen. Ihr Alkoholkonsum war erheblich, manche aus Kahlos Umgebung hielten sie für eine Alkoholikerin. Die ständigen Schmerzen bewirkten einen Schmerzmittelabusus, besonders mit Pethidin. Einmal fand ein Freund, der für die Malerin eine Spritze mit Pethidin aufziehen sollte, eine Schublade mit angeblich tausenden Ampullen des Opiats hinter einem Stoß Zeichnungen. Aus starken Schmerz- und anderen Mitteln ließ Kahlo sich von Pflegepersonen, wie ihrer Schwester Christina, Cocktails herstellen und völlig unkontrolliert spritzen.

## Als Autodidaktin „nie daran gedacht zu malen"

Zu malen fing die temperamentvolle und ans Bett gefesselte Kahlo aus purer Langeweile an, nachdem sie ihren Lebenswillen wiedererlangt hatte. Vor dem Unfall war sie lediglich ganz allgemein an Kunst interessiert, schaute gern bei der Entstehung von Wandmalereien zu. „Vor 1926 hatte ich nie daran gedacht zu malen", schrieb sie 1938 an Julien Levy, der damals ihre erste Einzelausstellung in New York vorbereitete. Zunächst bemalte sie ihr Gipskorsett, später ließ ihre Mutter eine Spezialstaffelei anfertigen, sodass Kahlo im Liegen malen konnte. Sie blieb ihr Leben lang Autodidaktin, auch wenn sie später einiges von ihrem Lebensgefährten und Ehemann, dem berühmten Maler Diego Rivera (1886–1957), gelernt haben dürfte.

Meist handelt es sich bei Kahlos Bildern um Selbstbildnisse mit eindeutigen Bezügen zu einschneidenden biografischen oder gesundheitlichen Ereignissen wie Fehlgeburten oder Operationen. Sie verarbeitete darin die Schmerzen und ihre körperliche Gebrechlichkeit, setzte sich mit dem Tod auseinander. Die Surrealisten haben Kahlo später zu den ihren gezählt, was die Künstlerin zumindest zeitweise akzeptiert hat.

Der Gesundheitszustand verschlechterte sich allmählich. Sie lag teilweise wochen- ja

## Fusionsoperation an chronisch instabiler Wirbelsäule

Im Frühjahr 1946 wurde bei ihr in New York eine Fusionsoperation von vier Wirbelkörpern vorgenommen, die allerdings keine klinische Besserung brachte. Die Wirbelsäule blieb trotz aller Bemühungen chronisch instabil. 1950 kam es nach erneuten Operationsversuchen zu tiefen Wundinfektionen und Wundheilungsstörungen mit lang anhaltendem hohem Fieber. Außerdem bereiteten ihr gangränöse Veränderungen am rechten Fuß Probleme, die sich ausbreiteten – wahrscheinlich wegen Durchblutungsstörungen – und die 1953 eine Unterschenkelamputation rechts erforderlich machten.

Trotz ihres oft katastrophalen Gesundheitszustands arbeitete Kahlo immer wieder an ihren Bildern, wenn sie sich kräftig genug fühlte, egal ob zu Hause oder im Krankenhaus.

In jüngeren Publikationen werden Kahlos chronische Leiden ganz neu interpretiert. So äußerten die mexikanischen Ärzte Manuel Martínez-Lavín und seine Kollegen den Verdacht auf eine Fibromyalgie infolge des schweren körperlichen Traumas. Diese Diagnose würde die chronischen, schweren und am ganzen Körper auftretenden Schmerzen sowie die chronische Fatigue erklären, so Martínez-Lavín nach Durchsicht alter Krankenakten.

Der litauische Neurologe Valmantas Budrys machte auf eine Tatsache aufmerksam, die in Biografien vollständig ignoriert worden sind: Frida Kahlo war mit einer Spina bifida geboren worden. Das gehe aus Röntgenaufnahmen und Befunden des US-amerikanischen Arztes und engen Kahlo-Freundes Leo Eloesser hervor. Nach Eloessers Meinung war die Spina bifida für eine verminderte Sensitivität der unteren Körperbereiche verantwortlich. Auf dem Badewannenbild „Was mir das Wasser gab" erkennt man eine Blutung zwischen der Groß- und der zweiten Zehe rechts, „ein typischer Befund, der kongenitalen Dysraphismus begleitet, einschließlich Spina bifida", so Budrys.

Die Schmerzcharakteristik spricht seiner Meinung nach für ein komplexes regionales Schmerzsyndrom (CRPS) als Traumafolge, das zu 70% Frauen betreffe. Die Schmerzen hätten viele unnötige und nicht erfolgreiche Operationen ausgelöst, wobei das Grundprinzip der Medizin – primum non nocere – offensichtlich ignoriert worden sei mit schweren Konsequenzen für die Patientin. Denn diese Operationen hätten die neuropathischen Schmerzen nur noch verstärkt.

## Literatur

Budrys V (2006) Neurological deficits in the life and works of Frida Kahlo. Eur Neurol 55: 4-10

Herrera H (2008) Frida Kahlo. Ein leidenschaftliches Leben. Fischer Taschenbuch Verlag

Martínez-Lavín M et al. (2000) Fibromyalgia in Frida Kahlo's life and art. Arthritis & Rheumatism 43(3): 708-709

# Paul Klee:
# Wenn Haut und Organe allmählich verhärten

© Springer-Verlag GmbH Deutschland, ein Teil von Springer Nature 2019
T. Meißner, *Der prominente Patient*
https://doi.org/10.1007/978-3-662-57731-8_26

Eine systemische Sklerose begleitete die letzten Lebensjahre des Künstlers Paul Klee. Er selbst machte davon nicht viel Aufhebens und reagierte mit einer geradezu explosiven Kreativität.

Von Anfang an deutete bei Paul Klee (1879–1940) alles auf eine außergewöhnliche Künstlerkarriere hin: die Mutter Sängerin, der Vater Musiklehrer, Paul selbst fiel bereits als Schüler durch virtuoses Geigenspiel auf und musizierte im städtischen Orchester Berns. Seine Karikaturen waren beliebt. Gleich nach dem Abitur erlernte er in München das Landschaftszeichnen, ging später zur Kunstakademie. 1906 ließ er sich zusammen mit seiner Frau Lily in München nieder. In den 1920er-Jahren ging er nach Weimar, später nach Dessau und lehrte am Staatlichen Bauhaus von Walter Gropius. 1931 wurde er an die Kunstakademie in Düsseldorf berufen.

Was dann folgte, waren zwei fast zeitgleich eintretende harte Schicksalsschläge, die dem Leben Klees eine jähe Wendung gaben. 1933 warfen die Nazis Klee aus der Düsseldorfer Kunstakademie, beschimpften ihn als „Kulturbolschewisten". Noch im selben Jahr emigrierten er und seine Frau in die Schweiz. 1935 erkrankte Klee schwer. Zunächst klagte er im Sommer über Müdigkeit und verminderte Leistungsfähigkeit. Dann weitete sich eine Erkältung zur schweren Pneumonie und Myokarditis aus. Im November 1935 diagnostizierte der behandelnde Arzt Masern. Die Diagnose wurde später jedoch bezweifelt. „Klee lag 4 Wochen mit hohem Fieber, sein ganzer Körper schälte sich wie bei schwerem Scharlach. Es war

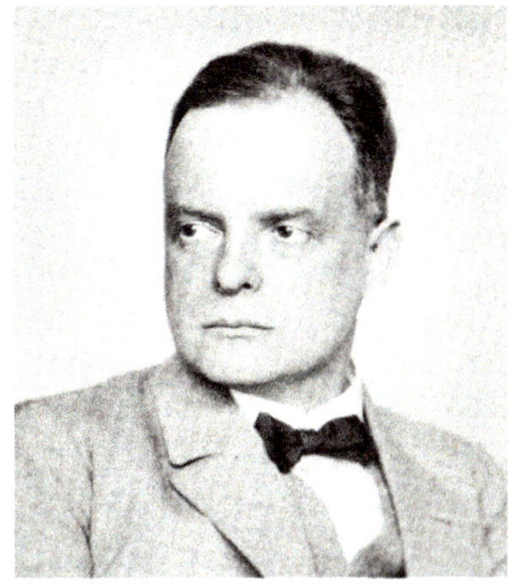

Paul Klee (© Photoshot / picture alliance)

eine schreckliche Zeit, da der ganze Organismus, vor allem das Herz, auf's äußerste beansprucht wurde", schreib eine Freundin der Familie, Ju Aichinger-Grosch.

## Schweigsam und introvertiert: Erschwerte Anamnese

Klee war ein einsichtiger Patient und eher introvertierter Mensch. „Klee sprach selten über seine Bilder; über seine Erkrankung redete er nie. Die Erhebung der Anamnese des Patienten Klee gestaltet sich daher schwer", schreiben Benedikt Ostendorf und Matthias Schneider vom Rheumazentrum Düsseldorf in einer Pathografie, gemeinsam mit Barbara Maiburg vom Städtischen Museum Mönchengladbach. Demnach gab Klee erstmals 1930 „rheumatische Beschwerden" in der rechten

Schulter an sowie häufiger auftretende Kopfschmerzen. Bereits Ende der 1920er-Jahre klagte er über „quälende Kälte". Sonne und der warme Süden taten ihm gut. Die für Sklerodermie-Patienten typische Raynaud-Symptomatik begann offenbar 1931/32. Ende 1935 schließlich zwangen ihn wiederholte Infektionen und Erschöpfung zu einer 6-monatigen Schaffenspause.

Auch das Jahr 1936 wurde nicht besser. Mit nur 25 Werken war es das schaffensärmste Jahr seiner Karriere. Bald konnte er nur noch flüssige und breiförmige Kost zu sich nehmen, erste Verdauungsstörungen traten auf, Durchfälle sowie Völlegefühl nach den Mahlzeiten – Zeichen dafür, dass die Sklerose den Magen-Darm-Trakt erfasst hatte. Vereinzelt trat Atemnot auf. Sie hänge vom Weg ab, vom Wetter sowie vom „Grad der Fülle im Magen", schrieb Klee. Es scheinen erste Symptome einer Lungenbeteiligung zu sein.

Im Dezember des Jahres notierte Lily Klee:

» „Da seine Haut noch nicht funktioniert, wurde eine Blut- und Stoffwechseluntersuchung auf Kalk und Phosphor gemacht. Die Ärzte behaupten neuerdings, dass es die Masern nicht gewesen sind! Aber was war es dann? Jedenfalls ist er wie durch ein Wunder dem Leben zurückgeschenkt."

Kurz darauf wird jedoch eine unheilbare Bindegewebserkrankung diagnostiziert. Die behandelnden Ärzte untersagten nicht nur das Rauchen, sondern auch das Geigenspiel.

Der nächste Schlag folgte 1937, als die Nationalsozialisten in Deutschland die Wanderausstellung „Entartete Kunst" auf die Reise schicken, darunter 17 Werke von Paul Klee. Doch auch in der Schweiz wurde er diffamiert. Das Einbürgerungsersuchen des bei Bern Geborenen wird erst nach Klees Tod positiv entschieden. Klees Finger waren zunehmend kontrahiert, sodass er nur noch größere Pinsel benutzen konnte. Er lebte zurückgezogen und isoliert in Bern, die Korrespondenz erledigte seine Frau. Andererseits stellten sich jetzt Verkaufserfolge im Ausland ein, besonders in den USA. Das gab finanzielle Sicherheit.

## Trotz kontrahierter Finger 1200 Werke geschaffen

Klee klagte nicht, blieb ruhig, war witzig, versuchte seine Erkrankung herunterzuspielen. Trotz seines zunehmend schlechten Zustands arbeitete er diszipliniert und höchst produktiv. Allein im Jahr 1939 waren es 1200 Werke. Eine Fotografie aus diesem Jahr zeigt den Künstler mit der für Sklerodermie typischen maskenhaften Starre des Gesichts.

Als das Kunsthaus Zürich anlässlich seines 60. Geburtstags eine Jubiläumsausstellung veranstaltete, konnte Klee an den Eröffnungsfeierlichkeiten schon nicht mehr teilnehmen. Am 29. Juni 1940 starb er in einer Klinik in Locarno-Muralto. Medizinische Unterlagen gibt es dort nicht mehr, wahrscheinlich wurden sie teilweise durch einen Brand zerstört. Eine Autopsie war nicht vorgenommen worden.

Ostendorf und Schneider vermuten, dass Klee an einer akuten Herzinsuffizienz, womöglich im Zusammenhang mit einer hypertensiven Krise verstorben ist. Auch eine pulmonale Hypertonie bei Lungenfibrose mit Cor pulmonale komme wegen der systemischen Sklerose in Betracht.

### Systemische Sklerose

Die systemische Sklerose (SSc) gehört zu den Kollagenosen, die außer der Haut viele weitere Organsysteme einbezieht. Die Prävalenz liegt bei etwa 20/100.000 Einwohner, die Inzidenz bei 2–5/100.000. In der Haut akkumuliert verändertes Bindegewebe, aber auch in den Muskeln und Gelenken. Außerdem betroffen sind oft innere Organe wie Lunge, Herz, Nieren und Magen-Darm-Trakt. Dort kommt es zu Gewebsfibrosen und entsprechend zum allmählichen Funktionsverlust. Die Hintergründe der Krankheit sind nicht vollständig geklärt. Als Auslöser werden Herpes-, Zytomegalie- oder Retroviren diskutiert, aber auch Umwelteinflüsse wie längerfristige Exposition gegenüber kristallinen Silikonstäuben oder der Kontakt zu bestimmten Lösungsmitteln. Es finden gefäßschädigende und Autoimmunprozesse statt.

Unterschieden werden eine diffuse und eine limitierte SSc. Die limitierte Form schreitet meist langsam voran, die Haut fibrosiert distal der Ellenbogen und Knie. Die diffuse SSc dagegen betrifft den gesamten Körperstamm und verläuft meist rasch progredient. Nicht zu verwechseln ist die SSc mit der zirkumskripten Sklerodermie, die als rein dermatologisches Krankheitsbild aufgefasst wird.

Erste Zeichen der SSc sind sehr oft Hände, die sich wie aufgepumpt oder wie in zu enge Handschuhe eingezwängt anfühlen. Hinzu kommen attackenartige Durchblutungsstörungen der Hände: Das Raynaud-Phänomen beobachten Rheumatologen bei mehr als 90% der SSc-Patienten. Es kann der eigentlichen systemischen Sklerose Jahre vorausgehen. Die Kapillarmikroskopie lässt bei SSc-Patienten eine rarefizierte Gefäßarchitektur erkennen sowie zu Megakapillaren geweitete Gefäße. Inzwischen stehen verbesserte serologische Untersuchungsmethoden auf antinukleäre und weitere spezifische Antikörper zur Verfügung, mit denen bereits frühe Stadien der Erkrankung erfasst werden können. Im Verlauf verhärtet sich die Haut zunehmend, wodurch der Gesichtsausdruck maskenhaft starr erscheint, es können Gelenkkontrakturen auftreten. Zunehmend treten Schluckprobleme auf. Vor allem Veränderungen an der Lunge (pulmonal-arterielle Hypertonie) und am Herzen begrenzen die Lebenserwartung.

## Literatur

Ostendorf B et al. (2004) Sklerodermie und Paul Klee: Metamorphose von Leben und Kunst? Z Rheumatol 63 (4): 318-325

Schöffel D (2016) Sklerodermie – mehr als eine Hauterkrankung. Hautnah Dermatologie 32 (4): 44-49

# Käthe Kollwitz: Wie Alice im Wunderland

© Springer-Verlag GmbH Deutschland, ein Teil von Springer Nature 2019
T. Meißner, *Der prominente Patient*
https://doi.org/10.1007/978-3-662-57731-8_27

Hat die Grafikerin und Bildhauerin Käthe Kollwitz am Alice-im-Wunderland-Syndrom gelitten? Wenn ja, müsste man ihre Kunst aus einer neuen Perspektive betrachten.

Die Bezeichnung „Alice-im-Wunderland-Syndrom" (AIWS) ist 1955 vom englischen Psychiater John Todd eingeführt worden. Bereits zuvor hatten andere über seltsame Halluzinationen bei Migränepatienten berichtet. Dabei handelt es sich um Störungen des Körperschemas, zum Beispiel das realistische Gefühl, der Kopf sei schlagartig vergrößert und fülle das ganze Zimmer aus, oder dass ein Arm oder der Hals extrem lang erscheinen. Manche empfinden sich plötzlich riesig groß oder zwergenhaft klein. Die Halluzinationen verschwinden bei den meisten Patienten ebenso schnell wieder wie sie gekommen sind, meist innerhalb von Minuten. Sie werden vor allem von Migräne- und Epilepsie-Patienten beschrieben, aber auch in Zusammenhang mit anderen (psychischen) Krankheiten gebracht wie Schizophrenie, Neurosen oder Infektionen mit dem Epstein-Barr-Virus.

Der Schriftsteller Lewis Carroll (1832–1898), der selbst an Migräne gelitten hat, beschrieb in seinem 1865 erstmals erschienenen Buch „Alice im Wunderland" eben solche fantastischen Phänomene seiner Heldin, illustriert mit Zeichnungen, die etwa Alice als Riesin eingezwängt in einem vergleichsweise kleinen Raum zeigen oder mit einem verlängerten Hals darstellen. Bizarre Illusionen dieser Art können von visuellen Halluzinationen und weiteren psychopathologischen Phänomenen begleitet sein.

Die Kunst von Käthe Kollwitz (1867–1945) ist teilweise in einen Zusammenhang mit trau-

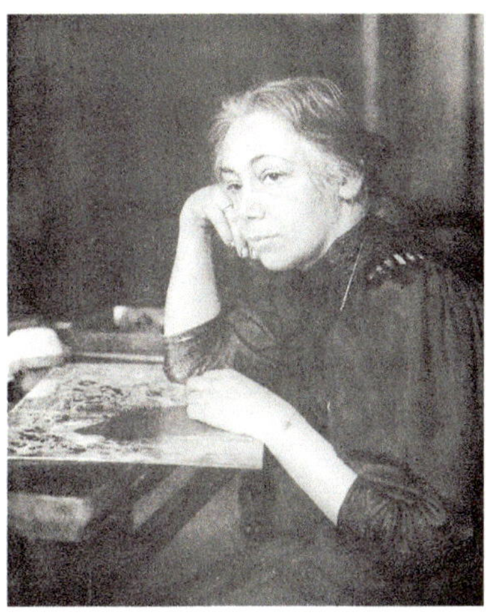

Käthe Kollwitz (© Bifab / dpa / picture alliance)

matischen Kindheitserlebnissen, etwa dem Tod ihres jüngsten Bruders Benjamin im Säuglingsalter, der Sorge um ihre Mutter und depressiven Verstimmungen gestellt worden. Kollwitz selbst verlor einen Sohn im Ersten und einen Enkel im Zweiten Weltkrieg. Das machte sie zur Pazifistin. Autobiografische Aufzeichnungen ließen den kanadischen Naturwissenschaftler Graeme R. Drysdale vermuten, Kollwitz habe in ihrer Kindheit und Jugend am Alice-im-Wunderland-Syndrom gelitten.

## „Nachts quälten mich entsetzliche Träume"

So schrieb sie über ihre Albträume als Kind:

» „Wann zuerst sich bei mir die nächtlichen Beängstigungen eingestellt haben, weiß ich nicht. In dieser Zeit (gemeint ist die

Kindheit in Königsberg – Anm. d. Autors) hatte ich sie sicher. Sie ängstigten die Eltern, weil sie Epilepsie befürchteten. Ich wurde damals auch von Konrad aus der Schule abgeholt, weil man fürchtete, die Zustände könnten mich auch tags überfallen, es ist aber nie gewesen. … Nachts quälten mich entsetzliche Träume. Der schlimmste, der mir in Erinnerung geblieben ist, ist dieser: Ich liege in der halbdunklen Kinderstube in meinem Bett. Nebenan sitzt die Mutter am Tisch bei der Hängelampe und liest. Ich sehe nur den Rücken durch die angelehnte Tür. In der Ecke der Kinderstube liegt ein großes zusammengerolltes Schiffstau. Es fängt an, sich auszudehnen, aufzurollen und lautlos die ganze Stube zu füllen. Ich will die Mutter rufen und kann nicht. Das graue Seil füllt alles aus."

Dies sei eine typische Beschreibung des Alice-im-Wunderland-Syndroms (AIWS), so Drysdale, obwohl sie die Halluzination während des Schlafes beschreibt, während sie ansonsten im Wachzustand auftreten. „Es zeigt jedoch, dass die Halluzinationen ihr nicht fremd waren", meint er. Zumal sie ähnliche Zustände beschreibt, während sie offensichtlich bei vollem Bewusstsein war:

» „Dann war ein schlimmer Zustand, wenn die Gegenstände anfingen, kleiner zu werden. Wenn sie wuchsen, war es schon schlimm, wenn sie aber kleiner wurden, war es grauenvoll. Zustände gegenstandsloser Angst habe ich durch viele Jahre noch gekannt, sogar in München (im Alter von 21–23 Jahren – Anm. d. Autors) traten sie, aber geschwächt, noch auf. Ich hatte dauernd ein Gefühl, etwa als ob ich im luftleeren Raum wäre, oder als sänke ich oder schwinde hin. Ob diese Zustände so schlimm zu deuten waren, wie die Eltern es taten, weiß ich nicht. Damals sorgten sie sich sehr um mich. Später bin ich von uns Geschwistern mit die leistungsfähigste gewesen."

## Unterschiedliche Reaktionen auf Sinnestäuschungen

Abgesehen von den Körperschema-Störungen können beim AIWS verschiedene Sinne beeinträchtigt sein, nämlich visuelle, auditorische und sensible Eindrücke. Eine Teekanne zum Beispiel schrumpft während des Anfalls oder erscheint sehr groß. Die Anfälle verlaufen oft in stereotyper Weise. Die Patienten sind sich meist völlig darüber im Klaren, dass es sich um Täuschungen handelt. Emotional reagieren sie sehr verschieden, manche mit ausgeprägten Ängsten, andere eher amüsiert. Manche finden es eher lästig, andere als kaum störend.

Bei Migränepatienten würden unangenehme Emotionen jedoch überwiegen, so die Erfahrung von Klaus Podoll von der Klinik für Psychiatrie und Psychotherapie an der RWTH Aachen. Angehörigen und Ärzten gegenüber berichten die Betroffenen meist nicht spontan über die Anfälle. Viele befürchten „verrückt zu werden" und reagieren sehr erleichtert, wenn sie erfahren, dass andere Menschen Ähnliches erleben und die Erlebnisse harmloser Natur sind.

Kollwitz muss, ihren Aufzeichnungen zufolge, sehr beunruhigt und verängstigt gewesen sein, ein Kindheitstrauma neben anderen, von dem, wenn überhaupt, nur wenige aus ihrer Umgebung erfahren haben und das sie womöglich in ihrem späteren Schaffen beeinflusst hat. Da bei ihr keine schwerwiegende psychische Krankheit oder Symptome einer infektiösen Mononukleose bekannt geworden sind, ihr Ehemann war immerhin selbst Arzt, geht Drysdale davon aus, dass sie womöglich unter Migräne oder einer Epilepsie gelitten haben muss.

Dem Betrachter von Kollwitz' Werken fällt die Fokussierung auf Hände und Gesichter auf, die sie oft überproportional groß dargestellt hat. Drysdale stellt einen Zusammenhang dieses Umstands zu ihren visuellen Halluzinationen her. „Die disproportionale Darstellungen in ihren Bildern haben weniger zu tun mit einer absichtlichen Betonung künstlerischer Emotionen, sondern vielmehr mit der erfahrenen Wahrnehmung."

### Alice-im-Wunderland-Syndrom

Der englische Psychiater J. Todd beschrieb 1955 das Alice-im-Wunderland-Syndrom als bizarre Halluzinationen mit „scheinbaren Veränderungen der Größe, der Distanz oder der Position stationärer Objekte im Gesichtsfeld, dem Gefühl zu schweben oder scheinbaren Veränderungen der Sensibilität für begrenzte Zeit." Er beschreibt unter anderem den Fall einer Frau mit Angstneurose, die bei den Attacken das Gefühl hatte, immer größer zu werden, bis sie den ganzen Raum ausfüllt. Andere haben das Gefühl, ihre Füße seien einen Meter groß oder der Kopf schrumpfe auf die Größe einer Orange zusammen. Nervenärzte sprechen unter anderem von Makro- und Mikrosomatognosie, wobei die verschiedenen Begrifflichkeiten im Zusammenhang mit AIWS nicht unumstritten sind. Betroffen sind meist der Kopf und die oberen Extremitäten. Begleitet werden diese Körperschemastörungen manchmal von Depersonalisationserlebnissen, Empfindungen einer körperlichen Verdopplung oder der Wahrnehmung, dass bestimmte Körperteile nicht mehr zum eigenen Körper gehören. Mehrfach ist in der Literatur auf begleitende Infektionen mit dem Epstein-Barr-Virus hingewiesen worden. Mit SPECT (Photonen-emissions-Computertomografie) haben Radiologen zerebrale Perfusionsstörungen bei einigen Patienten gefunden, mit der Magnetresonanztomografie Prolongationen und Schwellungen des zerebralen Kortex.

## Literatur

Bohnke-Kollwitz J (Hrsg.) (2007) Käthe Kollwitz. Die Tagebücher. btb-Verlag, S 719-725

Drysdale GR (2009) Kaethe Kollwitz (1867-1945): the artist who may have suffered from Alice in Wonderland Syndrome. J Med Biograph 17:106-110

Podoll K, Ebel H (1998) Halluzinationen der Körpervergrößerung bei der Migräne. Fortschr Neurol Psychiat 66: 259-270

Podoll K, Robinson D (2000) Macrosomatognosia and microsomatognosia in migraine art. Acta Neurol Scand 101: 413-416

Todd J (1955) The syndrome of Alice in Wonderland. Canad M. A. J. 73: 701-704

# Franz Liszt: Therapie oder aktive Sterbehilfe?

© Springer-Verlag GmbH Deutschland, ein Teil von Springer Nature 2019
T. Meißner, *Der prominente Patient*
https://doi.org/10.1007/978-3-662-57731-8_28

Franz Liszt starb vermutlich an den Folgen einer chronischen Lungenembolie und Pneumonie. Wenige Minuten vor seinem Tod erhielt er angeblich zwei Injektionen in den Thorax.

Ein Berg in der Antarktis und ein Asteroid tragen heute seinen Namen: Franz Liszt (1811–1886), ein Musikgigant seiner Zeit. Außer seinen Leistungen als Pianist, Dirigent, Komponist und Schriftsteller hat er großen musikpädagogischen Einfluss ausgeübt.

Geboren als Ungar deutscher Muttersprache im heute österreichischen Burgenland, tourte er als Wunderkind durch ganz Europa, studierte in Wien und Paris, lebte in Weimar, Rom und Budapest. Bis ins hohe Alter reiste er viel – tausende Kilometer jährlich. Liszts langjährige Lebensgefährtin Carolyne von Sayn-Wittgenstein soll prophezeit haben, der Meister werde einmal „wie ein Postgaul auf der Straße" enden. Die langen Reisen sowie weitere Lebensumstände könnten Ursache rezidivierender pulmonaler Thromboembolien gewesen sein. Allerdings bleibt die unmittelbare, womöglich iatrogene Todesursache einigermaßen rätselhaft.

## Nach Sturz in Weimar acht Wochen Bettruhe

Im Sommer 1881 wird bei dem fast 70-Jährigen eine allgemeine Ödemneigung beschrieben, besonders der Beine. Er fällt die Treppen in der Weimarer Hofgärtnerei hinunter, wo er die obere Etage bewohnt. Danach muss er 8 Wochen das Bett hüten. Die chronischen Ödeme nehmen zu und Liszt leidet zusätzlich an Atem-

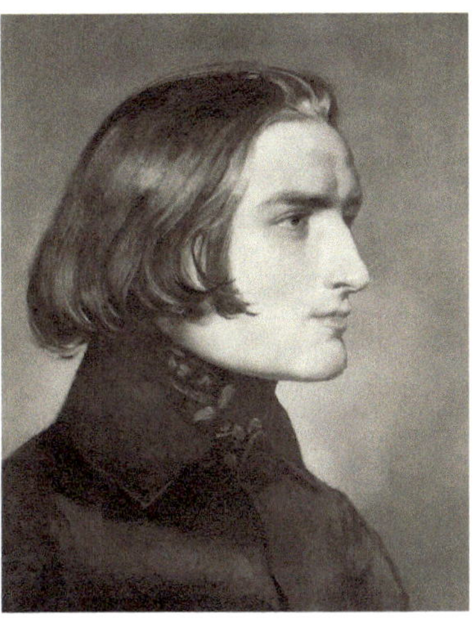

Franz Liszt (© akg-images / picture alliance)

not. Nichtsdestoweniger geht er bald wieder auf Reisen durch Europa.

Sommer 1886: Liszt besucht die Richard-Wagner-Festspiele in Bayreuth. Schon als er am 21. Juli, aus Luxemburg kommend, eintrifft, geht es ihm miserabel – eine Erkältung. Wenige Tage nachdem er am 23. Juli der Parsifal-Aufführung beigewohnt hat, bekommt Liszt Fieber, er leidet unter heftigem Husten mit Auswurf. Sein Zustand verschlechtert sich zunehmend, er wird schwächer, somnolent, kann das Haus, später das Bett nicht ohne Hilfe verlassen. Er ist zeitweise verwirrt, die Nächte sind aufgrund der Luftnot bei rasselndem Atem und deliranten Phasen unruhig. Der herbeigerufene Arzt diagnostiziert eine rechtsseitige Pneumonie.

In der Nacht zum 31. Juli wacht Liszt plötzlich auf und klagt über starke Thoraxschmerzen und schwerste Luftnot, er ist äußerst agitiert, glaubt zu ersticken. Nach einer halben Stunde verliert er das Bewusstsein, die Gliedmaßen werden eiskalt, sodass der anwesende Arzt bereits glaubt, Liszt sei tot. Doch unter Massagen erwärmen sich seine Beine wieder. Liszt erhält Hoffmannstropfen (ein Gemisch aus Ethylalkohol und Diethylether) und man versucht ihn mit Cognac und Champagner zu beleben. Zwischenzeitig ist Liszt wieder ansprechbar. Allen ist klar, dass der Meister im Sterben liegt.

## Im Garten auf die Lauer gelegt

In der Nacht zum 1. August beobachtet Liszts Schülerin und schwer verliebte Verehrerin Lina Schmalhausen heimlich das Geschehen im Sterbezimmer durch eine Glastür vom Garten aus. In ihrem Tagebuch beschreibt sie Folgendes:

» „Um 11 1/4 Uhr bekam Meister an der Herzgegend hintereinander zwei Morphium Einspritzungen, der Geruch drang bis an mein Fenster. Nun flog Meister's Leib so heftig wie bei einem Erdbeben, das Oberbett flog heftig auf und nieder, dann fiel sein linker Arm am Bett entlang."

Die beiden Ärzte verlassen daraufhin das Zimmer. Liszts Tochter Cosima Wagner kniet an seinem Bett und bleibt dann den Rest der Nacht bei ihrem Vater. Am folgenden Morgen wird bekannt gegeben, dass Liszt eine halbe Stunde vor Mitternacht gestorben sei.

Wo und wie die beiden Injektionen genau gesetzt worden sind, hat Schmalhausen nicht beschrieben, konnte sie wohl auch kaum. Der Diener Bernhard Schnappauf erwähnt diese Injektionen in seinen Aufzeichnungen mit keinem Wort, obgleich er sonst detailliert über Temperatur, Atemfrequenz, Puls und Auswurf berichtet hat und sich zum Zeitpunkt des Todeseintritts im Sterbezimmer befand, gemeinsam mit einem weiteren Diener, den beiden Ärzten und Cosima Wagner. Ganz allgemein beschreibt er, dass im Laufe des letzten Lebenstages mehrmals Campheröl und „Schwefeläther" (Diethylether) injiziert sowie „Senf auf Brust und Waden

gelegt" worden sei, er selbst hatte einige Medikamente besorgen müssen.

Liszts Schüler August Göllerich berichtet lediglich, „daß ich den feierlichen Augenblick der Befreiung bewachen durfte", er befand sich allerdings mit einem weiteren Schüler Liszts zum Todeszeitpunkt im Nebenzimmer. Im offiziellen Bulletin heißt es, Liszt sei „trotz Anwendung der stärksten Reizmittel" verschieden. Ziel aller ärztlichen Bemühungen sei es gewesen, die „abnehmende Herztätigkeit zu verstärken", so der Bericht im „Bayreuther Tagblatt" vom 2. August 1886. Der Tod sei sanft und ohne besondere Schmerzen eingetreten.

## Spekulation über intrakardiale Injektion

Es sind aufgrund der Beschreibungen Schmalhausens Vermutungen geäußert worden, dass mindestens eine der Spritzen Campher enthalten haben und dies intrakardial (!) injiziert worden sein soll. Morphin-Injektionen wurden damals üblicherweise subkutan gesetzt. Campher ist ein traditionelles Atemanaleptikum, das (wieder)belebend wirken soll, so die Auskunft von Axel Helmstädter von der Universität Frankfurt am Main, Experte für Geschichte der Pharmazie. Die intrakardiale Injektion sei zwar zur damaligen Zeit bereits beschrieben, wahrscheinlicher sei allerdings die subkutane Injektion, so Helmstädter.

Was genau geschehen ist und inwieweit die Beschreibungen Schmalhausens den objektiven Tatsachen entsprechen, lässt sich kaum noch klären. Wahrscheinlich ist, dass ein akutes Ereignis einen chronisch progredienten Krankheitsprozess zum fatalen Ende geführt hat. „Wir vermuten, dass Liszts Beinödeme und der Hydrops durch eine chronische thromboembolisch bedingte pulmonale Hypertension verursacht wurden, dies hatte eine rechtsventrikuläre Dysfunktion mit Herzinsuffizienz zur Folge", meint ein internationales Autorenteam um Antonio Perciaccante aus Gorizia, Italien. Etwa 4% der Patienten mit akuten Lungenembolien entwickelten einen chronischen Lungenhochdruck, argumentieren sie. Dessen Inzidenz werde allerdings unterschätzt, weil für Monate oder gar Jahre zunächst keinerlei Symptome bestehen – die Zeit, in der der Umbau des Lungengefäßsystems voranschreitet. Die Prognose der Patienten sei abhängig vom Ausmaß der rechtsventrikulären Dysfunktion, so Perciaccante und Koautoren.

„Liszts Symptome in seinen letzten Lebenstagen – Husten, Dyspnoe, Fieber und Thoraxschmerzen – lassen sich auf eine akute pulmonale Thromboembolie zurückführen", schreiben sie. Lange Reisen erhöhen das Risiko für oftmals asymptomatische tiefe Beinvenenthrombosen. Diese, im Zusammenhang mit der 8-wöchigen Immobilisation nach dem Treppensturz in Weimar, wären ein Risikofaktor für das Auftreten rezidivierender Lungenembolien, die letztlich in die Herzinsuffizienz mündeten.

## Chronische Lungenembolie

Bei chronischer Lungenembolie bestehen dauerhafte Verschlüsse von peripheren oder zentralen Lungenarterien. Aus dem erhöhten pulmonalen Widerstand kann sich eine pulmonale Hypertonie entwickeln, allerdings nicht zwangsläufig! Dazu müssen mindestens ein Drittel der Widerstandsgefäße ausfallen. Die rechtsventrikuläre Druckbelastung führt zur Rechtsherzinsuffizienz. Zu einem klinisch akuten Geschehen kommt es in der Regel nicht. Vielmehr stehen unspezifische Symptome wie rasche Erschöpfbarkeit, eine oft quälende Belastungsdyspnoe, Schwindel und Synkopen bei körperlicher Belastung im Vordergrund, im fortgeschrittenen Stadium auch Beinödeme, epigastrische Schmerzen, Zyanose und Aszites. Tiefe Beinvenenthrombosen lassen sich nur bei jedem zweiten Patienten mit chronischer Lungenembolie nachweisen. Prädisponierende Faktoren sind Immobilisation, Traumata, Krebserkrankungen, frühere Thrombosen, Embolien oder Thrombophilie.

## Literatur

Burger E (2011) Franz Liszt. Leben und Sterben. ConBrio Verlagsgesellschaft

Coppenrath E et al. (2007) Chronische Lungenembolie – Radiologische Bildmorphologie und Differenzialdiagnose. Radiologe 47: 691-97

Hecker M et al. (2017) Lungenembolie. Anaesthesist 66: 211-226

Iversen S et al. (1991) Die chronische Lungenembolie. Dt. Ärztebl 88 (49): A-4367

MacLaren G (2012) Medicine, art and the death of Franz Liszt. Intern Med J 42: 575-77

Perciaccante A et al. (2017) Did Liszt have chronic pulmonary thromboembolism? Lancet Respir Med 5(12): 931-932

Prof. Dr. Axel Helmstädter (Frankfurt a. M.): persönliche Kommunikation

# Jack London:
# Himbeerpocken stoppten die „Snark"

© Springer-Verlag GmbH Deutschland, ein Teil von Springer Nature 2019
T. Meißner, *Der prominente Patient*
https://doi.org/10.1007/978-3-662-57731-8_29

Jack London musste in seinem abenteuerlichen Leben manche Krankheit überstehen. Bei seiner Reise im Südpazifik bekamen er und die anderen Crew-Mitglieder, neben anderem, die Frambösie, auch „Himbeerpocken" genannt.

Die eigentlich für 7 Jahre geplante „Fahrt der Snark", so der Titel des 1911 von Jack London (1876–1916) veröffentlichten Reiseberichts, stand von Anfang an unter keinem guten Stern. Monat um Monat verzögerte sich der Bau der von ihm und seiner zweiten Frau Charmain entworfenen knapp 14 Meter langen Segeljacht. Das schwere Erdbeben von San Francisco am 18. April 1906 mit 3000 Toten, vielen Bränden und schweren Verwüstungen, gefährdeten das Projekt Weltumseglung materiell wie finanziell. Beim von Pleiten, Pech und Pannen geprägten Bau wurde der inzwischen als reich geltende Schriftsteller und Journalist finanziell skrupellos ausgenommen.

Dafür erhielt er ein zwar wunderschönes, jedoch in vieler Hinsicht verpfuschtes zweimastiges Segelboot, das man getrost als Todesfalle bezeichnen konnte: Bei der Fahrt nach Hawaii, wo der Bau vollendet werden sollte, stellte London fest, dass Deck und Borde leckten, durch die vier angeblich wasserdichten Abteilungen des Schiffes drang Wasser „wie Luft", scheinbar stabile Eisenhebel der Pumpen brachen ab und der angeblich hermetisch abgedichtete Tank mit 1000 Gallonen Benzin für den 70-PS-Hilfsmotor war undicht. Während eines Sturms brach der Gänsehals an der Gaffel des Großsegels ab, ebenso der Außenklüverbaum, das Boot rollte bei Sturm im Wellental und es half kein Manöver, um das Schiff beizu-

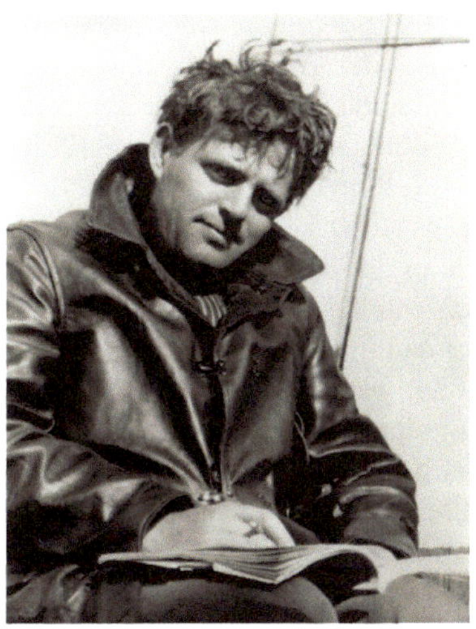

Jack London (© akg-images / picture alliance)

drehen – eine äußerst gefährliche Situation. Londons Fazit: „Menschen haben uns betrogen und in einem Sieb auf See geschickt." Dieses Sieb wurde darüber hinaus von Menschen bedient, die zu Beginn der Reise keine Ahnung von Navigation hatten und allenfalls wenig von Seefahrt verstanden.

## Schmerzhafte Begegnung mit Treponema pertenue

Erstaunlicherweise hielt das Jack London und seine Charmain nicht davon ab, 2 Jahre mit dem Schiff unterwegs zu sein und es bis in den Südpazifik zu schaffen. Erst eine Infektionskrankheit beendete vorzeitig das aus einer Laune und purer Lust am Abenteuer heraus entstandene Projekt: die Himbeerpocken, auch

Bouba, Yaws oder Parangi genannt und in Fachkreisen besser bekannt als Frambösie. „Yaws ist eine vergessene Krankheit, die jedoch früher einmal 50–100 Millionen Menschen weltweit befallen hat", schreibt John J. Ross vom Brigham and Women's Hospital in Boston, Massachusetts, in seinem Artikel über Londons Krankheiten. Die Frambösie ist der Syphilis verwandt, wird jedoch nicht venerisch übertragen. Auslöser ist Treponema pertenue. Die Spirochäten gelangen besonders bei Hautverletzungen, über Insektenstiche, aber auch durch Einatmen oder Verschlucken in den Körper.

Jack London war der erste der Crew, dessen von Moskitos zerstochene und zerkratzte Knöchel eine Eintrittspforte für die Erreger bildeten. Es entwickelten sich fünf große Ulzerationen an den Knöcheln und Fußsohlen. Das Laufen war eine Tortur und die Schmerzen hinderten ihn am Schlafen. Für London ist die Krankheit rätselhaft, er fand zunächst keine Informationen darüber und war erschrocken: „Ein organisches und ätzendes Gift war am Werk", erzählt er in seinem Buch. Er beschloss, dieses Gift mit Ätzsublimat (Quecksilberchlorid) zu vernichten. „Es war wie Feuer mit Feuer zu bekämpfen!" Zunächst hatte er damit Erfolg, doch dann entwickelten sich neue Läsionen an den Händen und Unterschenkeln. Er und die anderen Crew-Mitglieder versuchten es im Laufe der Zeit mit allem, was die Bordapotheke zu bieten hatte: Arsenik, Wasserstoffperoxid, blaues Kupfersulfat, Iodoform, Limonensaft, Borsäure und vor allem Unmengen von Ätzsublimat. Doch der Erfolg blieb aus.

## Fünf Wochen Hospital und Abbruch der Weltumseglung

„Ich fuhr nach Australien und ging in ein Krankenhaus, in dem ich 5 Wochen verbrachte. Elend krank verbrachte ich 5 Monate in Hotels", schrieb London.

» „Die geheimnisvolle Krankheit, die meine Hände befallen hatte, war zu viel für die australischen Spezialisten. Sie war in der

medizinischen Literatur unbekannt. Von keinem solchen Fall war jemals berichtet worden."

Nun, ob das so stimmt, sei dahingestellt. Die Ärzte behandelten offenbar durchaus erfolgreich mit Arsentrioxid. Jedoch schwollen Londons Hände und Füße massiv an, die Haut schälte sich ab.

» „Manchmal waren meine Fußnägel in 24 Stunden so dick wie lang geworden. Nachdem man sie abgefeilt hatte, waren sie nach abermals 24 Stunden wieder ebenso dick."

Die australischen Ärzte waren sich einig, dass die Krankheit nicht parasitär sei, ergo müsse sie nervöser Natur sein, so Londons Bericht.

Er befürchtete, eine Art Lepra zu haben, seine silbrig erscheinende Haut werde „durch die ultraviolette Strahlung zerfetzt", dabei zog er eine Parallele zu den erst wenige Jahre zuvor entdeckten Röntgenstrahlen: „Anders als über die ‚echte Lepra' ist über diese geheimnisvolle Krankheit nichts bekannt … Man weiß nicht, wie sie entsteht. Man weiß nicht, was sie ist. Man weiß nicht, warum sie verschwindet", schreibt London.

Wahrscheinlich ist, dass er sich, zusätzlich zur Frambösie, eine chronische Quecksilbervergiftung mit toxisch-allergischer Reaktion (Akrodynie) zugezogen hatte. Jack London und seine Frau brachen schweren Herzens die geplante Weltumseglung ab, die „Snark" wurde zu einem Bruchteil des Kaufpreises versteigert, und auf einem Kohledampfer ging es zurück nach Kalifornien, wo London sich allmählich wieder erholte. Allerdings hatte er danach zunehmend Angst vor Krankheiten, besonders vor Syphilis und vor der Rückkehr der Himbeerpocken.

Im Jahre 1911 erhielt er noch einmal eine Therapie mit Arsenik. Nur 5 Jahre später starb London im Alter von 40 Jahren unter bis heute nicht ganz geklärten Umständen, wenngleich gezeichnet von einer schweren Niereninsuffizienz, von Schmerzen und Morphinabhängigkeit.

### Frambösie

Die Frambösie ist eine in den Tropen, und dort vor allem in den ländlichen Regionen vorkommende syphilisähnliche Krankheit, ausgelöst durch Treponema pertenue. Dieser Erreger lässt sich wegen weitgehend ähnlicher Antigenstrukturen weder morphologisch noch serologisch von Treponema pallidum unterscheiden. Die Übertragung erfolgt durch Kontakt über Finger, Insekten, Haustiere, Kleidung, durch Einatmen oder Verschlucken – meist findet die Infektion im Kindesalter statt. Die Krankheit verläuft in drei Phasen: Im Primärstadium finden sich entzündlich infiltrierte, rasch ulzerierende Papeln sowie regional schmerzlos vergrößerte, harte Lymphknoten. 3–12 Monate nach der Infektion treten himbeerartige Hautwucherungen auf, also papulöse, papillomatöse, granulomatöse Läsionen. Knochen und Periost sind involviert, an den Handflächen und den Fußsohlen bilden sich Rhagaden und Clavi, die Haut schuppt, das Nagelbett entzündet sich. Die damit verbundenen Schmerzen verändern charakteristischerweise das Gangbild der Patienten. Im Tertiärstadium schließlich, Jahre nach der Infektion treten nodöse und tuberkuloide Läsionen und Ulzerationen auf, verbackene, schmerzhafte Knoten tief in der Subkutis sowie palmoplantare Keratodermien. Die Knochenbeteiligung äußert sich in Periostitis, Osteitis, gummösen Osteoperiostitiden bis hin zum Auftreten einer Säbelscheidentibia.

Behandelt wird heute primär mit Penicillin sowie extern entsprechend der klinischen Symptomatik.

## Literatur

Altmeyers Enzyklopädie (www.enzyklopaedie-dermatologie.de, Zugriff: 04.09.2014)

London J (1978) Die Fahrt der Snark. Neues Leben, Berlin

Ross JJ (2012) Medical misadventures of an amateur M.D.: Jack London's death by hubris. In: Ross JJ: Shakespeares's tremor and Orwell's cough: the medical lives of famous writers. St. Martin's Press New York

# Gustav Mahler: Von Streptokokken hingestreckt

© Springer-Verlag GmbH Deutschland, ein Teil von Springer Nature 2019
T. Meißner, *Der prominente Patient*
https://doi.org/10.1007/978-3-662-57731-8_30

Der Komponist und Dirigent Gustav Mahler gehört zu den ersten Patienten, bei denen die Diagnose einer Endocarditis lenta gestellt und bakteriologisch gesichert worden ist.

Gustav Mahlers (1860–1911) musikalisches Talent fiel früh auf. Mit 15 Jahren durfte er das Wiener Konservatorium besuchen, wo er Klavier und Komposition studierte. Ab seinem 20. Lebensjahr verdiente er sein Geld als Kapellmeister, unter anderem in Kassel, Prag, Leipzig und Budapest, bevor er 1891 erster Kapellmeister am Stadttheater Hamburg wurde. 1897 berief man Mahler an die Wiener Hofoper, wo er 10 Jahre bleiben sollte.

Ein einfacher Mensch kann er nicht gewesen sein. Zweifellos ein musikalisches Genie, ein rastloser Künstler, der sich nicht schonte – andere jedoch ebenso wenig. Sein früherer Assistent und einer der bedeutendsten Dirigenten der jüngeren Geschichte Bruno Walter (1876–1962), soll ihn als „Diktator" beschrieben haben, dessen Temperamentsausbrüche sich bei unzulänglicher Leistung der Orchestermusiker in lautem Schreien, Stampfen mit dem Fuß und Beschimpfungen äußerten.

## „Weiß im Gesicht, Kohlen seine Augen"

In jungen Jahren hatte Mahler im Wesentlichen drei gesundheitliche Probleme: rezidivierende Halsentzündungen, immer wieder stark blutende Hämorrhoiden und Kopfschmerzattacken – er selbst sprach von Migräneanfällen.

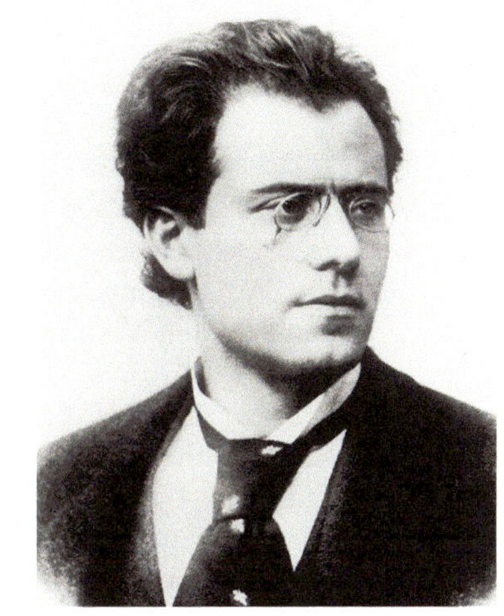

Gustav Mahler (© Mary Evans / INTERFOTO)

Das permanente Hämorrhoidalproblem behob der Wiener Chirurg Julius Hochenegg im Februar 1901, nachdem Mahler trotz Blutungen und Unwohlsein in der Hofoper Mozarts „Zauberflöte" dirigiert hatte. Dort sah ihn auch seine künftige Frau Alma Schindler: „weiß im Gesicht, Kohlen seine Augen." In der darauffolgenden Nacht wäre Mahler fast verblutet, wenn der vom Hausarzt hinzu gerufene Hochenegg nicht den Enddarm austamponiert hätte. Eine Woche später gelang es dem hoch angesehenen Chirurgen, die Hämorrhoiden zu exzidieren, sodass nach der Heilungsphase fortan keinerlei Probleme mehr bestanden.

Anders die Halsentzündungen. Sie sollten im Zusammenhang mit einem Herzfehler für ein fatales Ende sorgen. Immer wieder erkrankte Mahler an teils eitrigen Tonsillitiden. Im Mai 1897 war wieder einmal ein großer Tonsillarabszess entstanden. Mahler konnte nicht mehr essen, ja selbst Wasser brachte er nicht mehr herunter. Der Abszess wurde inzidiert, eine äußerst schmerzhafte Prozedur. Morphium verschaffte Linderung. Der behandelnde Arzt riet Mahler dringend, sich die Mandeln entfernen zu lassen. Bis dahin sollte der Rachen täglich mit dem Silbernitrat (Höllenstein), einem beliebten Ätzmittel gegen Warzen, gepinselt werden – auch dies eine sehr schmerzhafte Maßnahme. Mahler lehnte letztlich die Tonsillektomie ab.

## An die Metropolitan Opera in New York

Im Mai 1907 trat Mahler als Direktor der Wiener Hofoper zurück, nachdem er sich zunehmend antisemitischen Anfeindungen ausgesetzt sah. Da hatte er bereits einen Vertrag mit der Metropolitan Opera in New York in der Tasche. 2 Monate später starb seine Tochter Maria Anna an einer „Scharlach-Diphtherie", so die Diagnose des hinzugezogenen Arztes. Von diesem lässt sich auch Mahler untersuchen und er stellt ein ungewöhnliches Herzgeräusch fest.

Der Wiener Arzt Friedrich Kovacs bestätigt dies und diagnostiziert eine verengte Mitralklappe.

Von nun an solle Mahler auf jegliche körperliche Anstrengung verzichten. Dabei liebte er ausgedehnte Bergwanderungen, Fahrradtouren oder das Schwimmen. Nie hatte sich der Musiker dabei unwohl gefühlt. Und auch das Dirigieren ist ja körperlich anstrengend.

Mahlers Ärzte nahmen an, dass der Herzfehler angeboren sei. Dies, so meint der Internist und Pathograf Franz Hermann Franken, rühre am ehesten daher, dass in Mahlers Anamnese keine für die Ausbildung eines Klappenfehlers infrage kommende Erkrankung bekannt war, vor allem kein akutes rheumatisches Fieber. Man habe nicht gewusst, dass Mahler in seiner Jugend am sogenannten Veitstanz gelitten hatte. Doch in zwei Biografien ist dies vermerkt. Nach Ansicht Frankens könnten die plötzlich einschießenden, unwillkürlichen Zuckungen der Extremitäten im Zusammenhang

mit einer Chorea minor aufgetreten sein, dem Streptokokken-Rheumatismus. Womöglich behielt er davon einen Mitralklappendefekt zurück, einen Locus minoris resistentiae, auf dem sich die Erreger der Endokarditis lenta ansiedeln konnten.

Ein weiterer hinzugezogener Arzt, Franz Hamperl aus Wien, wertet den Herzbefund als nicht schwerwiegend, er habe keine Auswirkungen auf die körperliche Leistungsfähigkeit. Inzwischen hatte Mahler seine Stellung an der Metropolitan Opera in New York angetreten. Bergwanderungen unternahm er allerdings keine mehr, obwohl er sich eigentlich körperlich meist wohl fühlte: „Mir geht es famos ich halte alle Anstrengungen ohne die geringste Beschwerde aus", schrieb er Anfang Februar 1910 an einen Freund. Zuvor hatte er allerdings wieder einmal eine schwere Tonsillitis mit Fieber durchgemacht.

1909/10 gab er Konzerte in den USA, in Paris, Rom, Leipzig und München, wo die Uraufführung seiner 8. Sinfonie mit mehr als 1000 Mitwirkenden und 3000 Zuhörern ein großer Erfolg war. Zurück in den USA, gab er bis Februar 2011, trotzdem er kränkelt, 48 Konzerte.

## Letztes Konzert in der Carnegie Hall

Am 20. Februar 1911 erneut ein Rezidiv. Trotz Fiebers und gegen ärztlichen Rat dirigiert Mahler ein Konzert in der Carnegie Hall. Es soll sein letztes sein. Er schluckt danach Acetylsalicylsäure. Zwar schwinden die Symptome der Halsentzündung. Das Fieber jedoch bleibt. Mal fällt es, dann steigt es wieder... 1 Woche lang. Mahlers Hausarzt Josef Fraenkel zieht Emanuel Libman vom Mount Sinai Hospital in New York hinzu, einem Spezialisten für bakterielle Herzentzündungen. Er und Louis Celler hatten 1910 die Meinung vertreten, dass Kokken die Erreger der Endokarditis lenta seien. Ähnliches hatte bereits der deutsche Arzt und Bakteriologe Hugo Schottmüller geäußert.

Libman bestätigt die Diagnose eines chronischen Mitralklappenfehlers. Zudem ist Mahlers Milz vergrößert, am Körper finden sich Petechien, der Patient hat leichte Trommelschlägelfinger. Libman lässt eine Blutkultur anlegen. 4 Tage später steht fest, dass vergrünende Streptokokken ihr unheilvolles Werk verrichten. Eine wirksame Behandlung existiert zu diesem Zeitpunkt nicht.

Um wenigstens etwas zu versuchen, verabreicht man Einläufe mit kolloidalem Silber, das bakterizide Wirkungen hat. Dass dies tatsächlich etwas bewirken könnte, glaubten die Ärzte wohl nicht wirklich. Als letzter Rettungsanker erscheint Libman und Fraenkel das Institut Pasteur in Paris, wo damals erste Versuche mit Serumbehandlungen vorgenommen wurden. Sie gingen auf die Idee Louis Pasteurs (1822–1895) zurück, mit in ihrer Virulenz abgeschwächten Erregern eine Immunisierung zu erzeugen, um dem Körper genug Zeit zu geben, eine eigene Abwehr aufzubauen.

## Behandlungsversuche in Paris und Wien

So schiffen sich Mahler und seine Frau erneut nach Europa ein. Mahler selbst glaubt nicht mehr an ein gutes Ende und spricht davon, neben seiner Tochter Maria Anna in Wien beerdigt werden zu wollen. Das undulierende Fieber hält während der Überfahrt an.

André Chantemesse vom Pasteur-Institut eilt aus seinem Ferienort Allier nach Paris. Mahler wird in eine Klinik in Neuilly gebracht, wo er mehrere Seruminjektionen erhält, außerdem Digitalis und Electrargol (kolloidales Silber). Nach anfänglicher Besserung steigt das Fieber jedoch wieder. Es folgen schwere pektanginöse Beschwerden und Erstickungsanfälle. Inzwischen ist klar, dass die Streptokokken sich im ganzen Körper breitgemacht und vor allem in der Leber Abszesse gebildet haben.

Schließlich wird der Patient noch eilends nach Wien transportiert, wo man ihn im Sanatorium Loew mit Digitalis, Koffein und Morphium behandelt. Schließlich kommt es zur Lungenentzündung, Mahler wird tief komatös, erhält hohe Dosen Morphium und stirbt schließlich am 18. Mai 1911, höchstwahrscheinlich an einer Streptokokkensepsis. Wenige Monate zuvor waren Schottmüllers Arbeiten über die Endocarditis lenta erschienen. 30 Jahre später erfolgte der erste klinische Test mit Penicillin.

## Literatur

Franken FH (2004) Die Krankheiten großer Komponisten, Bd 3, Florian Noetzel Verlag, 2. Aufl, S 153-210
Franzen C (2011) Musik und Medizin an der Schwelle zur Moderne. Dt Ärztebl 108(19): A1056-1058
Otte A, Wink K (2008) Kerners Krankheiten großer Musiker, Schattauer Verlag, 6. Aufl, S 373-389

# Bob Marley: An Hautkrebs wollte niemand glauben

© Springer-Verlag GmbH Deutschland, ein Teil von Springer Nature 2019
T. Meißner, *Der prominente Patient*
https://doi.org/10.1007/978-3-662-57731-8_31

Bob Marley liebte die Musik, die Frauen und den Fußball. Sein Leben war nur 36 Jahre kurz, weil er ein Melanom am Fuß nicht rechtzeitig behandeln ließ.

Mancher aus Bob Marleys (1945–1981) Umkreis glaubte zunächst nicht, dass die Krebserkrankung die primäre Ursache seines frühen Todes war, sondern ein politisch motivierter Anschlag. „Ich glaube nicht, dass Bob Krebs hatte. Wenn er Krebs hatte, dann nur, weil es ihm irgendjemand irgendwie injiziert hat", sagte Bob Marleys Mutter Cedella Marley Booker (1926–2008) 1998 in einem Interview. Nach Marleys Tod kursierten diverse Verschwörungstheorien. Angeblich hatte der US-amerikanische Geheimdienst CIA seine Finger im Spiel, meinte ein britischer Journalist. Marley habe sich an einem Kupferdraht in einem Paar neuer Lederstiefel verletzt, der mit Gift präpariert gewesen sein könnte. Geschenkt hatte ihm die Stiefel der Kameramann Carl Colby, Sohn des ehemaligen CIA-Direktors William Egan Colby (1920–1996).

Zweifellos war das Engagement von Marley für Frieden und Freiheit manchem ein Dorn im Auge. Feinde dürfte er jedoch hauptsächlich in seinem Heimatland Jamaika gehabt haben, wo er mit seinen Konzerten den Sozialisten Michael Manley (1924–1997) unterstützt hatte. Einem Attentat mit Schusswaffen im Jahre 1976 entkam er unverletzt.

Robert Nesta Marley, geboren am 6. Februar 1945 in Nine Miles, Jamaika, wuchs in ärmlichen Verhältnissen auf. Er begeisterte sich früh für die US-amerikanische Musik der 1950er Jahre. Der Mix mit jamaikanischer Tanzmusik ergab den Ska. Diese Musik spielten Marley und die „Wai-

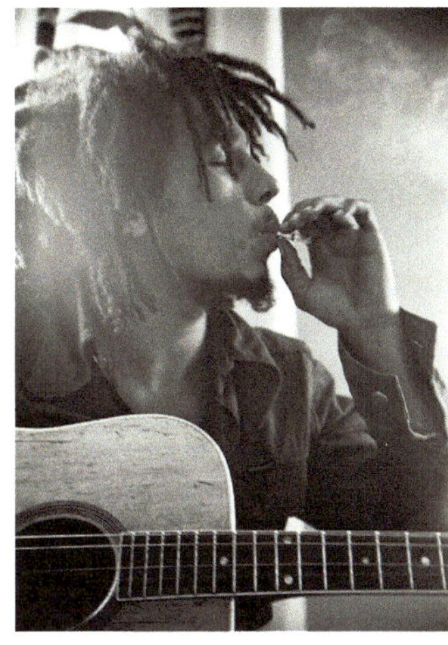

Bob Marley (© Magnolia Pictures / ZUMAPRESS.com / picture alliance)

ling Wailers" Anfang der 1960er Jahre und wurden regional schnell bekannt. Später nannten sie sich „The Wailers". Nach einem mehrmonatigen USA-Aufenthalt – seine Mutter war mit einem neuen Mann dorthin gezogen – schloss Marley sich den Rastafaris an, einer christlichen Sekte. Die filzige Frisur und das Rauchen von Marihuana sind ihr Markenzeichen und haben religiöse Bedeutung. In seinen Song-Texten beschäftigte sich Marley von nun an mit spirituellen und sozialen Themen. Aus dem schnellen Ska wurde der langsamere Reggae.

## Nicht heilende Wunde am rechten großen Zeh

Marley war ein Fußballfan und spielte selbst sehr gern. Bei einem Fußballspiel in London im

Jahre 1977 verletzte sich der Musiker, inzwischen ein Weltstar, am rechten großen Zeh. Angeblich soll der Nagel abgerissen worden sein, andere sprechen von einem rostigen Nagel, in den er hineingetreten sei. In diesem Zusammenhang soll die Diagnose eines malignen Melanoms gestellt worden sein. Andererseits soll Marley gegenüber seinem Manager geäußert haben, der Zeh sei bereits vorher verletzt gewesen und die Wunde bestünde bereits seit Jahren – mal geschlossen, mal wieder offen. Eine nicht heilende Wunde wäre ein Zeichen für einen bereits seit längerem bestehenden Tumor. Tatsache ist, dass wegen der Erkrankung für den Rest des Jahres 1977 alle Konzerte abgesagt wurden.

Der vorgeschlagenen Amputation der großen Zehe stimmt Marley nicht zu, weil das einem Rastafari nicht erlaubt sei. Stattdessen wird lediglich der Nagel und das Nagelbett entfernt und ein kleiner Hautlappen vom Oberschenkel transplantiert. Es soll sich um ein akrolentiginöses Melanom (ALM) gehandelt haben – wer diese Diagnose gestellt hat, ist unklar. Dieser Subtyp betrifft lediglich 4% der Melanompatienten, bei Menschen mit dunkler Haut kommt er, bei insgesamt deutlich niedrigerer Gesamtinzidenz des Melanoms als bei Kaukasiern, häufiger vor. Er findet sich vor allem palmoplantar und sub- oder periungual. Melanome neigen frühzeitig zur Metastasierung, was die schlechte Prognose der Patienten erklärt.

## Aufbruch ins bayrische Rottach-Egern

Im September 1980 bricht Marley beim Joggen im New Yorker Central Park zusammen. Die behandelnden Ärzte finden Tumore in Leber, Lunge und Gehirn. Das letzte Konzert seines Lebens absolviert Marley am 23. September 1980. Er ist schwer krank. Die Ärzte im renommierten Sloan Kettering Cancer Center in New York schätzen Marleys Lebenserwartung äußerst pessimistisch ein, geben ihm nur noch Wochen.

Auf Vorschlag des jamaikanischen Arztes Carl Fraser begibt sich Marley im November 1980 nach Deutschland in die Ringberg-Klinik von Josef M. Issels (1907–1998) in Rottach-Egern. Issels hatte die Klinik 1951 gegründet und verfolgte dort sein eigenes Konzept einer Krebstherapie. Er lehnte zwar schulmedizinische Methoden nicht prinzipiell ab, glaubte jedoch, dass körpereigene Abwehrkräfte in der Therapie zu wenig beachtet würden. In einer Fernsehdokumentation der BBC über Issels Klinik aus dem Jahre 1970 hieß es, Issels sei der Ansicht, ein gesunder Körper entwickle keinen Krebs, er glaube, dass der Gesamtstoffwechsel behandelt werden müsse. Krebszellen würden erst aktiv, wenn der Körper nicht mehr in der Lage sei, sie zu zerstören. Issels betrachtete Krebs als lokales Symptom einer allgemeinen Körperschwäche, deren Endstadium schließlich die Tumorgeschwulst sei.

Issels entwickelte eine eigene Immuntherapie. Dazu gehörten etwa hochverdünnte Extrakte krebskranker Mäuse oder von resezierten Tonsillen sowie sogenannte AV-Tropfen – homöopathisch verdünntes Blut von Patienten. Er wurde angefeindet, es kam zu Gerichtsprozessen wegen fahrlässiger Tötung, wurde aber schließlich in allen Punkten freigesprochen. In dem Prozess kamen auch objektive Heilerfolge Issels zur Sprache. Schulmediziner gingen eher von Spontanheilungen aus. Aus einem Bericht des Magazins „Der Spiegel" aus dem Jahre 1961 geht hervor, dass sich Issels womöglich weniger als Krebsheiler, sondern angesichts der infausten Prognose der meisten seiner Patienten eher als Seelsorger verstanden habe. Ungerechtfertigte Hoffnungen mit nicht anerkannten Heilmethoden zu vermitteln, gehörte offenbar dazu. Später wanderte der Arzt in die USA aus, wo es noch heute ein Issels-Zentrum gibt.

## Fußball, Wandern sowie Körper und Geist reinigen

Ob Marley in Issels Ringberg-Klinik aufgrund einer Chemotherapie seine Dreadlocks verlor oder ob er sie sich hat abschneiden lassen, wird unterschiedlich berichtet. Issels Witwe; Ilse Marie Issels, sagte in einem Interview für das „Bob Marley Magazine" im Februar 2000, zur Art der Behandlung befragt, dass ihr Mann bei seinen Patienten versuchte „Geist und Körper zu reinigen". Dazu gehörte eine spezielle Diät, die den Körper von Toxinen befreien sollte. Die Tonsillen und schadhafte Zähne wurden, wie in der Klinik üblich, bei Marley entfernt, weil sie das körpereigene Abwehrsystem beeinträchtigen würden, heißt es in einer Biografie Marleys. Dort wird auch über eine angebliche Strahlenbehandlung in der bayrischen Klinik berichtet, diese habe zum Verlust der Haare geführt. Empfohlen wurden weiterhin körperliche Übungen, um die Sauerstoffzufuhr verbessern. Zusätzlich versorgte der begleitende Freundes- und Familienkreis Marley offenbar mit traditionellen jaimaikanischen „Buschheilmitteln".

Zunächst verbesserte sich der Zustand Marleys so weit, dass er wieder Fußball spielen und Bergwanderungen unternehmen konnte. Trotz der schweren Erkrankung sei er immer gut gelaunt gewesen, erzählte Ilse Issels. Freunde und Familienmitglieder waren stets um den Musiker herum und ermutigten ihn. Josef Issels und Marley sollen lange Gespräche über Religion, das Leben, Musik und Kunst geführt haben.

Doch dann, nach einem halben Jahr in der Ringberg-Klinik, verschlechterte sich Marleys Gesundheitszustand wieder. Es bestand keine Hoffnung mehr. Anfang Mai 1981 möchte er zurück in seine Heimat fliegen. Bei einer Zwischenlandung in Miami, Florida, wird er wegen seines schlechten Gesundheitszustands ins Krankenhaus gebracht. Dort stirbt er am 11. Mai 1981 an den Folgen des sich ausbreitenden Hirntumors.

Marley hinterließ zwölf Kinder, davon zehn leibliche Kinder von sieben verschiedenen Frauen. Zwei Kinder hatten er und seine Ehefrau Rita adoptiert. Marley hinterließ aber auch ein musikalisches Erbe: Der Reggae wird auch heute noch vor allem mit seiner Person assoziiert. Sein Lied „Get up, stand up" wurde zur Hymne der Organisation „Amnesty International".

## Akrolentiginöses Melanom (ALM)

Es handelt sich um ein an Handinnenflächen und Fußsohlen, Zehen und unter Nägeln wachsendes malignes Melanom. Da es flach horizontal wächst, bleibt es oft lange unbeachtet oder wird verkannt, bis es als Tumorknoten erkennbar wird. ALM machen etwa 4–5% aller Melanome aus, die subungual gelegenen lediglich 1–3% der Melanome. Daraus ergibt sich eine Inzidenz von etwa 0,3/100.000. Betroffen sind bevorzugt ältere Menschen.

In der afroamerikanischen Bevölkerung sind Melanome deutlich seltener als bei Kaukasiern. Während bei Kaukasiern Melanome vor allem am Rumpf auftreten, sind sie bei Afroamerikanern zu fast 60% an den unteren Extremitäten lokalisiert. Zudem werden Melanome bei Afroamerikanern in einem meist fortgeschrittenen Stadium mit höheren Graden der Ulzeration und oft ausgeprägtem Lymphknotenbefall festgestellt. ALM gehen mit einer vergleichsweise höheren Mortalität einher. Klinisch imponiert das ALM als braune bis schwarze, fleckige oder plaqueförmige Hautveränderung. Im Verlauf entwickeln sich aus den flachen Läsionen zunehmend knotige, schuppende und erhabene Knoten. Die prognostischen Indikatoren sind nicht so gut bestimmbar wie bei anderen maligen Melanomen, wegen der oft späten Diagnose befinden sie sich allerdings häufig in einem fortgeschrittenen Stadium mit entsprechend schlechter Prognose.

## Literatur

Altmeyers Enzyklopädie (www.enzyklopädie-dermato-logie.de)

Arney K (2014) Bob Marley, genomics, and a rare form of melanoma. Cancer Research UK August 20, 2014 (http://scienceblog.cancerresearchuk.org/2014/08/20/bob-marley-genomics-and-a-rare-form-of-melanoma/)

Gooding C (2011) A death by skin cancer? The Bob Marley story. The Tribune April 17, 2011 (https://web.archive.org/web/20110417084412/http://www.tribune242.com/04122011_Bob-Marley_features_pg9)

Interview mit Cedella Marley Booker vom Dezember 1998 (www.classical-reggae-interviews.org/cb-2-d.htm)

Issels-Prozess: Die Nichtwisser. Der Spiegel 1961; 32: 22-33

Mahendraraj K et al. (2017) Malignant melanoma in African-Americans. Medicine 96:15

White T (2000) Bob Marley – Catch a Fire. Hannibal Verlagsgruppe Koch

# Steve McQueen:
# King of Cool vertraute Scharlatanen

© Springer-Verlag GmbH Deutschland, ein Teil von Springer Nature 2019
T. Meißner, *Der prominente Patient*
https://doi.org/10.1007/978-3-662-57731-8_32

In Hollywood war er „The King of Cool". Ob Revolver, Motorrad oder das Steuer eines Sportwagens: Steve McQueen hatte alles im Griff, auf der Leinwand wie als Motorsportler.

„Ich werd's schaffen", war Steve McQueen (1930–1980) überzeugt, als er die Diagnose eines fortgeschrittenen Pleuramothelioms bekam. Das allerdings lag nicht in seinen Händen. Als ihm die Ärzte im Cedars-Sinai Medical Center in Los Angeles klar gemacht hatten, dass sie nichts tun könnten, um sein Leben zu verlängern, suchte er Hilfe beim umstrittenen Alternativmediziner Josef Issels aus dem bayrischen Bad Wiessee sowie schließlich in einer obskuren Klinik hinter der kalifonisch-mexikanischen Grenze. McQueens Erkrankung löste in der US-amerikanischen Öffentlichkeit und Fachwelt eine breite Diskussion um alternative Heilmethoden in der Krebsmedizin aus. Für ihn selbst war 1980 ein dramatisches letztes Lebensjahr mit Schmerzen und Erschöpfung, mit Hoffnung und Enttäuschungen.

Die seltenen und aggressiven Pleuramotheliome äußern sich zunächst uncharakteristisch mit allmählich zunehmender Dyspnoe, Husten und Brustwandschmerzen, ausgelöst durch Irritationen der Interkostalnerven. Daher werden sie nur in Ausnahmefällen im Frühstadium erkannt. McQueen klagt im Sommer 1978 über anhaltenden Husten, der von seinen Ärzten als Bronchitis oder „stille Pneumonie" gedeutet wird. Unter einer antibiotischen Behandlung scheint es ihm zunächst besser zu gehen. Jedoch bleibt er abgespannt, er hat Schmerzen. Wegen der Symptome gibt der Kettenraucher (drei Packungen täglich) das Rauchen auf.

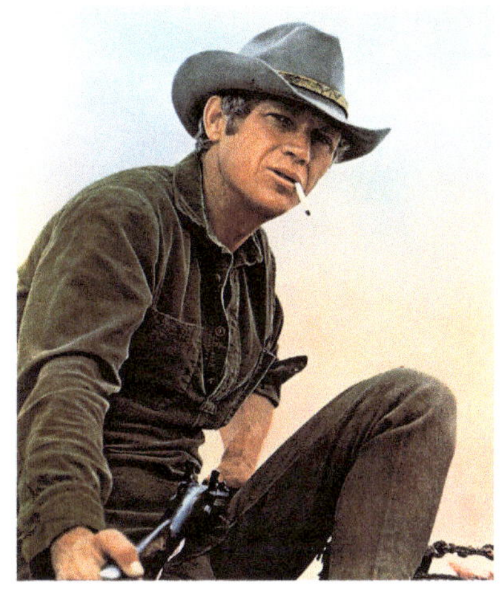

Steve McQueen (© Mary Evans / PARAMOUNT PICTURES / Ronald Grant Archive / INTERFOTO)

## Biopsie bestätigt Diagnose Pleuramesotheliom

Die Probleme halten Anfang 1979 weiter an. Während der Dreharbeiten zum Film „Tom Horn" ist McQueen oft müde und kurzatmig, der Verdacht auf eine ernste Lungenkrankheit kommt auf. Eine Lungenbiopsie im Sommer ist negativ. Ein halbes Jahr später, die Aufnahmen zum Film „The Hunter" („Jeder Kopf hat seinen Preis") sind gerade beendet, bestätigt eine erneute Biopsie schließlich die Diagnose Pleuramesotheliom.

Diese seltene Krebserkrankung ist zu 80–90% mit Asbestexposition assoziiert. Ob McQueen in seiner Zeit als Marineinfanterist, durch das Tragen von feuerfester Rennkleidung als Motorsportler oder über andere Quellen mit Asbest in

Berührung gekommen ist, bleibt spekulativ. Auf jeden Fall gilt Rauchen als überadditiv wirksamer Risikofaktor für die Entwicklung eines Mesothelioms.

Im Februar 1980 hat sich das Karzinom weiter ausgebreitet, und einen Monat später wird durch einen Bericht in der Boulevardpresse die bis dahin geheim gehaltene Diagnose der Öffentlichkeit bekannt. McQueens Ärzte geben ihrem Patienten nur noch wenige Monate. Doch der Schauspieler will davon nichts wissen und unterschreibt den Vertrag für einen weiteren Hollywood-Film. Er droht der Presse mit Klage wegen ihrer angeblichen Falschmeldungen. „Das ist lächerlich. Ich bin völlig in Ordnung!", äußert er gegenüber dem Magazin „People".

## Vitamine, Mineralien und Kaffee-Einläufe

Zugleich bemüht er sich um Hilfe bei Therapeuten, die mit unorthodoxen Methoden arbeiten. So lässt er sich unter anderem heimlich in einem Wohnmobil (die Öffentlichkeit soll weiter im Unklaren gelassen werden) über anderthalb Monate fast täglich Infusionen mit Vitaminen und Mineralien verabreichen. Er landet schließlich bei William D. Kelley, einem ehemaligen Zahnarzt, der behauptet mit einer diätetischen Behandlung seinen eigenen Leber- und Pankreaskrebs besiegt zu haben. Da Kelley aufgrund seiner Ausbildung nicht selbst behandeln darf, lässt er Ärzte in seiner in Mexiko gelegenen Klinik für sich arbeiten, er selbst ist offiziell „Berater".

Kernstück seiner Behandlung sind Pankreasenzyme als Teil einer strengen Diät. Diese sollen existierende Krebsgeschwüre verdauen. Hinzu kommen täglich mehr als 50 Tabletten mit Mineralien und Vitaminen. Zur Detoxifizierung gibt es Kaffee-Einläufe, die die Leber und die Gallenblase reinigen und das körpereigene Immunsystem anregen sollen, sowie rektale Applikationen von Enzymimplantaten. Des Weiteren Massagen, Waschungen, Gebetssessionen, Psychotherapie und Injektionen mit Zellpräparaten aus Schaf- und Kälberfeten.

Schließlich erhält McQueen auch Laetril (Laevo-Mandelsäurenitril-β-glucuronisid), eine umstrittene Substanz, die in dieser Zeit selbst Zeitschriften wie „Science" und dem „New England Journal of Medicine" kontroverse Artikel wert war.

Kelley soll in den 1960er- und 1970er-Jahren tausende Krebspatienten behandelt haben und bezeichnete sich selbst als „national führende Autorität für die nichttoxische Krebstherapie". Die American Cancer Society hatte bereits 1971 die Kelley-Methode als „ungeprüft" gelistet. Dennoch bezahlt McQueen angeblich pro Monat 10.000 US-Dollar für die Behandlung.

## Fragliche Remission nach „metabolischer Therapie"

Einer seiner Ärzte, Rodrigo Rodriguez, behauptet nach 6 Wochen, dass es dem Patienten wesentlich besser gehe, die Tumormasse habe um 60–75% abgenommen. Die Nachrichtenagentur Associated Press vermeldet prompt, der weltbekannte Schauspieler befinde sich in Remission. Der Widerhall in den Medien ist gewaltig. Kelley macht nun massiv Werbung für seine „metabolische Therapie" und scheut sich nicht, McQueen eine Tonaufnahme anfertigen zu lassen und zu veröffentlichen, in der der Schauspieler sich bei Mexiko und seinen Therapeuten bedankt. Rodriguez behauptet, bis zu 90% der mit seiner Methode in den vergangenen 18 Monaten behandelten 1500 Patienten seien noch am Leben.

Zumindest bei McQueen sieht die Wahrheit anders aus. Wegen erheblicher abdomineller Beschwerden fliegt er Anfang November 1980 nach Juarez, Mexiko, um sich einen abdominalen Tumor chirurgisch entfernen zu lassen – nach Kelleys Angaben nicht größer als ein Baseball. Zu dem Prediger Billy Graham, mit dem der Schauspieler kurz vor seinem Abflug gesprochen hatte, soll McQueen geäußert haben, seine Überlebenschance betrage 50% – der Leidensdruck muss also groß gewesen sein. McQueens Chirurg Cesar Santos Vargas in der Santa Rosa Clinic äußerte später gegenüber

Associated Press, dass der rechtsseitige Lungentumor bis hinunter zum Zwerchfell gereicht habe und auf den linken Lungenflügel übergriff. Das Karzinom sei in den Hals und in den Abdominalbereich gestreut. Zwar hatte der Chirurg eine große Tumormasse entfernt, der größte Teil des Karzinoms jedoch sei im Körper verblieben. Kurz: Kelleys metabolische Therapie kann zumindest somatisch kaum etwas bewirkt haben. Keine 24 Stunden nach der Operation war McQueen tot, offizielle Todesursache: Herzinfarkt.

Kelley behauptete später, McQueen sei nicht an seiner Krebserkrankung gestorben. Ohne die Operation wäre der Schauspieler genesen, denn der Tumor sei unter seiner Therapie geschrumpft „wie Zuckerwatte". Trotz scharfer Kritik an der Methode pilgerten in der Folgezeit verzweifelte Krebspatienten mit meist terminalen Erkrankungsstadien zu Tausenden in Kelleys Klinik. Bis in die jüngere Vergangenheit erscheinen Publikationen zu Varianten der diätetischen Behandlung mit Pankreasenzymen bei Krebserkrankungen in alternativmedizinischen Zeitschriften.

### Pleuramesotheliom

Die Zahl der Patienten mit Pleuramesotheliomen hat sich in Deutschland seit 1990 verdreifacht, wobei inzwischen offenbar eine Plateauphase erreicht worden ist. Im Moment erkranken ein bis zwei Menschen pro 100.000 Einwohner jährlich neu am Pleuramesotheliom. Das hat mit der Hauptursache der Krankheit, der beruflichen Asbestexposition, zu tun sowie mit der langen Latenzzeit zwischen Asbestexposition und Krankheitsmanifestation von 30–50 Jahren. Hoffnungen auf einen Rückgang der Inzidenz, nachdem die Asbestexposition bereits in den 1980er-Jahren eingeschränkt worden ist, haben sich bislang nicht bestätigt. Die Prognose ist mit medianen Überlebenszeiten von 8–36 Monaten nach wie vor schlecht.

Ausgangspunkt der Krankheit sind meist eingeatmete Asbestfasern, die vom Körper nicht eliminiert werden können und subpleural akkumulieren. Wegen der unspezifischen Symptomatik mit Dyspnoe, Reizhusten und Brustwandschmerzen wird das Pleuramesotheliom meist erst spät diagnostiziert. Einseitige Pleuraergüsse oder Pleuraverdickungen sollen, vor allem bei positiver Asbestanamnese, stets an ein Mesotheliom denken lassen. Die Diagnose wird mit Sonografie- und Computertomografie-gestützten perkutanen Nadelbiopsien und der histologischen sowie immunhistologischen Diagnostik durch Lungenpathologen gesichert. Die Behandlung der seltenen Erkrankung soll in spezialisierten Zentren erfolgen, dort werden individuell zusammengestellte multimodale Behandlungsstrategien verfolgt, vor allem mit chirurgischer Resektion und Bestrahlung, mit den Zielen Symptomkontrolle und Sicherung der Lebensqualität. Chemotherapien sind weitgehend wirkungslos. Von Genomanalysen erhoffen sich Wissenschaftler neue Therapieansätze.

## Literatur

Bueno R et al. (2016) Comprehensive genomic analysis of malignant pleural mesothelioma identifies recurrent mutations, gene fusions and splicing alterations. Nature Genetics 48: 407-416

Lerner BH (2006) When Illness Goes Public. The Johns Hopkins University Press, Baltimore, S 139-158

Neumann V et al. (2013) Malignes Pleuramesotheliom. Dt Ärztebl 110 (18): 319-326

Sackmann S (2010) Klinik und Diagnostik des malignen Pleuramesothelioms. Pneumologe 7: 19-27

# Herman Melville: Geisteskrank nach „Moby Dick"

© Springer-Verlag GmbH Deutschland, ein Teil von Springer Nature 2019
T. Meißner, *Der prominente Patient*
https://doi.org/10.1007/978-3-662-57731-8_33

Der amerikanische Schriftsteller Herman Melville litt wahrscheinlich an einer bipolaren Störung sowie an diversen körperlichen Beschwerden. Letztere lassen einen Morbus Bechterew vermuten.

„Oh, hätte ich das geschrieben", äußerte Thomas Mann über den Roman „Moby Dick" von Herman Melville (1819–1891). Das monumentale Buch des US-amerikanischen Autors über die Jagd des von Hass getriebenen Kapitäns Ahab auf den weißen Pottwal Moby Dick gilt heute als eines der bedeutendsten Werke der Weltliteratur. Zu Lebzeiten Melvilles verkaufte es sich eher schlecht, zeitgenössische Kritiker besprachen es zurückhaltend bis ablehnend.

Leben konnten Melville und seine Familie von der Schriftstellerei bald nicht mehr, sodass er mit Ende 40 eine Stelle als Zollinspektor in New Yorks Hafen annehmen und dieser Arbeit bis zu seinem 67. Lebensjahr nachgehen musste – erst eine Erbschaft seiner Frau befreite das Paar von finanziellen Sorgen. Zwar war er weiter literarisch aktiv, doch wäre Herman Melville fast in Vergessenheit geraten, wenn seine Werke in den 1920er-Jahren nicht von amerikanischen Literaturwissenschaftlern wiederentdeckt worden wären.

Nach der Veröffentlichung von „Moby Dick" im Jahre 1851 entwickelte Melville eine Reihe von psychischen und körperlichen Beschwerden, die von ersten Biografen als „psychosomatisch" abgetan oder gleich als Ausdruck einer schweren Geisteskrankheit gesehen wurden. „Das Wort ‚Irrsinn' ist viel zu schwach, um Melvilles Geisteskrankheit zu beschreiben", so Lewis Mumford in einem 1929 erschienenen

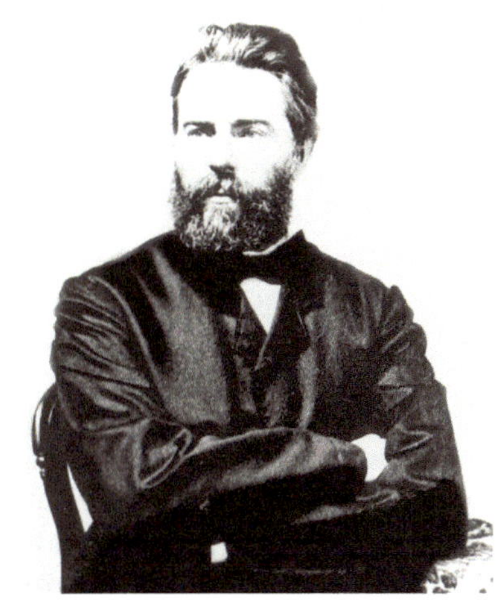

Herman Melville (© Everett Collection / picture alliance)

Buch über Melvilles Leben. Auch über Alkoholismus wird berichtet. Allein, überzeugende Belege für diese Behauptungen ließen sich nicht finden, so der Internist John J. Ross von der Harvard Medical School in Boston, Massachusetts.

## Schreiben bis zur völligen Erschöpfung

Melville war ein sehr zurückhaltender Mensch, ja ein Misanthrop. Alkohol trank er, um in Gesellschaft „warm" zu werden. Wenn er, zumindest in jungen Jahren, an einem Roman arbeitete, dann in einem Zustand von Ekstase und bis zur völligen Erschöpfung. Stundenlang, ja den ganzen Tag konnte er am Schreibtisch sitzen, ohne auch nur eine Pause für Essen und Trinken einzulegen. Während seiner Arbeit an

„Pierre oder Die Doppeldeutigkeiten" verließ er sein Arbeitszimmer oft nicht vor Einbruch der Dunkelheit, um erst dann überhaupt feste Nahrung zu sich zu nehmen. Er schreibe in einem Zustand „morbider Nervosität", hieß es.

Tatsächlich bestand eine familiäre Belastung für Depressionen: Seine Mutter und deren Mutter litten an schweren Depressionen, der Vater hatte womöglich eine bipolare Störung, auch sein Bruder Alan neigte zu depressiven Phasen, die Schwester Kate hatte eine Zwangsstörung. In gutbürgerlichen Verhältnissen geboren musste er als Elfjähriger erleben, wie sein Vater Bankrott machte, sein Bruder starb. Sozial ging es steil bergab, mit 12 Jahren musste er die Schule verlassen. Mit 19 heuerte er das erste Mal als Matrose an und verbrachte die nächsten 5 Jahre hauptsächlich als Seemann. Eine harte Zeit. „Ein Walschiff war mein Yale Collage und mein Harvard", heißt es in „Moby Dick" – ein autobiografischer Hinweis, wie er sich auch in anderen Werken findet, ebenso wie Hinweise auf persönliche Erfahrungen mit psychischen Problemen.

Nach John Ross' Auffassung spricht einiges für das Vorliegen einer bipolaren affektiven Störung bei Melville mit Phasen von Depressionen und Hypomanien. Während der Arbeit an „Moby Dick" soll Melville einmal scherzhaft einen Freund gebeten haben, ihm doch 50 schnellschreibende junge Leute vorbeizuschicken, weil er eine Menge Ideen für künftige Werke habe, leider aber keine Zeit, um über diese Ideen einzeln nachzudenken. Nach den kommerziellen Misserfolgen mit „Moby Dick" und „Pierre" nahmen die Phasen der Hochstimmung ab und Melville versank zunehmend in Düsternis und war körperlich angeschlagen. Trotzdem blieb er erstaunlich produktiv. 1856 war sein Schwiegervater Lemuel Shaw, Präsident des Massachusetts Supreme Court, allerdings so besorgt über Melvilles Gesundheitszustand, dass er ihn auf eine Erholungsreise nach Europa und den Nahen Osten schickte.

## Anfälle heftiger Kreuz- und Brustschmerzen

Dabei traf er auch sein Vorbild, den Schriftsteller Nathaniel Hawthorne, amerikanischer Konsul in Liverpool. Dieser berichtete über heftige Kopf- und Gliederschmerzen Melvilles. Bereits 2 Jahre zuvor, so beschrieb es Melvilles Frau Lizzie später, muss er unter einer ersten schweren Rückenschmerzattacke gelitten haben. Oliver Wendell Holmes (1809–1894) von der Harvard Medical School (auf ihn geht der Begriff „Anästhesie" zurück) verschrieb ihm Medikamente gegen „Ischiasbeschwerden", ohne das Genaueres über die Symptome und die Behandlung überliefert ist.

Betrachtet man die Symptomkonstellation, sieht es so aus, als ob Melville einen Morbus Bechterew hatte. So traten immer wieder starke, anfallsartige lumbale Schmerzen mit Ausstrahlung ins Gesäß und in die Oberschenkel auf – Schmerzen, die häufig zunächst als „Ischiasbeschwerden" missinterpretiert werden, aber auf die Entzündungen und allmähliche Versteifung der Iliosakral- und Wirbelgelenke, Wirbelkörperfusionen und Konfigurationsänderungen der Wirbelsäule, beginnend an der LWS, zurückgeführt werden können. Später kamen Brustschmerzen hinzu, die auf Enthesiopathien der sternokostalen und manubriosternalen Gelenke sowie die allmähliche Versteifung der Brustwirbelsäule hindeuten.

Passanträge mit Angaben der Körpergröße belegen, dass Melville zwischen 1849 und 1856 um etwa 3,5 cm kleiner geworden ist. Zeitgenossen haben seine sehr aufrechte, militärisch anmutende und steife Körperhaltung in mittleren und späten Lebensjahren beschrieben. Die Rückenschmerzen waren auch ein Grund, warum Melville und seine Frau 1861 den Bauernhof Arrowhead bei Pittsfield, Massachusetts, aufgaben und zurück nach New York City zogen.

## Iridozyklitis: Augen empfindlich wie Taubeneier

Ein weiteres Indiz sind die bereits seit dem 31. Lebensjahr beschriebenen Augenschmerzen und Fotophobien, die schubartig auftraten. Diese Beschwerden hielten bis ins hohe Alter an. „Empfindlich wie Taubeneier" seien seine Augen, äußerte Melville einmal. Iridozyklitiden treten bei 30–50 % der Bechterew-Patienten auf und gehen nicht selten der Hauptsymptomatik voraus.

Hinzu kommen die mit Ende 50 auftretenden arthritischen Beschwerden in beiden Händen. Typisch für Morbus Bechterew sind zwar eher Arthritiden im Schulter- und Beckengürtel. Auch ist eine brustkyphotische Fehlhaltung bei Melville nicht beschrieben worden und er war außerhalb der Schmerzphasen körperlich stets aktiv, unternahm Wanderungen, konnte stundenlang in seinem Arbeitszimmer auf und ab gehen. Andererseits kann die Spondylitis ankylosans sehr variabel verlaufen.

Genaue Beschreibungen der Symptomatik sowie der Behandlungen des Autors, der immerhin 72 Jahre alt geworden ist, fehlen. Daher muss sicher ein Fragezeichen hinter die vermuteten Diagnosen gesetzt werden. Bis ins hohe Alter war Melville kreativ tätig und es fragt sich, ob dies der Fall gewesen wäre, wenn er sowohl als Kind wie als Erwachsener keine Familientragödien erlebt, keine körperlichen wie psychischen Probleme hätte durchmachen müssen. Und, so Ross, gäbe es heute ein Buch wie „Moby Dick", wenn bereits 1850 Lithiumsalze zur Verfügung gestanden hätten?

**Urzeitwal nach Melville benannt**

Herman Melville hat mit seinem Roman „Moby Dick" dem 1810 erstmals vor der chilenischen Küste, nahe der Insel Mocha, gesichteten Pottwal „Mocha Dick" ein Denkmal gesetzt. Das Tier zeichnete sich durch seine eher graue Haut und eine weiße Narbe auf dem Kopf aus. Vor einigen Jahren ist nun eine vor etwa 13 Millionen Jahren ausgestorbene Pottwalgattung nach Melville und dem biblischen Seeungeheuer Leviathan benannt worden: Livyatan melvillei. Die Reste des gut erhaltenen Schädels waren 2008 in Peru gefunden worden.

## Literatur

Ross J J (2008) The many ailments of Herman Melville (1819-1891). J Med Biograph 16: 21-29

# Wolfgang Amadeus Mozart: Bis heute nicht verwundener Verlust

© Springer-Verlag GmbH Deutschland, ein Teil von Springer Nature 2019
T. Meißner, *Der prominente Patient*
https://doi.org/10.1007/978-3-662-57731-8_34

Mehr als 200 Jahre nach dem plötzlichen und unerwarteten Tod von Wolfgang Amadeus Mozart beschäftigen sich Öffentlichkeit und Wissenschaftler immer wieder mit der Frage: Warum er? Warum so früh?

Halbwahrheiten, Ausschmückungen und Spekulationen – das ist der Stoff, aus dem Legenden sind. Bei Wolfgang Amadeus Mozarts (1756–1791) Leiden handelt es sich um ein Legenden-Gestrüpp. Weder war er als Kind überdurchschnittlich kränklich, noch starb er eines unnatürlichen Todes. Wahr ist: Was heute Bagatellerkrankungen sind, konnte damals tödlich enden. Von den sieben Kindern Leopold (1719–1789) und Anna Maria Mozarts (1720–1778) überlebten nur zwei: Nannerl (Maria Anna) und Wolfgang – er war das siebte Kind. Allein das sagt einiges aus über die damaligen Lebensumstände.

Die Liste der Krankheiten, an denen Mozart in seinem knapp 36-jährigen Leben angeblich gelitten haben soll, ist lang. Sie reicht von chronischer Nephritis mit Urämie über akutes rheumatisches Fieber, Infektionen, Sepsis bis hin zur iatrogenen oder in mörderischer Absicht herbeigeführten Quecksilbervergiftung. Seit einigen Jahren wird in der Fachliteratur immer wieder die These diskutiert, ob Mozart ein Tourette-Syndrom oder andere neuropsychiatrischen Krankheiten gehabt haben könnte. Darauf soll hier nicht weiter eingegangen werden. Fest steht: Wie kaum bei einem anderen Künstler bewegt uns auch nach mehr als zwei Jahrhunderten noch Mozarts Genius, sein offenbar fröhliches Wesen zu Lebzeiten, sein Schicksal und sein Verlust.

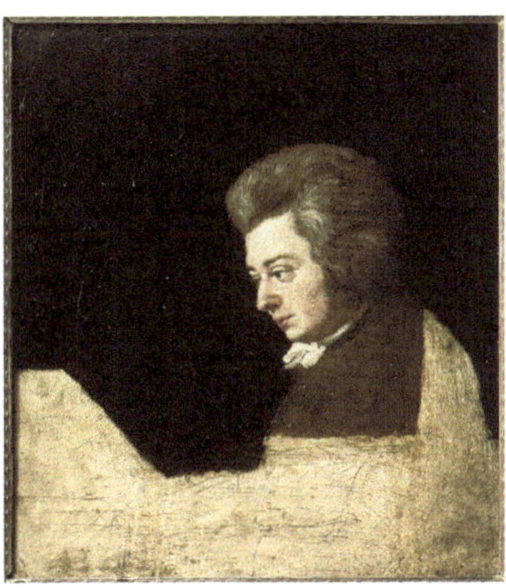

Wolfgang Amadeus Mozart (© akg-images / picture alliance)

Die Grundlage für die anhaltenden Hypothesen und Spekulationen sind wenige verlässliche Primärquellen, gepaart mit der freien Interpretation damaliger medizinischer Begrifflichkeiten sowie Sensationslust. Um es vorwegzunehmen: Es ist unwahrscheinlich, dass heute noch sichere Diagnosen bei Mozart gestellt werden können. Denn seine sterblichen Überreste sind verschollen – und zwar nicht, weil es sich angeblich um ein Armenbegräbnis gehandelt hat.

## Mit Schwarzpulver und Margrafenpulver „mediciniert"

Die besten Informationen über Mozarts Krankengeschichte liegen aus seiner Kindheit vor. Denn Vater Leopold war nicht nur ein emsiger

Briefeschreiber, er „medicinierte" auch gern. Er ließ sich in Briefen detailliert über die aktuellen Krankheiten seiner Kinder aus und mixte seine eigenen Arzneien zusammen. Leopold war mit seinen Kindern oder dem Sohn allein zwischen 1762 und 1773 monate- und jahrelang in Europa unterwegs. Reisen waren stets mit Gefahren für Leib und Leben verbunden, vor allem wegen der überall epidemisch grassierenden Krankheiten. Wirksame Behandlungen gab es nicht. Katarrhe, Hautausschläge oder Fieber, die Wolfgang Amadeus teilweise wochenlang ans Bett fesselten, versuchte Leopold vor allem mit „Schwarzpulver" und „Margrafenpulver" zu behandeln. Beim Schwarzpulver handelte es sich um eine Mischung aus Hirschhorn, Myrrhe, Korallen, Regenwürmern, Froschherzen, Plazenta und anderen mehr oder weniger appetitlichen Zutaten. Margrafenpulver enthielt unter anderem Eichen-, Iris- und Veilchenwurzel, Magnesiumkarbonat und Blattgold. Mozart überlebte trotz dieser Behandlungen.

Ende 1765 traf Leopold mit seinen Kindern Nannerl und Wolfgang aus London kommend in Den Haag ein. Sie mussten dort mehrere Wochen Station machen, weil beide Kinder schwer erkrankten. Am 12. Dezember 1765 schreibt Leopold Mozart:

» „Kaum war meine Tochter 8. Täge aus dem Bette und hatte gelernet allein über den Stuben-Boden zu gehen, so überfiel den Wolfgangerl den 15. Novb.: eine Unbässlichkeit, die ihn in Zeit von 4. Wochen in so elende Umstände setzte, dass er nicht nur absolute unkantbar ist, sondern nicht als seine zarte Haut und kleine Gebeine mehr an sich hat … Den 1. Decembris aber, war er besser und dann lag er 8. Täge ohne ein Wort zu sprechen … nachdem er fast 8. Tag geschlaffen, und nichts gesprochen, so kammen endlich die geister wieder etwas zu Kräften: alsdan sprach er tag und Nacht, ohne das man wuste, was es ware."

Wolfgang war also mehr als eine Woche lang nicht ansprechbar gewesen. Doch er erholte sich ebenso wie seine Schwester, der man bereits die letzte Ölung gegeben hatte.

2 Jahre später erkrankten die Geschwister an den Pocken, die damals mit einer mindestens 30%-igen Letalität einhergingen, und überstanden auch das, trotz Reisestrapazen und unzulänglichen Behandlungsmöglichkeiten. Ansonsten lassen sich aus Leopolds Briefen nur Krankheitssymptome herauslesen, die für verschiedene Kinder- und Infektionskrankheiten typisch sind, aber nicht wirklich für ein chronisches Leiden sprechen. Dennoch wurde in den folgenden Jahrzehnten bis weit ins 20. Jahrhundert hinein versucht, alles Mögliche aus den dürftigen Beschreibungen herauszulesen.

## Tödliche Erkrankung dauerte zwei Wochen

Das ist aus zweierlei Gründen ein tückisches Unterfangen. Denn erstens verstand man damals beispielsweise unter „Fieber" oder unter „rheumatischen" Beschwerden etwas anderes als heute. Zweitens verliefen Krankheiten in Zeiten, in denen es weder Impfungen noch Antibiotika gab, auf eine Weise, wie sie heute in ihrem Vollbild kaum noch auftreten. Über einen Zeitraum von 16 Jahren, von 1775–1791, existieren kaum Aufzeichnungen über Mozarts Krankengeschichte! Zweimal muss er in dieser Zeit über mehrere Tage ernstlich erkrankt gewesen sein, davon einmal „mit rasender Colique und starkem Erbrechen". Dies lässt freilich alle möglichen Diagnosen zu, von infektiösen oder ulzerösen Magen-Darm-Erkrankungen bis hin zu Gallen- oder Nierensteinleiden.

Zu Mozarts letzten Monaten und Wochen sind hauptsächlich die teilweise widersprüchlichen Äußerungen der Ehefrau Konstanze sowie deren Schwester Sophie Haibel verwertbar. Andere Äußerungen wurden oft erst Jahrzehnte später aufgezeichnet, einem Zeitpunkt, an dem noch lebende Verwandte wie beispielsweise auch Mozarts Sohn Karl Thomas Mozart (1784–1858) mit Vermutungen oder subjektiven Ansichten sowie wahrscheinlich mit Ausschmückungen Anstöße zu den später zahlreichen Spekulationen gegeben haben.

Die schließlich tödlich endende Krankheit dauerte etwa zwei Wochen. Sie begann mit Schwellungen an Händen und Füßen, die sich auf den gesamten Körper ausbreiteten und die es Mozart letztlich unmöglich machten, das Bett zu verlassen. Aus Immobilität wurden später „Lähmungen", aus einem Erschauern nach Behandlung des Fiebers mit Essigumschlägen „Konvulsionen", aus einem angeblichen Aufbäumen Mozarts unmittelbar vor Todeseintritt eine „Cheyne-Stokes-Atmung" als Zeichen einer womöglich zerebralen Schädigung. Nachweisen lässt sich all dies nicht.

## Wilde Gerüchte und drastische Therapien

Am wahrscheinlichsten ist, dass Mozart an einer – wie auch immer gearteten – Infektion verstorben ist. Es gab keine Anzeichen einer Vergiftung, dies hätten die damals hoch anerkannten Wiener Ärzte Thomas Franz Closset und Matthias Edler von Sallaba, die Mozart behandelten, nicht unerwähnt gelassen, zumal sich Closset und Sallaba besonders für forensische Fragestellungen interessierten. Auch der Arzt Eduard Guldener von Lobes, der den Leichnam Mozarts gesehen hatte, widersprach später Vergiftungsgerüchten. Diese Gerüchte hatten ihren Anfang genommen im Berliner „Musikalischen Wochenblatt", das eine Woche nach Mozarts Tod erschienen war. Sie waren genährt worden durch ungerechtfertigte Beschuldigungen, gerichtet an den Wiener Arzt Gottfried van Swieten (1733–1803), wie Mozart ein Freimaurer und Pionier der Syphilistherapie mit Quecksilber, sowie Gerüchten, der greise Komponist Antonio Salieri (1750–1825) habe in verwirrtem Zustand später den Mord zugegeben. All dies entbehrt jeder Grundlage, ebenso wie die Hypothese, die Freimaurer hätten etwas mit dem Tod Mozarts zu tun.

Beschleunigt haben den Tod aber wohl die damals üblichen Behandlungsmaßnahmen um das „hitzige Frieselfieber", wie die finale Diagnose lautete, aus dem Körper zu treiben. Dazu gehörten mindestens zwei Aderlässe in Verbindung mit Brechmitteln (Kaliumantimonyltartrat, Brechweinstein), Abführmitteln und Klistieren. Diese Methoden gehen auf die damals noch populäre Säftelehre zurück. Man glaubte, dass eine krank machende Materie (Materia peccans) in einem bestimmten Organ heranreifte, um sich am Ende dort „abzusetzen". So muss man auch die Äußerungen von Mozarts Ärzten verstehen, die verhindern wollten, dass sich die Erkrankung „im Kopfe absetzt". Denn dies würde das Ende bedeuten. Ziel war es also, die Materia peccans aus dem Körper zu entfernen, und zwar mit den erwähnten Gewaltkuren. Diese mutete man dem Patienten umso intensiver zu, je schlechter es ihm ging. Folge waren Verluste großer Mengen Flüssigkeit und hochgradige Anämien – eine unbeabsichtigte iatrogene Vergiftung kann man zumindest nicht ausschließen.

## Vom Friesel- und Entzündungsfieber

Die Diagnose von Mozarts Ärzten „rheumatisches Entzündungsfieber" weicht ab von den Vermerken im Totenschauprotokoll und im Sterberegister, wo von „hitzigem Frieselfieber" die Rede ist. Was ist darunter zu verstehen? Es handelt sich um deskriptive Sammelbegriffe für Krankheiten, die man damals noch nicht abgrenzen konnte. Man unterschied verschiedene Fieber wie Gallenfieber, epidemisches oder auch Witterungsfieber. Dahinter konnten Magen-Darm-Erkrankungen oder Herz-Lungenleiden stecken ebenso wie Zahnschmerzen. Gelenkbeschwerden waren nur Teil der Gesamtsymptomatik. So wurde rheumatisches Fieber als galligen Ursprungs angesehen.

Der Begriff „Fieber" hatte nicht unbedingt etwas mit erhöhter Körpertemperatur zu tun. Fiebermessen gab es erst ab Mitte des 19. Jahrhunderts. Fieber hieß, der Patient fühlte sich heiß an, schwitzte, hatte einen schnellen Puls. Und Fieber verursacht auch Fieberexantheme – Frieseln. Was alles „Frieseln" sein können, darüber erschien noch 1845 ein mehr als 400 Seiten starkes Buch des Arztes Franz Seitz (1811–

1892) („Der Friesel – Eine historisch-pathologische Untersuchung"). Das heißt, auch darunter lassen sich viele innere Krankheiten, wie sie heute bekannt sind, subsumieren. Als Komplikation der „Frieseln" sah man das „Faulfieber" an. Dieser Begriff besagte, dass die Erkrankung sehr schwer geworden war und man den Patienten nun für verloren hielt.

Zurück zu Mozarts Frieselfieber. Dies war offenbar nicht so schlimm, dass sich Mozart in Todesgefahr wähnte, ebenso wenig wie seine Frau und die Schwägerin. Noch auf dem Todeslager soll es mindestens eine Probe für das Requiem d-Moll (KV 626) gegeben haben, bei dem er selbst einen Gesangspart übernommen habe. Doch am 4. Dezember 1791 fühlte er, dass es zu Ende geht. Er soll bis kurz vor seinem Tode bei Bewusstsein gewesen sein. Zu Sophie äußerte er: „Ich habe ja schon den Todtengeschmack auf der Zunge!" Am 5. Dezember starb er kurz nach Mitternacht.

Manche Pathografen meinen, Mozart sei ein Opfer einer damals in Wien grassierenden Streptokokken-Epidemie geworden, die zu einer Glomerulonephritis geführt habe. Von anderen wird infrage gestellt, ob es diese Epidemie überhaupt gegeben hat, weitere Familienmitglieder waren nicht erkrankt …

Festzustellen ist letztlich, dass Mozarts Tod nicht mehr und nicht weniger war als ein tragisches Schicksal, wie es damals manchen ereilte, verursacht wahrscheinlich durch eine unbekannte Infektion und befördert durch damals übliche drastische Behandlungsmaßnahmen. Tragisch ist das auch für die Nachwelt. Denn welche Musik hätte uns wohl ein reifer Mozart noch schenken können.

---

### Kein Armenbegräbnis

Obwohl längst widerlegt, hält sich hartnäckig die Mär vom Armenbegräbnis Mozarts. Dies geschieht jedoch in Unkenntnis der damaligen Bestattungssitten im Wien von 1791, gemäß der Josephinischen Begräbnisordnung. Nach Einsegnung des Toten in der zuständigen Pfarrkirche (bei Mozart der Stephansdom) galten die Beisetzungsfeierlichkeiten als beendet. Ein Trauerzug zum Friedhof war unüblich. Gemäß Anweisung von Kaiser Joseph II. wurden die Toten aus seuchenhygienischen Gründen im Winter nach 18 Uhr und im Sommer nach 21 Uhr ohne Geleit zum Friedhof gebracht und dort in Schachtgräbern, die gewöhnlich für zwei Erwachsene und zwei Kinder hergerichtet waren, beigesetzt. Ursprünglich bestand sogar die Anweisung, keine Särge zu verwenden, sondern die Toten unbekleidet in Leinensäcke einzunähen. Diese Regel wurde wegen erheblicher Proteste 1785 wieder geändert. Grabsteine an den Schachtgräbern waren ebenfalls nicht vorgesehen. Wer einen Gedenkstein errichten wollte, durfte dies an der Friedhofsmauer tun. Mozart erhielt, auch aus Kostengründen, ein Begräbnis 3. Klasse – so wie die meisten Verstorbenen jener Zeit.

## Literatur

Ashoori A, Jankovic J (2007) Mozart's movements and behaviour: a case of Tourette's syndrome? J Neurol Neurosurg Psychiatry 78: 1171-1175

Carmargo CHF, Bronzine A (2015) Tourette's syndrome in famous musicians. Arq Neuropsiquiatr 73(12):1038-1040

Franken FH (2000) Krankheiten großer Komponisten. Florian Noetzel Verlag, Bd 2, S 13-68

Hatzinger M et al. (2013) Acta med-hist Adriat 11(1): 149-158

Karhausen LR (2001) Mozart's terminal illness: unravelling the clinical evidence. J Med Biography 9: 34-48

Ludewig R (2006) Wolfgang Amadeus Mozart (1756-1791): Genaue Todesursache bleibt unerkannt. Dtsch Ärztebl 103(4): A172-176

Zegers RHC et al (2009) The death of Wolfgang Amadeus Mozart: an epidemiological perspective. Ann Int Med 151(4): 274-278

# Waslaw Nijinski: Leben und Wahnsinn einer Tanzlegende

© Springer-Verlag GmbH Deutschland, ein Teil von Springer Nature 2019
T. Meißner, *Der prominente Patient*
https://doi.org/10.1007/978-3-662-57731-8_35

Er gilt als der bedeutendste Tänzer des 20. Jahrhunderts. Aufgrund psychischer Probleme war seine Zeit auf der Bühne und als Choreograf auf wenige Jahre begrenzt: Waslaw Nijinski.

Über kaum einen Balletttänzer ist so viel geschrieben worden wie über Waslaw Nijinski (poln.: Wacław Niżyński) (ca. 1889–1950). Bis heute wird der polnisch-stämmige Russe verehrt. Seine Ausstrahlung auf der Bühne muss ungemein fesselnd, fast mythisch gewesen sein, ein „Fabelwesen", so der deutsch-amerikanische Psychiater Peter Ostwald (1928–1996), der 1991 eine Art pathografischer Biografie über Nijinski publiziert hat.

Schon als Vierjähriger war der Sohn eines Tänzers und einer Tänzerin aufgefallen, weil er komplizierte Bewegungsabläufe geschickt auszuführen verstand. Als Jugendlicher hinterließ er einen so spektakulären Eindruck, dass man ihn „das achte Weltwunder" titulierte. So galten seine federleicht aussehenden hohen Sprünge und der Eindruck, er bleibe dabei kurz in der Luft stehen, als außergewöhnlich. Nijinskis Ideen als Choreograf, etwa in Zusammenarbeit mit Igor Strawinski, haben das Ballett Anfang des 20. Jahrhunderts revolutioniert. Dass sich dieser Mythos bis heute, mehr als 100 Jahre nach seinen großen Erfolgen mit dem Balletts Russe, hält, ist erstaunlich. Denn es existieren keine bewegten Bilder von Nijinskis Kunst.

Die Karriere dieses außergewöhnlichen Künstlers brach aufgrund einer Psychose ab. Formal eine genaue psychiatrische Diagnose zu versuchen, ist aus verschiedenen Gründen kaum sinnvoll.

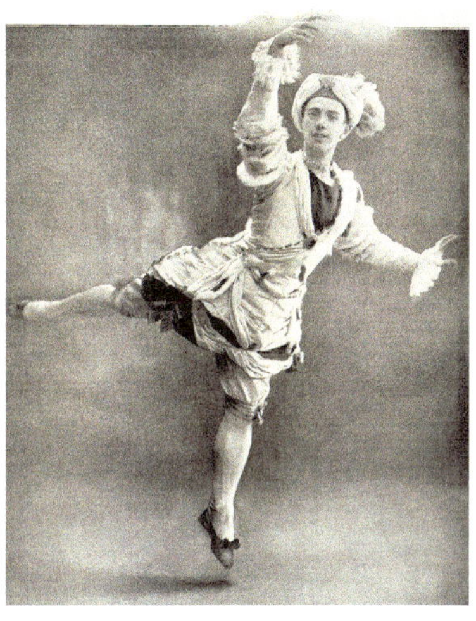

Waslaw Nijinski (© PHOTOAISA / Hill Archives / INTERFOTO)

## Psychose unterbrach außergewöhnliche Karriere

Denn der Zeitpunkt des Beginns seiner Erkrankung zwischen etwa 1910 und 1917 fällt zusammen mit jener Periode, in der maßgebliche Begriffe zur Beschreibung psychischer Leiden geprägt worden sind. Deren Inhalte, etwa zur Schizophrenie, und das Verständnis der Symptome haben sich seitdem erheblich verändert.

Interessant sind die psychischen Störungen Nijinskis daher vor allem in medizinhistorischem Kontext: Nijinski ist von in der Psychiatriegeschichte maßgeblichen Persönlichkeiten untersucht und behandelt worden wie Eugen Bleuler, der im Jahre 1911 den Begriff der Schizophrenie prägte, sowie von Ludwig Binswanger, einem engem Freund Sigmund Freuds und Schüler Carl Gustav Jungs. In Binswangers Schweizer Privatklinik Bellevue hat Nijinski zweifellos die zum damaligen Zeitpunkt bestmögliche Behandlung erfahren. Nijinski gehört außerdem zu den ersten Patienten, die mit der Insulinschocktherapie behandelt worden waren, und zwar unter anderem von dessen Erfinder Manfred Sakel.

Ganz allgemein kann festgehalten werden, dass Nijinski wohl schizophren gewesen ist. Ostwald sowie Joseph H. Stephens von der Johns-Hopkins-Universität stellten im Jahre 1990 posthum die Diagnose „schizoaffektive Störung bei narzisstischer Persönlichkeit". Bei Betrachtung der Anamnese und des Verlaufs der Krankheit Nijinskis lassen sich typische Grundsymptome sowie akzessorische Symptome der Schizophrenie nachvollziehen.

Da sind zunächst die Störungen des Denkens, der Affektivität und des Antriebes. Seit der Kindheit waren bei Nijinski verbal-kommunikative Probleme bekannt. Er sprach zunächst schlecht russisch mit stark polnischem Akzent. Als Erwachsener hielt er sich, auch kriegsbedingt, ausschließlich außerhalb der Sowjetunion auf, sprach eher schlecht Französisch und wenig Deutsch, was die psychiatrische Exploration deutlich erschwert haben dürfte. Dennoch: Hartnäckiges Schweigen im Wechsel mit heftigen Wutanfällen waren seit der Kindheit bekannt, als Erwachsener traten seine irritierenden Stimmungsschwankungen mit teilweise erheblicher nach außen und gegen sich selbst gerichteter Aggressivität und mit zyklischen depressiven Phasen auf. Seine verbal-kommunikativen Defizite versuchte er teilweise pantomimisch auszugleichen.

## Schizophrenie, Verfolgungswahn und Halluzinationen

Im März 1914 wird Nijinski aufgrund zunehmender Probleme aus der Kompanie „Ballets Russe" unter Leitung seines Entdeckers und früheren Liebhabers Sergej Djagilew entlassen. Dies führt zu einem Nervenzusammenbruch. Ein Neurologe diagnostiziert „Neurasthenie mit depressiven Zügen, Schlaflosigkeit und einer nervösen Herzaffektion sowie Brustschmerzen". Damals ist mit „Neurasthenie" eher das bezeichnet worden, was heute unter psychosomatischen Störungen subsummiert werden würde. Nijinski ist in seinen depressiven Phasen sehr misstrauisch, neigt dazu, überall Feinde zu sehen. Plötzlich hat er, der seit der Kindheit waghalsige Balanceakte auf Dächern vollführt hat, der für seine Sprünge und Körperbeherrschung bekannt ist, Angst von der Bühne zu fallen, traut sich nicht, auf einen künstlichen Bühnen-Felsen zu steigen.

Der Pianist Arthur Rubinstein soll bei einer Südamerika-Tournee im Jahre 1917 einmal gemeinsam mit Nijinski auftreten. Doch der kommt lange nicht auf die Bühne. Als er es dann doch tut, ist sein Zustand allzu offensichtlich: „Er sah sogar noch trauriger aus, als wenn er den Tod von Petruschka tanzte. Ich muss gestehen, dass ich den Tränen nahe war", wird Rubinstein zitiert. Später fällt auf, dass Nijinski situationsbedingt plötzlich sehr ausgelassen, heiter, ja manisch sein kann. Er selbst führt Notizbücher, in denen er seine Gedanken festhält. 1919 tanzt er in einem Festsaal am Rande von St. Moritz in der Schweiz sein Ballett über Wahnsinn und Krieg und schreibt über den Abend: „Ich spürte den ganzen Abend Gott. Er liebte mich. Ich liebte ihn, wir waren miteinander getraut."

Später fragt er sich, ob er ein „geistiger Führer" sei, vergleicht sich mit Christus und Lew Tolstoi und überlegt, ob er die britischen und französischen Premierminister sowie den polnischen Exilpräsidenten beraten soll. Hinzu kommen ein Verfolgungswahn, die Angst umgebracht zu werden, zeitweise wahrscheinlich akustische Halluzinationen, in Binswangers Heilanstalt Bellevue offenbar auch mindestens einmal optische Halluzinationen. Seine Affektivität ist inadäquat, passt nicht zur Situation. Seine Sprache verändert sich teilweise zu einem völlig unverständlichen Gemurmel. Dann wieder wirkt er völlig abgekapselt, in sich versunken, ist passiv, stuporös, bewegt sich und redet kaum, kann dann jedoch zu anderer Zeit plötzlich explodieren und Mitmenschen angreifen. Typisch ist auch eine zeitweise Maniriertheit, mit arrogantem bis blasiertem Auftreten. Dann wieder sitzt er da wie ein Kind und klatscht stundenlang ununterbrochen in die Hände.

## Aufenthalte in der offenen Anstalt Kreuzlingen

Ludwig Binswanger (1881–1966) führt seine offene Anstalt in Kreuzlingen mit einer humanistisch-philosophischen Grundhaltung. Ärzte, Pflegende und Patienten, bevorzugt aus der gesellschaftlichen Oberschicht, sind wie eine Familie. Es gibt Gespräche, körperliche Betätigung, Arbeitstherapie und bei Bedarf Natriumbromid oder Morphium-Injektionen. Nijinski ist im Verlauf der Jahrzehnte wiederholt für mehrere Monate dort, aber auch in anderen Heilanstalten. Es besteht der Eindruck, dass bei ihm verschiedene Persönlichkeiten zu unterschiedlichen Zeiten die Führung übernehmen. Mal ist er passiv, unselbstständig, angepasst, ja kriecherisch und sanft, mal aggressiv, launisch und destruktiv, er provoziert die Pfleger – zeitweise besteht der Eindruck, der spiele „den Irren".

Bei starker Erregung werden in einer anderen Klinik hydrotherapeutische Anwendungen versucht, also lange Wannenbänder, die beruhigend wirken sollen, hinzu kommen Sedativa. Besuche und Musik sind nicht erlaubt. Angeblich soll auch einmal mit Terpentin ein Abszess am Oberschenkel induziert worden sein. Dem lag die Beobachtung zugrunde, dass psychische Störungen bei körperlicher Erkrankung wie Infektionen zurückzugehen scheinen.

Sowohl Eugen Bleuler (1857–1939), der Nijinski 1919 einmalig untersucht hatte, als auch Ludwig Binswanger äußern anfangs, dass Nijinski durchaus gesunden könne. Nijinskis Frau Romola hofft jahrelang, dass sie ihren Mann wieder auf die Bühne verhelfen könne – selbst als er dazu schon körperlich gar nicht mehr in der Lage gewesen wäre. Zuletzt setzt sie im Jahre 1938 alle Hoffnungen auf die neue Insulinschocktherapie des umstrittenen Man-

fred Sakel (1900–1957), obwohl Binswanger mehr als skeptisch ist.

## Mit Insulin ins hypoglykämische Koma versetzt

Sakel glaubte, die Schizophrenie sei eine Stoffwechselerkrankung mit abnormen chemischen Reaktionen der Hirnzellen und hoffte, mit der Insulinschocktherapie pathologische Verbindungen zwischen Zellen zerstören zu können. Täglich wurde dazu mit Insulinspritzen in Dosen von bis zu 120 Einheiten ein hypoglykämisches Koma ausgelöst, unter dem teilweise schwere Krampfanfälle auftraten. Nach mehreren Stunden wurde dann per Magensonde oder Injektion eine Glukoselösung verabreicht. Unter der mehrfachen und monatelangen Therapie verschlechtert sich Nijinskis Kommunikationsfähigkeit. Auf Fragen antwortet er nicht, echolaliert, stammelt, wird aphasisch. Andererseits scheint er tatsächlich weniger reizbar zu sein und es scheint, als halluziniere er nicht mehr.

Nach der zweiten Therapieserie glaubt man eine leichte Verbesserung zu erkennen, jedoch bleibt Nijinski im Allgemeinen deprimiert, sein Verhalten wird zunehmend als „negativistisch" beschrieben. Von Dezember 1938 bis in den Frühsommer 1939 hinein erhält Nijinski fast ein halbes Jahr lang täglich (!) Insulinschocks. Der behandelnde Arzt schreibt:

» „Am psychischen Zustand des Patienten hat sich in dieser Zeit kaum etwas geändert. Er ist meist stumpf und teilnahmslos, bei Spaziergängen geht er zwar mit, nimmt aber keine Notiz von der Umgebung, ist still vergnügt, wenn man ihn in Ruhe lässt."

Bei Kriegsende trifft er auf Soldaten der sowjetischen Armee. Sie erkennen den früheren Star. Nijinski hört seit langem wieder die russische Sprache, spricht darauf hin wieder, erkennt die Lieder und das Spiel auf den Balaleikas. Er fängt spontan zu tanzen an – eine unerwartete Besserung.

Doch irren er und seine Frau, Staatenlose, weiter durch Europa, leben mal in der Schweiz, mal in Wien, dann in England. Mit 57 Jahren ist Nijinski körperlich angeschlagen und unselbstständig wie ein Kind. Im April 1950 stirbt er an Nierenversagen. Der Biograf Richard Buckle hat geäußert, man könne Waslav Nijinskis Leben aufteilen in 10 Jahre, um zu wachsen, 10 Jahre, um zu lernen, 10 Jahre um zu tanzen sowie 30 Jahre, um zu sterben.

## Literatur

Ostwald P (1997) Ich bin Gott: Waslaw Nijinski – Leben und Wahnsinn. Europäische Verlagsanstalt 1997

# George Orwell: Ein schrecklich interessantes Leben

© Springer-Verlag GmbH Deutschland, ein Teil von Springer Nature 2019
T. Meißner, *Der prominente Patient*
https://doi.org/10.1007/978-3-662-57731-8_36

Mit „Farm der Tiere" gelang ihm der Durchbruch, „1984" wurde sein Vermächtnis. George Orwells selbstzerstörerische Neigung zu einer kärglichen Lebensweise tat seiner Lunge nicht gut.

Manche von George Orwells (1903–1950) Floskeln und Begriffe gehören heute zum sprachlichen Allgemeingut: „Big Brother", „Neusprech" und „Doppeldenk" zum Beispiel oder die Feststellung, dass einige Bewohner dieses Planeten „gleicher" seien als andere („Alle Tiere sind gleich, doch einige sind gleicher als andere", aus: „Farm der Tiere"). Die in Büchern niedergeschriebenen Erfahrungen und Erlebnisse hat Orwell unter teils lebensgefährlichen Umständen gesammelt: Es passiert nicht oft, dass ein Hochgeschwindigkeitsgeschoss den Hals von vorn nach hinten passiert, ohne dass lebensgefährliche Verletzungen resultieren.

So geschehen im spanischen Bürgerkrieg (1936–1939): Orwell kämpfte als Kommandeur einer kommunistischen Miliz auf Seiten der Republikaner. Am Morgen des 20. Mai 1937 schaut der hochgewachsene Orwell über die Sandsäcke seiner Stellung und gibt vor der aufgehenden Sonne ein hervorragendes Ziel ab. Das Projektil tritt unterhalb des Larynx ein, verpasst rechts knapp die Trachea, verletzt den rechten Rekurrensnerv und tritt am Nacken wieder aus, ohne dass eines der großen Gefäße, das Rückenmark oder andere lebenswichtige Organe tangiert werden. Zunächst ist der rechte Arm gelähmt, er kann nicht sprechen, dauerhaft bleiben ein muskuläres Defizit des rechten Armes mit Schmerzen und taube Finger zurück sowie eine schwache, krächzende Stimme.

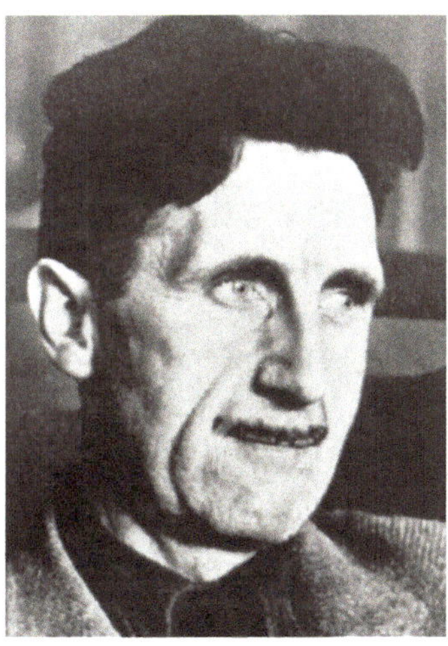

George Orwell (© Friedrich / INTERFOTO)

## Schwer lungenkrank ins feuchtkalte Schottland

Glück im Leben kann man Orwell ansonsten kaum bescheinigen. In puncto Gesundheit trifft er manche schwer verständliche Entscheidung: Muss man zum Beispiel ausgerechnet in einem uralten Häuschen ohne warmes Wasser und ohne Stromversorgung leben? Muss man stets den schlechtesten Tabak kettenrauchen, den man kriegen kann? Und ist es klug, sich 1947/48 als schwer Lungenkranker ausgerechnet ins feuchtkalte Klima einer einsamen schottischen Insel zurückziehen? „Ich hatte zwar die meiste Zeit ein schreckliches Leben, dafür war es aber auch interessant", zog Orwell ein Fazit.

Im Alter von 8 Jahren war die behütete Kindheit des Eric Arthur Blair, der erst wenige Jahre vor seinem Tod unter dem Pseudonym

George Orwell bekannt werden sollte, vorbei: Er wurde von den Eltern in die Eliteschule St. Cyprian in Eastbourne, Sussex, geschickt, wo ein äußerst strenges Erziehungsregime praktiziert wurde. Zu dieser Zeit begannen seine Atemwegsprobleme, wahrscheinlich aufgrund häufiger Influenza- und anderer Virusinfektionen der Atemwege, befördert durch Stress und die beengten Verhältnisse. „Zur Winterszeit, ab etwa meinem 10. Lebensjahr, war meine Gesundheit selten gut", berichtete Orwell später. Er habe mit Bronchitiden und chronischem Husten zu kämpfen gehabt.

Dieser Husten wurde sein ständiger Begleiter, besonders in den Wintermonaten und befeuert durch ein Leben in teils bitterer Armut, sei es als Englischlehrer in Paris, als Hopfenpflücker, Tellerwäscher, Buchhändler oder als Journalist und später Buchautor. Es sei wahrscheinlich, dass er sich spätestens in diesen Jahren des Herumvagabundierens mit Mycobacterium tuberculosis infiziert habe, wenn nicht bereits in seiner Kindheit oder als Kolonialpolizist in Burma von 1921–1927, so John Ross vom Brigham and Women's Hospital in Boston in seiner Pathografie. Ab und zu hustete Orwell Blut. Zwischen seinem 15. und 34. Lebensjahr hatte er vier Pneumonien. In einem Pariser Krankenhaus im Jahre 1929 diente sein eindrucksvolles Atemgeräusch für Dutzende Medizinstudenten im Auskultationskurs als klinisches Beispiel. Oft war er untergewichtig, bei einer Körpergröße von 1,90 Meter erreichte er nie mehr als 77 kg Körpergewicht.

## Tuberkulose-Tests fielen stets negativ aus

1933 starb er fast an einer erneuten Lungenentzündung. Tuberkulose-Tests fielen stets negativ aus. Als er 1935 Eileen O'Schaughnessy heiratete, ihr Bruder war ein bekannter Thoraxchirurg und Tuberkulosespezialist, reichte das Geld nicht einmal für Eheringe. Sie zogen in ein Cottage aus dem 17. Jahrhundert in Hertfordshire ohne heißes Wasser, ohne Elektrizität, mit einem qualmenden Kamin und Plumpsklo.

Dann kam das Bürgerkriegsabenteuer in Spanien, er floh im Juni 1937, weil er von Stalinisten als „Trotzkist" verfolgt wurde. Seine Erfahrungen schrieb er in „Mein Katalonien" nieder, danach brach er zusammen, noch immer an seiner Halsverletzung laborierend, kettenrauchend und mit seiner üblichen Winterbronchitis kämpfend.

Laurence O'Shaughnessy arrangierte die Aufnahme ins Preston Hall Sanatorium in Kent. Orwell wog 72 kg und hustete vier Esslöffel Sputum pro Tag ab. Auf der Röntgen-Thoraxaufnahme war eine vernarbte kleine Kaverne im rechten Oberlappen erkennbar, die Tomografie ergab eine zweite kleine Kaverne am rechten Hilus. Infiltrate in der linken Lungenbasis werden als Blutungen angesehen, sie verschwanden mit der Zeit. Spätere Röntgenaufnahmen ergaben chronische Bronchiektasien der linken Lunge. Extensive Tests auf Tuberkulose einschließlich Sputum-Abstrichen, Sputum-Kulturen und dem damals üblichen Meinicke-Test fielen negativ aus.

## Rückzug auf die Hebriden: Vision des Überwachungsstaats

Die Bronchiektasen, ein häufiger Zustand in der Vor-Antibiotika-Ära, erklären den chronischen Husten, auch die Hämoptysen. Sechs Monate blieb Orwell in stationärer Behandlung und wurde trotz negativer Tests trotzdem behandelt als hätte er Tbc: viel essen, viel liegen, viel frische Luft. Hinzu kamen Vitamin-D-Injektionen als Immunstimulans sowie Kalzium-Injektionen, weil man beobachtet hatte, dass Arbeiter, die mit Kalk und Gips umgehen, vergleichsweise seltener Tbc bekommen hatten. Goldinjektionen, die damals ebenfalls en vogue waren, erhielt Orwell nicht – sicher aus Kostengründen. Danach erholte sich Orwell mit seiner Frau für 6 Monate in Marokko und kehrte dann in sein primitives Cottage in Hertfortshire zurück.

1945 geht er als Kriegskorrespondent nach Paris, seine Frau stirbt kurz darauf unerwartet bei einer Operation. 1946 zieht sich Orwell geschwächt für 18 Monate auf die einsame Hebriden-Insel Jura zurück, wo er ebenfalls ohne Elektrizität und warmes Wasser auskommen muss. Dort schreibt er, Blut hustend, oft fiebernd und mehr und mehr Gewicht verlierend, seine düstere Zukunftsvision eines totalitären Überwachungsstaats nieder: „Nineteen Eighty-Four".

Schließlich, wenige Tage vor Weihnachten 1947, wird im Hairmyres Hospital nahe Glasgow eine neue Kaverne entdeckt, ungewöhnlicherweise im linken Lungenunterlappen – diesmal ist es definitiv Tuberkulose. Orwell wird, wie üblich, mit strenger Bettruhe und hochkalorischer Nahrung behandelt, ergänzt um die Kollapstherapie: Da die Kaverne an der Lungenbasis liegt, kann kein Pneumothorax angelegt oder eine Thorakoplastik vorgenommen werden. Einen Lungenlappen chirurgisch zu entfernen, galt damals noch als unmöglich. Stattdessen wird der linke N. phrenicus in Höhe des linken Schlüsselbeins ausgeschaltet. Das linke Zwerchfell ist nun gelähmt und es werden dem aufrecht sitzenden Patienten etwa 700 cm$^3$ Luft in den Bauchraum injiziert, sodass das Zwerchfell nach oben gepresst wird und die Kaverne im unteren Lungenlappen zum Kollabieren gebracht wird.

## Moderne Wundermittel und eine epidermale Nekrolyse

Diese schmerzhaften und Übelkeit auslösenden Luftinjektionen müssen wöchentlich wiederholt werden, eine Lokalanästhesie ist unüblich. Der Patient muss stets in aufrechter Stellung verharren, damit die Luft unter dem Zwerchfell verbleibt. Nach Angaben von Ross war die Methode nur bei 50% der Tbc-Patienten erfolgreich. Wahrscheinlich konnten sich die Mykobakterien wegen der verringerten Sauerstoffzufuhr weniger gut vermehren, dadurch wurde der Krankheitsfortschritt verzögert.

Orwell lässt sich das damals neue Streptomycin aus den USA besorgen. 1948 konnte in einer Studie unter 4-monatiger Behandlung eine Mortalitätsreduktion von 22 auf 7% nachgewiesen werden. Auch bei Orwell schlägt das

neue Wundermittel gut an, aber er entwickelt eine schwere Arzneimittelreaktion: die toxische epidermale Nekrolyse (Lyell-Syndrom); die Behandlung muss nach 50 Tagen abgebrochen werden. Im Juli 1948 wird Orwell entlassen, die Atemfunktion ist etwas verbessert, aber er hat kaum zugenommen. Er missachtet die Empfehlungen zu einem ruhigen Lebensstil und kehrt stattdessen auf die Insel Jura zurück. Dort tippt er, teilweise ans Bett gefesselt, sein „1984"-Manuskript auf einer altersschwachen Schreibmaschine ab und bringt den Roman in die Endfassung.

Im Januar 1949 wird er ins Cotswold Sanitorium nahe Cranham in Gloucestershire aufgenommen, wo er ein weiteres neues Medikament erhält: PAS (Para-Aminosalicylsäure). Dies und die Ruhe helfen kurzzeitig, später wird unvorsichtigerweise erneut ein Versuch mit Streptomycin unternommen, was Orwell fast umbringt. Im Sommer 1949 erscheint „1984" und ist sofort ein großer Erfolg.

Im September 1949 wird der Autor ins Londoner University College Hospital aufgenommen. Einer der behandelnden Ärzte, Howard Nicholson, erinnert sich später: „Als ich ihn das erste Mal sah, hatte ich keinen Zweifel, dass er sterben würde." Mit den damals zur Verfügung stehenden Mitteln war man machtlos, der verzweifelte Versuch intramuskulärer Penicillin-Injektionen war zwecklos. Isoniazid kam erst 1951 auf den Markt, Rifampicin 1959. Im Oktober heiratet Orwell im Krankenzimmer Sonia Brownell. Er hofft, sich in den Schweizer Alpen erholen zu können, der Flug ist bereits gebucht. Doch 4 Tage zuvor, am 21. Januar 1950, kommt es zu massivem Bluthusten. Es ist das Ende.

## Literatur

Ross JJ (2012) Shakespeare's Tremor and Orwell's Cough. St. Martin's Press New York, S 199-221

„Tuberkulose – In vier Tagen Sama", Der Spiegel (20. April 1950)

# Nicolò Paganini: Teufelsgeiger mit Madonnenhänden

© Springer-Verlag GmbH Deutschland, ein Teil von Springer Nature 2019
T. Meißner, *Der prominente Patient*
https://doi.org/10.1007/978-3-662-57731-8_37

Nicht nur seine Virtuosität machte Nicolò Paganini zur Legende. Seine hochgewachsene, schlanke, von Krankheit gequälte Gestalt, die langen schwarzen Haare, die spitze Nase, der zahnlose Mund verliehen ihm etwas Teuflisches.

Es war die Zeit der gefeierten Virtuosen: Technische Perfektionisten wie Franz Liszt (1811–1886) auf dem Klavier oder Nicolò Paganini (1782–1840) auf der Violine hatten Kultstatus und waren der Garant für volle Konzertsäle. Paganini, der aus ärmlichen Verhältnissen stammte, verdiente sehr gut bei seinen ausgedehnten Konzerttourneen durch Europa. Sein besonders in den letzten Lebensjahren von Krankheiten gezeichneter Körper verlieh ihm eine dunkle Ausstrahlung, die er noch zu betonen wusste und die das Publikum zusätzlich anzog.

Geboren als drittes von sechs Kindern in Genua, erhielt er von seinem Vater, einem Hafenarbeiter, frühzeitig Violinunterricht. Vermutlich war Paganini jedoch weitgehend Autodidakt. Ab seinem neunten Lebensjahr trat er regelmäßig auf. Außerdem spielte er seit der Kindheit Gitarre. Für beide Instrumente hat Paganini, neben anderem, Stücke komponiert, die heute jeweils zur Standardliteratur von Musikern gehören. Paganinis Lebenswandel galt als gotteslästerlich. Er scherte sich nicht um Konventionen, hatte angeblich Affären mit adligen Frauen. Aus der unehelichen Verbindung mit der Sängerin Antonia Bianchi bekam er seinen Sohn Achille, der ihn später auf seinen Konzertreisen begleitete.

Lange ist spekuliert worden, ob Paganini am Marfan-Syndrom gelitten hat, das ihm, ab-

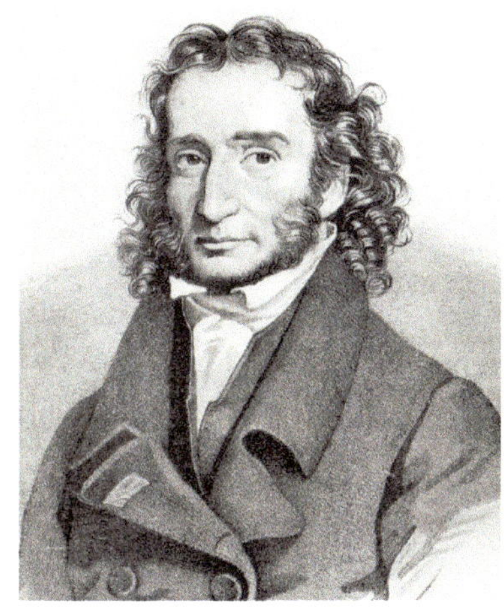

Nicolò Paganini (© The Print Collector / Heritage Images / picture alliance)

gesehen von seiner musikalischen Genialität, die spektakuläre Virtuosität ermöglicht haben soll. Dafür gibt es lediglich Indizien, etwa die von Bildern bekannte schlanke Gestalt Paganinis mit langen Extremitäten, ein erhaltener Gipsabdruck der rechten, sehr schmalen und langfingrigen Hand (beim Marfan-Syndrom spricht man von sogenannten Madonnenhänden!) oder Berichte über die erstaunliche Hypermobilität seiner Fingergelenke.

## Verdacht auf Marfan-Syndrom nicht bestätigt

Eine DNA-Analyse, die im Zusammenhang mit der ARD-Dokumentation „Paganinis Geheimnis" am Institut für Humangenetik in Hannover vorgenommen worden war, brachte keine näheren Erkenntnisse. Die Ururenkel Stefano und Andrea Paganini hatten dort ihr Blut untersuchen lassen – ohne fassbares Ergebnis, wie die Humangenetikerin Mine Arslan-Kirchner gegenüber dem Autor bestätigt hat. Der Vater von Stefano und Andrea war an einem rupturierten Aortenaneurysma gestorben, was ein Indiz für ein in der Familie gehäuft vorkommendes Marfan-Syndrom gewertet werden könnte. Doch letztlich bleibt dies Spekulation, die Ururenkel sind diesbezüglich gesund. Dies schließt nicht die Möglichkeit eines Marfan-Syndroms bei Paganini aus.

Um 1817/18, Paganini ist Mitte 30, begann er an allerlei Krankheiten zu laborieren. Woran genau er litt, ist nicht bekannt. Der Musiker wechselte häufig die Ärzte, die er mal als „göttlich" titulierte, mal als Dummköpfe und Esel beschimpfte. Zwei Hauptleiden begleiteten ihn all die Jahre, in denen er seine großen Erfolge feierte: ein chronischer, manchmal unstillbarer Husten und zweitens ist die Rede von einem „heimlichen Gift". Bei dem Husten handelte es sich wohl um Tuberkulose („Schwindsucht"), die er sich womöglich bereits mit 14 Jahren zugezogen hatte. Im Frühjahr 1820 soll ein Hauswirt in Neapel aus Angst vor der Schwindsucht Paganini wegen des ständigen Hustens aus seinem Haus geworfen haben. Paganini weigerte sich, worauf er samt Bett auf der Straße landete. Ob die Geschichte sich zu zugetragen hatte, wird bezweifelt. Doch sie kennzeichnet die große Angst, die die Menschen damals vor der Tuberkulose hatten.

## Quecksilber soll das „heimliche Gift" beseitigen

Das „heimliche Gift" meint höchstwahrscheinlich die Syphilis, welche bei Paganini zwei Mal monatelange Quecksilberkuren erforderlich machte. Haaranalysen am Institut für Rechtsmedizin der Universität Göttingen haben die Quecksilberintoxikation bestätigt. Nach Angaben von Harald Kijewski vom Institut betrug die Konzentration 15,4 µg pro Gramm Haar, als oberer Grenzwert gelten heute weniger als

2 µg/g. Zunächst hatte Paganini versucht, das „heimliche Gift" mit einer „Roob Kur", einem pflanzlichen Abführmittel, aus dem Körper zu treiben. Die erstmals Anfang 1822 von Siro Borda von der Universität Pavia eingeführte hochdosierte Quecksilberbehandlung rettete Paganini einerseits das Leben. Andererseits dürfte das Schwermetall selbst für viele andere Beschwerden verantwortlich gewesen sein. Es ist unklar, ob Paganini das Quecksilber einnahm oder auch äußerlich aufgetragen hat („Schmierkur").

Jedenfalls stellten sich bald heftige Entzündungen der Mundschleimhaut ein, eine typische unerwünschte Wirkung von Quecksilber. Aus der zweiten Quecksilberkur resultierte im Mai 1828 ein Abszess im Unterkiefer – einer kosmetischen Katastrophe, da der Prozess oft nur mit radikaler Resektion des nekrotischen Gewebes bekämpft werden kann. So entfernte im Herbst des Jahres der Chirurg Julius Vincenz von Krombholz (1782–1843) in Prag in zwei Operationen insgesamt vier Knochensequester, bevor die Entzündung endlich nach Monaten heilte. Paganini hatte infolge der Quecksilberintoxikation inzwischen sämtliche Zähne des Unterkiefers verloren.

Außerdem sind in Göttingen hohe Bleikonzentrationen im Haar (113 µg/g, Grenzwert: unter 10 µg/g) festgestellt worden. Dies sei ein Bereich, in dem man mit klinischen Symptomen rechnen könne, so Kijewski. Allerdings sei bei Paganini keine klare Zuordnung seiner Beschwerden zu einer potenziellen Bleivergiftung möglich. Bleiacetat wurde damals teilweise zum Süßen von Wein verwendet, da es billiger als Zucker war. Außerdem war es in Keramikglasuren enthalten, woraus das Schwermetall ausfällen kann. Unterm Mikroskop entdeckten die Rechtsmediziner eindeutige Haarstrukturstörungen, die mit einer Schwermetallvergiftung Paganinis vereinbar sind.

Trotz seiner körperlichen Malaisen reiste Paganini durch Europa und gab hunderte Konzerte, wie beispielsweise 1829/30, als er quer durch Deutschland tourte. Anschließend weilte er einige Wochen zur Kur in Bad Ems, später in Baden-Baden.

## Vollständige Heilung mit Bädern und Duschen versprochen

Der chronische Husten wurde unterdessen immer schlimmer, die Stimme zunehmend heiser. Offensichtlich hatte die Tuberkulose auf den Kehlkopf übergegriffen. Paganinis Freund und Arzt Francesco Bennati erstellte 1831 ein Gutachten, wonach der Musiker und Komponist keinesfalls schwindsüchtig sei. Wahrscheinlich handelte es sich um ein Gefälligkeitsgutachten. Wäre die Tuberkulose öffentlich bekannt geworden, hätte Paganini womöglich nicht mehr auftreten dürfen.

Dabei sind es die Konzerte, mit denen Paganini erhebliche Summen verdiente, beispielsweise 165.000 Francs in Paris und danach, im Sommer 1831 in London 250.000 Francs. Nach seinem Tod soll sich das Vermögen auf 3–4 Millionen Francs belaufen haben. Mit dem Geld konnte er sich die berühmtesten Ärzte leisten. So konsultierte Paganini 1832 den ehemaligen Leibarzt von Napoleon I., Dominique Jean Larrey (1766–1842), den Chirurgen Guillaume Baron Dupuytren (1777–1835) oder Samuel Hahnemann (1755–1843), den Begründer der Homöopathie. Allerdings widersprachen sich die Ärzte oft in ihren Diagnosen und Therapieempfehlungen. So erklärte der Arzt Claude Francois Lallemande (1790–1854), alle Beschwerden seien rein nervlich bedingt und versprach Paganini vollständige Genesung mit Bädern und Duschen.

## Kirche verweigert Bestattung auf christlichem Friedhof

Schließlich kann Paganini nicht mehr sprechen, sein Sohn Achille, der ihn bei den Tourneen begleitete, fungierte als Dolmetscher. 1837 berichtet Paganini über eine Entzündung der Harnblase und eine Harnsperre, weswegen er sich täglich mehrfach katheterisieren muss. Folge der ständigen Katheterisierung ist eine Orchitis. Hinzu kommen starke Schluckbeschwerden, Durchfall, Beinödeme, eine erheblich eingeschränkte Sehkraft, und der Husten ist von reichlich blutigem Auswurf begleitet. Im September 1839 ist Paganini so geschwächt, dass er sich ohne fremde Hilfe nicht mehr auf den Beinen halten kann. Da ist er 57 Jahre alt. Am 27. Mai 1840 stirbt Paganini nach einjährigem Siechtum. Der Leichnam wird einbalsamiert.

Die Kirche verwehrte Paganini jahrzehntelang eine Ruhestätte auf einem christlichen Friedhof, bis der Vatikan 1876 dem Sohn Achille die Beerdigung auf dem Friedhof von Parma gestattete.

Aus heutiger Sicht erscheint es geradezu unglaublich, was der menschliche Körper trotz schwerer Krankheiten, strapaziöser Reisen und trotz der Behandlungstraktate mit Aderlässen, starken Abführmitteln, Trinkkuren oder Morphin auszuhalten in der Lage ist. Es ist unmöglich, die damaligen Symptome und mögliche Krankheiten sowie unerwünschte Effekte der Behandlungen korrekt zu deuten und zuzuordnen. Insofern wird die unmittelbare Ursache von Paganinis Tod wahrscheinlich für immer ein Geheimnis bleiben ebenso wie die Gründe für seine sagenhafte Virtuosität.

### Marfan-Syndrom

Beim Marfan-Syndrom, benannt nach dem französischen Kinderarzt Antoine-Bernard Marfan (1858–1942), handelt es sich um eine autosomal-dominant vererbte Bindegewebskrankheit mit Veränderung der elastischen Fasern. Die klinischen Zeichen sind individuell sehr unterschiedlich ausgeprägt und können unter Umständen völlig unbemerkt bleiben. Typisch sind der Hochwuchs bei sehr schlanker Gestalt (wenig Unterhautfettgewebe) mit langen Gliedmaßen – die Armspanne ist größer als die Körperlänge. Oft sind das Brustbein und/oder die Wirbelsäule verformt, die Gelenke sind äußerst beweglich, die Hände lang und schmal mit Spinnenfingern (Arachnodaktylie) – man spricht von Madonnenhänden. Es treten Fehlbildungen der Augen (z. B. Linsenluxation), des Herzens (z. B. Klappendefekte) und der Gefäße (z. B. Aortendissektion) auf. Die mittlere Lebenserwartung liegt unbehandelt bei ungefähr 35 Jahren.

### Quecksilberbehandlung

Die Quecksilberschmierkur war eine qualvolle Tortur, in gewisser Weise wirksam, aber gefährlich. Nach einer mehrtägigen Vorbereitung mit Abführmitteln und Bädern wurde bis zu 40 Tage lang Quecksilber vor allem an Armen und Beinen aufgetragen. Der Patient sollte die Kur solange durchhalten, bis die Zähne schmerzten. Der starke Speichelfluss wurde als Zeichen der Heilung gedeutet. Anschließend wurde eine Schwitzkur empfohlen, um das schädigende Agens, das man im Körper vermutete, zu entfernen.

Bei oraler Aufnahme anorganischer Quecksilberverbindungen kommt es rasch zur Hypersalivation und Stomatitis, der Magen-Darm-Trakt wird verätzt. Folge sind Übelkeit und Erbrechen mit schweren Elektrolytverschiebungen bis hin zum Schock. Akutes Nierenversagen kann auftreten. Hinzu kommen zentralnervöse Störungen wie Kopfschmerzen, Schwindel, Tremor.

## Literatur

Abteilung für Klinische Toxikologie und Giftnotruf München am Klinikum rechts der Isar, TU München (http://www.toxinfo.org/aliud/aliud.php?class=128, Zugriff: 02.08.2007)

ARD-Dokumentation „Paganinis Geheimnis" (Erstsendung: 17.12.2006), Produktion: merkur.tv

Franken FH (2004) Die Krankheiten großer Komponisten, Bd 3, 2. Aufl, S 13-60

Winau R (2002) Seit Amors Köcher auch vergiftete Pfeile führt. Die Ausbreitung der Syphilis in Europa (http://www.fu-berlin.de/presse/publikationen/fundiert/archiv/2002_01/02_01_winau/, Zugriff: 02.08.2007)

# Edgar Allan Poe: „Als falle die Seele in den Hades"

© Springer-Verlag GmbH Deutschland, ein Teil von Springer Nature 2019
T. Meißner, *Der prominente Patient*
https://doi.org/10.1007/978-3-662-57731-8_38

Edgar Allan Poes episodisch seltsames Verhalten, seine paranoiden Zustände und Bewusstseinsstörungen sind lange auf Alkohol- und Opiatmissbrauch zurückgeführt worden. Beschreibungen von Zeitgenossen sowie Ausschnitte aus seinem Werk lassen noch anderes vermuten.

Die Beschreibungen der Anfälle Edgar Allan Poes (1809–1849) mit plötzlichen Bewusstseinsstörungen und intermittierenden Wahnzuständen passten gut zur Symptomatik einer Epilepsie, meint Carl W. Bazil vom Comprehensive Epilepsy Center an der Columbia-Universität in New York. Zudem, so argumentiert Bazil in einem Aufsatz, legen einige Geschichten Poes nahe, dass der Schriftsteller eigene Erfahrungen mit einem Anfallsleiden gemacht habe, womöglich mit komplex-fokalen Anfällen.

Poes Freunde haben beschrieben, dass unter Umständen bereits ein Glas Wein, Bier oder Apfelwein ausgereicht habe, um ihn krank zu machen:

> » „Bei einem Spaziergang mit Poe fühlte ich mich durstig und überredete ihn zu einem gemeinsamen Glas Ale. Fast unmittelbar darauf ging eine große Veränderung mit ihm vor. Gerade noch in einer unbeschreiblich eloquenten Konversation begriffen, erschien er nun wie paralysiert, mit zusammengepressten Lippen, fixierten glasigen Augen; ohne ein weiteres Wort zu äußern gingen wir zu dem gemeinsam gemieteten Haus zurück. Dieser seltsame Bann lag stundenlang über ihm. Er schien ein völlig anderer zu sein, wie gefangen in einer sonderbaren Phase des Irrsinns."

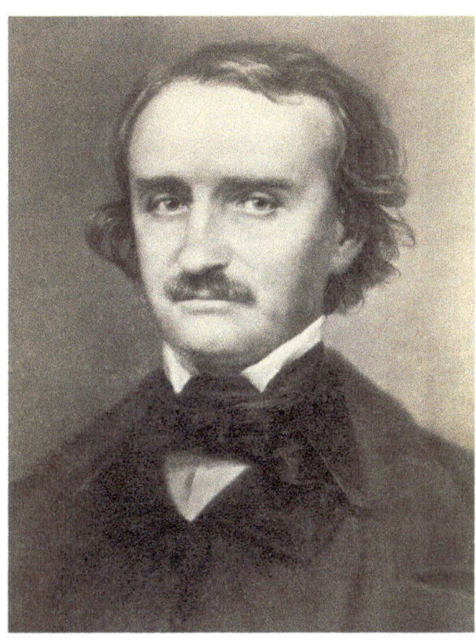

Edgar Allan Poe (© JT Vintage / Glasshouse Images / picture alliance)

Solche Episoden sollen mit und ohne vorangegangenem Alkoholgenuss aufgetreten sein. Die Tatsache, dass Alkohol in geringen Mengen einen komplex-fokalen Anfall triggern kann, schließt freilich nicht aus, dass gleichzeitig eine Alkoholkrankheit mit allen bekannten Symptomen vorgelegen hat.

## Tagelange Dämmerzustände und psychotische Phasen

Es sind keine Grand-Mal-Anfälle oder komplette Bewusstseinsverluste Poes beschrieben worden. Das ist nicht ungewöhnlich: Viele Patienten mit komplex-fokalen Anfällen hätten nie generalisierte tonisch-klonische Anfälle, so Bazil. Die Symptome wie starrer Blick, zusammengepresste Lippen, Persönlichkeitsveränderungen, Mutismus oder Sprechstörungen und Amnesie sprächen für das Vorliegen komplex-fokaler Anfälle bei Poe, meint der Neurologe. Zwar dauern einzelne komplex-fokale Anfälle nicht Stunden oder gar tagelang an, so wie es bei Poes Zuständen offenbar der Fall war. Dafür könnten andauernde Dämmerzustände oder ein komplex-fokaler Status epilepticus verantwortlich gewesen sein. Zudem sind im Zusammenhang mit dem Alkoholismus Poes Kopftraumata und Kontusionen eines Temporallappens denkbar, die wiederum in posttraumatische Anfälle hätten münden können.

Intermittierend traten bei Poe psychotische Phasen auf. So berichtete Poe kurz vor seinem Tod seinem Verleger, er habe im Zug Leute gehört, die planten ihn umzubringen. Es traten Halluzinationen auf, die als Delirium tremens interpretiert worden waren. Wahrscheinlicher, so Bazil, seien aber postikterische Psychosen, die typischerweise ein bis zwei Tage nach einem Anfall auftreten und wochenlang anhalten können. Ein weiteres Indiz für das Vorliegen einer Anfallserkrankung findet sich schließlich in einigen Kurzgeschichten Poes. So beschreibt er in „Das vorzeitige Begräbnis" das allmähliche Hineinsinken des Ich-Erzählers in den „Zustand einer Hemisynkope", offenbar einer Art Katalepsie ohne Fähigkeit sich zu bewegen oder zu sprechen, aber bei erhaltener Wahrnehmung. Der Horror der Erzählung ergibt sich aus dem Glauben des Helden, er sei lebendig in einem Sarg begraben worden.

## Was Patienten bewegt: Epilepsie in Erzählungen verarbeitet

In der Erzählung „Grube und Pendel" heißt es:

> „Doch dann – ganz plötzlich – wurde mein Geist todmüde, jeder Nerv in mir erbebte, als hätte ich den Draht einer galvanischen Batterie berührt; die Engelsgestalten wurden gleichgültige Gespenster, deren Kopf eine Flamme war …"

> „… alle Empfindungen gingen unter in einem tollen, rasenden Sturz – als falle die Seele in den Hades. Dann war meine Welt nur Schweigen und Stille und Nacht."

In „Berenice" leidet der Erzähler unter einer „krankhaften Reizbarkeit" des Geistes, den „unbedeutende Dinge aus dem Gleichgewicht bringen konnten". Er nimmt die Wirklichkeit nur noch als Vision wahr, lebt in den „seltsamen Vorstellungen des Traumlandes", während seine Cousine Berenice einer „Art von Epilepsie" hat, die „häufig in vollständigen Starrkrampf" überging und „alle Merkmale der wirklichen Auflösung in sich trug". Der Erzähler kommt irgendwann über und über mit Blut und Dreck bedeckt wieder zu sich und ist sich nicht sicher, ob er im Wahn Berenice lebendig begraben hat.

Poe thematisiert hier manches, was Epilepsiepatienten bewegt: Was ist in der Zeit meiner Bewusstseinsstörung passiert? Bin ich in der Lage, etwas Schreckliches zu tun? Könnte ich während eines tiefen postikterischen Zustands lebendig begraben werden? „Berenice" ist die einzige Geschichte Poes, in der er den Begriff Epilepsie verwendet. In weiteren Erzählungen beschreibt er Phänomene wie die vergrößerte Wahrnehmung von Dingen (Makropsie, Megalopsie) oder Phasen prolongierter Bewusstseinsveränderungen.

Nach Bazils Meinung litt Poe höchstwahrscheinlich unter komplex-fokalen Anfällen, womöglich kompliziert durch lange postiktale Phasen mit psychotischen Komponenten und Episoden komplex-fokaler Status epileptici. Verstärkt oder getriggert worden könnten diese Zustände durch Alkohol, selbst in kleinen Mengen. Die Umstände des frühen Todes werden wohl nie geklärt werden, ein generalisierter Status epilepticus könne wohl ausgeschlossen werden, meint Bazil. Die Spekulationen verschiedener Pathografen reichen von Enzephalitis, Delirium tremens über Pneumonie, Tollwut, Schädel-Hirn-Trauma bis hin zum diabetischen Koma.

Poe hat mit seinen Geschichten Erfahrungen, Ängste und Hoffnungen von Patienten mit Epilepsie eindrucksvoll beschrieben. Erst

40 Jahre nach seinem Tod hat der englische Neurologe John Hughlings Jackson (1835–1911) komplex-fokale Anfälle charakterisiert. Eines ist seit dieser Zeit geblieben: Noch immer gibt es viele Epilepsiepatienten, deren Zustand als Substanzabusus oder psychiatrische Störung fehlinterpretiert wird.

### Fokale (partielle) Anfälle

Bei einfach-fokalen Anfällen bleibt der Patient bei Bewusstsein, erlebt den Anfall mit und kann hinterher beschreiben, was er erlebt hat. Es können umschriebene Muskelkontraktionen oder sensorische Wahrnehmungen auftreten, hinzu kommen Sinneswahrnehmungen wie im Vergleich zur Realität stark vergrößerte oder verkleinerte Gegenstände, Licht-, Stimm- oder Geräuschwahrnehmungen, teilweise auch Schwank- oder Drehschwindel. Ein komplex-fokaler Anfall kann von einem einfach-fokalen Anfall eingeleitet werden. Bei komplex-fokalen Anfällen treten zusätzlich zu den genannten Symptomen Bewusstseinsstörungen auf (Somnolenz, Bewusstlosigkeit). Manche Menschen wirken ratlos oder verwirrt, wehren sich gegen eine Störung von außen, werden teilweise aggressiv. Charakteristisch sind Automatismen wie Kau- oder Essbewegungen, Nesteln, Klopfen oder mechanisches Öffnen und Schließen der Hände. Die Mimik erscheint oft starr, es gibt aber auch mimische Automatismen, die Angst, Schmerz oder ein Glücksgefühl verraten. Weitere Symptome sind Erröten, vermehrter Speichelfluss, Gänsehaut oder Schweißausbrüche. Ein komplex-fokaler Anfall dauert im Allgemeinen einige Minuten und verebbt allmählich, es besteht eine retrograde Amnesie. Ein komplex-fokaler Anfall kann in einen generalisierten tonisch-klonischen Anfall (Grand-Mal-Anfall) übergehen.

Bei vielen Anfallskranken sind chronische Wesensänderungen mit Verlangsamung, Affektstörung, Reizbarkeit, Schwerbesinnlichkeit und Neigung zu Perseverationen zu beobachten. Hinzu kommen Verstimmungen, Dämmerzustände und epileptische Psychosen.

## Literatur

Bazil CW (2005) Edgar Allan Poe: substance abuse versus epilepsy In: Front Neurol Neurosci 19: 57-64

Berg AT et al. (2010) Revidierte Terminologie und Konzepte zur Einteilung von epileptischen Anfällen und Epilepsien: Bericht der Klassifikations- und Terminologiekommission der Internationalen Liga gegen Epilepsie, 2005-2009 [1]. Akt Neurol 37 (3): 120-130

Delank HW, Gehlen W (2006) Neurologie. Thieme Verlag, 11. Aufl

# Elvis Presley: Königliche Karriere mit bitterem Ende

© Springer-Verlag GmbH Deutschland, ein Teil von Springer Nature 2019
T. Meißner, *Der prominente Patient*
https://doi.org/10.1007/978-3-662-57731-8_39

Er war gegen Drogen, aber selbst medikamentenabhängig. Elvis Presleys Leben und sein mysteriöser Tod sind bis heute Legende.

Was genau in der Nacht vom 15. auf den 16. August 1977 passiert ist, als Elvis Aron Presley (1935–1977) plötzlich und unerwartet starb, darüber wird bis heute wild spekuliert. Sicher ist: Der Rock'n'Roll-Star hatte einen ausgeprägten „Medikamentenhunger", wie es aus seiner engsten Umgebung hieß. Mindestens in seinen letzten Lebensjahren war er schwer abhängig. Ausgangspunkte waren womöglich somatische Erkrankungen. Hinzu kamen familiäre Belastungen und weitere Konflikte. Das was heute über den Weltstar bekannt ist, fügt sich geradezu exemplarisch zur Karriere eines Medikamentensüchtigen zusammen.

Leider, das muss an dieser Stelle betont werden, stammen die meisten medizinischen Informationen über Elvis Presley aus zweiter Hand. Sowohl zu Lebzeiten als auch später waren viele Personen aus seinem Umfeld daran interessiert, Details zu seinen gesundheitlichen Problemen zu vernebeln.

## Armeedienst in Deutschland: Kontakt mit Amphetaminen

Ersten Kontakt mit potenziell suchterzeugenden Arzneimitteln hatte Presley wahrscheinlich während seines Armeedienstes, den er weitgehend im hessischen Friedberg abgeleistet hatte. Zu dieser Zeit war es in der US-Armee üblich, bei 24-Stunden-Diensten pharmakologische Wachhalter zu benutzen: Amphetamine. Die

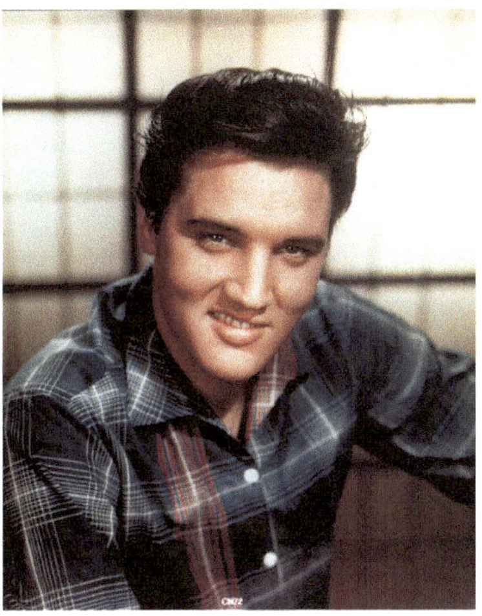

Elvis Presley (© Friedrich / INTERFOTO)

zugleich appetitzügelnde Wirkung dieser Mittel kam dem 21-jährigen Musik- und Filmstar entgegen. Denn schon damals soll er Gewichtsprobleme gehabt haben, die vor Filmaufnahmen Diäten erforderlich machten. Zugleich litt er seit der Kindheit an Schlafstörungen. Damit war die verhängnisvolle Kombination von Aufputsch- und Schlafmitteln programmiert.

Die Kindheit Presleys in ärmlichen Verhältnissen und mit psychischen Belastungen passt ins Bild: Er wuchs die ersten Lebensjahre ohne den Vater auf, der wegen Scheckfälschung zu Zwangsarbeit verurteilt worden war. Die Bindung zur überprotektiven Mutter war eng. Presleys Zwillingsbruder war bei der Geburt gestorben, was zeitlebens für nicht verarbeitete Schuldgefühle sorgte. Presley wurde sehr religiös und streng erzogen und dazu angehalten, „Kontakt" mit seinem toten Bruder zu pflegen.

Noch als Erwachsener hielt Presley, der im Übrigen viel spirituelle Literatur las, „Zwiegespräche" mit seinem toten Bruder. Presleys Frisör Larry Geller berichtete später, sich ausführlich mit dem Idol über Spiritualität und Religiosität ausgetauscht zu haben.

Der frühe Tod der Mutter, sie starb mit 46 Jahren an Hepatitis, belastete Presley sehr. Ausgerechnet zu diesem Zeitpunkt musste er seinen Wehrdienst leisten. Das Verhältnis zum Vater Vernon Presley blieb stets gespannt, besonders, nachdem dieser sich eine neue Lebensgefährtin gesucht hatte.

Es folgte eine Abwärtsspirale: Um für Auftritte fit zu sein, nahm Presley Aufputschmittel, um schlafen zu können Schlafmittel. Hinzu kamen starke Analgetika und Antihistaminika. Der Grund dafür ist nicht ganz klar. Nach Presleys Tod und der Autopsie soll Presleys persönlicher Arzt George Nichopoulos zu Vernon Presley gesagt haben: „Elvis war kränker als wir alle dachten." Hatte er Knochenkrebs, wie kolportiert, aber auch dementiert worden ist? Bekannt ist sein langjähriges Kolonproblem mit Obstruktionen, dessen medizinische Ursache ebenfalls nicht öffentlich bekannt geworden ist. Mehrfach wurde Presley im Baptist Memorial Hospital in Memphis behandelt, sollte auch operiert werden, was er ablehnte. Welche Diagnosen dort gestellt worden sind und welcher Art die Operation sein sollte, ist ebenfalls nicht bekannt.

## Arzt schreibt 5300 Rezepte in sieben Monaten

Hinzu kamen Stress und finanzielle Probleme. Die Großzügigkeit von Presley war legendär: Freunde, Mitarbeiter, teilweise völlig fremde Menschen wurden von ihm mit Geschenken wie Edelkarossen, Pelzen und anderem überhäuft, bei Unternehmungen zahlte selbstredend stets Presley. Manager Tom Parker dagegen behielt einen Großteil der Einnahmen für sich und verzockte Unsummen im Casino. Er war offensichtlich spielsüchtig.

Der „King" musste deshalb, obwohl er zunehmend ausgebrannt war, immer wieder „fit gemacht" werden. Von 1970–1976 absolvierte er, mit einer Ausnahme, Jahr für Jahr 120–160 Konzerte, oft zwei Shows am Tag! Aufforderungen von Freunden, sich mal eine Ruhepause zu gönnen, beantwortete Presley so: „Ich kann nicht, ich bin so vielen Menschen was schuldig!" Die Krankenschwester Marian J. Cocke, die in den letzten Jahren an der medizinischen Betreuung Presleys beteiligt war, erklärte später: „Meiner Meinung nach hatte er eine weitere schwere Krankheit: Einsamkeit."

Die Dosierungen von Amphetaminen, Barbituraten, Opioiden, Antihistaminika, Antihypertensiva, Laxanzien und anderem, die Presley täglich zu sich nahm, waren extrem. Offensichtlich hatte niemand mehr die Kontrolle darüber. Presley selbst betrachtete sich nicht als abhängig, da ja alles vom Arzt verordnet sei. Nichopoulos verschrieb alles was gewünscht wurde. Dafür verlor er nach Presleys Tod seine Approbation. Allein in den letzten 7 Lebensmonaten soll Nichopoulos etwa 5300 Rezepte ausgestellt haben, zwischen 1975 und 1977 etwa 19.000 Einzelverschreibungen.

## Rauschgiftfahnder im Auftrag des US-Präsidenten

Es machte Presley wütend, wenn Medien berichten, er nehme Drogen. Er hielt sich nicht nur für nicht süchtig, sondern wollte unbedingt Mitglied der offiziellen Rauschgiftfahndungsbehörde werden. Tatsächlich erhielt der Star auf sein Drängen hin von US-Präsident Richard Nixon im Jahre 1970 den „Batch of the Narcotics and Dangerous Drugs Bureau".

Es existieren lange Listen über Presleys Krankheiten und den Medikamenten, die er am häufigsten eingenommen hat. Die Quellen dafür bleiben im Dunklen. Er soll besonders in den letzten Lebensjahren unter starken Schmerzen im ganzen Körper gelitten haben. Das er zum Schluss tatsächlich physisch schwer krank war, steht fest. Berichtet wird über sehr hohen Blutdruck bis 200 mmHg systolisch, Leberschäden (per Biopsie gesichert im 40. Lebensjahr) mit Bluterbrechen und blutigen Stühlen, Glukosestoffwechselprobleme – Presley hatte ein geradezu krankhaftes und einseitiges Essverhalten – Glaukom und angeblich eine perniziöse Anämie.

Bei der Autopsie des Leichnams wurden ein vergrößertes und wahrscheinlich insuffizientes Herz bei koronarer Herzkrankheit und mehrere durchgemachte Infarkte festgestellt. Die offizielle Todesursache lautete „Herzversagen". Der komplette Autopsie-Bericht ist auf Wunsch Vernon Presleys nie veröffentlicht worden. In zwei toxikologischen Gutachten wurden nach unterschiedlichen Berichten 8–14 verschiedene Substanzen in seinem Blut nachgewiesen – allesamt verschreibungspflichtige Medikamente, keine illegalen Drogen. Diese sollen nicht unmittelbar zum Tode geführt haben.

Bis in die jüngere Vergangenheit haben sich immer wieder US-Pathologen in unterschiedlicher Weise zu möglichen Todesursachen Elvis Presleys geäußert. Einer Theorie zufolge könnte der an schwerer Obstipation leidende Presley auf der Toilette ein heftiges Valsalva-Manöver ausgeführt haben, was zu ventrikulärer Tachykardie, Bewusstlosigkeit und schließlich Herzstillstand geführt habe. Das passt zu einer anderen Theorie, wonach der Musiker an Morbus Hirschsprung und einem Megakolon gelitten haben soll. Wieder andere glauben an eine Codein-Unverträglichkeit, die zu kardialen Arrhythmien führen könne, oder führen häufige Stürze mit kumulativen Schädeltraumata aufgrund des Medikamentenabusus an. Es sieht ganz so aus, als ob Elvis Presley zu jenen Persönlichkeiten gehört, deren Tod für sehr viele Menschen schmerzhaft war, weshalb weiterhin nach Erklärungen gesucht werden wird.

## Literatur

Elvis Presley Verein e. V. in Bad Nauheim (Materialien und persönliche Kommunikation)
Tennent F (2013) Elvis Presley: Head trauma, autoimmunity, pain, and early death. Practical Pain Management 19 (5) (https://www.practicalpain-management.com/issue/1305; Zugriff: 08.06.2018)
www.elvisnews.com
www.elvis-presley-gesellschaft.de (Zugriff: Juni 2006)
www.presley.de

# Marcel Proust: Als Asthma als Neurose galt

© Springer-Verlag GmbH Deutschland, ein Teil von Springer Nature 2019
T. Meißner, *Der prominente Patient*
https://doi.org/10.1007/978-3-662-57731-8_40

Marcel Proust war einer der großen französischen Schriftsteller des 20. Jahrhunderts, eine exzentrische Persönlichkeit, Sohn eines berühmten Arztes. Seit seiner Kindheit litt er an Asthma bronchiale – einer Krankheit, von der man glaubte, sie sei „nervöser" Natur.

„Auf der Suche nach der verlorenen Zeit" ist das Opus magnum Marcel Prousts (1871–1922), ein siebenbändiges Monumentalwerk, je nach Ausgabe bis zu fünftausend Seiten Lesestoff, ein Klassiker. In einem solchen Sittengemälde des gehobenen Bürgertums Frankreichs am Beginn des 20. Jahrhunderts, wie Proust es sah, finden sich natürlich auch Bemerkungen über Krankheiten, Leiden und Ärzte. Eine lautet: „Die Neurose ist eine Meisterfälscherin. Es gibt keine Krankheit, die sie nicht zu kopieren versteht." Eine andere: „Die Irrtümer der Ärzte sind ohne Zahl. Sie sündigen gewöhnlich durch Optimismus mit Bezug auf das Regime der Kranken, durch Pessimismus aber, was den Ausgang des Leidens betrifft." Beide Zitate kennzeichnen den Umgang Prousts mit seinem Asthma bronchiale.

## Atemprobleme wegen „nervöser" Persönlichkeit

Im Alter von 9 Jahren hatte er seinen ersten Asthmaanfall. In der Folgezeit häuften sich die Attacken und führten zu einer obstruktiven Lungenerkrankung, was schließlich Prousts Leben nach 51 Jahren mit einer infektiösen Bronchopneumonie beendete.

Aus heutiger Sicht erstaunt, dass Proust mit seinen Atemproblemen bevorzugt Neurologen

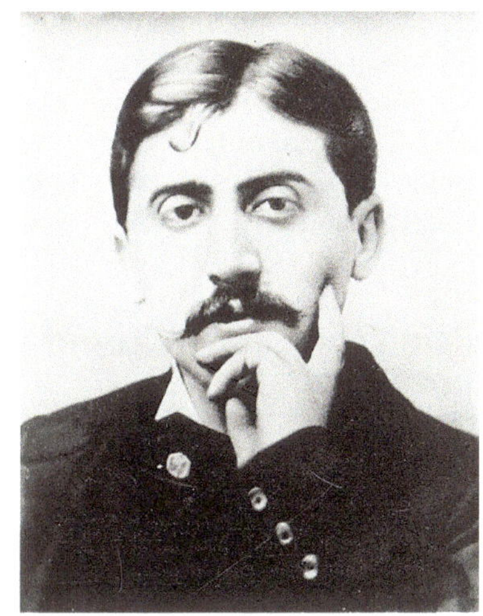

Marcel Proust (© Mary Evans / INTERFOTO)

aufsuchte. Vielleicht hatte das damit zu tun, dass sein Vater, Adrien Proust (1834–1903), eine damals berühmte Persönlichkeit an der Medizinischen Fakultät in Paris war, selbst Neurologe und mit „L'hygiène du neurasthénique" (Die Behandlung des Neurasthenikers) der Verfasser eines Standardwerks. Schlechte Erziehung, eine zu große Aufmerksamkeit gegenüber Kindern sowie mütterliche Überfürsorglichkeit sah er als Ursachen der Neurasthenie an, also von Krankheiten, die heute eher eine Entsprechung bei den psychosomatischen Störungen finden würden. Asthma galt weithin als Ausdruck einer solchen Neurasthenie, und folgerichtig betrachtete Marcel Proust sich als „nervöse" Persönlichkeit.

» „Es ist wahrscheinlich, dass verschiedene nichtrespiratorische Manifestationen bei Proust wie ‚kardiale Spasmen', ‚Dyspepsie', Kopf- und Rückenschmerzen zu dem gehören, was damals als ‚Neurasthenie' bezeichnet worden ist, die heute als Somatisierung angesehen werden würden und für die nie ein spezifisches organisches Substrat gefunden werden konnte",

schreibt der Schweizer Neurologe Julien Bogousslavsky in einer Pathografie. Es sei wahrscheinlich, dass Proust zusätzlich zu den womöglich allergiebedingten Asthma-Attacken eine chronische Dyspnoe entwickelte, die auf eine chronisch obstruktive Lungenerkrankung zurückzuführen sei. Fotos lassen einen vergrößerten Brustkorbumfang vermuten. Zudem beschreibt Bogousslavsky die Behandlung Prousts als „chaotisch".

## Medizinische Entscheidungen lieber selbst getroffen

Zwar hatte Proust Zugang zu den berühmtesten Ärzten seiner Zeit und konsultierte diese auch. Aufgrund seiner Herkunft hielt er sich jedoch für mindestens ebenso qualifiziert, um medizinische Entscheidungen selbst zu treffen. Er behandelte sich mit verschiedenen Medikamenten und Diäten. Dazu gehörten Antiasthma-Pulver, Antiasthma-Zigaretten, Ether, Balsame, Opiumderivate, verschiedene Barbiturate, Chloralhydrat, Adrenalin, das Alkaloid Spartein (Lupinidin), Acetylsalicylsäure und andere in verschiedensten Kombinationen. Er mischte schlafanstoßende Mittel wie Barbital mit Stimulanzien wie Adrenalin. Kurz vor seinem Tod orderte er im Hotel Ritz, seinem bevorzugten Pariser Speiselokal, eine Mischung aus Kaffee und kaltem Bier.

Mindestens zweimal hat Proust schwere Schlafmittel-Intoxikationen erlitten, was auch mit seinem völlig zerstörten Schlafrhythmus zu tun hatte: Kurz vor dem Tod seiner Mutter im Jahre 1905 schlief er tagsüber, erwachte abends gegen 20 oder 21 Uhr, „frühstückte" gegen 23 Uhr, um dann die Nacht durchzuarbeiten. Nachdem seine Mutter gestorben war, litt er an Depressionen und verließ für 5 Monate nicht sein Zimmer in Versailles.

## Heilversuch mit strikter Isolation

Danach wollte er sich auf Grundlage seines Studiums eines Fachbuches zur Behandlung des Asthmas von Édouard Brissaud (1852–1909) wegen seiner „Neurasthenie" mit einer Art Isolationskur behandeln lassen. Brissaud hatte die Krankheit als Neurose beschrieben, die bei Menschen mit „morbider, kapriziöser und autokratischer Persönlichkeit" auftrete. Proust hatte vor, sich einer 3-monatigen Isolation in einer Pariser Klinik zu unterziehen, der Arzt Jules Dejerine (1849–1917) versprach Proust, danach würde er geheilt sein. Allerdings hatte Proust große Angst vor der Behandlung und begab sich lieber in die Hände von Paul-Auguste Sollier (1861–1938), der in seiner Klinik eine kürzere und weniger strikte Isolation anbot. Dort blieb Proust vom 6. Dezember 1905 bis 25. Januar 1906, freilich ohne dass sich eine Wirkung auf seine Atemprobleme zeigte. Er sei kränker aus dem Krankenhaus heraus- als hineingekommen, äußerte er wenig später.

In „Auf der Suche nach der verlorenen Zeit" schrieb Proust:

» „Im Zustand der Krankheit merken wir, dass wir nicht allein existieren, sondern an ein Wesen ganz anderer Ordnung gefesselt sind, von dem uns Abgründe trennen, das uns nicht kennt und dem wir uns unmöglich verständlich machen können: unseren Körper."

## Literatur

Bogousslavsky J (2007) Marcel Proust's diseases and doctors: the neurological story of a life In: Bogousslavsky J, Hennerici MG (eds): Neurological Disorders in Famous Artists – Part 2. Front Neurol Neurosci 22: 89-104

# Maurice Ravel: Wenn die Musik nicht rauskann

© Springer-Verlag GmbH Deutschland, ein Teil von Springer Nature 2019
T. Meißner, *Der prominente Patient*
https://doi.org/10.1007/978-3-662-57731-8_41

Maurice Ravel ist der bekannteste Fall einer Amusie in der Musikgeschichte. Eine Gehirnerkrankung machte es ihm in den letzten Lebensjahren unmöglich, Kompositionen zu Papier zu bringen, obwohl er im Geiste weiter komponierte.

1,61 Meter groß, schlank, stets wie aus dem Ei gepellt, mit streng zurückgekämmtem Haar, das Einstecktuch passend zur Krawatte, Auftritte nicht ohne Lackschuhe, eine Gauloise nach der anderen rauchend – Maurice Ravel (1875–1937) war ein Dandy, ein exzentrischer Sonderling mit plissiertem Hemd und Monokel, der starken Kaffee und schwere Weine mochte. Der Verehrerinnen hatte und dies genoss, aber nie intime Kontakte zuließ. Ein Mann, dessen Pianistenkarriere an seiner Faulheit scheiterte. Ein Atheist, der bis zu seinem 41. Lebensjahr unter dem Dach seiner Eltern lebte. Eine Person der Zeitgeschichte, von der kein Testament, keine Film- oder Tonaufnahme seiner Stimme existiert. Und Ravel war der neben Claude Debussy wohl bedeutendste impressionistische Komponist, der sich schon in jungen Jahren nicht um Satz- und Kompositionsregeln scherte.

Sein Finale war dramatisch. An einer Alzheimer-Demenz, wie vor Jahren noch angenommen, litt Ravel nicht. Denn stets erinnerte er jedes Detail seiner Kompositionen und fand sich auf den verzweigten Pfaden des Waldes von Rambouillet zurecht. Der langsame Verfall seiner neurologischen Körperfunktionen war ihm fast bis zum bitteren Ende bewusst. Beschleunigt wurde der Tod durch einen diagnostischen Eingriff am Gehirn, ausgeführt von einem Pionier der Neurochirurgie, Clovis Vincent (1879–1947). Eigentlich wollte Vincent

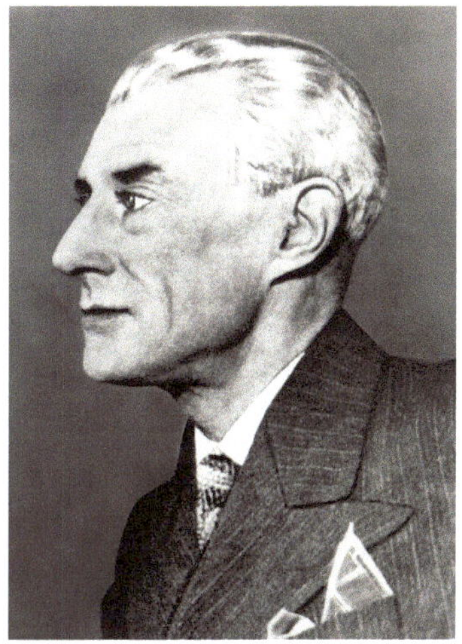

Maurice Ravel (© Friedrich / INTERFOTO)

nicht operieren, ebenso wie es sein Kollege Thierry de Martel (1875–1940) abgelehnt hatte. Aber im Falle Ravels, einem so genialen Komponisten, dessen Musik in seinem Kopf eingesperrt war, da musste man doch etwas tun …

## Probleme beim Klavierspiel und leichte Dysphasie

Erste Anzeichen einer degenerativen Hirnerkrankung traten wahrscheinlich bereits 1927, 10 Jahre vor Ravels Tod, auf. Der 52-Jährige hatte erste Probleme beim Klavierspielen und leichte Symptome einer Dysphasie. Im Oktober 1932 erlitt er als Insasse eines Taxis einen Verkehrsunfall mit Gesichts- und Brustverletzungen. Dieses Datum markiert das Ende Ravels kreativen Schaffens. Eigentlich hatte der Unfall keine neurologischen Konsequenzen. Es gab keine Hinweise darauf, dass er bewusstlos gewesen war.

Allerdings verschlechtert sich der klinische Zustand kurz darauf deutlich. Ravel kann seinen Namen nicht mehr schreiben, der vorher leidenschaftliche Schwimmer verlernt die Bewegungen im Wasser und ertrinkt fast. Hinzu kommen Konzentrationsstörungen. Die koordinativen, kognitiven und sprachlichen Probleme machen es Ende 1933 unmöglich, ein Orchester zu leiten. 1936 hat er Sprachstörungen, er kann gar nicht mehr schreiben oder Klavier spielen, allenfalls ein paar Takte. Obwohl die affektive und ästhetische Sensibilität für Musik erhalten ist – Ravel bemerkt kleinste Fehler bei der Interpretation seiner Werke –, ist es ihm unmöglich, seine musikalischen Gedanken auszudrücken. Der Neurologe Théophile Alajouanine, der Ravel 3 Jahre lang behandelt, geht von einer zerebralen Atrophie bei bilateraler Ventrikelvergrößerung aus. Es könnte sein, dass damals eine Pneumoenzephalografie angefertigt worden war, jedoch sind keine entsprechenden Aufzeichnungen bekannt.

## Primäre progressive Aphasie oder doch Unfallfolge?

Zusammengefasst litt Ravel unter einer ideomotorischen und ideatorischen Apraxie, einer Aphasie, Alexie und Agraphie. Luigi Amaducci, ehemaliger Psychiater an der Universität Florenz und sein neurologischer Kollege E. Grassi sowie Francois Boller aus Paris gehen in ihrer Pathografie von einer primären progressiven Aphasie (PPA) bei Ravel aus. Bei 20% der PPA-Patienten findet man einen Morbus Pick, einer frontotemporalen Demenz mit Persönlichkeitsstörungen und auffälligem Sozialverhalten. Es könnte sich aber auch um sehr begrenzte zerebrale Störungen gehandelt haben, etwa eine kortikobasale Degeneration (CBD) oder Komponenten von beidem. An einen Zusammenhang mit dem Verkehrsunfall glaubt Amaducci nicht.

Dem widersprechen belgische Nervenärzte um Andreas Otte vom Universitätshospital in Gent. Sie sehen in den beschriebenen Symptomen klare Anzeichen eines milden bis moderaten Schädel-Hirn-Traumas. Dieses sei zumindest mit verantwortlich zu machen für die auf den Unfall folgende Unfähigkeit Ravels zu komponieren. Dass die Hirnerkrankung Ravels jedoch die Entstehung berühmter Werke wie des Bolero oder des Klavierkonzertes für die linke Hand beeinflusst haben sollen, wird inzwischen einhellig verneint.

Am 17. Dezember 1937 begibt sich Ravel nach langen Diskussionen und vielen Arztkonsultationen schließlich in die Hände des Neurochirurgen Clovis Vincent. Im Raum steht der Verdacht auf einen Hirntumor, Vincent vermutet aber eher eine Ventrikelvergrößerung. Nach rechtsseitiger Kraniotomie eröffnet er die Dura. Das Hirn erscheint ihm „eingesunken" (affaissé) ohne Anzeichen einer Erweichung oder einer Atrophie. Vincent injiziert mehrfach eine Flüssigkeit in den rechten lateralen Ventrikel, womöglich um einen Hydrozephalus mit Störung der Liquorzirkulation auszuschließen. Doch das Gehirn sinkt immer wieder ein. Der Eingriff wird abgebrochen, die Schädeldecke verschlossen. Ravel wacht nach Ende der Anästhesie noch einmal kurz auf, fällt dann aber ins Koma und verstirbt elf Tage später im Alter von 62 Jahren. Die Erlaubnis für eine Autopsie lag nicht vor. Nicht zuletzt deshalb wird die Krankheit Ravels nicht mehr endgültig aufgeklärt werden können.

## Literatur

Amaducci L et al. (2002) Maurice Ravel and right-hemi-
sphere musical creativity: influence of disease on
his last musical works? Eur J Neurol 2002, 9: 75-82
Otte A et al. (2003) The exceptional brain of Maurice
Ravel. Med Sci Monit 9(6): RA134-139

# Auguste Renoir: Ballspiele gegen das Rheuma

© Springer-Verlag GmbH Deutschland, ein Teil von Springer Nature 2019
T. Meißner, *Der prominente Patient*
https://doi.org/10.1007/978-3-662-57731-8_42

Man merkt den Werken von Pierre-Auguste Renoir nicht an, ob er sie mit der rechten, mit der linken oder mit einer extrem deformierten Hand bei nahezu vollständiger Bewegungsunfähigkeit gemalt hat.

Pierre-Auguste Renoir (1841–1919) konnte sich berauschen an der Schönheit der Natur und der Frauen oder an der Zartheit einer Blume. Renoir liebte das Leben. Und er sah es als seine Aufgabe an, die schönen Seiten des Lebens – und nur diese – abzubilden. Beim Malen vergaß er seine starken Schmerzen.

Damit unterscheidet er sich von anderen chronisch kranken Künstlern, die in und mit der Kunst ihre Krankheiten verarbeitet haben. Erste Symptome der rheumatoiden Arthritis müssen im Alter von etwa 50 Jahren, also um 1892, aufgetreten sein. Da war Renoir bereits ein anerkannter Maler mit Ausstellungen in ganz Frankreich und im Ausland. Auf einer Fotografie aus dem Jahre 1896 sind deutliche Schwellungen der Metakarpophalangealgelenke zu erkennen. Die Krankheit verlief mit schweren Schüben und fesselte ihn die letzten 7 Jahre seines Lebens an den Rollstuhl. Fast bewegungsunfähig, kachektisch und gequält von Schmerzen und Dekubitalulzera malte er dennoch großformatige Bilder, indem er verschiedene Hilfsmittel benutzte.

## Vor dem Malen erst mit Lederbällen jongliert

Es war Renoir früh bewusst, dass seine Krankheit gnadenlos fortschreiten, ihn zunehmend behindern würde. Von einem schweren Anfall im Dezember 1897 an kämpfte er dagegen an.

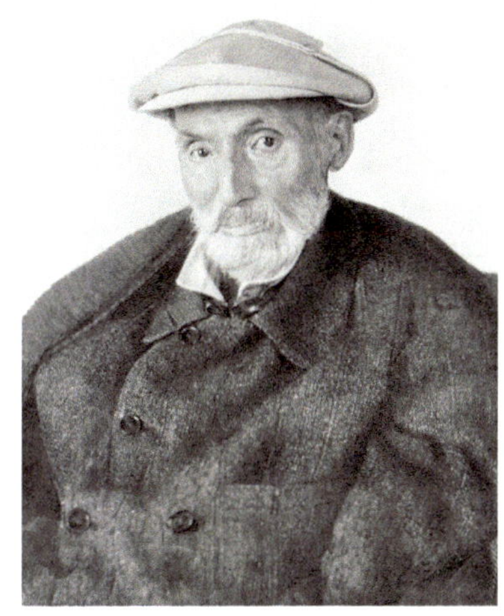

Auguste Renoir (© Granger, NYC / INTERFOTO)

Er hatte den rechten Arm nicht mehr bewegen und wegen der Schmerzen tagelang keinen Pinsel anrühren können. Jetzt fing er an, körperliche Übungen zu betreiben, vor allem um seine Hände beweglich zu halten. So jonglierte er jeden Morgen, bevor er sich ins Atelier begab, mit Lederbällen. Nach Berichten seines Sohnes Jean Renoir soll er gesagt haben:

» „Je ungeschickter du bist, desto besser. Wenn du daneben greifst, musst du dich bücken und unbeabsichtigte Bewegungen machen, ehe du den Ball unter einem Möbel wiederfindest."

Außerdem spielte er Billard und Federball sowie das französische Ballspiel Bilboquet. Dabei muss eine recht schwere Holzkugel, die mit einem Loch versehen ist, geschickt geworfen und mit einem spitz zulaufenden Holzstock aufgefangen werden.

Bei diesen Übungen sei es ihm nicht darum gegangen, gesund zu werden, schrieb Renoirs Sohn Jean in seinen Erinnerungen. „Ich weiß genau, dass ihm das gleichgültig war. Es ging darum zu malen." Und dazu mussten vor allem Arme und Hände beweglich bleiben. Der Rheumatologe Henning Zeidler aus Hannover hat Renoir deshalb auch schon als „Erfinder der Ergotherapie" bezeichnet.

Renoirs Ärzte verschrieben Antipyrin (Phenazon-Zubereitungen) und Abführmittel zur Behandlung. Von Schmerzmitteln hielt der Maler jedoch nicht viel. Er befürchtete, sie könnten seine Kreativität negativ beeinflussen. Konnte Renoir im Jahr 1901, als sein jüngster Sohn geboren wurde, seine Hände noch normal benutzen, waren sie 2 Jahre später bereits erheblich deformiert. Zum Laufen benötigte er einen Stock, 1908 zwei Stöcke. Auch seine äußere Erscheinung hatte sich nun deutlich verändert. „In wenigen Monaten nahm Renoirs Gesicht jenen starren Ausdruck an, der jeden tief beeindruckte, der ihn zum ersten Mal sah", so Jean Renoir. Der Grund war offenbar eine zumindest teilweise linksseitige Gesichtslähmung, die man mit Elektrotherapie zu behandeln versuchte.

### 46 Kilogramm – „Das kann man nicht fett nennen!"

Ab 1904 verlor Renoir wegen einer Rheumakachexie stetig an Gewicht. Der Maler selbst nahm es mit distanzierter Gelassenheit und schrieb in einem Brief: „46 Kilo, das kann man nicht fett nennen. Meine Knochen scheinen meine Haut zu durchbohren, und das trotz guten Appetits." Doch trotz aller Probleme, rollte er weiter seine geliebten Zigaretten und blieb er mindestens so produktiv wie zuvor. Als das Jonglieren nicht mehr funktionieren wollte, ließ er sich einen etwa 20 cm langes Holzscheit zurechtschneiden, den er sorgfältig mit Messer und Sandpapier polierte. Jean Renoir erinnert sich:

» „Er warf es in die Luft, ließ es drehen und fing es wieder auf. Dabei achtete er darauf,

die Hand zu wechseln. ‚Man malt mit den Händen', wiederholte er. Also kämpfte er um seine Hände",

Nach Recherchen von Annelies Boonen, Rheumatologin am Universitätshospital in Maastricht handelte es sich bei Renoir um eine knotige rheumatoide Arthritis. Nach 1912, als Renoir nicht mehr laufen kann und einen Rollstuhl benötigt, werden die Rheumaknoten auf dem Rücken besonders beschwerlich. Ein Chirurg in Nizza entfernt sie. Dem Maler tut das warme Klima in Südfrankreich gut, er verbringt mehrfach mit Familie und Personal Monate in Vichy, Bourbonne-les-Bains und Aix-les-Bains, freilich nie ohne seine Malausrüstung. Auch der Papagei und das Piano müssen mit. (Renoir war in seiner Jugend ein hervorragender Pianist.) Später kauft er sich ein Anwesen in Cagnes-sur-Mer, nahe Nizza. Selbst im mediterranen Klima ist er stets warm bekleidet.

### Wollpantoffeln, Schal und Katze auf dem Schoß

Ein Freund beschrieb dies so:

» „Er trägt kein spezielles Malergewand. Er sitzt in seinem Armsessel, die spindeldürren Beine übergeschlagen, seine geschundenen Füße verhüllt in Wollpantoffeln, sein Körper von Schals umschlungen, sein blasser, schmaler Kopf bis zu den Ohren von einer Mütze oder einen weißen Leinenhut bedeckt, je nach Saison."

Gerne darf eine der vielen Katzen, die auf dem Grundstück leben, ihre Körperwärme mit Renoir teilen – ein Grund, warum Katzenhaare auf manchen Renoir-Bildern gefunden worden sind und bei der Datierung hilfreich waren. Das Malen war Renoir nicht nur ein physisches Bedürfnis, es war auch Therapie. Wenn er nachts die Schmerzen nicht aushalten konnte, ließ er sich ein Holztäfelchen, Pinsel und Farbe bringen, etwa um ein paar Blumen zu malen.

Die fortschreitenden Handdeformitäten und die Ankylose der rechten Schulter zwingen

Renoir, kontinuierlich seine Maltechnik anzupassen. So balanciert er zunächst seine Palette auf den Knien, später wird sie wie ein drehbares Tischchen an seinem Rollstuhl befestigt. Die Pinsel stecken ihm seine Frau, sein Sohn oder das jeweilige Modell in die Hände. Die auf Fotos sichtbaren Bandagen dienen einerseits dazu, Schweiß aufzunehmen, andererseits schützen sie die empfindliche Haut, die leicht wund scheuert. Die eingeschränkte Schulterbeweglichkeit ermöglicht ihm schließlich nur etwa 30 × 30 cm große Bildflächen zu bemalen, für größere Flächen muss er den ganzen Oberkörper bewegen. Später erfindet er eine drehbare Zylinderstaffelei, die ihm zum Beispiel noch 1918/19 erlaubte das 160 × 110 cm große Gemälde „Die Badenden" fertigzustellen.

An seinem letzten Lebenstag, dem 3. Dezember 1919 malte Renoir Anemonen, die das Hausmädchen für ihn gepflückt hatte. Jean Renoir:

> „Mehrere Stunden lang identifizierte er sich mit diesen Blumen und vergaß sein Leiden darüber. Dann gab er ein Zeichen, man möge ihm den Pinsel wieder abnehmen, und sagte: ‚Ich glaube, allmählich verstehe ich etwas davon.' … Er starb in der gleichen Nacht."

### Bild auf der Rolle

Die zunehmende Unbeweglichkeit machte Renoir erfinderisch. Um dennoch großformatige Bilder malen zu können ließ er eine Zylinderstaffelei anfertigen, eine Art Raupe aus Holzlatten, die auf eine starke Leinwand genagelt worden und auf diese Weise miteinander verbunden waren. Dieser Lattenrost lief über zwei waagerechte Zylinder, die etwa 1,50 Meter breit waren. Ein Zylinder befand sich dicht am Boden, der andere in einer Höhe von zwei Metern. Mit Reißzwecken ließ Renoir seine Leinwand auf den Latten befestigen. Den unteren Zylinder drehte Renoir mithilfe einer Kurbel und einer alten Fahrradkette, so holte er sich das zu bearbeitende Motiv auf Augen- oder Armhöhe heran.

## Literatur

Boonen A et al. (1997) How Renoir coped with rheumatoid arthritis. Brit Med J 315: 1404-1708

Renoir J (1981) Mein Vater Auguste Renoir. Diogenes

Wittig S (2009) „Die Schmerzen vergehen, aber die Schönheit bleibt" Henning Zeidler und Jens Kuipers über rheumakranke Künstler und ihre eigene Wege zur Kunst. Interview für Deutsche Gesellschaft für Rheumatologie e. V., veröffentlicht am 23.06.2009 auf www.rheuma-liga.de

# Friedrich Schiller: „Hemmung des Athems"

© Springer-Verlag GmbH Deutschland, ein Teil von Springer Nature 2019
T. Meißner, *Der prominente Patient*
https://doi.org/10.1007/978-3-662-57731-8_43

Der Körper Friedrich Schillers (1759–1805) erwies sich bei der Obduktion nach seinem Tod als – im wörtlichen Sinne – zerstört. Konnte dies tatsächlich allein das Werk von Mykobakterien sein? Wohl kaum!

„Bei diesen Umständen muss man sich wundern, wie der arme Mann so lange hat leben können …" – so schließt der Bericht von Wilhelm Huschke (1761–1828) an Herzog Karl August von Weimar über Schillers Tod und die Obduktion des Leichnams. „Das Sterben war entsetzlich", schrieb Schillers Ehefrau Charlotte. Und das verwundert nicht, wenn man im Sektionsprotokoll liest:

> » „Die rechte Lunge mit der Pleura von hinten nach vorne und selbst mit dem Herzbeutel ligamentartig so verwachsen, dass es kaum mit dem Messer gut zu trennen war. Diese Lunge war faul und brandig, breiartig und ganz desorganisiert. Die linke Lunge besser, marmoriert mit Eiterpunkten. Das Herz stellte einen leeren Beutel vor und hatte sehr viel Runzeln, war häutig, ohne Muskelsubstanz."

Im Folgenden war noch vom „brandigen" Leberrand, einer um zwei Drittel vergrößerten Milz und „in ihrer Substanz aufgelösten" Nieren sowie mit dem Peritoneum verwachsenen Därmen die Rede.

## Geruch fauliger Äpfel „tut Schillern wohl"

Um die jahrelangen Leiden Schillers hat es viele Spekulationen gegeben. Zunächst galt es als re-

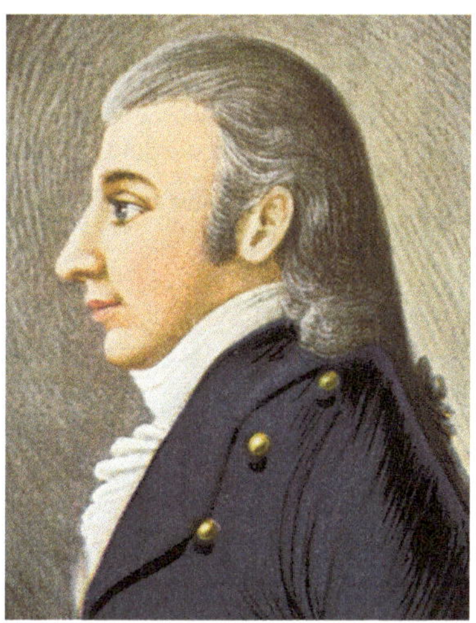

Friedrich Schiller (© Mary Evans / INTERFOTO)

lativ sicher, dass eine generalisierte Tuberkulose dahintersteckte. Durchaus besteht die Möglichkeit, dass Schiller sich zum Beispiel während seines Medizinstudiums oder seiner kurzen Zeit als Militärarzt angesteckt hat. Zwei enge Studienfreunde waren an Schwindsucht gestorben. Das hagere Erscheinungsbild mit eingefallenen Wangen würde ebenfalls in Bild passen.

Schiller soll bereits in seiner Kindheit und auch später anfällig für Infektionen gewesen sein. Er war ein besessener Arbeiter, der seinen Körper nicht schonte. Im Gegenteil: Mit Schnupftabak, Pfeife, Kaffee, Wein und dem Schnüffeln fauliger Äpfel hielt er sich Tag und Nacht auf den Beinen, um schreiben zu können. Die Äpfel bewahrte Schiller in einer Schublade auf, die bei seinem Freund Goethe starke Übelkeit verursachte, „dass ich endlich einer Ohnmacht nahe war." Die Schublade müsse immer gut gefüllt sein, so Schillers Frau

Charlotte, da „dieser Geruch Schillern wohltue und er ohne ihn nicht leben und arbeiten könne." Überreife Früchte produzieren Ethylen, das eine narkotische und entspannende Wirkung hat. Schiller hat diese Wirkung offenbar geschätzt.

1783 hatte er sich vermutlich eine Malaria zugezogen, die den Körper zusätzlich schwächte. All dies zusammengenommen, erschien es lange sehr wahrscheinlich, dass die neben den schweren Atemproblemen bestehenden und immer schlimmer werdenden gastrointestinalen Beschwerden mit Verstopfungen, Blähungen, später kolikartigen Leibschmerzen Ausdruck einer sekundären Darmtuberkulose gewesen sind.

## An Schwindsucht glaubt heute niemand mehr

„Die Tuberkulose-Theorie von Schillers letzter Krankheit wird heute allgemein abgelehnt", meint Wolfgang Hach, Chirurg und Internist aus Frankfurt am Main. Er und Viola Hach-Wunderle vom Venenzentrum in Frankfurt kommen nach Durchsicht des bekannten medizinhistorischen Materials zu anderen Diagnosen. Sie geben zu bedenken, dass die Ehefrau und die Kinder Schillers trotz inniger und herzlicher Kontakte gesund geblieben seien. Schon lange bevor die zum Tode führende Krankheit am 1. Mai 1805 ausbrach und die erst nach neuntägigem Kampf ein endgültiges Ende fand, hatte es Symptome gegeben, die auf eine andere Genese als Tuberkulose hindeuten.

Diese Symptome könnten auf zwei Schlüsselkrankheiten zurückgehen, die Anfang 1791 bei dem damals 32-Jährigen ausgebrochen waren. Dies ist zum einen die rechtsseitige kruppöse Pneumonie im Januar 1791, die ein Pleuraempyem mit dicken Verwachsungsschwarten sowie Bronchiektasen zur Folge hatte. „Wir glauben ausreichend beweisen zu können, dass wahrscheinlich im Rahmen der ‚ersten Schlüsselkrankheit' auch eine phlegmonöse Appendizitis abgelaufen ist", so Hach und Hach-Wunderle. Dazu kommt nach ihren An-

gaben im Mai 1791 die „zweite Schlüsselkrankheit", eine schwere Lungenarterienembolie, gefolgt von späteren Rezidiven.

Der Reihe nach: Das, was zunächst ein „Seitenstechen" mit Schüttelfrost war, dann mit weiterem Fieber und Atemnot die Lobärpneumonie mit Pleuritis anzeigte, verlagerte sich nach etwa neun Tagen in den rechten Unterbauch. Schiller beschrieb die Symptome selbst als „üble Einmischung des Unterleibs". Dort verspürte er heftige Schmerzen. Er war unfähig sich zu bewegen, hatte Durchfälle, Übelkeit und Erbrechen. Das deutet auf eine Appendizitis hin, eine Diagnose, die zu Schillers Zeit unbekannt war. Diese Appendizitis habe einen komplizierten Verlauf genommen mit perityphlitischem Abszess und schließlich ausgedehnten Verwachsungen im rechten Ober- und Unterbauch, so die Annahme von Hach und Hach-Wunderle.

## Stickfluss: „Dringende Gefahr der Erstickung"

Am 6. Mai 1791, also vier Monate nach Ausbruch der Pneumonie, trat nach Schillers eigener Beschreibung wieder „ein fürchterlicher krampfhafter Zufall mit Erstickungen auf". Er glaubte sich dem Tode nah. So heftig war die Atemnot, „dass ich… bei jedem Athemzug ein Gefäß in der Lunge zu zersprengen glaubte". Und weiter:

» „Man hat alles angewendet, was nur die Medicin in solchen Fällen wirksames hat; besonders aber zeigte sich das Opium, das ich in starken Dosen nahm, Campher mit Moschus, Klistiere und Blasenpflaster wirksam. Einige Aderlässe am Fuß machte die dringende Gefahr der Erstickung nothwendig."

Die Rede ist von „Stickfluss", einer „bald stärkeren, bald schwächeren, bald einer gänzlich plötzlichen Hemmung des Athems, mit Pfeifen, Röcheln auf der Brust, und Blauwerden im Gesicht, und einem ängstlichen Bestreben der Brust und der Extremitäten sich von dem quälenden Reiz zu befreyen", so Schillers Arzt Johann Christian Stark (1753–1811) in einem eigenen Handbuch zu dem Thema. Auch wenn es bei Schiller keine Hinweise auf eine Thrombose der Bein- und Beckenvenen gibt, gehen Hach und Hach-Wunderle davon aus, dass es sich bei seinem „Stickfluss" um die Beschreibung rezidivierender Lungenembolien handelt. Die übliche Therapie mit Aderlässen und mit langer Immobilisation könnte dazu beigetragen haben. Auch in der jüngeren Medizingeschichte war diese Komplikation bei Appendizitis-Patienten nicht selten.

Trotz einer Kur Schillers im Sommer 1791 blieben die Unterleibs- und Atembeschwerden bestehen. In den folgenden 14 Jahren wechselten rezidivierende katarrhalische fieberhafte Infektionen und die kolikartigen Schmerzen im rechten Unterbauch ab. Verschiedene Diagnosen mögen zu Schillers qualvollem Ende beigetragen haben (Infobox). Es ist aus heutiger Sicht kaum vorstellbar, wie er gelitten haben muss. Gerade aus dieser Periode stammen viele seiner bedeutendsten Werke.

## Mögliche Diagnosen der Todeskrankheit Schillers (nach Hach/Hach-Wunderle 2012)

- Altes rechtsseitiges postpneumonisches Pleuraempyem (seit 1791)
- Durchbruch durchs Zwerchfell, organisierter subphrenischer Abszess
- Chronischer Ileus durch peritonitische Strangbildungen und Verlötungen
- Akute Bronchopneumonien
- Vielleicht miliare Lungenabszessbildungen
- Eitrige Bronchitis in der gesamten linken Lunge
- Atelektase und Bronchiektasie der rechten Lunge
- Chronische Myokarditis
- Chronische Nephritis
- Septische Milzschwellung
- Chronische eitrige Sinusitiden der Kiefer- und Keilbeinhöhle

## Kleine Schiller-Apotheke

Schiller, selbst Arzt, soll ein Befürworter drastischer Behandlungsmaßnahmen gewesen sein. Seine eigenen Ärzte haben ihm aus dem Repertoire der damaligen Zeit ebenfalls alles zukommen lassen, was, so die Hoffnung, die teilweise lebensbedrohlichen Zustände bessern konnte. Das humoralpathologische Denken war noch weit verbreitet. Viele Therapien galten der Ausleitung schädlicher Stoffe oder überflüssiger Körpersäfte, entweder von außen (Aderlass) oder von innen (Brechmittel). So verordnete Wilhelm Huschke, der Schiller in seinen letzten Lebenstagen behandelte, Mischungen aus Rizinusöl und Opiumtinktur, um Erbrechen auszulösen.

Blutegel: Sie dienten, wie der Aderlass, dem Blutentzug.

Spanische Fliege (Lytta vesigatoria): Der getrocknete und pulverisierte Körper des grünen Blasenkäfers enthält Cantharidin und ist stark hautreizend bis hin zur Blasen- und Nekrosenbildung. Das Pulver wurde für Zugpflaster (Vesikatorien) verwendet.

Senega: Die Wurzel des Kreuzblumengewächses Polygala senega wirkt schleimlösend und fördert den Auswurf bei Atemwegserkrankungen. Unerwünschte Effekte sind bei langer Anwendung gastrointestinale Beschwerden.

Spiritus Mindereri: Die Ammoniumacetat-Lösung nach Raymund Minderer (Arzt im 15./16. Jahrhundert) wurde als schweißtreibendes Mittel angewendet.

Kampfer: Wirkt durchblutungsfördernd sowie, als Salbe aufgetragen, schmerzstillend

Chinarinde: War ein viel genutztes Fieber- und Schmerzmittel.

## Literatur

Bankl H (2005) Woran sie wirklich starben. Verlag Wilhelm Maudrich, 5. Aufl, S 9-28

Hach/Hach-Wunderle (2012) Schillers „Bauch- und Atemübel" Hatte Schiller auch einen perityphlitischen Abszess und Lungenembolien? Gefässchirurgie 17: 53-62

Roth HJ (2005) Friedrich von Schiller, ein Schnüffler? Dtsch Apotheker Zeitung 145 (14): 63-65

Stiefelhagen P (2005) „Ein Mensch, der so von seinem Körper abhängt wie ich!" Zum 200. Todestag von Friedrich Schiller (1759-1805) Internist 46: 595-602

# Dmitri Schostakowitsch: Eine asymmetrische Paralyse

© Springer-Verlag GmbH Deutschland, ein Teil von Springer Nature 2019
T. Meißner, *Der prominente Patient*
https://doi.org/10.1007/978-3-662-57731-8_44

Dmitri Schostakowitsch gehört zu jenen Menschen, die auf der langen Liste berühmter Persönlichkeiten mit amyotropher Lateralsklerose (ALS) aufgeführt werden. Allerdings ist diese Diagnose fraglich. Erst heute wäre es möglich, dies definitiv zu klären.

Josef Stalin (1878–1953) ist tot, und unter Nikita Chruschtschow (1894–1971) hat in der Sowjetunion eine politische Tauwetterperiode eingesetzt, als die Genialität des russischen Komponisten und Pianisten Dmitri Dmitrijewitsch Schostakowitschs (1903–1975) allmählich über die Grenzen der Sowjetunion hinaus bekannt wird. Wir schreiben das Jahr 1958: Schostakowitsch erhält als dritter Komponist nach Jean Sibelius (1865–1957) und Paul Hindemith (1895–1963) den finnischen Wihuri-Sibelius-Preis für international herausragende Komponisten. Und ausgerechnet von jetzt an, diesem Wendepunkt im Leben des Musikers, scheint es mit Schostakowitschs Gesundheit bergab zu gehen.

Schon zuvor galt seine Gesundheit als fragil. Als Kind hatte er Hunger und Kälte sowie eine Tuberkulose überstanden. Lange bevor offensichtlich wurde, dass er an einer schweren neurologischen Krankheit litt, verbrachte der Musiker viel Zeit in Krankenhäusern und Sanatorien – in einer Biografie ist von einer neurotischen Komponente seiner Leiden die Rede. Zumindest was ihn nun die nächsten 17 Jahre quälen wird, hat handfeste Gründe, die damals aber noch nicht identifiziert werden können.

Schostakowitsch schreibt 1958 an seinen Freund Isaak Glikman: „Meine rechte Hand ist sehr schwach geworden." Er berichtet von Par-

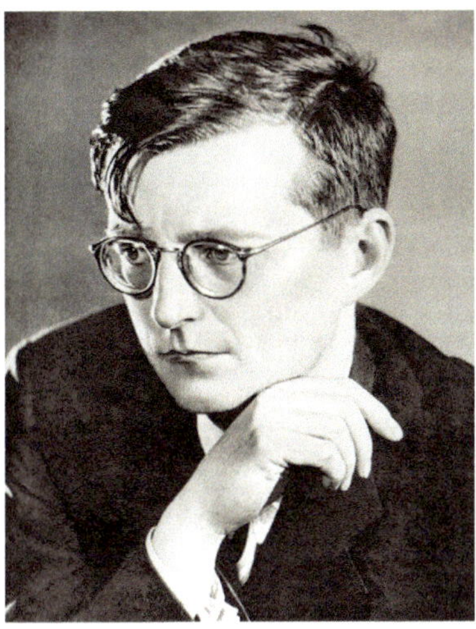

Dmitri Schostakowitsch (© Lebrecht Music Collection / INTERFOTO)

ästhesien und Problemen beim Klavierspiel sowie bei Alltagstätigkeiten:

## Die Symptomatik beginnt schleichend

» „Ich kann keine schweren Dinge heben … Ich kann den Mantel nicht am Haken aufhängen. Es ist schwierig, die Zähne zu putzen. Wenn ich schreibe, ermüdet meine Hand. Klavierspielen geht nur langsam und im Pianissimo. Ich bemerkte diesen Zustand in Paris, wo ich kaum in der Lage war, ein Konzert zu spielen … Die Hohepriester der Medizin können meine Frage nicht beantworten, welcher Name dieser Krankheit zu geben ist."

Die Symptome kommen keinesfalls plötzlich. Bereits 4 Jahre zuvor finden wir den Bericht aus einem Sommerurlaub der Familie Schostakowitsch, bei dem Dmitri mit seinen Kindern ausgedehnte Radtouren unternommen hatte. Sein Sohn Maxim beschwerte sich darüber, dass er so langsam sei und nicht hinterherkomme. Seine später ausgeprägte Extremitätenschwäche, besonders der Beine, kündigte sich also bereits damals an. Als Maxim 1960 heiratet, versagen Schostakowitschs Beine plötzlich ihren Dienst. Er stürzt und bricht sich das linke Bein, 7 Jahre später auch das rechte. Danach kann Schostakowitsch kaum noch laufen. Die rechte Hand bleibt zwar bis zu seinem Tode funktionsfähig, aber mit großen Einschränkungen. Schostakowitsch versucht, mit links schreiben zu lernen.

Seine Ärzte können ihm nicht helfen. Vermutet wird eine Form der Poliomyelitis. Als ihm 1973 in den USA die Ehrendoktorwürde verliehen wird, verbindet er dies mit einer Untersuchung am National Institute of Health in Bethesda. Doch auch dort können ihm die Experten nur sagen, dass er an einer progressiven und unheilbaren paralytischen Erkrankung leide. Schostakowitsch nimmt sein Leiden mit schwarzem Humor, teils Zynismus und gibt die Hoffnung nicht ganz auf. So versucht er es mit exotischen pflanzlichen Arzneimitteln oder auch einem Magnetarmband aus Japan.

## Diskussion verschiedener Differenzialdiagnosen

Die Beschreibung seiner letzten Tage lassen vermuten, dass er eine Dysphagie hatte. Beim Essen eines Pfirsichs hatte er sich verschluckt, musste minutenlang husten und kam ins Krankenhaus. Dort starb er drei Tage später nach einem akuten Erstickungsanfall. Ob das Vorkommnis eine sowieso bereits vorhandene Herzinsuffizienz verschlimmert hatte oder ob er womöglich an einer Aspirationspneumonie bei bereits bestehender Zwerchfellschwäche gestorben ist, lässt sich nicht mehr klären. Schostakowitsch war ein starker Raucher gewesen, litt an einer koronaren Herzkrankheit und hatte in den 1960er- und 1970er-Jahren Herzinfarkte erlitten. Zudem soll er später ein Lungenkarzinom gehabt haben.

Ob die später kolportierte neurologische Diagnose ALS stimmen kann, bezweifeln Veena R. Kalapatapu und Kollegen von der School of Medicine der Indiana-Universität in Indianapolis. Ungewöhnlich sei zunächst der lange Krankheitsverlauf von etwa 20 Jahren, der eher an eine spinale Muskelatrophie denken lasse. Typisch für ALS ist ein rasch progredienter Verlauf über 2–5 Jahre, auch wenn etwa jeder zehnte Patient 10 Jahre überlebt – Ausnahmen wie der ebenfalls in diesem Buch besprochene Physiker Stephen Hawking bestätigen die Regel. Außerdem zeigen ALS-Patienten eher Spastiken und Hyperreflexie, während bei Schostakowitsch eine asymmetrische Schwäche mit Betonung der Beine vorlag.

Unter anderen Differenzialdiagnosen könnte nach Meinung der US-Neurologen eine multifokale motorische Neuropathie (MMN) vorgelegen haben. Dabei handelt es sich um eine 1986 erstmals beschriebene Autoimmunerkrankung, die mit asymmetrischen, distal betonten und rein motorischen Paresen einhergeht. Muskelatrophien sind bei MMN nur gering ausgeprägt oder fehlen ganz. Diese Diagnose wäre mit dem langen Krankheitsverlauf Schostakowitschs vereinbar. Würde sie stimmen und Schostakowitsch heute leben, würde man ihn hoch dosiert mit Immunglobulin behandeln.

Auch eine sporadische Einschlusskörpermyositis (Inclusion Body Myositis, IBM) kommt nach Meinung von Robert M. Pascuzzi von derselben Klinik in Betracht. Diese häufigste entzündliche Muskelerkrankung bei über 50-jährigen Patienten verläuft langsam mit asymmetrischem Befall der Extremitäten und verursacht Dysphagien. Klären würde man dies mit klinisch-neurologischen und elektrophysiologischen Untersuchungen sowie einer Myelografie.

Fast bis zu seinem Tod hat Schostakowitsch komponiert. In seinen 68 Lebensjahren hat er bittere Enttäuschungen erfahren und große Triumphe gefeiert. Letzteres konnte er aufgrund seiner Gebrechlichkeit nur eingeschränkt genießen.

### Dmitri Schostakowitsch – mögliche Differenzialdiagnosen

Amyotrophe Lateralsklerose (ALS)

- Degenerative Erkrankung des motorischen Nervensystems mit zunehmender Degeneration des ersten und zweiten Motoneurons
- Häufigkeit: ca. 4/100.000
- Symptome: Progrediente muskuläre Schwäche der Skelettmuskulatur, Sprechstörungen, Schluckstörungen, Muskelkrämpfe, selten frontotemporale Demenz; in der Regel keine sensiblen Symptome oder Beteiligung der Sinnesorgane oder der glatten Muskulatur
- Verlauf der ALS sehr heterogen, es werden verschiedene ALS-Subtypen unterschieden
- Therapie: In erster Linie symptomatisch, Hemmung der präsynaptischen Glutamat-Freisetzung mit Riluzol

Multifokale motorische Neuropathie (MMN):

- Erworbene Neuropathie mit asymmetrischem Muskelbefall
- Häufigkeit: 1–2/100.000, Männer häufiger als Frauen betroffen
- Symptome: Distal betonte, rein motorische Paresen initial häufiger der oberen als der unteren Extremitäten, Muskelatrophien fehlen häufig, Muskelkrämpfe, Faszikulationen, Myokymien (wellenförmige, spontane Muskelkontraktionen), selten Ateminsuffizienz aufgrund Phrenikusparese
- Therapie: Hoch dosiert Immunglobuline intravenös, ggf. Cyclophosphamid

Spinale Muskelatrophie:

- Fortschreitende Muskelatrophie bei Degeneration der motorischen Vorderhornzellen
- Häufigkeit: 1/10.000 Neugeborene

- Symptome: Meist proximal betonte Schwäche der Skelettmuskulatur mit Faszikulationen; sekundär entstehen Skelettanomalien wie Wirbelsäulendeformitäten, Hohlfuß, Kontrakturen
- Therapie: Symptomatisch

Sporadische Einschlusskörpermyositis (sIBM):

- Langsam progredient verlaufende entzündliche Muskelerkrankung, wahrscheinlich mit autoimmuner Komponente, mit allmählichem Muskelabbau und tubulofilamentösen Einschlüssen im Zellkern oder im Zytoplasma
- Symptome: Asymmetrische Muskelbeteiligung, Dysphagie
- Therapie: Symptomatisch

## Literatur

Friedrich-Baur-Institut an der Neurologischen Klinik und Poliklinik, LMU Klinikum der Universität München (http://www.klinikum.uni-muenchen.de/Friedrich-Baur-Institut/de/krankheitsbilder/index.html)

Kalapatapu VR et al. (2010) Schostakovich and ALS In: Bogousslavsky J, Hennerici MG, Bäzner H Bassetti C (Hrsg.): Neurological disorders in Famous Artists – Part 3. Front Neurol Neurosci 27: 92-100

# Clara Schumann: Brahms war zu gefährlich

© Springer-Verlag GmbH Deutschland, ein Teil von Springer Nature 2019
T. Meißner, *Der prominente Patient*
https://doi.org/10.1007/978-3-662-57731-8_45

Clara Schumann war eine herausragende und gefeierte Pianistin. Spielbedingte Überlastungen führten zu chronischen Armbeschwerden, die sie schließlich zu einer langen Spielpause zwangen.

Geldsorgen waren in der Familie Schumann nichts Ungewöhnliches. Besonders nachdem Robert Schumann (1810–1856) im März 1854 in die Krankenanstalt Endenich eingewiesen worden war, wo er 1856 starb, musste Clara Wieck-Schumann (1819–1896) für ihren sowie den Lebensunterhalt ihrer noch lebenden sieben Kinder sorgen (ein Sohn war im Alter von 16 Monaten gestorben) und zudem die Behandlungskosten ihres Mannes in Endenich begleichen. Dies erarbeitete sie bei ausgedehnten Konzertreisen.

Es ist ungewöhnlich genug, dass sie trotz ihres Talents und ihrer vergleichsweise modernen pianistischen Ausbildung bei ihrem Vater Friedrich Wieck (1785–1873) sich als Frau im 19. Jahrhundert einen Status als begehrte Interpretin in Europa erobern konnte. Hinzu kommt, dass sie nach ihrer Hochzeit mit Robert Schumann im Jahre 1840 nur noch vergleichsweise selten Konzerte geben konnte, da sie in den folgenden 14 Jahren acht Kinder zur Welt brachte und zusätzlich zwei Fehlgeburten hatte.

## Spielpause: Intensives Konzertieren führt zu Überlastungen

Nachdem sie ab 1854 wieder intensiver konzertierte, stellten sich erstmals Schmerzen ein, die sie selbst auf die körperlichen Belastungen der Proben, der Konzerte und des Reisens zu-

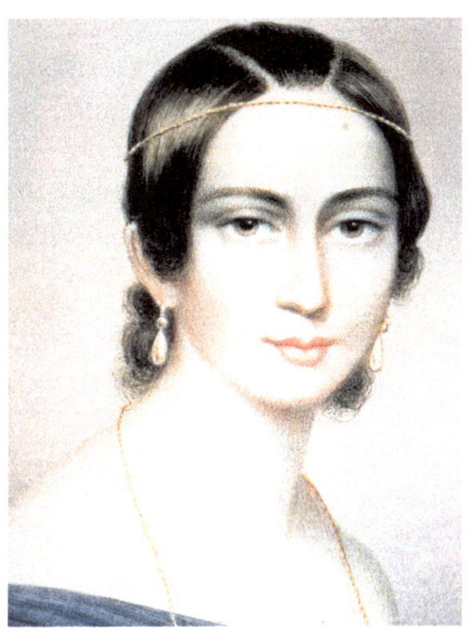

Clara Schumann (© Sammlung Rauch / INTERFOTO)

rückführte. So schreibt sie im November 1857 an den Violinisten und Dirigenten Joseph Joachim (1831–1907) über ihre Beschwerden im linken Arm: „Es zeigte sich nach ärztlicher Untersuchung, daß die Sache eine rheumatische Entzündung war theils durch Ueberanstrengung, theils dazu getretene Erkältung veranlasst." Es werden Opium und eine Spielpause verordnet, den Arm trägt sie in einer Schlinge.

Doch sie muss spielen, will sie Geld verdienen. Zwangsläufig flackern die Beschwerden immer wieder auf. Hinzu kommt die Angst, Konzerte oder die ganze Tournee absagen zu müssen – ein Aspekt der die Chronifizierung des Schmerzsyndroms gefördert haben dürfte, erklären Neurologe und Musikmediziner Eckart Altenmüller und der Musikpsychologe Reinhard Kopiez aus Hannover in einem Buchbeitrag. Die Experten für Musikphysiologie und -pädagogik verweisen auf die körperlich besonders anstrengenden Probensituationen einer Solistin mit Orchester:

» „Die Notwendigkeit, sich gegen die Klangfülle des Orchesters durchzusetzen, führt leicht zu forciertem Spiel, und die Belastungsdauer ist im Gegensatz zum alleinigen Üben durch den Dirigenten vorgegeben, sodass notwendige Ruhepausen nicht eingehalten werden können."

Die Händelvariationen op. 24 von Johannes Brahms oder sein Klavierkonzert d-Moll verlangen teilweise nach damals völlig neuartigen Spieltechniken, die Clara Schumann an die Grenzen ihrer physischen Leistungsfähigkeit bringen. Sie beschreibt, sie habe „fürchterlich geübt", berichtet über ihre Angst zu versagen, überanstrengt sich.

## Zeichen eines myofaszialen Schmerzsyndroms

Folge ist zunehmender „Rheumatismus in den Arm- und Fingermuskeln" ab 1871/72, offenbar jetzt bevorzugt rechts. Nach Auffassung von Altenmüller und Kopiez muss es sich um ein belastungsabhängiges chronifiziertes myofasziales Schmerzsyndrom gehandelt haben. Charakteristisch seien schmerzhafte Triggerpunkte, besonders an den Sehnenansätzen. Die Schmerzen während der „Knetkuren" Clara Schumanns sprächen für das Vorliegen solcher Triggerpunkte. Die Pianistin passt ihr Repertoire an, übt nicht länger als eine Stunde und das auch nur pianissimo. Konzerte werden allerdings nicht abgesagt, stattdessen verzichtet sie lieber aufs Briefeschreiben und diktiert ihre Korrespondenz. Im Dezember 1873 muss sie dann aber doch eine vollständige Spielpause einlegen, die länger als ein Jahr anhält. Die Englandtournee wird abgesagt, einer Einladung aus Amerika zu mehr als hundert Konzerten kann sie nicht folgen.

Zunächst sind alle Heilversuche erfolglos. Im Januar 1875 begibt sie sich in die Hände des Chirurgen Johannes Friedrich August von Esmarch (1823–1908), auf den unter anderem das bekannte Dreieckstuch sowie der Esmarch-Handgriff in der Notfallmedizin zurückgehen. Der empathische Arzt behandelt Clara Schumann mit einer Kombination aus Physiotherapie und Massage, unterstützender „Psychotherapie" durch tägliche Gespräche und mit vorsichtiger Aktivierung am Klavier. Letzteres baut Ängste ab und Vertrauen in die eigene Leistungsfähigkeit auf. „Ich musste gleich am ersten Tag eine Stunde, trotz der Schmerzen Clavier spielen, darauf drang Esmarch", notiert Clara in ihrem Tagebuch und beschreibt die Liebenswürdigkeit ihres Arztes. Nie sei er gegangen, „ohne dass er mich froher gestimmt, als ich es vorher war …" Tatsächlich nehmen die Beschwerden allmählich ab. Esmarch ist es auch, der seine Patientin mit den Worten, er habe ein Rezept zu schreiben – „Concert geben" – nach anderthalbjähriger Pause wieder zu einem öffentlichen Auftritt ermutigt.

Durch kluge Repertoireauswahl, weitsichtige Planung der Konzerte sowie ausreichende Ruhepausen, so Altenmüller und Kopiez, war es ihr später möglich, drohende Überlastungen zu vermeiden. Besonders enthielt sie sich der „für sie gefährlichen Literatur von Brahms", so die Experten aus Hannover. Finanziell günstig und damit die Situation auch psychologisch entspannend wirkten sich zudem sicher ihre Tätigkeit als Dozentin am Dr. Hoch's Konservatorium in Frankfurt am Main aus sowie zunehmend Einkünfte aus Tantiemen der Werke ihres Mannes.

### Muskelschmerzen bei Musikern

Myofasziale Schmerzsyndrome sind die häufigsten musikermedizinischen Erkrankungen, ausgelöst durch lang dauernde repetitive Bewegungen. Nach verschiedenen Untersuchungen leiden bis zu drei Viertel der Orchestermusiker unter Schmerzen und Problemen des Bewegungsapparats. Bei Pianisten sind besonders die Unterarme, Hand- und Fingergelenke betroffen, seltener treten auch

Schmerzen in Oberarmen und Schultern auf. Ausgelöst werden die Symptome durch lange Spielzeiten, etwa bei Vorbereitungen auf Konzerte oder beim Erarbeiten ungewohnter Spieltechniken unter Zeitdruck. Die meisten deutschen Musikhochschulen haben inzwischen Lehrbereiche für Musikphysiologie und Musikermedizin eingerichtet, vor allem auch um präventive Maßnahmen zu fördern. In vielen Universitätsstädten gibt es Institute für Musikermedizin, in denen spezifisch auf die Belastungen des Berufs eingegangen wird.

## Literatur

Altenmüller E, Jabusch H-C (2006) Neurologische Erkrankungen bei Musikern. Med Welt 57 (12): 569-575

Altenmüller E, Kopiez R (2009) Eine Leiden schaffende Leidenschaft: Das Schmerzsyndrom der Pianistin Clara Schumann In: Altenmüller E, Rode-Breymann S (Hrsg.): Krankheiten großer Musiker und Musikerinnen: Reflexionen am Schnittpunkt von Musikwissenschaft und Medizin. Hildesheim: Olms, Ligaturen Bd 4, S 125-147

Spahn C et al. (2011) Musikermedizin – Ein Fachgebiet mit einer rasanten Entwicklung. Dtsch Ärztebl 49: A2659

# Robert Schumann: Was in Endenich geschah

© Springer-Verlag GmbH Deutschland, ein Teil von Springer Nature 2019
T. Meißner, *Der prominente Patient*
https://doi.org/10.1007/978-3-662-57731-8_46

Als 1991 überraschend die Krankenakten Robert Schumanns über seine letzten 2 Lebensjahre in der Irrenanstalt Bonn-Endenich auftauchten, glaubten viele Pathografen an ein Ende der Spekulationen über die Geisteskrankheit des Komponisten. Das war ein Trugschluss.

Das Spektrum psychiatrischer Diagnosen, die man bei Robert Schumann (1810–1856) im Nachhinein gestellt hat, reicht von Neurosen über Schizophrenie, Borderline-Syndrom, zyklothymer Persönlichkeitsstörung, Hirnarteriosklerose bis hin zur luischen Paralyse. Als der verschollen geglaubte Krankenbericht über die Jahre 1854–1856 in der privaten Irrenanstalt Bonn-Endenich bei Franz Richarz (1812–1887) Anfang der 1990er-Jahre auftauchte und dessen Inhalt bekannt gemacht wurde, stellte dies einen Wendepunkt in der Bewertung der Krankengeschichte Schumanns dar. Zusammen mit ebenfalls neu entdeckten Briefen sollte damit auch das teilweise kritisch bewertete Bild Clara Schumanns (1819–1896) korrigiert werden. Für viele Pathografen stand nun fest: Schumann war an Syphilis erkrankt und machte in seinen letzten beiden Jahren deren Endstadium durch, die Neurolues.

Dass mancher diese Diagnose nicht wahrhaben wolle, sei schwer verständlich, schrieb der Internist Franz H. Franken im Jahre 1999, und nur mit verqueren Auffassungen über sexuell übertragbare Krankheiten zu erklären. Dabei ist die erhebliche Durchseuchung der Bevölkerung im Europa des 19. Jahrhunderts mit Erregern von Geschlechtskrankheiten bekannt, jeder zweite bis dritte Europäer soll mindestens einmal im Leben eine Geschlechtskrankheit durchgemacht haben, so Schätzungen. Bekannt

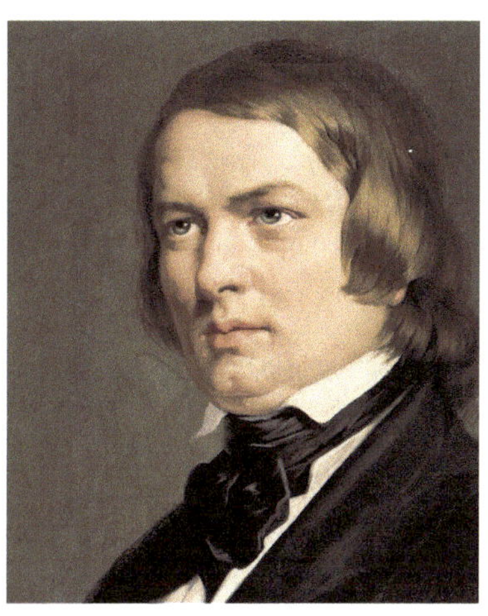

Robert Schumann (© PHOTOAISA / INTERFOTO)

ist auch Schumanns wüstes Studentenleben mit Alkoholexzessen und zahlreichen Liebschaften. Laut Richarz' Aufzeichnungen hat Schumann in der Endenicher Anstalt mehrfach geäußert: „1831 war ich syphilitisch und ward mit Arsenik curirt." Aus Tagebüchern dieser Zeit ist eine äußerst schmerzhafte Wunde am Penis bekannt, die er wochenlang lokal mit „Narzissenwasser" behandelte. Dass Schumann später normal zeugungsfähig war und seine Frau nicht angesteckt hat, spricht nicht gegen Syphilis, da er im Jahr der Eheschließung (1840) längst nicht mehr infektiös gewesen sein kann.

## Symptome, die für die Diagnose Neurolues sprechen

Für die Neurolues sprechen nach Ansicht Frankens und anderer Pathografen die zeitweise erhebliche Aggressivität Schumanns gegen Ärzte und Wärter in der Anstalt in Endenich, schwere Halluzinationen, Wahnideen, zunehmende Sprachstörungen bis hin zum zeitweise vollständigen Sprachverlust, generalisierte und lokale Krampfanfälle, Pupillenstörungen (Anisokorie, Strabismus convergens) und auch das plötzliche Umschlagen von scheinbar vernünftigem Verhalten in völlige Verwirrtheit. Ein Hauptbefund der Obduktion Schumanns war außer der Hirnatrophie die „gelblich-sulzige Masse in der Umgebung der Hypophyse, die stellenweise die Konsistenz des Faserknorpels erreichte". Sie dürfte nach Frankens Ansicht am ehesten syphilitischen Gumma entsprochen haben.

Man muss an dieser Stelle hervorheben, dass im 19. Jahrhundert der Zusammenhang zwischen einer Geschlechtskrankheit in der Jugend und späteren psychisch-neurologischen Störungen unbekannt war. Richarz dürfte also völlig unbefangen und unbeeinflusst von moralischen Wertvorstellungen über den Lebensstil seines prominenten Patienten seine Überlegungen zur Diagnose geäußert haben.

Andererseits ist Schumanns Schriftbild auffallend lange erhalten geblieben, er war in der Lage, sich in Sprache und Schrift völlig korrekt mitzuteilen – von Krankheitsschüben abgesehen. Auch hat er in der Anstalt komponiert, teilweise so komplexe Musikstücke wie Fugen – erhalten ist leider nichts davon, er selbst hat offenbar vieles verbrannt.

## Kachexie und Nahrungsverweigerung als mögliche Todesursachen

Nach Auffassung des Basler Psychologen Udo Rauchfleisch sprechen deshalb die vorliegenden Befunde nicht für eine hirnorganisch bedingte Störung:

» „Der Komponist hat bis in die letzte Zeit seiner Erkrankung keinen pathologischen Abbau seiner kognitiven Funktionen (Denken, Wahrnehmen, Gedächtnis) erkennen lassen, wie wir ihn bei einem psychoorganischen Syndrom finden. Wir wissen auch nichts von gravierenden Frischegedächtnisstörungen …"

So schreibt er in seinem 2004 erschienenen Buch. Als Todesursache kommt seiner Meinung nach wohl am ehesten die Kachexie nach Nahrungsverweigerung infrage. Unter Umständen habe auch eine Tuberkulose vorgelegen, eine zu der Zeit häufige Erkrankung.

Tod durch Hungerstreik? Diesen Gedanken findet Uwe Henrik Peters, ehemaliger Direktor der Klinik für Neurologie und Psychiatrie an der Universität Köln, ebenfalls nicht abwegig. Als Schumann, der selbst für begrenzte Zeit in eine Anstalt eingewiesen werden wollte, mitbekam, dass man ihn nicht mehr entlassen würde, verweigerte er die Nahrungsaufnahme, so die Interpretation. In die Nahrung gemischte Medikamente mit entsprechenden geschmacklichen Nachteilen (womöglich aber auch hirnparalysebedingte Geschmacks- und Geruchsstörungen) und regelmäßige Klistiere, die zur Therapie gehörten, dürften ein Übriges getan haben. Zudem hatte Schumann Angst vergiftet zu werden. Oder er goss seinen Wein (geistige Getränke waren ebenfalls Teil der Behandlung) mit der Behauptung, dies sei Urin, in den Nachttopf.

## Robert und Clara: Schluss mit romantischer Verklärung!

Nach Peters' Ansicht muss die gesamte romantisierte Liebesgeschichte des Künstlerehepaares Clara und Robert Schumann umgeschrieben werden. Für Peters steht fest, und er führt in seinen dazu erschienenen Büchern zahlreiche Indizien dafür an, dass Schumann seit seiner Jugend alkoholkrank gewesen und der Einweisungsgrund in Endenich keine Geisteskrankheit sondern ein Delirium tremens war. Diese Zustände bei Alkoholikern seien damals bereits bekannt gewesen, weshalb Peters die einweisenden Ärzte eines Kunstfehlers bezichtigt.

Und Peters geht noch weiter: Womöglich habe es sich um ein Komplott gehandelt. Clara Schumann, die bereits vor der Ehe mit Robert gefordert hatte, er müsse sein Alkohollaster aufgeben, wenn er sie heiraten wolle, sei der Ehe überdrüssig geworden. Und zwar nicht nur wegen des Alkohols, der sie beängstigenden psychischen Störungen oder wegen des beruflichen Misserfolgs ihres Mannes als Städtischer Musikdirektor in Düsseldorf. Die insgesamt acht Schwangerschaften hätten sie in ihrer Karriere als ausgezeichnete und hoch geschätzte Konzertpianistin behindert. Zudem war der 14 Jahre jüngere Johannes Brahms (1833–1897) in ihr Leben getreten, mit dem Clara eine Affäre hatte, und der kurz nach Schumanns Einweisung in Endenich zeitweise dessen Platz als Hausherr einnahm.

Auch der berühmte Suizidversuch Robert Schumanns mit einem Sprung in den eiskalten Rhein am 27. Februar 1854, kurz vor der Einweisung in Endenich, ist nach Peters' Auffassung wahrscheinlich eine Erfindung, weil es nur zweifelhafte Hinweise und keine Belege dafür gebe. Selbst Clara hatte davon zunächst nichts erfahren.

Doch auch andere der genannten Diagnosen sind nach wie vor nicht aus der Welt. Der Psychiater Karl Leonhard (1904–1988) schloss eine besondere Form der Schizophrenie (periodische Katatonie) nicht aus und meinte, mehrere entsprechende Krankheitsschübe identifizieren zu können. Zweifellos ist Schumann ein introvertierter, eher verschlossener Mann gewesen, zu exzessiver Selbstanalyse neigend. Bereits mit 17 notierte er in seinem Tagebuch: „Die Lebensgeister sind oft wie verschwunden und ich war schon oft dem Wahnsinn nahe." Immer wieder beschrieb er seine melancholischen Zustände, teilweise verbunden mit Suizidgedanken. Von „Nervenschwäche" und „Schwindelanfällen" ist die Rede, von Vergiftungs- und Todesängsten, von „Höraffektionen", von denen man nicht weiß, ob es sich tatsächlich schon in frühen Jahren um Halluzinationen handelte, von „finsteren Dämonen", die ihn beherrschten. Hinzu kommt ein Hang zum Magisch-Okkulten, er glaubte an das Mysterium des Tischerückens.

Auch nach mehr als 160 Jahren wird teils emotional und anhaltend über Robert Schumanns Tod gestritten. Vielleicht liegt es daran, dass Schumann weniger als andere Künstler der Vergangenheit idealisiert, weniger auf ein Po-

dest gehoben worden ist und uns mit seinem unperfekten Leben wie mit seinen eingängigen Melodien näher erscheint als mancher andere Künstler dieser Epoche.

## Literatur

Franken FH (1999) Die Krankheiten großer Komponisten. Florian Noetzel, Bd 1, 3. Aufl, S 239-301

Franzen C (2006) „Qualen fürchterlichster Melancholie" Dtsch Ärztebl 103, 30: A2027-9

Leonhard K (1992) Bedeutende Persönlichkeiten in ihren psychischen Krankheiten. Ullstein Mosby Berlin, 2. Aufl, S 216-234

Otte A, Winke K (2008) Kerners Krankheiten großer Musiker. Schattauer, S 235-257

Peters UH (2009) Robert Schumann – 13 Tage bis Endenich. ANA

Peters UH (2010) Gefangen im Irrenhaus. Robert Schumann. ANA

Rauchfleisch U (2004) Robert Schumann. Eine psychoanalytische Annäherung. Vandenhoeck & Ruprecht

# Stendhal: Ungeschicklichkeit der Zunge

© Springer-Verlag GmbH Deutschland, ein Teil von Springer Nature 2019
T. Meißner, *Der prominente Patient*
https://doi.org/10.1007/978-3-662-57731-8_47

Stendhal war nicht nur ein bedeutender französischer Schriftsteller des 19. Jahrhunderts. Ihm verdanken wir den ersten historischen Bericht über TIAs als Warnzeichen eines drohenden Schlaganfalls.

Henri-Marie Beyle (1783–1842), der aus Verehrung für den aus Stendal (heute Sachsen-Anhalt) stammenden Kunsthistoriker Johann Winckelmann seine Werke wie „Die Kartause von Parma" mit dem Pseudonym „Monsieur de Stendhal" kennzeichnete, starb im Alter von 59 Jahren an einem Schlaganfall. Einige Monate zuvor beschrieb er detailliert Symptome, die auf mehrere fokale Transitorische ischämische Attacken (TIA) hinweisen. Zu einer Zeit, als noch niemand derartige Symptome beschrieben hatte, schilderte der französische Schriftsteller präzise seine Erfahrungen mit aphasischen TIA, und zwar genau 20 Jahre bevor sein Landsmann Pierre Paul Broca (1824–1880) seine Erkenntnisse 1861 der Société d' Anthropologie präsentierte. Erst über 100 Jahre später sollte der Zusammenhang zu ischämischen Schlaganfällen geklärt werden.

## „Plötzlich vergaß ich alle französischen Worte"

Etwa ein Jahr vor seinem Tod erwähnte Stendhal in Briefen mehrere Anfälle von Sprachstörungen. Ein weiteres Jahr zuvor war er bereits wegen eines plötzlichen Schwindelanfalls in ein Kaminfeuer gefallen. Im April 1841 beschrieb er in einem Brief an seine Freundin Domenica Fiore eine „grauenhafte Migräne seit 6 Monaten" und: „Plötzlich vergaß ich alle fran-

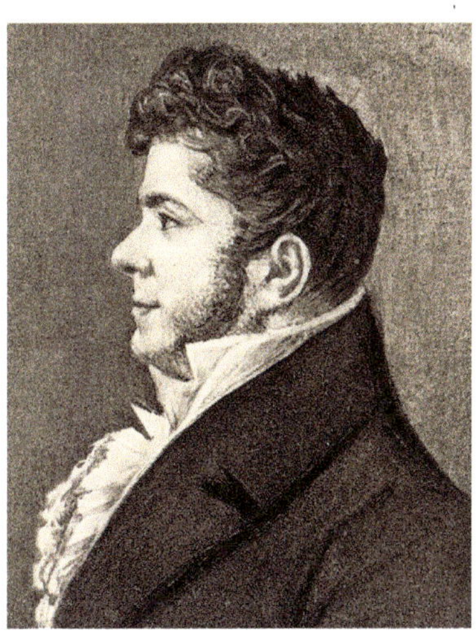

Stendhal (© 91020 / united archives / picture alliance)

zösischen Worte. Ich konnte nicht länger mehr sagen: Gib mir ein Glas Wasser." Nach etwa 8–10 Minuten sei die Erinnerung an die Worte langsam wiedergekommen. Insgesamt viermal habe er dies erlebt, die Gedanken seien nicht beeinträchtigt gewesen, nur die Worte fehlten. 10 Tage später habe er sich bei einem Essen nicht an das Wort „Glas" erinnern können. Interessant ist, dass Stendhal in dem Brief erwähnt, ein Homöopath aus Berlin habe ihm gesagt, dabei handele es sich um eine Art „nervöse Apoplexie". Er gab im Aconitum (Eisenhut), um den Kreislauf anzuregen, und verschrieb Schwefel.

In einem weiteren Bericht beschrieb Stendhal sein Problem als „dicke Zunge" und erwähnt Erstickungsanfälle, die ihn in Todesangst versetzten. Am unangenehmsten sei die Ungeschicklichkeit der Zunge, die ihn Stottern lasse. Am 20. April 1841, trat eine Schwäche des linken Beines auf, die sich einen Tag später wieder gegeben hat.

Die Bedeutung dieser linksseitigen motorischen Schwäche bleibt unklar. Denn da sich das motorische Sprachzentrum in der dominanten Hemisphäre befindet, hätte man bei Stendhal, der Rechtshänder war und demnach die linke Hirnhemisphäre seine dominante, eher eine rechtsseitige Hemiparese in Verbindung mit der Aphasie erwartet. Davon ist jedoch nichts bekannt geworden. „Es kann nicht ausgeschlossen werden, dass nichtsimultane TIA in beiden Hemisphären stattgefunden haben", meinen Julien Bogousslavsky aus Montreux und Gil Assal aus Lausanne, Schweiz. Dies würde eine beidseitige embolische Quelle in den Karotisarterien oder eine kardiale Quelle vermuten lassen, so die Neurologen. Augenscheinlich traten später keine weiteren derartigen Beschwerden auf.

## Seit längerem bestehende Sprachstörung vermutet

Bogousslavsky und Assal vermuten darüber hinaus, dass bereits vor diesen Ereignissen eine bereits länger bestehende Sprachstörung bestanden hat. Sie schließen dies aus sprachlich nicht korrekten Einträgen in seinem Tagebuch sowie einer darin enthaltenen Notiz vom 16. März 1841: „die Zunge am 14. und 15.". Der Schriftsteller ließ sich in der Zeit mehrfach wegen seiner „berüchtigten Migräne" mit Aderlässen behandeln. Er erholte sich offensichtlich rasch und hatte bereits im August wieder eine seiner vielen Affären mit Frauen. Im Herbst des Jahres jedoch befand der Arzt Pierre Prévost seinen Zustand für nicht gut, sein Cousin Romain Colomb fand Stendhals Konversation verlangsamt und nicht mehr so scharfsinnig wie früher.

Am 22. März 1842 stürzte Stendhal auf dem Fußweg schwer und wachte nicht mehr auf. Obwohl keine Autopsie vorgenommen worden war, wird allgemein von einem Schlaganfall ausgegangen. Stendhal muss etwas geahnt haben: An Fiore hatte er geschrieben, er würde es nicht lächerlich finden, unabsichtlich auf der Straße zu sterben.

**Transitorische ischämische Attacke (TIA)**

Der Begriff transitorische ischämische Attacke (TIA) wird seit der 4. Princeton Conference im Jahre 1965 gebraucht. Damit werden zerebrale Ischämien bezeichnet, die sich meist innerhalb von einer Stunde, oft wesentlich schneller, vollständig zurückbilden. Laut Definition dürfen die geringgradigen neurologischen Störungen maximal 24 Stunden anhalten. Typisch bei einer TIA im Karotis-Stromgebiet sind Sensibilitäts- und Motilitätsstörungen, eine kurzzeitige Blindheit auf einem Auge (Amaurosis fugax) oder eine Hemianopsie sowie dysphasische Attacken, wenn die dominante Hirnhälfte betroffen ist. Schwindel, Übelkeit, Ataxie oder verschwommenes Sehen, Sprech- und Stimmstörungen, Ohrgeräusche und plötzliche Stürze („drop attacks") sprechen für eine TIA im vertebrobasilären Stromgebiet. Ursache ist meist eingeschwemmtes embolisches Material aus atheromatösen Plaques der Arterien oder aus dem Herzen.

Trotz der geringgradigen und rasch vorübergehenden Symptome wird die TIA heute als Notfall angesehen, die der eingehenden Diagnostik bedarf. Denn besonders in den ersten Tagen danach besteht ein erhöhtes Schlaganfallrisiko. In einer Metaanalyse von Studien mit insgesamt mehr als 10.000 TIA-Patienten lag das Siebentagesrisiko bei 5 % – allerdings mit großen Unterschieden in den Einzelstudien zugunsten spezialisierter Zentren. In einer deutschen Erhebung erlitten 6,5 % der TIA-Patienten innerhalb von 2 Jahren einen Schlaganfall und 8,1 % starben, davon etwa ein Fünftel dieser Patienten an einem Schlaganfall. Im Vergleich zur Gesamtbevölkerung bedeutet dies eine mehr als neunfach erhöhte Schlaganfallinzidenz bei TIA-Patienten.

Negative Prognosefaktoren sind zum Beispiel ein Alter des Patienten über 60 Jahre, Hypertonie, Diabetes mellitus, Halbseitenlähmung, Sprachstörung ohne Lähmung sowie eine Symptomdauer von über einer Stunde. Mit dem Multidimensional Prognostic Index (MPI) lassen sich Vorhersagen über das Mortalitätsrisiko nach TIA treffen.

## Literatur

Bogousslavsky J, Assal G (2010) Stendhal's aphasic spells: the first report of transient ischemic attacks followed by stroke In: Bogousslavsky J, Hennerici MG, Bäzner H, Bassetti C (eds): Neurological Disorders in Famous Artists – Part 3. Front Neurol Neurosci 27: 130-142

Gilles MF, Rothwell PM (2007) Risk of stroke early after transient ischaemic attack: a systematic review and meta-analysis. Lancet Neurology 6: 1063-1072

Sancarlo D et al. (2012) A multidimensional prognostic index (MPI) based on a comprehensive geriatric assessment predicts short- and long-term mortality in older hospitalized patients with transient ischemic attack. J Neurol 259: 670-678

Weimar C et al. (2009) Long-term mortality and risk of stroke after transient ischemic attack: a hospital-based cohort study. J Neurol 256: 639-644

# Henri de Toulouse-Lautrec: Kleinwüchsiger Graf aus inzestuöser Ehe

© Springer-Verlag GmbH Deutschland, ein Teil von Springer Nature 2019
T. Meißner, *Der prominente Patient*
https://doi.org/10.1007/978-3-662-57731-8_48

Entdecker seltener Erkrankungen steigern deren Bekanntheitsgrad, wenn sich eine prominente Persönlichkeit findet, die diese Krankheit hat oder hatte. So verhält es sich zum Beispiel mit dem Toulouse-Lautrec-Syndrom.

Ob der französische Maler Henri de Toulouse-Lautrec (1864–1901) an dem nach ihm benannten „Toulouse-Lautrec-Syndrom" gelitten hat, ist umstritten. Die Rede ist von der sehr seltenen Pyknodysostose. Nur etwa 200 Patienten weltweit sind bekannt. Es handelt sich um eine autosomal-rezessiv vererbte Knochenkrankheit, deren klinisches Erscheinungsbild im Jahre 1962 von den Franzosen Pierre Maroteaux und Maurice Lamy beschrieben worden ist. 3 Jahre später identifizierten die beiden ihren Landsmann Henri de Toulouse-Lautrec retrospektiv als Pyknodysostose-Patienten, und zwar anhand von Fotografien, Zeichnungen sowie mündlichen und schriftlichen Überlieferungen. Als es 1995 Bruce D. Gelb aus New York und seinen Mitarbeitern gelang, den für die Krankheit verantwortlichen Genlokus auf Chromosom 1 zu identifizieren, entspann sich erneut eine Kontroverse um die Krankheit des postimpressionistischen Malers und Grafikers, die es unter anderem in die „New York Times" schaffte. Denn die US-amerikanische Biografin Lautrecs, Julia B. Frey, äußerte deutliche Zweifel an den von Maroteaux und Lamy geäußerten Befunden und Indizien.

## Dysmorphes Gesicht oder nicht – Streit um Lautrec-Fotos

Fest steht, dass Lautrec mit kaum 1,30 Meter Körpergröße kleinwüchsig war, dass er sich im

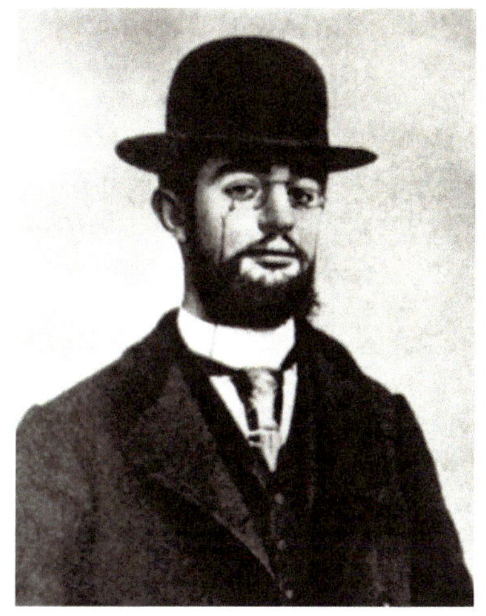

Henri de Toulouse-Lautrec (© Sammlung Rauch / INTERFOTO)

Alter von 13 und 14 Jahren beide Beine gebrochen hatte (was früher als Folge einer angeblichen Osteogenesis imperfecta interpretiert worden war), dass er oft heftige Zahnschmerzen hatte und dass sich Lautrecs Gesicht nicht unbedingt als schön bezeichnen lässt. Bei der Bewertung des Schädels, des Gesichts, der Finger jedoch sowie bei der Frage, ob Lautrec zeitlebens eine unverschlossene große Fontanelle gehabt und wegen seines (angeblich) großen Schädels fast stets einen Hut getragen habe, unterscheiden sich die Interpretationen vorhandener Fotos und Informationen.

Maroteaux argumentiert, Lautrec-Fotos zeigten „definitiv eine große Stirn, ein dysmorphes Gesicht mit fliehendem Kinn und groben Gesichtszügen". Dies sei auch auf vielen Selbstkarikaturen des Künstlers zu erkennen. Schon beim 4-jährigen Lautrec sei ein „exzessiv großes

Cranium und eine insuffiziente Entwicklung des Unterkieferknochens" evident. Das Indiz „offene Fontanelle" gehe auf Aussagen eines engen Freundes Lautrecs, Francis Jourdain, zurück, der dies persönlich dem Biografen Henri Perruchot mitgeteilt, Perruchot wiederum Maroteaux gesagt haben soll. Die Pyknodysostose ist eine der wenigen Krankheiten, die mit einer unvollständigen Fusion der Schädelnähte einhergehen.

Die Biografin Frey stellt dagegen fest, niemand, weder Freund noch Biograf, hätten jemals schriftlich eine offene Fontanelle erwähnt. Sie führt Fotos eines bartlosen Lautrec im seitlichen Profil an, die kein fliehendes Kinn oder Schädeldeformitäten erkennen lassen. Karikaturen lässt sie nicht als objektives Indiz gelten. Streit gibt es auch um die Hände, die laut Maroteaux klein und quadratisch gewesen seien mit kurzen Fingern. Frey dagegen spricht von, in Korrelation zu Körper und Kopf, „großen geschickten Händen mit langen schmalen Fingern". Die Beschreibungen der Hände von Zeitgenossen Lautrecs widersprechen sich. Lautrec selbst soll seine Hände als „grosses pattes" (dicke Pfoten) bezeichnet haben. Schließlich meint Frey, in keinem Familienbrief, Arztbericht oder anderen Zeitdokumenten würden Symptome beschrieben, wie sie bei der Pyknodysosteose auftreten.

## Toulouse-Lautrecs Großmütter waren Schwestern

Toulouse-Lautrec war die Frucht einer Heirat unter Blutsverwandten: Sein Vater, Graf Alphonse de Toulouse-Lautrec-Monfa, hatte seine Kusine ersten Grades, Gräfin Adèle Tapié de Céleyran, geheiratet. Henris Großmütter waren Schwestern. In der Adelsfamilie war es üblich, untereinander zu heiraten. Es mag einleuchten, dass man in der Familie womöglich nicht besonders motiviert war, Krankheiten, die mit dieser Heiratspraxis zu tun haben könnten, eingehend zu dokumentieren oder solche Dokumente bekannt zu machen. Die Ankündigung des Genetikers Bruce Gelb in der „New

York Times" vom 6. Juni 1995, Nachkommen Toulouse-Lautrecs zu testen, ob sie eventuell Überträger des Pyknodysostose-auslösenden Gens seien, sind offenbar im Sande verlaufen. Trotz der Erkenntnisfortschritte in Bezug auf genetische und biologische Zusammenhänge beruht die Diagnose einer Pyknodysostose bis heute vor allem auf klinischen und radiologischen Befunden.

Bleibt die Frage, welcher Art Toulouse-Lautrecs Skeletterkrankung tatsächlich gewesen ist. War es vielleicht doch eine milde Verlaufsform der Osteogenesis imperfecta? Dafür hatte er allerdings sehr selten Frakturen. Blauen Skleren, Gehörproblemen oder andere passende Symptome sind nicht bekannt. Diskutiert worden sind früher auch Differenzialdiagnosen wie Achondroplasie, Pseudoachondroplasie, eine polyepiphysäre Dysplasie oder eine bestimmte Form der Mukopolysaccharid-Speicherkrankheit (Morquio-Brailsford-Syndrom).

Übrigens: Ein griechischer Arzt wollte für die Pyknodysostose ebenfalls den Namen eines eigenen Landsmannes reserviert wissen, nämlich den des Fabel-Dichters Aesop („Aesop's disease"). „Seine Hässlichkeit ist von verschiedenen Autoren des Altertums beschrieben worden", meint der Pädiater Christos S. Bartsocas von der Universität in Athen in einem Beitrag für die Zeitschrift „Hormones". Eine Abbildung aus dem 6. Jahrhundert vor Christus zeigt Aesop im Gespräch mit einem Fuchs. Nach Bartsocas Meinung entspricht das Gesichtsprofil des antiken griechischen Dichters dem eines Trägers einer Pyknodysostose. Die Genmutation habe es womöglich schon damals gegeben.

### Pyknodysostose

Die Pyknodysostose (*pyknos*, gr.: „dicht, fest, stark"; Synonyme: Maroteaux-Lamy-Syndrom Typ 2, Toulouse-Lautrec-Syndrom) ist eine seltene autosomal-rezessiv vererbte osteosklerotische Verknöcherungsstörung. Ursache sind Mutationen im Gen für das Enzym Kathepsin K. Diese Protease macht einen Großteil der von Osteoklasten sezernierten sauren Proteasen aus. Die Resorptionsleistung der Osteoklasten ist reduziert mit negativen Konsequenzen für das physiologische Knochenremodelling.

Klinisch resultiert das in sklerosierten und verkürzten Röhrenknochen mit disproportioniertem Kleinwuchs, dysplastischen distalen Phalangen, hypo- oder aplastischen Schlüsselbeinen, Schädeldeformitäten aufgrund von sich verzögert schließenden Schädelnähten, mit Unterkieferhypoplasie und Zahnentwicklungsstörungen. Die Osteosklerose bedingt Frakturen bei inadäquatem Trauma. Gelegentlich tritt auch eine Hepatosplenomegalie auf. Die Erstbeschreiber Pierre Maroteaux und Maurice Lamy zählen als typische Symptome einen großen Schädel mit selbst bei Erwachsenen unverschlossener großer Fontanelle auf sowie das generell fliehende Kinn.

## Literatur

Angier N (1995) What ailed Toulouse-Lautrec? Scientists zero in on a key gene. New York Times June 6, 1995 (online)

Bartsocas CS (2002) Pycnodysostosis: Toulouse-Lautrec's and Aesop's disease? Hormones 1(4): 260-262

Frey J (1995) Reply to „Toulouse-Lautrec's diagnosis". Nature Genetics 11: 363

Fujita Y et al. (2000) Novel mutations of the Cathepsin K gene in patients with pycnodysostosis and their characterization. J Clin Endocrinol Metab 85: 425-431

Gelb BD et al. (1995) Linkage of pycnodysostosis to chromosome 1q21 by homozygosity mapping. Nature Genetics 10: 235-237

Gelb BD et al. (1996) Pycnodysostosis, a lysosomal disease caused by Cathepsin K deficiency. Science 273: 1236-1238

Kornak U et al. (2003) Molekulare Mechanismen der Regulation der Knochendichte durch Osteoklasten. Dtsch Ärztebl 100: A1258-1268

Maroteaux P, Lamy M (1965) The malady of Toulouse-Lautrec. JAMA 191 (9): 111-113

Maroteaux P (1995) Toulouse-Lautrec's diagnosis. Nature Genetics 11: 362

# Richard Wagner: Takt für Takt in die Migräne

© Springer-Verlag GmbH Deutschland, ein Teil von Springer Nature 2019
T. Meißner, *Der prominente Patient*
https://doi.org/10.1007/978-3-662-57731-8_49

Die Gesundheit Richard Wagners ist von verschiedenen Pathografen beleuchtet worden. Seine „Hauptplage" wurde dabei seltsamerweise mehrheitlich übersehen: Wagner litt an Migräne.

Die Musik Richard Wagners (1813–1883) mag nicht jedermanns Sache sein. Auch Hartmut Göbel, Neurologe und renommierter Kopfschmerzexperte in Kiel, hatte nach eigener Aussage lange „keine tiefere Beziehung zu Wagner" – bis eine „Siegfried"-Premiere in Lübeck für ein überraschendes Aha-Erlebnis sorgte. Dieses hat Göbel in einem Interview für die „Lübecker Nachrichten" so beschrieben:

» „Das merklich wahrnehmbare Paukentremolo leitet den ersten Akt ein, es vermittelt ein Brummen im eigenen Kopf. Die Streicher fügen die ersten leichten Pulsationen hinzu. Ankündigungssymptome der Migräne werden unmittelbar erlebbar, die Zündschnur der Migräne glimmt bereits. Takt für Takt baut sich der Anfall auf, beim Schwertmotiv eskaliert das Pochen, es hämmert und pulsiert wie im Höhepunkt einer Migräne."

Die Inszenierung verstärkte den Eindruck, Wagner habe künstlerisch die Qualen eines Migräneanfalls verarbeitet: „Zwangvolle Plage, Müh' ohne Zweck", ruft Mime, der Schmied, er fasst sich an die Schläfen und verzerrt das Gesicht vor Schmerz. Später beschreibt sein Text die Sehstörungen, wie sie bei einer Migräne-Attacke vorkommen können:

» „Verfluchtes Licht! Was flammt dort die Luft! Was flackert und lackert, was flimmert und schwirrt, was schwebt dort und webt und wabert umher?"

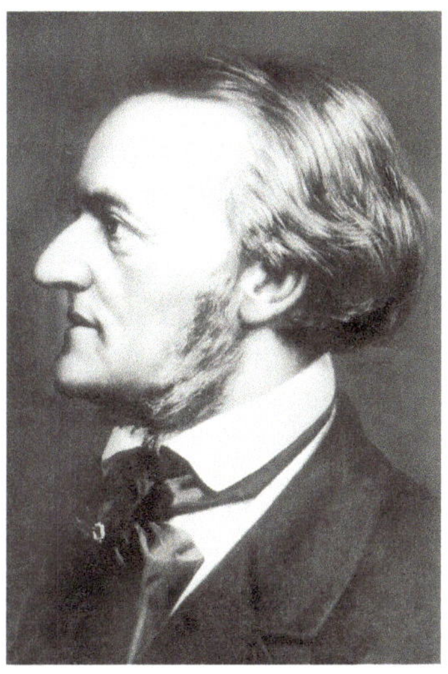

Richard Wagner (© Science & Society / Past Pix / INTER-FOTO)

## Abgleich mit internationalen Migräne-Kriterien

Dieses Kunsterlebnis war für Göbel, gemeinsam mit seinen Kindern Anna Göbel und Carl H. Göbel, Anlass für eine aufwändige Analyse von Wagners Schriften und Briefen sowie der detaillierten Tagebuchaufzeichnungen der zweiten Ehefrau Wagners Cosima. Auch wenn der Begriff „Migräne" zu Wagners Zeiten unbekannt war, lassen nach Auffassung der Familie Göbel die Beschreibungen und der Abgleich mit den Klassifikations-Kriterien der International Headache Society (IHS) kaum einen Zweifel daran, dass Wagner – neben weiteren Gesundheitsproblemen – an einer Migräne mit und ohne Aura gelitten hat. Er bezeichnete sie sogar als die Hauptplage seines Lebens.

Es scheint eine familiäre Häufung vorzuliegen: Wagners Mutter litt häufig unter schweren Kopfschmerzen und trug, im Bemühen dem vorzubeugen, permanent eine Kopfbedeckung. Diese Gewohnheit nahm auch Richard Wagner an, selbst in Innenräumen war sein Kopf selten unbedeckt – eine in der damaligen Volksmedizin etablierte Standardmaßnahme gegen Kopfschmerzen. Die Kinder Wagners waren später ebenfalls von Kopfschmerzattacken geplagt, ebenso Cosima Wagner.

Ab Richard Wagners 28. Lebensjahr finden sich regelmäßig Hinweise auf oft tagelange Kopfschmerzattacken schwerster Intensität, die er als „nervöse" oder „ängstliche Kopfschmerzen" beschrieb. Körperliche Aktivität, Überarbeitung, Gerüche, Tabakrauch und Alkohol triggerten oder verstärkten die Schmerzen. Begleitet waren sie von Übelkeit und Erbrechen, Lärm- und Lichtüberempfindlichkeit sowie Sehstörungen, deren Beschreibungen auf Flimmerskotome hindeuten. Immer wieder musste Wagner Bettruhe halten, bis die Schmerzen nachließen, musste seine Kompositionsarbeiten unterbrechen. So auch jahrelang am „Siegfried". Im Dezember 1856 schrieb Wagner in einem Brief, er könne sich nicht mehr motivieren, an der Oper zu arbeiten. Erst 1864 vollendete er den zweiten Akt und nicht eher als im August 1876 fand die Premiere in Bayreuth statt.

## Im „Siegfried" Flimmerskotome musikalisch verarbeitet

Die Analyse der Szintillationsrate visueller Auraelemente bei Migräne-Patienten hat in einer Studie eine Flimmerfrequenz von durchschnittlich 17,8 Hz ergeben. Der 1. Akt, 3. Szene im „Siegfried" wird von einer Melodieführung eingeleitet, die eine solche visuelle Aura zu imitieren scheint: die Streicher spielen 16 Zweiundreißigstel-Noten pro 2/4-Takt, was bei einem Tempo von 120 Schlägen/min mit 16 Hz der experimentell ermittelten Szintillationsrate nahe komme, erläutern die Göbels. Entscheidend für die retrospektive Diagnose ist jedoch, dass die

Kriterien der aktuellen Kopfschmerzklassifikation ICHD-3-beta für eine Migräne ohne Aura, aber auch eine ausreichende Anzahl von Kriterien für eine Migräne mit Aura erfüllt werden: Die Kopfschmerzattacken dauerten 4–72 Stunden an, sie wiesen die typischen Migränecharakteristika auf wie pulsierender Schmerz, starke Intensität sowie Aggravation bei körperlicher Aktivität und waren von Erscheinungen wie Übelkeit oder Fotophobie begleitet. Zudem traten typische Auren auf, die nicht mit anderen Erkrankungen erklärt werden können.

Lebenslange Migräne und besonders Migräne mit Aura gehen mit einem erhöhten Risiko für Herz-Kreislauf-Erkrankungen einher bis hin zu einem erhöhten kardiovaskulären Mortalitätsrisiko. Von Wagner ist bekannt, dass er in seinen letzten Lebensjahren unter schweren Angina-pectoris-Anfällen gelitten hat. Cosima Wagner hat bereits im Sommer 1872, also 10 Jahre vor dem Tod ihres Mannes, über Herzbeklemmungen und Brustkrämpfe berichtet.

## Kardiologische Diagnose: Arrythmogene fibroadipöse Dysplasie

Die Ärzte versicherten Cosima, es bestehe kein Anlass zur Besorgnis. Unmittelbar nach einer Aufführung des „Parsifal" in Bayreuth am 25. Juni 1882 brach Wagner ohnmächtig zusammen, wurde blau im Gesicht und entrann dem Tod wohl nur knapp. War das ein vorübergehender Herzstillstand? Später überfielen ihn die Herzanfälle zu jeder Tages- und Nachtzeit, die Ärzte glaubten an „Magen-Neuralgien" – dazu muss man wissen, dass Wagner zeitlebens an abdominellen Beschwerden und Verdauungsproblemen gelitten hat, denen er regelmäßig mit mehrwöchigen „Wasserheilkuren" beizukommen suchte. Jedenfalls wurde Wagner massiert und Keppler führte wiederholt Magensonden ein. Außerdem nahm Wagner Baldrian- und Opiumtropfen.

Bei den immer häufiger auftretenden Angina-pectoris-Anfällen muss Wagner dutzende, wenn nicht hunderte Male Schmerzen, Erstickungsgefühl und Todesangst durchlitten haben. Am 13. Februar 1883 brach Wagner beim Schreiben in seinem Arbeitszimmer mitten im Satz ab und verlor das Bewusstsein. Keppler stellte kurz darauf den Tod fest. Die Autopsie ergab eine weit fortgeschrittene Kardioektasie mit Erweiterung der rechten Herzkammer und fettiger Degeneration des Herzmuskels mit Ruptur.

Es sei denkbar, dass Wagner an einer arrhythmogenen fibroadipösen Dysplasie (ARVD) des rechten Ventrikels erkrankt war, meint der Bonner Kardiologe Berndt Lüderitz. Lüderitz bezieht sich auf Erkenntnisse des französischen Elektrophysiologen Guy Fontaine, der diese Krankheit 1977 entdeckt hat. Das Myokard wird durch Fett und fibrotisches Material ersetzt, was zu Herzrhythmusstörungen und einer Insuffizienz der Trikuspidalklappe führt. Dies könne die Verdauungsstörungen bei Wagner besser erklären als die ebenfalls im Autopsiebericht genannte Magenerweiterung, so Lüderitz.

Allerdings hat Wagner keine Symptome beschrieben, die eindeutig auf Herzrhythmusstörungen hindeuten. Lüderitz meint deshalb, dass es wohl zu einem akuten Herzinfarkt mit Ruptur des rechten Herzens gekommen ist, was letztlich Kammerflimmern ausgelöst haben könnte – Ursache eines arrhythmogenen Herztodes. Zusätzlich bestand eine womöglich stumme Form der rechtsventrikulären Dysplasie.

## Literatur

Göbel CH et al. (2013) "Compulsive plague! Pain without end!" How Richard Wagner played out his migraine in the opera Siegfried. Br Med J 347: f6952

Göbel A et al. (2014) Phenotype of migraine headache and migraine aura of Richard Wagner. Cephalalgia 34(12): 1004-1011

Crotogino J et al. (2001) Perceived scintillation rate of migraine aura. Headache 41 (1): 40-48

Jolitz L (2013) Aus Schmerz wurde große Oper. Lübecker Nachrichten vom 13. Dezember 2013 (S. 20)

Lüderitz B (2007) Woran starb Richard Wagner wirklich? Cardio News 10 (01-02): 33-34

# Andy Warhol: Ein Fremder auf dem Planeten Erde

© Springer-Verlag GmbH Deutschland, ein Teil von Springer Nature 2019
T. Meißner, *Der prominente Patient*
https://doi.org/10.1007/978-3-662-57731-8_50

Endlose Wiederholungen alltäglicher Bildmotive, eine exzentrisch wirkende Persönlichkeit von seltsamer Einsilbigkeit – das war Andy Warhol. Die einen sehen ihn und sein Schaffen als Gesamtkunstwerk, andere erkennen Autismus-Symptome.

Dem Wiener Kinderarzt Hans Asperger (1906–1980) wird die Äußerung nachgesagt, ein Schuss Autismus fördere den Erfolg in der Kunst oder Wissenschaft. Denn das nach Asperger benannte Syndrom aus dem Autismus-Spektrum beschreibt nicht nur Menschen mit stereotypen Verhaltensweisen und beeinträchtigten sozialen Interaktionen, sondern auch mit Stärken, ausgeprägten spezifischen Interessen und teilweise erstaunlichen Fähigkeiten.

Auf Andy Warhol (1928–1987), einem der prominentesten Vertreter der Pop Art, treffen sicherlich viele dieser Kriterien zu. „War Autismus das Geheimnis der Kunst Warhols?“, hieß eine Schlagzeile des britischen „Guardian“ im Jahre 1999. Die britische Autismus-Expertin Judith Gould ließ sich mit den Worten zitieren, sie sei „fast sicher“, dass Warhol ein Asperger-Syndrom gehabt habe. Dieses ist gekennzeichnet durch drei Kernsymptome:

- Nichtverbale Kommunikationssignale werden vermindert wahrgenommen.
- Es gibt sprachliche Kommunikationsstörungen.
- Stereotype Verhaltensweisen.

Andererseits zeichnen sich Asperger-Persönlichkeiten durch Inselbegabungen aus, bei Warhol eben die grafisch-künstlerische Begabung.

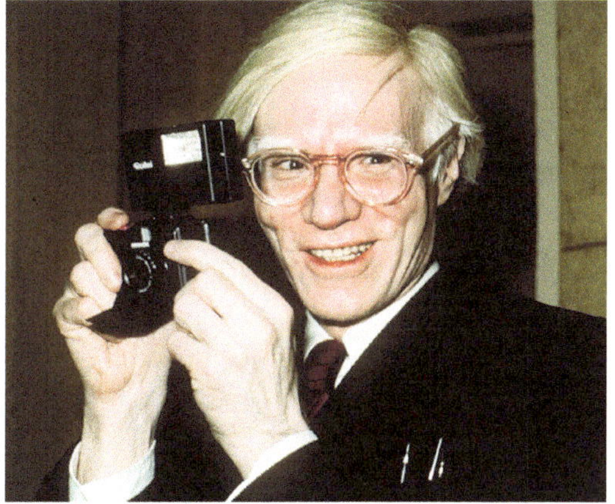

Andy Warhol (© Richard Drew / AP Photo / picture alliance)

## Zweiunddreißig Mal „Campbell's Soup Cans“

Warhol vermied persönliche Kontakte, verhielt sich in Gesellschaft linkisch und scheu und war stets völlig eingenommen von seiner Arbeit – das einzige Thema, über das er angeblich überhaupt redete. Sein Markenzeichen, die ständige Wiederholung von Bildmotiven aus dem Alltag oder die immer wieder reproduzierten Abbildungen Prominenter wie Marilyn Monroe oder Elvis Presley können als zwanghafte Rituale, als stereotype, wiederkehrende Verhaltensmuster interpretiert werden. Von der Konservendose „Campbell's Soup Cans“ fertigte er 32 fast identische Bilder, weil es die Suppe eben in 32 Geschmackrichtungen gab. Die Mona Lisa, 30 Mal auf eine Leinwand gedruckt, zählte aus Warhols Sicht mehr als nur eine Mona Lisa.

Veränderungen im Lebensumfeld können autistische Menschen nicht akzeptieren. Warhol selbst hat seine Obsession beschrieben, stets grüne Baumwollunterwäsche zu tragen. Grün fühle sich anders an als andere Farben. Die Unterhosen mussten immer im selben Laden gekauft werden. Wichtig war auch, dass sich selbst die Verpackung und die Schildchen mit den Pflegehinweisen nicht änderten.

## Kaum Kontakte, aber wirklich guter Zeichner

Weitere typische Merkmale beim Asperger-Syndrom sind die häufig seltsame und situationsinadäquate Sprache sowie die Unfähigkeit, Gedanken, Gefühle, Wünsche oder Absichten der sie umgebenden Menschen zu erkennen. Der Bruder Andy Warhols beschrieb, wie Jungs in ihrer Kindheit Andy Kraftausdrücke beibrachten, die dieser dann in den unpassendsten Situationen wiederholte. Einer seiner Lehrer erinnerte sich an ihn als einen Flachskopf mit hellen Augen, sehr ruhig, alles andere als kontaktfreudig und „wirklich gut im Zeichnen". Seine Mutter wusste um die besonderen Bedürfnisse ihres Sohnes: „Ich hatte dasselbe Mittagessen Tag für Tag für 20 Jahre, schätze ich, immer und immer wieder dasselbe", erinnerte sich Warhol später. Das Lunch, es handelte sich um „Campbell's Soup".

In Warhols Heimatstadt Pittsburgh, eigentlich eine Industriestadt, wurden künstlerisch begabte Kinder gefördert, etwa Samstagmorgens im Carnegie Museum. Einer der dortigen Künstler, die die Kinder betreuten, Joseph Fitzpatrick, sagt später über den jungen Andy Warhol:

» „Er war kein hübsches Kind, sogar ein wenig abstoßend. Andere Menschen beachtete er nicht, im sozialen Umgang war er unbeholfen und er zeigte kaum Freude an irgendetwas. Er war auch nicht freundlich im Umgang mit seinen Mitschülern oder mit wem auch immer er zu tun hatte. Aber er schien von Anfang an ein Ziel zu verfolgen."

Auf der anderen Seite schien er sehr interessiert zu sein, die richtigen Leute kennenzulernen und wusste genau, wie er jene Aufmerksamkeit erregen konnte, die er rein äußerlich zu vermeiden schien.

## „Die einfachsten Dinge, die ich tue, wirken seltsam"

Die einsilbigen Interviews Warhols im Erwachsenenalter sind legendär. Er schien oft nichts mit den Fragen der Journalisten anfangen zu können, antwortete inadäquat wie ein Kind, im Zweifelsfall gab er auf Suggestivfragen sehr kurze, meist zustimmende Antworten. Die Verzweiflung der Interviewer, die nun umso mehr redeten, auf sein „Aaah, yes …" oder „No" fiel ihm (scheinbar) nicht auf. Der Blick ins Leere gerichtet, die Stimme kaum modulierend, das Gesicht maskenhaft starr, wirkte er teilweise wie eingefroren, wie jemand, der etwas erträgt, weil das offenbar gesellschaftlich opportun ist.

Als junger Erwachsener wird Warhol als naiv beschrieben, fragil, ein schutz- und hoffnungslos einsam wirkender Mensch und zugleich begnadeter Zeichner und Werbegrafiker. Doch selbst, als sich später die Anhänger um ihn drängen, als er umschwärmt wird, ist da diese stets sichtbare Distanz: keine Reaktion auf vertrauliche Berührungen am Arm oder Schulter, sein Körper – nichts weiter als eine Hülle, die aber kaum sein Innerstes versteckt, ein sehr verletzlicher Mensch. Fast bewegungslos sitzt er da, in sich gekehrt, ein wenig verwundert. „Die einfachsten Dinge, die ich tue, wirken seltsam", äußert er. „Ich habe einen seltsamen Gang, ein seltsames Aussehen… Was ist los mit mir?" Und: „Geboren zu sein, ist wie gekidnapped und dann als Sklave verkauft zu werden." Warhol, der Besucher von einem fremden Planeten.

### Differenzialdiagnosen des Asperger-Syndroms

Es gibt keine einheitliche Meinung dazu, ob das Asperger-Syndrom als eigenständiges Krankheitsbild angesehen werden muss, als Variante aus dem Autismus-Spektrum oder lediglich als Normvariante der Persönlichkeitsentwicklung. Einerseits sind die Übergänge zu dem, was gemeinhin als „normal" gilt, fließend. Andererseits gibt es Überschneidungen mit anderen psychischen Störungen:

- ADHS ist eine häufige Erstdiagnose und tritt oft gemeinsam mit Autismus auf.
- Störungen des Sozialverhaltens („nicht wollen") sind häufig schwer von Autismus („nicht können") zu differenzieren.
- Zwangsstörungen können Teil der autistischen Symptomatik sein.
- Angst vor Veränderungen oder Phobien sind häufig mit Autismus kombiniert.
- Psychotische Durchgangssyndrome sind bei Belastung möglich, Reizüberempfindlichkeit und Dissoziieren bei Stress müssen von halluzinatorischen Ereignissen (Schizophrenie) unterschieden werden.
- Die schizoide Persönlichkeit ist schwer von Asperger-Autismus zu unterscheiden.

## Literatur

Deimel W, Mehler-Wex C (2012) Im Ganzen häufig überfordert, im Detail oft überragend. Neurotransmitter 10: 36-47

James I (2006) Asperger's Syndrome and High Achievement. Jessica Kingsley London and Philadelphia

James I (2010) Autism and Art In: Bogousslavsky J, Hennerici MG, Bäzner H, Bassetti C (eds) Neurological Disorders in Famous Artists – Part 3. Front Neurol Neurosci 27: 168-173

Thorpe V (1999) Was autism the secret of Warhol's art? The Guardian 14 March 1999 (online)

Tölle R, Windgassen K (2003) Psychiatrie. Springer, 13. Aufl, S 232-235

Zitate: www.andywarholquotes.org

# John Wayne: Krebs? – Den habe ich erledigt!

© Springer-Verlag GmbH Deutschland, ein Teil von Springer Nature 2019
T. Meißner, *Der prominente Patient*
https://doi.org/10.1007/978-3-662-57731-8_51

John Wayne war nicht nur als Leinwandheld hart im Nehmen. Trotz Schmerzen und Atemnot drehte er nach seiner Hemipneumektomie wegen eines Lungentumors noch 12 Jahre lang viele Filme.

„Ich schätze, ich bin gottverdammt zu tough zum Sterben!" Als John Wayne (1907–1979), geboren als Marion Robert Morrison, dies sagte, hatte er seinen Lungenkrebs bereits 14 Jahre überlebt. Nun, mit Anfang 70, machten ihm neue Gesundheitsprobleme zu schaffen. Das Gebaren als Privatmann unterschied sich nicht wesentlich vom Verhalten der Filmfiguren, die Wayne in geringen Variationen 50 Jahre lang verkörperte.

Schon damals, im September 1964, als ihm wegen eines golfballgroßen Tumors der linke Lungenflügel sowie vier Rippen entfernt worden waren, hatte er entgegen den Empfehlungen seines Umfelds keinen Hehl aus der Krebsdiagnose gemacht. Befürchtungen seiner Berater, dies könnte seiner Karriere schaden, bestätigten sich nicht. „I licked the big C" (sinngemäß: Ich habe den Krebs [umgangssprachlich: „the big C" für cancer] erledigt), diktierte er lässig und noch gefesselt ans Krankenbett dem Hollywood-Kolumnisten James Bacon ins Notizbuch. „Ich weiß, der da oben wird den Stöpsel ziehen, wenn er das tun möchte, aber ich will mein Leben nicht krank beenden." Krebs, das war eben nur so ein Subjekt, das nach einem kräftigen Faustschlag vom Barhocker fliegen und dann den Saloon verlassen würde.

Dabei war Wayne keine tumbe Persönlichkeit, die es nur aufgrund ihrer beeindruckenden Statur (Körpergröße: 1,93 Meter) und guten Aussehens zu Erfolg und Ruhm gebracht hatte.

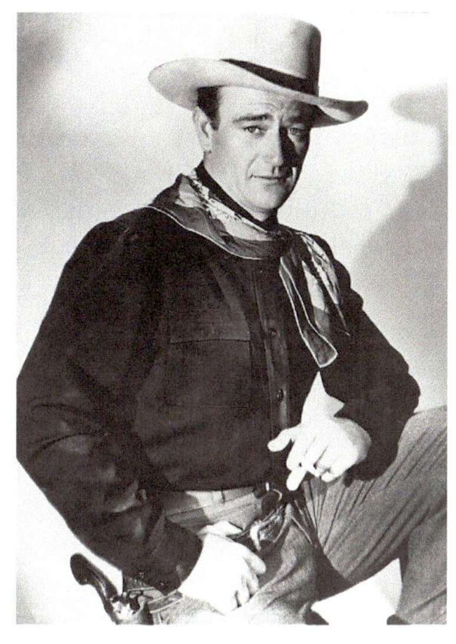

John Wayne (© Friedrich / INTERFOTO)

## Studium abgeschlossen, als Kulissenträger angefangen

Bereits als Junge ein guter Schüler und Sportler hatte er ein Wirtschaftswissenschafts- und Jurastudium mit „Sehr gut" abgeschlossen. Was nicht verhinderte, dass er seine Filmkarriere 1926 als Kulissenträger begann. Es brauchte dann noch unzählige Billigproduktionen, bevor er sich Amerika und der Welt als Hüter von Recht und Gesetz im Wilden Westen, als Kavallerieoffizier, Großwildjäger oder Colonel der Green Berets im Vietnamkrieg einprägte. Am Ende sollen es 200–250 Filme sein, in denen Wayne mitgewirkt hat, davon 142 Mal als Hauptdarsteller.

Als die Lungenkrebserkrankung den Fortgang der Filmkarriere bedrohte, war dies für

Wayne schlicht nicht akzeptabel. Er hörte auf zu rauchen, vorerst. Ein paar Jahre später fing er mit Kautabak und Zigarren an. Bis zur Lungen-Op waren es täglich fünf bis sechs Päckchen filterloser Camel gewesen. Neben Humphrey Bogart galt Wayne als der schlimmste Kettenraucher Hollywoods. Und auch bei der Anzahl täglicher Drinks stand er dem Kollegen kaum nach.

Zwar gab es Spekulationen, die Krebserkrankung könnte mit der Filmproduktion zu „Der Eroberer" im Jahre 1956 in der Nähe des Atomwaffentestgeländes in der Nevada-Wüste zu tun haben. Immerhin waren aus der Crew von 220 Leuten 91 im Verlaufe der Jahre an irgendeiner Krebsform erkrankt, darunter außer Wayne auch die Schauspielerin Susan Hayward und Regisseur Dick Powell. Diese Krebsinzidenz soll sich jedoch nicht von der allgemeinen Krebshäufigkeit in den USA unterschieden haben. Wayne selbst führte sein Leiden auf den Nikotinabusus zurück.

Interessant: Gerade in diesem Jahr, also 1964, war eine britische Meilensteinstudie veröffentlicht worden, die einen Zusammenhang zwischen Rauchen und erhöhter Mortalitätsrate nachgewiesen hatte. Wayne soll später verlangt haben, kein Film, in dem er rauchend gezeigt werde, dürfe jemals wieder gezeigt werden.

Jedenfalls überlebte er, außergewöhnlich genug, den Lungenkrebs 15 Jahre, ohne dass er danach noch eine Chemotherapie erhalten hatte. Sein zweites gravierendes Gesundheitsproblem war eine insuffiziente Mitralklappe, die er sich 1978 bei einer offenen Herzoperation ersetzen ließ. Nur wenige Monate später, im Januar 1979, kam er abgemagert und wegen zunehmender abdomineller Schmerzen ins Krankenhaus. „Es fühlt sich an, als ob ich Glassplitter geschluckt hätte", meinte er zu seinen Ärzten und ahnte nach Angaben seines Sohnes Patrick Wayne schon, dass es sich wieder um eine Krebserkrankung handeln würde. Unter der Annahme, es sei ein Gallenblasenproblem, wurde operiert, wobei die Chirurgen des UCLA Medical Center in Los Angeles dann eine verdächtige Magenläsion fanden. Was folgte war ein 9-stündiger Eingriff mit totaler Gastrekto-

mie wegen eines Magenkarzinoms mit Streuung ins Lymphsystem und die Cholezystektomie.

## Grundstock für das John Wayne Cancer Center gelegt

Nach einem Monat wurde Wayne nach Hause entlassen, er erhielt noch eine externe Radiotherapie sowie Interferon, von dem nach heutigem Wissen kein Effekt gegen Magenkarzinome erwartet werden kann. Noch während des Krankenhausaufenthalts hörte die Familie von einem UCLA-Team, das eine Vakzine entwickelte, um immunologische Effekte gegen Karzinomzellen erzielen zu können. „Wenn es hilft, werde ich euch danach helfen", sagte Wayne zu den Onkologen. Es half nicht. Dennoch stifteten Waynes Kinder dem UCLA-Team einen großen Geldbetrag. Auf diese Weise hinterließ eines der bekanntesten Gesichter Hollywoods mit dem John Wayne Cancer Institute in Kalifornien eines der heute profiliertesten Krebsforschungszentren der Welt.

### Magenkarzinom

Bei Magenkarzinomen handelt es sich fast immer um Adenokarzinome, die in die Nachbarorgane sowie lymphogen und hämatogen metastasieren. Als prädisponierend gelten außer Nikotin- und Alkoholabusus sowie der familiären Belastung auch Helicobacter-pylori-induzierte sowie chronisch-atrophische Gastritiden, Magenulzera, Magenschleimhaut-Hyperplasien und adenomatöse Magenpolypen sowie vorangegangene Magenoperationen. Eventuell spielen auch Ernährungs- und Umweltfaktoren eine Rolle.
Im Jahre 2014 erkrankten in Deutschland 9300 Männer und 6000 Frauen an Magenkarzinomen. Das mittlere Erkrankungsalter liegt jenseits des 70. Lebensjahres. Die Erkrankungsraten sinken seit Jahrzehnten kontinuierlich und sind nur noch etwa halb so hoch wie vor 30 Jahren.

Außer der offenen oder im Frühstadium auch endoskopischen Operation, gehört im Allgemeinen eine perioperative Chemotherapie zur Standardbehandlung. Bei Inoperabilität oder Irresektabilität eines lokal begrenzten Adenokarzinoms kann eine definitive Radiochemotherapie in kurativer Absicht vorgenommen werden, auch die neoadjuvante Radiochemotherapie wird unter Umständen praktiziert. Seit 2010 werden zunehmend zielgerichtete sowie immuntherapeutische Behandlungsverfahren eingesetzt und entwickelt. Die Prognose der Patienten ist nach wie vor ungünstig: Die 5-Jahres-Überlebensraten liegen über alle Stadien bei unter 30%. Hauptgrund dafür ist das lange asymptomatische Intervall nach Erkrankungsbeginn, sodass die Diagnose oft erst in fortgeschrittenen Stadien gestellt wird.

## Literatur

Diagnostik und Therapie der Adenokarzinome des Magens und des ösophagogastralen Übergangs. AWMF-Leitlinie 032-009OL, Stand: 15.02.2012

Doll R, Hill AB (1964) Mortality in relation to smoking: ten year's observations of British doctors. Br Med J 5395: 1460-1467

Jackovich KG, Sennet M (1980) The children of John Wayne, Susan Hayward and Dick Powell fear that fallout killed their parents. People Magazine 14 (19) Nov 10, 1980 (online: http://people.com/archive/the-children-of-john-wayne-susan-hayward-and-dick-powell-fear-that-fallout-killed-their-parents-vol-14-no-19/)

John Wayne Biography. The Internet Movie Database (IMDb) (https://www.imdb.com/name/nm0000078/bio?ref_=nm_ov_bio_sm, Zugriff: 08.11.2011)

Lowenfels AB (2006) Historical perspectives in surgery. The case of the award-winning actor with multiple diseases and numerous operation. Medscape General Surgery 2006; 8(2) online, posted 08/04/2006

Rochman S (2008) The Duke's Final Showdown (CR Magazine 2008, online: http://archive.is/73XVc, Zugriff: 08.11.2011)

Robert Koch-Institut – Zentrum für Krebsregisterdaten (https://www.krebsdaten.de/Krebs/DE/Content/Krebsarten/Magenkrebs/magenkrebs_inhalt.html, Zugriff: 18.04.2018)

# Carl Maria von Weber: Ein Drittel seines kurzen Lebens krank

© Springer-Verlag GmbH Deutschland, ein Teil von Springer Nature 2019
T. Meißner, *Der prominente Patient*
https://doi.org/10.1007/978-3-662-57731-8_52

Carl Maria von Webers Leben war kurz. Es wäre wohl noch kürzer gewesen, wenn er nach dem „Genuss" von Salpetersäure nicht gerade noch rechtzeitig gefunden worden wäre.

Mit nur 18 Jahren übernahm Carl Maria von Weber (1786–1826) im Jahre 1804 die Stelle des Theater-Kapellmeisters in Breslau. Der kleine schmalbrüstige, aber energische junge Mann lebte dort mit seinem Vater in einer gemeinsamen Wohnung. Der Vater war immer ein unruhiger, meist hoch verschuldeter Geist gewesen, der im Laufe seines Lebens alle möglichen Berufe vom Amtmann, Schauspieler bis zum Kapellmeister ausgeübt hatte – zu der Zeit betätigte er sich als Kupferstecher. Er hatte eine Flasche mit Salpetersäure offenbar achtlos zu den Weinflaschen gestellt. Carl Maria nahm – wohl versehentlich – einen Schluck, verätzte sich Mund und Rachen und stürzte bewusstlos zu Boden. Erst Stunden später, es war bereits Abend, fand ihn ein Freund, als der im Dunkeln über Webers Körper stolperte.

## Verätzter Kehlkopf und fehlende Stimme

Die aufgenommene Menge kann nicht allzu groß gewesen sein, sonst wäre Weber an einer Perforation des oberen Gastrointestinaltrakts gestorben. Der Kehlkopf jedoch war verätzt. Zwei Monate lang war der junge Kapellmeister und Komponist ohne Stimme. Er soll zuvor ein sehr guter Sänger gewesen sein. Damit war es nun vorbei, auch wenn die Stimme allmählich wieder alltagstauglich wurde.

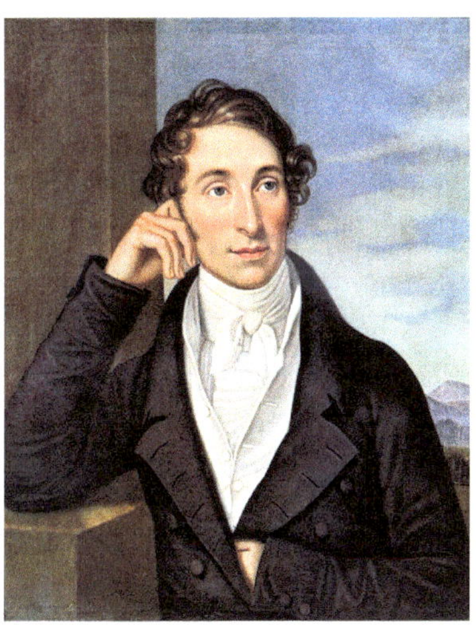

Carl Maria von Weber (© Lebrecht Music Collection / INTERFOTO)

Es gibt Autoren, die dieses Ereignis als Suizidversuch werten. Weber war ein selbstbewusster und sehr ehrgeiziger Charakter, der sich durchzusetzen wusste, andererseits machte er zumindest später mit zunehmenden körperlichen Leiden auch depressive Phasen durch. Im Breslauer Theater jedenfalls hatte man die Zeit seiner Abwesenheit genutzt, um eingeleitete Veränderungen wieder rückgängig zu machen. So gab Weber im Jahre 1806 auf und zog weiter.

Die Episode scheint keine weiteren Auswirkungen auf seine Gesundheit gehabt zu haben. Diese sollte wesentlich von einer Lungentuberkulose bestimmt werden, die ihm spätestens ab Mitte 20 zunehmende Beschwerden bereitete. Vermutlich hatte Weber sich erstmals bei seiner Mutter angesteckt, die mit 34 an einem „Lungen- und Herzübel" verstorben war. Im Januar

1812 notierte er in seinem Tagebuch: „Hundskrank auf einmal geworden, ein starkes Drücken auf der Brust, dass ich mich zu Bette legen musste." Der Internist und Pathograf Franz Hermann Franken aus Freiburg hat dies in seinem Buch „Die Krankheiten großer Komponisten" als „erstes spürbares Aufflackern der bis dahin latent gebliebenen Lungentuberkulose" interpretiert. Die Schmerzen könnten auf ein Übergreifen der Infektion auf die Pleura hinweisen.

## Kurzzeitiges Hoch, dann chronischer Husten

Ab 1818 fühlte sich Weber fast nie mehr vollständig gesund, abgesehen vom Jahr 1823, als er in einem Brief schreibt, „alle Leute wundern sich über mein gutes Aussehen …" und „man sage, ich hätte mich um 10 Jahre verjüngt". Besonders in den Briefen an seine geliebte „Mukkin" (Caroline von Weber, geb. Brandt, 1794–1852), die er 1817 geheiratet hatte, neigte er zu Untertreibungen, was den Schweregrad seiner Symptome angeht. Längst hatte die Tuberkulose auf seinen Kehlkopf übergegriffen.

Seinen ständigen Husten wird er nie mehr loswerden. 1824 gesellen sich Atemnot und zunehmende Erschöpfung hinzu. Weber wird so apathisch, dass er 15 Monate kaum komponiert. Sein Herz ist der Belastung nicht mehr gewachsen und wird insuffizient: Unterschenkel und Füße schwellen so an, dass er nur noch Pantoffeln tragen kann. Am Ende kommen zur Kachexie noch starke Durchfälle, die ihn tags wie nachts quälen – eine Parallele zum ebenfalls Tbc-kranken Frédéric Chopin im Finalstadium. Die Tbc hat nun auch auf den Darm übergegriffen. Das Kehlkopfgeschwür hat zu einer Stenose geführt, die die Herzinsuffizienzbedingt schwere Atmung zusätzlich behindert.

Als Weber am 7. Februar 1826, wieder zu Hause angekommen, aus dem Reisewagen steigt und seine Frau die Wagentür zuwerfen hört, meinte sie entsetzt: „Ich habe seinen Sarg zuschlagen hören." Weber kämpft bis zuletzt gegen das unausweichliche Ende an, schont sich nicht, sondern komponiert und steht bis kurz vor seinem Tod in London auf dem Dirigentenpult. Ein Zeitzeuge, der Weber kurz nach einem dieser bejubelten Konzerte aufsucht, ist erschrocken „als ich sehen konnte, wie er nach Luft rang, von einem trockenen stoßweisen schwindsüchtigen Husten beinahe in Stücke gerissen wurde und mit kaltem Schweiß gebadet war" und berichtet von einer „grauenhaften Agonie des Erstickens". Der abgemagerte Weber notiert in seinem Tagebuch: „Sehr unwohl, entsetzlich asthmatisch. O Gott!" und hofft auf etwas Erleichterung durch Senfpflaster, die auf der Brust Hautblasen hervorrufen.

Die Obduktion des Leichnams am 5. Juni 1826 ergibt ein nussgroßes Geschwür am Kehlkopf links sowie „Lungen voll von großen und kleinen Tuberkeln, manche davon in eitrigem Zustand", zwei Kavernen im linken Lungenflügel, „die eine etwa von der Größe eines Hühnereis" sowie Emphysemblasen. Nur 39 Jahre alt ist Weber geworden. Ein Drittel davon war er krank.

Hustenreiz wurde mit Opiumtropfen gelindert, später versuchte es Weber auch mit der Inhalation von Blausäure-(Zyanwasserstoff-)Dämpfen. Sie wurde in starker Verdünnung bei unstillbarem Hustenreiz angewendet, zum Teil auch bei Herzkrankheiten. Um krank machende Reize aus dem Körper zu ziehen, war es üblich, große Senfpflaster aufzulegen, die hautreizende oder blasenziehende Wirkungen hatten. Die Durchfälle versuchte man mit Kakao und Reisschleim einzudämmen.

## Literatur

Ebstein E (1931) Tuberkulose als Schicksal, Kapitel 29. Spiegel Online – Projekt Gutenberg (http://gutenberg.spiegel.de/buch/tuberkulose-als-schicksal-5927/29, Zugriff: 18.04.2018)
Franken FH (2000) Die Krankheiten großer Komponisten, Florian Noetzel, Bd 2, 2. Aufl, S 69-115
Otte A, Wink K (2008) Kerners Krankheiten großer Musiker, Schattauer, 6. Aufl, S 151-164

# Oscar Wilde: Perlgeschwulst im Ohr

© Springer-Verlag GmbH Deutschland, ein Teil von Springer Nature 2019
T. Meißner, *Der prominente Patient*
https://doi.org/10.1007/978-3-662-57731-8_53

Der frühe Tod des irischen Dramatikers, Schriftstellers und Journalisten Oscar Wilde ist lange mit seinem Sexualleben in Zusammenhang gebracht worden. Die finale Meningoenzephalitis hatte jedoch einen ganz anderen Grund.

Oscar Fingal O'Flahertie Wills Wilde (1854–1900) scheint ein passender Name zu sein für einen zeitlebens exzentrisch-extravagant auftretenden Künstler, der bereits als Student der klassischen Literatur in Dublin durch seinen Scharfsinn und seinen Humor auffiel. Später wurde Wilde zu einem Erfolgs- und Skandalautor im Vereinigten Königreich, der zudem für das viktorianische Zeitalter recht offen mit seiner Homosexualität umging. Das wurde ihm in zweierlei Hinsicht zum Verhängnis. 1895 verurteilte ihn ein Londoner Gericht wegen „Unzucht" zu 2 Jahren Zuchthaus mit schwerer Zwangsarbeit. Die unzureichende und verzögerte Behandlung eines Ohrleidens im Gefängnis könnte zumindest mit verantwortlich sein für seinen Tod im Alter von 46 Jahren.

Davon sind jedenfalls der Pharmakologe Ashley Robins und der HNO-Spezialist Sean Sellars aus Kapstadt, Südafrika, überzeugt. Robins und Sellars hatten zum 100. Todestag Oscar Wildes in „The Lancet" mit der hartnäckig verbreiteten Hypothese von der Syphilis im Tertiärstadium aufgeräumt. Sicher: Ein Freund Wildes hat berichtet, dass dieser sich deswegen vor seiner Ehe mit Constance Lloyd einer Quecksilberbehandlung unterzogen habe. Allerdings seien bis zu Wildes Tod keine Zeichen einer Neurosyphilis beschrieben, argumentieren Robins und Sellars. Wilde sei während seiner Gefängnishaft von 1895–1897 von mindestens sieben Ärzten untersucht worden,

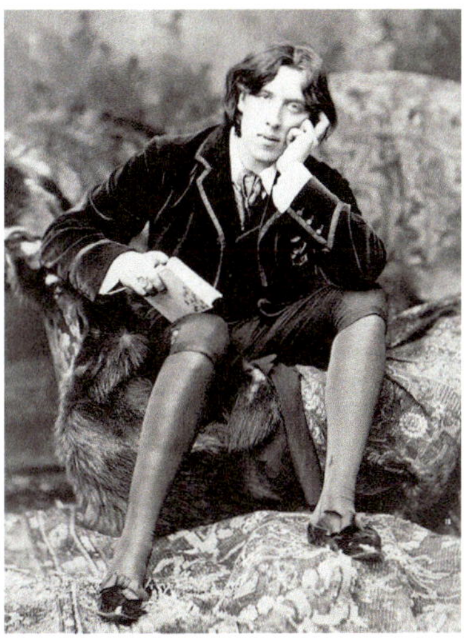

Oscar Wilde (© Glasshouse Images / JT Vintage / Napoleon Sarony / INTERFOTO)

darunter zwei Psychiatern: Nirgendwo in den medizinischen Dokumenten ließen sich Hinweise auf eine Syphilis finden.

## Brutal, roh und vollkommen gleichgültig

Bereits vor seiner Inhaftierung war Oscar Wilde wegen zunehmender Schwerhörigkeit und rezidivierenden Ausflusses bei dem britischen Otologen Sir William Dalby in London vorstellig geworden. Später, im Gefängnis in Reading westlich von London, verfasste Wilde im Juli 1896 eine Petition an den Innenminister, weil er unzufrieden mit der Behandlung des Gefängnisarztes war. Rechtsseitig war er inzwischen nahezu taub wegen eines Abszesses, der das

Trommelfell perforiert hatte. Der Gefängnisarzt hielt es trotz des permanenten Ausflusses nicht für erforderlich, entsprechende hygienische Maßnahmen zu ergreifen. Wilde beschrieb später Gefängnisärzte als brutal, roh und vollkommen gleichgültig der Gesundheit der Gefangenen gegenüber.

Ein Allgemeinarzt aus Reading sprach schließlich in einer sehr kurzen Stellungnahme vom 2. August 1896 von einer „Perforation der linken Membrana tympanica mit fauligem Ausfluss". Das Ohr müsse täglich mit Karbolsäure gespült werden. Auch wenn sich der Befund auf das falsche Ohr bezog, so wurde nun endlich die damals mögliche Behandlung eingeleitet. Im November beschrieb der Gefängnisarzt das Ohr als gebessert, man müsse sich keinerlei Sorgen mehr machen. Es folgt eine offenbar weitgehend symptomlose Phase, die nach Auffassung von Robins und Sellars typisch sei für ein Cholesteatom, einem gutartigen, aber expansiv und destruktiv wachsenden Tumor am Trommelfell mit fortschreitender Knochenzerstörung und chronischer Entzündung im Mittelohr.

## Radikale Mastoidektomie im Hotelzimmer

4 Jahre später, Ende September 1900, wird Wilde trotz seiner Mittellosigkeit im Pariser Hôtel d'Alsace beherbergt und bestens versorgt. Er ist schwer krank und wird das Hotelzimmer in den kommenden 10 Wochen bis zu seinem Tod kaum noch verlassen. In dieser Zeit wird Wilde 68 Mal vom HNO-Spezialisten Maurice a'Court Tucker von der britischen Botschaft aufgesucht. Die chronische Infektion ist akut exazerbiert und hat sich auf das Mastoid ausgedehnt. Alle Beteiligten sind sich der Lebensgefahr bewusst, auch Wilde. Er sterbe über seine Verhältnisse, soll er sarkastisch geäußert haben. Als letzte Chance wird eine Operation angesehen, die am 10. Oktober 1900 im Hotelzimmer unter Chloroform-Anästhesie stattfindet. Leider sind keine Details überliefert, doch allein die immensen Kosten von 60 Pfund –

heute etwa 3000 britische Pfund – lassen vermuten, dass es sich um einen ausgedehnten Eingriff gehandelt haben dürfte, eine radikale Mastoidektomie. Ein Eingriff, der erst kurz zuvor von den deutschen Otologen Emanuel Zaufal und Ludwig Stacke beschrieben worden war.

Zurück bleibt eine große Wunde, die täglich versorgt werden muss. Die erheblichen Schmerzen erfordern Morphin-Injektionen, orales Opium sowie Chloralhydrat zum Schlafen. Tatsächlich bessert sich Wildes Zustand zunächst, abgesehen von Gangunsicherheit und Schwindelgefühl. Doch in der zweiten Novemberwoche 1900 kommt es zum Rezidiv der Infektion mit allmählicher Verschlechterung, hohem Fieber, zunehmender Eintrübung des Bewusstseins und Delir. Wilde verweigert die Nahrungsaufnahme, wird schließlich komatös und stirbt in den frühen Morgenstunden des 30. November 1900.

3 Tage zuvor hatten die beteiligten Ärzte Maurice a'Court Tucker und Paul Claisse ein medizinisches Statement verfasst, in der sie letztlich die Diagnose einer sekundären Meningoenzephalitis nach chronischer suppurativer Otitis media stellen. Sie weisen in dem Papier darauf hin, dass wegen des schlechten Allgemeinzustands des Patienten und fehlender Zeichen eines lokalisierten Befundes eine Schädeltrepanation nicht infrage komme, sie schlossen also einen zerebralen Abszess aus.

Es ist eine Ironie des Schicksals, dass Oscar Wildes Vater, Sir William Wilde (1815–1876), ein Pionier der Ohrenchirurgie gewesen ist. In einem Buch hatte er 1853 geschrieben: „Solange eine Otorrhoe besteht, werden wir nicht wissen, wie, wann oder wo diese enden wird oder wozu sie führen kann." – Eine Umschreibung dafür, dass fötider Ohrausfluss den frühen Tod ankündigen könne.

### Chronische Mittelohrentzündung

Eine chronische mesotympanale Otitis media (CMOM) ist eine anhaltende oder rezidivierende Entzündung der Mittelohrschleimhaut, die zu einem persistierenden zentralen Defekt des Trommelfells führt. Klinische Leitsymptome sind Schwerhörigkeit und intermittierende Sekretionen des Ohres. Ohrenschmerzen sind dagegen untypisch.

Als eine von mehreren Differenzialdiagnosen kommt die chronische epitympanale Otitis media (Cholesteatom) in Betracht: Verhornendes, ektopes Plattenepithel breitet sich im Mittelohr und im Mastoid aus. Die Entzündungsreaktion zerstört allmählich die knöchernen Strukturen. Die Pathogenese und die Erscheinungsformen des Cholesteatoms sind verschieden, dies erklärt die klinische Variabilität der Erkrankung. Die Bezeichnung „Cholesteatom" ist ein traditioneller Begriff, da früher angenommen worden war, dass sich darin Cholesterinkristalle befänden. Rudolf Virchow führte später den Begriff „Perlgeschwulst" ein mit Bezug auf die perlmuttähnliche Oberfläche.

## Literatur

Robins AH, Sellars SL (2000) Oscar Wilde's terminal illness: reappraisal after a century. Lancet 356: 1841-43

S1-Leitlinie Chronisch mesotympanale Otitis media. AWMF-Register-Nr. 017/074, Stand: 06/2014

S1-Leitlinie Cholesteatom. AWMF-Register-Nr. 017/006, Stand: 06/2014

Sudhoff H, Hildmann H (2003) Gegenwärtige Theorien zur Cholesteatomentstehung. HNO 51: 71-83

# Ärzte, Forscher, Philosophen

## Inhaltsverzeichnis

# Christiaan Barnard: Herzchirurg mit steifen Fingern

© Springer-Verlag GmbH Deutschland, ein Teil von Springer Nature 2019
T. Meißner, *Der prominente Patient*
https://doi.org/10.1007/978-3-662-57731-8_54

Er beschrieb sich selbst als launigen, selbstsüchtigen und reizbaren Perfektionisten. Seine chirurgische Karriere schien zu Ende zu sein, bevor sie richtig begonnen hatte. Christiaan Barnard war Mitte 30, als er die Diagnose rheumatoide Arthritis bekam.

Bei seiner weltweit ersten Herztransplantation im Dezember 1967 im südafrikanischen Kapstadt fühlte Christiaan Barnard (1922–2001) sich nicht durch die Arthritis beeinträchtigt. Doch während der zweiten Transplantation am 2. Januar 1968 bei Philip Blaiberg, einem Zahnarzt, erlitt er einen Schub mit heftig schmerzenden Händen und steifen Fingern. Dies behinderte Barnard bereits beim Anschluss der Herz-Lungen-Maschine – es hätte fast zur Katastrophe geführt.

„Meine Hände schmerzten so sehr, dass ich Mühe hatte, die Enden der Venenkatheter über die beiden anderen Arme des Y-Stücks am Venenschlauch zu schieben", beschreibt er die Situation in seinem Buch „Das zweite Leben": Als er den Aortenkatheter anschließen will, überrollt ihn eine Schmerzwelle. Er reißt den Katheter versehentlich aus der Hauptschlagader, was zu einer schwallartigen Blutung führt. Eine Massenblutung bevor die Transplantation überhaupt begonnen hat. Im Nebensaal wartet das Explantationsteam, bereit, das bereits flimmernde Spenderherz zu entnehmen. Und nun scheint der geplante Empfänger des Organs innerhalb von Sekunden zu verbluten … Bekanntlich ging die Operation gut aus. Philip Blaiberg lebte bei guter Lebensqualität noch anderthalb Jahre und konnte seine Erfahrungen im Buch „Mein zweites Herz" (Original: Looking at My Heart) niederschreiben.

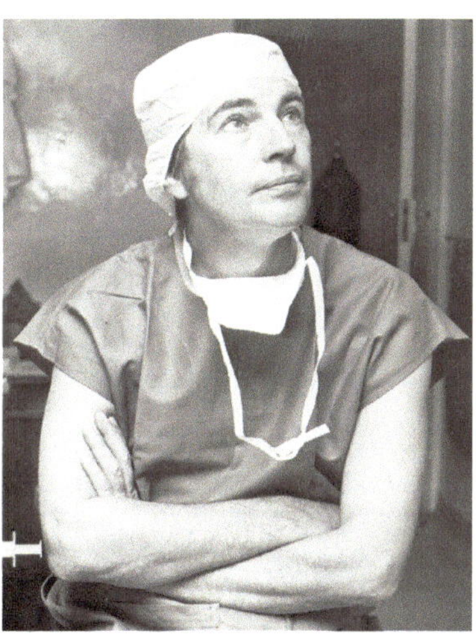

Christiaan Barnard (© akg-images / picture alliance)

## Ehrgeiziger Bursche aus der südafrikanischen Provinz

Christiaan Barnard stammte aus einer burischen Predigerfamilie und wuchs in der südafrikanischen Provinz auf. Er studierte in Kapstadt Medizin und arbeitete als Hausarzt, bevor er sich entschloss, Chirurg zu werden. Die Chirurgie am offenen Herzen war in den 1950er-Jahren ein ganz neues Feld. 1953 war die erste Herz-Lungen-Maschine entwickelt worden. Im Dezember 1955 kam Barnard mit einem Stipendium für die Ausbildung zum Herzchirurgen an die Universitätsklinik in Minnesota, Minneapolis.

Nicht lange nach seiner Ankunft erlitt er dort einen ersten Rheumaschub mit starken Schmerzen und Schwellungen im rechten Fuß sowie in den Händen. Die Sekretärin (!) der

Allgemeinchirurgie riet ihm zu heiß-kalten Wechselbädern. „Das tat ich ein paar Wochen lang, jedoch ohne Erfolg", berichtet Barnard später.

„Zunächst waren meine Hände noch ganz brauchbar, aber mit der Zeit wurden die Schwellungen und Schmerzen so schlimm, dass ich mich entschloss, einen Rheumatologen aufzusuchen". Er geht in die berühmte Mayo-Klinik der Universität Minnesota. Dort wird ihm bestätigt: Es ist rheumatoide Arthritis. Wegen des negativen Rheumafaktors sei es aber sehr unwahrscheinlich, dass er jemals verkrüppelt sein würde.

Dies ist ein Schock für den ehrgeizigen und im Übrigen mittellosen jungen Arzt, auf den zu Hause in Kapstadt Frau und zwei Kinder warten. Er arbeitet weiter, teilweise bis zu 18 Stunden am Tag, schont sich nicht.

## „Steiffüßige" Tage bringen den jungen Arzt aus der Fassung

Die Hände scheinen anfangs nicht besonders betroffen zu sein. Seine Hauptsorge gilt den Füßen, rechts treten frühzeitig Deformierungen auf, die er zu verstecken bestrebt ist wie er die ganze Krankheit offenbar verheimlicht. Schließlich will er Chirurg werden, Herzchirurg, und das schnell. Denn womöglich wird nicht allzu viel Zeit für eine lange Karriere bleiben. Außer mit den Händen hat er vor allem Schwierigkeiten beim Gehen und Stehen mit Fuß-, Knie- und Hüftschmerzen. Er lässt sich Spezialschuhe und Einlagen anfertigen, um den Schmerz beim langen Stehen im OP erträglicher zu machen. Bei einem „steiffüßigen" Tag erwischt zu werden bringt ihn aus der Fassung. Als attraktiver Mann, der sein ganzes Leben lang nie einer Affäre mit schönen Frauen aus dem Wege ging, ist er stolz auf seinen Körper. Er will stets jung und dynamisch wirken. 1958 kehrt er nach Südafrika zurück und baut am Groote Schuur Hospital in Kapstadt die herzchirurgische Abteilung auf.

Die therapeutischen Optionen gegen die Arthritis sind zu dieser Zeit sehr begrenzt. Barnard nimmt reichlich, aber undiszipliniert Indomethazin. Denn sein Leben ist rastlos. Innerhalb von 48 Stunden nach der ersten Herztransplantation ist Barnard schlagartig weltberühmt. Er erhält bergeweise Einladungen von Staatspräsidenten, Fürstenhäusern, dem Papst sowie Stars und Sternchen aus der Unterhaltungsbranche sowie natürlich zu Fachkongressen. Er jettet von nun ab ständig durch die Welt, genießt seine Prominenz, Partys, Bekanntschaften mit meist jungen Mädchen oder Schauspielerinnen. Am bekanntesten ist seine Affäre mit Gina Lollobrigida geworden.

## Zu viele Schmerzmittel: Patient im eigenen Krankenhaus

Fit bleiben, heißt nun umso mehr die Devise. Da nimmt er morgens schon Mal die nichtsteroidalen Antirheumatika (NSAR) auf nüchternen Magen, um in Schwung zu kommen. Die Quittung folgt auf dem Fuße: Magen-Darm-Blutungen mit schwerer Anämie. Er wird Patient im eigenen Krankenhaus. Es gibt ein Foto, auf dem sein gut erholter Transplantationspatient Philip Blaiberg am Krankenbett Barnards steht und seinen Operateur spaßeshalber mit dem Stethoskop abhört.

Außer NSAR erhält Barnard Kortikosteroide oral oder als Injektionen, die zu dem Zeitpunkt wesentlich höher dosiert werden als heute, später auch Gold, Penicillamin und Chloroquin. Dennoch schmerzen manchmal die Hände so sehr, dass bereits das Anziehen der OP-Handschuhe kaum erträglich ist. So sucht er nach alternativen Behandlungsoptionen.

Er lässt sich zum Beispiel akupunktieren. Allerdings nur einmal, weil er bemerkt, dass sein Kapstädter Kollege die Nadeln nicht sterilisiert. Obwohl Barnard sehr skeptisch ist, gelingt es einem Schweizer Privatklinikbesitzer, ihn zu einer Kur mit Frischzellen von Lammfeten zu überreden. Dazu wird einem geschlachteten und trächtigen Muttertier der Lammfetus entnommen. Aus elf verschiedenen Organen (der Grund dafür bleibt unklar) werden Zellen gewonnen und diese mit elf Spritzen intragluteal injiziert. „Die luxuriöse Einrichtung beeindruckte mich weit mehr als die Kenntnisse des medizinischen Personals", erinnert Barnard sich später. Und obwohl er nicht den Eindruck hat, dass ihm die Prozedur genützte hätte, lässt er sich „gegen ein nicht unbeträchtliches Gehalt" überreden, als wissenschaftlicher Berater einer klinischen Studie mit den Zellen zu fungieren. Jahre später wird er trotz der Zweifel seinen Namen und sein Gesicht für die Vermarktung einer zweifelhaften und teuren Creme dieses Instituts hergeben, die den Alterungsprozess verzögern oder umkehren soll.

Zugleich geht Barnard geradezu rücksichtslos mit seinem Körper um, nicht nur was das Arbeitspensum betrifft. Irgendwann reißt die Sehne des linken Daumenstreckers. „Folglich blieb mein linker Daumen von nun an nach unten gebeugt. Es störte mich nicht sehr bei der Arbeit. Also unternahm ich nichts wegen der Sehne", so Barnard. Später bereut er es.

## Zuletzt das Interesse am Operieren verloren

Zeitweise ging es ihm richtig gut, etwa nachdem er seine zweite Frau Barbara geheiratet hatte. Über lange Zeit traten keinerlei Schübe auf. Später schritt die Einsteifung jedoch voran, seine Frau musste im teilweise beim Ankleiden helfen. 1983 gab Barnard seinen Beruf auf, offiziell allein wegen der körperlichen Behinderung.

Später räumte er ein, dass dies nur geschah, um die volle Staatspension zu kassieren. In Wirklichkeit hatte er nämlich das Interesse am Operieren und der Routinearbeit im Krankenhaus verloren. Sowohl die verschlechterten äußeren Arbeitsbedingungen, sein Jetset-Leben, das er liebte, aber eben auch die Krankheit dürften wichtige Teilaspekte dieser Entscheidung gewesen sein.

Im Jahre 2001 starb Christiaan Barnard nach einem Asthmaanfall während eines Urlaubs auf Zypern.

**Die ersten Herztransplantationen**

Bevor Christiaan Barnards Team am 2./3. Dezember 1967 die Transplantation eines Herzens bei Louis Washkansky vornahm, hatte James Hardy an der Universität von Mississippi im Jahre 1964 versucht, ein Schimpansenherz zu übertragen. Der Patient starb noch auf dem Operationstisch. Bis 1973 hatte Barnards Team zehn orthotope Herztransplantationen vorgenommen. Trotz der aus heutiger Sicht primitiven immunsuppressiven Therapie mit Kortikosteroiden, Azathioprin und Anti-Lymphozyten-Serum überlebten die ersten vier Patienten durchschnittlich 300 Tage, zwei weitere Patienten 13 und 23 Jahre. 1971 versuchte Barnard die parallele Transplantation eines Herzens und der Lunge. Von 1974–1983 führte das Team 49 heterotope Herztransplantationen aus. Diese „Huckepack-Transplantation", bei der das Spenderherz das in situ verbleibende körpereigene Herz unterstützen soll, hatte er eingeführt, nachdem der Tennistrainer seines Sohnes auf dem Operationstisch gestorben war, weil das Spenderherz nicht ausreichend funktionstüchtig war. Sein Sohn fragte ihn daraufhin, warum er nicht das alte Herz wieder eingesetzt hätte. Das ging natürlich nicht. Vorteil des Huckepack-Herzens war, dass im Falle einer Abstoßung oder mangelnden Funktion immer noch das körpereigene Herz die Pumparbeit leisten konnte, wenn auch mangelhaft. Heute spielt die heterotope Transplantation kaum noch eine Rolle. Barnard versuchte auch die Xenotransplantation von Gorilla- und Schimpansenherzen, gab dies jedoch auf.

## Literatur

Barnard C (1984) Mit Arthritis leben. Scherz
Barnard C (1994) Mein zweites Leben. Heyne
Brink JG, Cooper DK (2005) Heart transplantation: the contributions of Christiaan Barnard and the University of Cape Town/Groote Schuur Hospital. World J Surg 29: 953-961

# Marie Curie: Fasziniert vom Zauberlicht

© Springer-Verlag GmbH Deutschland, ein Teil von Springer Nature 2019
T. Meißner, *Der prominente Patient*
https://doi.org/10.1007/978-3-662-57731-8_55

Sie prägte den Begriff der Radioaktivität und wurde trotz ihres über Jahrzehnte ungeschützten Umgangs mit hoch radioaktiven Substanzen fast 67 Jahre alt: Marie Curie. Ihre Leidenschaft für die Wissenschaft bezahlte sie mit einem hohen Preis. Bereits mit Anfang 30 war sie chronisch strahlenkrank.

Die Umstände, unter denen die Physikerin und Chemikerin Marie Skłodowska Curie (1867–1934) und ihr Mann Pierre Curie (1859–1906) erst das Polonium und später das Radium entdeckten, das sie in 4-jähriger körperlich wie geistig harter Arbeit chemisch isolieren konnten, sind legendär. Dem Forscher-Ehepaar war 1898 ein Laboratorium zugewiesen worden, das diesen Namen nicht verdiente: Eine Bretterbaracke mit Glasdach, das „nur mangelhaft vor Regen schützte", wie Marie später schrieb, in dem es im Winter eiskalt, im Sommer tropisch warm war.

Auch einen Abzug hatte das „Laboratorium" nicht. In den 4 Jahren von 1898–1902 verarbeiteten Marie und Pierre Curie dort 8 Tonnen Pechblende (Uranpecherz: Uran(IV)-oxid), um das erste Zehntelgramm reinen Radiumchlorids isolieren und das Atomgewicht bestimmen zu können.

Marie Curie berichtete später:

> „Ich habe manches Mal bis zu 20 kg Materie auf einmal behandelt … Es war eine aufreibende Arbeit, die großen Gefäße hin- und herzuschaffen, die Flüssigkeiten umzugießen und stundenlang mittels eines Eisenstabes die siedende Masse in einem Schmelztiegel umzurühren."

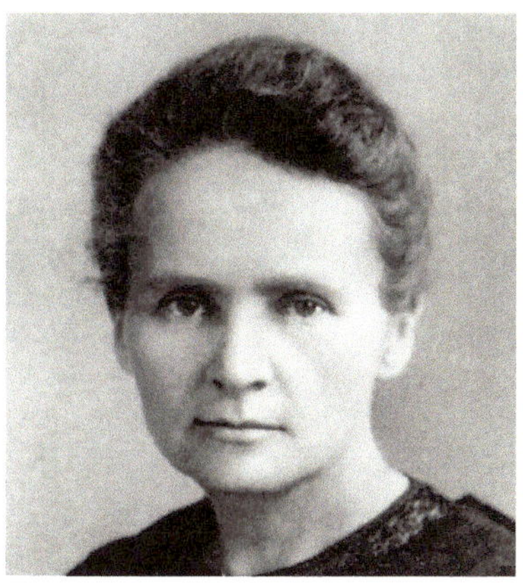

Marie Curie (© INTERFOTO / Friedrich)

## Täglich hohen Radon-Dosen ausgesetzt

Die Mahlzeiten nahm das Paar gleich in einem Nebenraum ein. Damit gelangten wahrscheinlich Unmengen strahlender Materie in ihre Körper. Beide litten aufgrund des Umgangs mit dem stark radioaktiven Material unter schmerzhaften Entzündungen der Fingerspitzen mit Schuppungen und Verhärtungen. Sie fühlten sich ständig erschöpft.

1903 sah die Mittdreißigerin abgemagert, müde und blass aus. Unter Freunden und Verwandten löste ihr Gesundheitszustand Entsetzen und große Besorgnis aus. Marie und ihr Mann waren täglich hohen Konzentrationen radioaktiven Gases in ihrem Laborschuppen ausgesetzt, nämlich des damals noch unbekannten Radons. Seine Konzentration in der Luft des Schuppens war wahrscheinlich einige hundert Mal größer als heute erlaubte Grenzwerte, vermutet die Physikerin und Autorin Brigitte Röthlein. Die Curies erfreuten sich an den in der Dunkelheit fluoreszierenden Fläschchen und Phiolen: „Die glühenden Röhrchen sahen wie winzige Zauberlichter aus", schrieb Marie. Das ausgesandte Licht sei manchmal so stark, dass man in der Dunkelheit lesen könne. Welche Gefahr von den „Zauberlichtern" ausging, war niemandem bewusst.

Zwar bemerkten Pierre und Marie Curie sehr schnell, dass die Radioaktivität „ansteckend" ist, dass sie die Laborluft elektrisch leitend macht, die Kleidung strahlen lässt. Sorgen machten sie sich jedoch nur um die Präzision ihrer Messungen, nicht um ihre Gesundheit. Auch nicht, als Pierre Curie eine radioaktive Probe 10 Stunden lang an seinem Arm befestigte, um die Auswirkungen zu testen. Er dokumentierte akribisch die resultierende tiefe Wunde sowie deren wochenlangen Heilungsverlauf.

Als im Dezember 1903 die Akademie der Wissenschaften in Stockholm verkündete, dass der noch junge Nobelpreis für Physik für die Entdeckung der Radioaktivität zur Hälfte an Henri Becquerel (1852–1908) und zur Hälfte an Pierre und Marie Curie verliehen werden soll, fühlen sich die Curies nicht kräftig genug, die beschwerliche Reise von Paris nach Stockholm anzutreten. Der französische Gesandte nimmt stellvertretend den Preis entgegen.

## „Die tödliche Blässe und Starrheit meiner Mutter"

Ein Arzt diagnostizierte bei Curie Blutarmut. Sie leidet unter lästigem Husten, den sie auf eine überstandene Grippe zurückführt. Ihre Tochter Eve schreibt später über den permanent angespannten Gesundheitszustand ihrer Mutter: „Eine meiner frühesten Kindheitserinnerungen ist der Anblick meiner ohnmächtig zu Boden stürzenden Mutter, ihre tödliche Blässe und Starrheit." Marie Curie selbst bezweifelt, dass sie noch das Erwachsenenalter ihrer jüngsten Tochter erleben wird, so erschöpft fühlt sie sich.

Die faszinierenden physikalischen Eigenschaften des Radiums überwältigten Forscher wie Laien. Innerhalb kurzer Zeit entwickelte sich weltweit eine Radium-Euphorie. Man setzte Radium nicht nur zur Krebsbekämpfung ein. Man konnte radioaktives Haartonikum kaufen, radioaktive Salben für die „jugendliche Haut", Radium-Kompressen, Badesalze, Zäpfchen, Zahnpasta, ja sogar Schokoladenbonbons mit Radium. Man war völlig arglos. Wer heute die Originalschriften der Curies in der französischen Nationalbibliothek einsehen will, muss eine Erklärung unterschreiben, dass man dies auf eigene Gefahr tut, so stark strahlen sie noch. Nach Angaben Röthleins schätzen Fachleute, dass sich das Ehepaar pro Woche einer durchschnittlichen Strahlendosis von 10 Millisievert (mSv) ausgesetzt hat. Zum Vergleich: In Deutschland liegt laut Strahlenschutzverordnung der Grenzwert für beruflich strahlenexponierte Personen pro Kalenderjahr (!) bei 20 mSv, für die Durchschnittsbevölkerung bei 1 mSv pro Jahr.

Anfang der 1920er-Jahre machten sich Strahlenschäden an den Augen Curies bemerkbar. Sie litt beidseits am grauen Star und wurde erstmals 1923 operiert, danach noch weitere drei Male. Das Sehvermögen blieb jedoch dauerhaft geschwächt. Allmählich wurde klar, dass Radium Gesunde schwer schädigen kann. Im Radium-Institut in Paris starben 1925 zwei junge Ingenieure an „schwerer Anämie" und „Leukämie", so die Diagnosen. Es gab weitere Unfälle und Tote.

Zwar wurden nun Sicherheitsvorschriften wie Schutzschirme und Abzugshauben eingeführt. Curie wie andere wohl ebenfalls, hielten sich nicht daran, etwa die Tuben mit den radioaktiven Substanzen mit Zangen anzufassen oder sich mit Bleiplatten vor der Strahlung zu schützen. Curies Blutuntersuchungen fielen „nicht normal" aus, so die vagen Berichte. Die verbrannten Hände mit teilweise eiternden Wunden versuchte sie zu ignorieren. Bis ins Jahr 1931 fielen bei 7 von 20 Mitarbeitern des Radium-Instituts abnorme Blutbildveränderungen auf. Doch noch immer glaubte man, mit einem Erholungsurlaub auf dem Lande würde sich das bessern.

## Mit Mitte 60 täglich noch 12–14 Stunden im Institut

Obwohl es ihr gesundheitlich immer schlechter ging, sie über zunehmende Müdigkeit, Schulterschmerzen und Ohrensausen klagte, arbeitete Marie Curie auch mit Mitte 60 noch täglich 12–14 Stunden in ihrem Institut. 1934 musste sie eine Erholungsreise mit dem Auto durch Frankreich, gemeinsam mit ihrer Schwester Bronia, wegen Entkräftung und Schüttelfrostanfällen abbrechen. Ärzte sprachen ihnen gegenüber von Grippe, Bronchitis und Überarbeitung. Marie Curies Temperatur war ständig leicht erhöht, die Schüttelfröste wurden heftiger. Die behandelnden Ärzte kamen jedoch zu keiner Diagnose, verordneten Packungen und Schröpfungen. Man vermutete einen alten tuberkulösen Prozess und empfahl den Aufenthalt im Gebirge.

Curie wurde trotz hohen Fiebers ins Sanatorium Sancellemoz in der französischen Gemeinde Passy gebracht. Dort stieg ihre Körpertemperatur auf über 40 Grad. Ein Genfer Arzt stellte eine drastische Verminderung roter und weißer Blutkörperchen fest und sprach von perniziöser Anämie.

Nachdem Marie Curie am 4. Juli 1934 gestorben war, hieß es im Bericht des Sanatoriums: „Das Knochenmark hat nicht reagiert, anscheinend weil es durch andauernde Einwirkung der Strahlungen Veränderungen erlitten hatte." Es war allen Beteiligten also durchaus klar, dass nicht ein Vitamin-B12-Mangel die Anämie ausgelöst, sondern Radioaktivität das Knochenmark zerstört hatte.

### Strahlensyndrom

Ionisierende Strahlung verursacht direkt oder durch sekundäre Reaktionen Gewebeschäden wie Entzündungen, Atrophien, Fibrosierungen oder Nekrosen. DNA-Veränderungen können zu chronischen Krankheiten oder zu genetischen Defekten bei Nachkommen führen. Symptome sind zu Beginn ein allgemeines Schwäche- und Krankheitsgefühl, Appetitlosigkeit, Übelkeit und gegebenenfalls unstillbares Erbrechen mit der Folge einer Dehydrierung. Nekrosen des Darms lösen Bakteriämien aus. Es kann eine Phase relativen Wohlbefindens folgen, später treten Fieber, Infektionen, Durchfälle und Blutungen, Haarausfälle und oropharyngeale Ulzerationen auf. Weitere verzögert auftretende Symptome sind Amenorrhö, verminderte Libido bei Frauen, Anämie, Leukopenie, Thrombozytopenie und Katarakt. Somatische und genetische Spätschäden münden zum Beispiel in Leukämien, Schilddrüsen-, Haut- oder Knochenkrebs. Die biologischen Mechanismen der onkogenen Strahlenwirkung sind nicht vollständig geklärt.

## Literatur

Curie E (1995): Madame Curie. Fischer Taschenbuch
Rockwell S (2003) The life and legacy of Marie Curie. Yale J Biol Med 76:167-180
Röthlein B (2008) Marie & Pierre Curie – Leben in Extremen. Fackelträger

# Charles Darwin:
# Nur an drei von sieben Tagen wohl

© Springer-Verlag GmbH Deutschland, ein Teil von Springer Nature 2019
T. Meißner, *Der prominente Patient*
https://doi.org/10.1007/978-3-662-57731-8_56

Die meiste Zeit seines Erwachsenenlebens litt Charles Darwin unter einer immer wieder aufflammenden Krankheit. Sie ist seit Jahrzehnten Gegenstand von Spekulationen. Die Diagnosen reichen von Hypochondrie bis systemischer Lupus erythematodes.

„Für nahezu 40 Jahre hat er keinen einzigen Tag im Zustand eines gesunden Mannes verbracht und sein Leben war ein langer Kampf gegen die Erschöpfung und die Belastungen der Krankheit", berichtete Francis Darwin 1887 über seinen Vater Charles Darwin (1809–1882). Es ist in den vergangenen Jahrzehnten viel gemutmaßt worden, was mysteriös „Darwin's illness" genannt wird. Und obwohl Darwin in Briefen und Schriften akribisch Auskunft über seine Symptome gegeben hat, und obwohl er von den damals besten Ärzten (z. B. Henry Bence Jones, 1813–1873) untersucht und behandelt wurde – ist bis heute nicht geklärt, an welcher Krankheit oder welchen Krankheiten er gelitten haben könnte. Darwin selbst war sich dessen bewusst, dass viele Freunde ihn für einen Hypochonder hielten.

Waren die Beschwerden somatisch bedingt oder war Darwin eine neurotisch gestörte, ängstliche Persönlichkeit? Manche Theorien beschäftigen sich mit Darwins sexueller Orientierung, angeblich unterdrückten sadomasochistischen Fantasien und homosexuellen Neigungen oder mit der Annahme einer chronischen Arsenvergiftung.

Saul Adler von der Hebrew-Universität in Jerusalem vermutete 1959 in der Zeitschrift „Nature", dass Darwin sich während der 5-jährigen Reise mit der „H.M.S. Beagle" in Argenti-

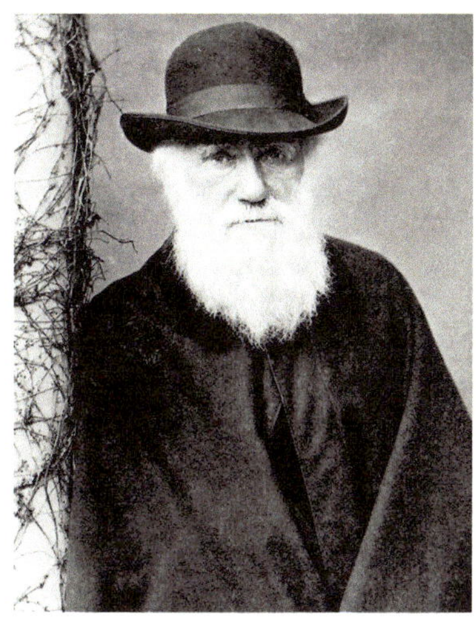

Charles Darwin (© CPA Media Co. Ltd / picture alliance)

nien die Chagas-Krankheit (südamerikanische Trypanosomiasis) zugezogen habe. In der Tat kann die Infektion mit Trypanosoma cruzi schwere kardiale und intestinale Schäden verursachen, andererseits verläuft sie meistens symptomlos. Der britische Tropenmediziner A. W. Woodruff bestritt bereits 1965 den Zusammenhang mit einer Trypanosomen-Infektion, vor allem weil Symptome wie Palpitationen, Erschöpfung, Übelkeit, zitternde Hände und Dermatitis bereits vor Antritt der Weltreise bei dem 22-jährigen Darwin vorhanden gewesen seien. Die sehr variablen Symptome, ihr unregelmäßiges Auftreten, das verhältnismäßig lange Leben Darwins (er wurde 73 Jahre alt) und die Verbesserung der Zustände unter Therapien, denen wir heute eher eine Placebo-Wirkung zuschreiben würden, sprächen bevorzugt für eine neurotische Störung, meinten Woodruff und andere.

## Das Befinden mit einem Score bewertet

Dazu passt, dass die Symptome scheinbar eher durch emotional belastende Situationen ausgelöst worden waren als durch körperliche Belastungen. So unternahm Darwin 1838 trotz seiner Krankheit anstrengende Wanderungen in den schottischen Bergen, was gegen Herz-Kreislauf-Probleme, ausgelöst durch Parasiten, spricht. Zudem deutet in den folgenden Jahrzehnten nichts auf eine progressive Herzerkrankung hin. Nach Beschreibungen von Darwins Sohn muss die körperliche Belastbarkeit bis zum Lebensende recht gut gewesen sein. Lange Spaziergänge morgens vor dem Frühstück und zur Mittagszeit waren eine jahrelange tägliche Gewohnheit, und zwar bei gutem wie schlechtem Wetter. Darwins Arzt Bence Jones verordnete gegen die Beschwerden nicht Ruhe, sondern Ausritte mit dem Pferd, die ihm sehr gut getan haben sollen. Auch die häufige Übelkeit und Flatulenz lassen sich prinzipiell einem psychosomatischen Krankheitsbild zuordnen.

Überhaupt sei Krankheit im Hause Darwin als etwas Normales angesehen worden, schrieb seine Enkelin Gwen Raverat. Kranksein und die Furcht vor Krankheit wurde demnach von den Familienmitgliedern geradezu kultiviert. Darwins häufige Beschwerden wie schwacher, irregulärer Puls, Krankheitsgefühl, Abgeschlagenheit und Kopfschmerzen fanden sich auch bei den vier anderen Familienmitgliedern. Darwin selbst führte von 1849–1855 ein Gesundheitstagebuch, in dem er Tage und Nächte mit einem Score bewertete. Dessen Auswertung erfolgte wöchentlich. Demnach fühlte er sich nur an 40% der Tage gut.

Doch die Hypothese einer rein psychischen Störung wird nicht kritiklos geteilt. Besonders die in Darwins Briefen beschriebenen schweren Attacken der Krankheit und die verzweifelten Versuche, seine Arbeit trotz der gesundheitlichen Belastungen fortzusetzen, lassen die Vorstellung, Darwin habe Brechattacken provoziert, nur um nicht zu Dinnerpartys gehen zu müssen, absurd erscheinen.

Trete psychogenes Erbrechen gewöhnlich während oder unmittelbar nach einer Mahlzeit auf, sei es bei Darwin meist erst nach zwei bis drei Stunden zum Erbrechen gekommen, zeitweise täglich und nach jeder Mahlzeit, so D. A. B. Young aus Norfolk, Großbritannien. Darwins Appetit war trotzdem meist gut und sein Körpergewicht stabil. Young weist darauf hin, dass die gastrointestinalen Krankheitsexazerbationen keineswegs stets im Zusammenhang mit emotionalen Belastungen standen. Sie traten oft ohne erkennbare Ursache auf. Zudem gebe es eindeutige Hinweise darauf, dass Darwin während der Krankheitsattacken anämisch gewesen sei, was den Schwindel, die Abgeschlagenheit, Müdigkeit und andere Symptome erklären könne. 1864 notierte Darwin, dass Eisenphosphat ihm sehr guttue.

## Hinweise auf systemischen Lupus erythematodes

Die ebenfalls anfallsartig auftretenden Ekzeme und Erytheme im Kopfbereich, oft verbunden mit gastrointestinalen Symptomen, sollen ein Grund dafür gewesen sein, dass Darwin sich 1864 den Bart wachsen ließ. In mittleren Jahren hatte er eine permanent rötliche Gesichtsfarbe, was die Umgebung eher als Ausdruck guter Gesundheit interpretierte. Als er sich 1868 von einer sehr schweren Krankheitsattacke erholte, war die Gesichtshaut gelblich, im Alter erschien Darwin eher blass. Hinzu kamen ein Taubheitsgefühl in den Fingerkuppen, das an ein Raynaud-Syndrom erinnert und gichtartige Arthralgien. Der Patient soll oft erkältet gewesen sein, was die Brechattacken verstärkte. Kopfschmerzen hielten teilweise tagelang an und waren manchmal mit einer Lichtüberempfindlichkeit oder Erbrechen verbunden.

Es erscheint nahezu unmöglich, das Knäuel der vielen verschiedenen Symptome Darwins zu entwirren, sie einander zuzuordnen und sie zu werten. Nach Youngs Meinung spricht einiges für einen systemischen Lupus erythematodes (SLE), etwa die akuten, fieberhaften Reaktionen auf starke Sonnenexposition und heiße

Umgebung wie während der Beagle-Expedition. Der chronisch entzündliche SLE betrifft Haut, Gelenke, Nieren, Nervensystem, Herz, Lunge und andere Organe. Young hat die gastrointestinalen, kutanen und anderen Symptome Darwins auf ihre prozentuale Häufigkeit bei SLE-Patienten geprüft und kommt auf dieser Grundlage zu dem Schluss, dass die Diagnose SLE bei Darwin mindestens wahrscheinlich, wenn nicht sicher sei. Dafür spreche auch, dass zwei Kinder Darwins, George und Henrietta, ähnliche Symptome hatten.

Ralph Colp Jr. aus New York, der bereits 1977 und 1998 sehr detailliert über die Symptome, die einzelnen Krankheitsausbrüche Darwins und die äußeren Umstände berichtet hatte, ließ sich dagegen auch im Jahre 2000 nicht auf eine definitive Diagnose ein. Er beschreibt Darwin als eine sehr sensible Persönlichkeit und betont die psychologischen Komponenten seiner Beschwerden.

Fabienne Smith aus Edinburgh vertrat 1990 die Theorie einer „multiplen Allergie" Darwins, wobei sie den Allergiebegriff im Sinne von Umwelterkrankungen gebrauchte. Als Belege dafür führt sie außer Symptomen wie Gewichtsschwankungen, Fatigue, Haar- und Zahnprobleme und ungewöhnliche Schwellungen am Körper an. Darwin habe hypersensitiv auf Hitze und Kälte reagiert und in der Familie seien ebenfalls „Allergiesymptome" bekannt gewesen seien. So vertrug Darwins Vater keinen Käse.

## Und nun: Die „endgültige" Diagnose

„Darwins Krankheit aufgedeckt", meinten Anthony K. Campbell und Stephanie B. Matthews aus Cardiff, Wales, im Jahre 2005, als sie in einem Aufsatz ihre Theorie von einer systemischen Laktoseintoleranz Darwins vortrugen. „Darwin ging es nur dann besser, wenn er zufällig keine Milch oder Sahne zu sich nahm", schrieben sie. Allerdings fehlten bei Darwin typische Symptome wie Diarrhö oder Abdominalschmerzen.

Mit der nicht minder selbstbewussten Ankündigung „Darwins Krankheit: Die endgültige Diagnose" legten die beiden chilenischen Ärzte Fernando Orrego und Carlos Quintana 2 Jahre später dar, Darwin habe an Morbus Crohn gelitten. Die Krankheit sei vor allem im oberen Dünndarm lokalisiert gewesen. Dies würde ihrer Meinung nach die oberen Abdominalschmerzen, die Flatulenz und das Erbrechen ebenso erklären wie die Gelenk- und neurologischen Beschwerden, das Fatigue-Syndrom, vor allem aber den chronisch rezidivierenden Verlauf.

Krankheitsinduzierendes Ereignis sei eine schwere gastrointestinale Infektion im September 1834 gewesen, so Orrego und Quintana. Die Hypothese einer chronischen Entzündung im oberen Dünndarmabschnitt würde die fehlende Diarrhö und die in späteren Jahren auftretende Obstipation, die Einläufe erforderlich machte, stützen.

Weiterhin haben etwa 8% der Crohn-Patienten aphthöse Ulzerationen im Mund, was bei Darwin ebenfalls der Fall war. Die tauben Fingerkuppen und brennende Schmerzen der Hände führen die chilenischen Kollegen auf eine periphere Neuropathie zurück, wie sie ebenfalls bei Crohn-Patienten auftritt, und zwar im Zusammenhang mit der Vitamin-B12-Defizienz. Auch die Anämie und die gelbliche Hautfarbe (z. B. Cholangitis, Gallengangsverschluss) passen in das Krankheitsmuster. Keine Erklärung haben Orrego und Quintana für die Hauterscheinungen.

Bis in die jüngste Vergangenheit reißen Publikationen zu Charles Darwins (fehlender) Gesundheit nicht ab. Vorgeschlagen wurden zum Beispiel das MELAS-Syndrom (Mitochondriopathie mit Enzephalopathie, Laktatazidose und Schlaganfällen; vgl. das Kapitel zu Friedrich Nietzsche im weiteren Verlauf von Teil „Ärzte, Forscher, Philosophen) und eine posttraumatische Belastungsstörung.

Sicher haben sowohl organische als auch psychologische Komponenten den Gesundheitszustand von Charles Darwin bestimmt. Zu seinen Lebzeiten sollen mehr als 20 Ärzte mit der komplexen Symptomatik befasst gewesen sein. Bis heute sind offensichtlich noch einige mehr hinzugekommen.

> **Darwins Krankheitssymptome**
> - Palpitationen
> - Obere gastrointestinale Beschwerden
> - Abgeschlagenheit
> - Erschöpfung und Schwächegefühl
> - Übelkeit und teilweise heftiges Erbrechen
> - Würgen
> - Dyspepsie
> - Flatulenz, verbunden mit gastrointestinalen Schmerzen
> - Erytheme und Ekzeme (Gesicht, Hände)
> - Gesichtsödeme
> - Pleuritisschmerzen
> - Zahn- und Zahnfleischprobleme
> - Ulzerierte Zunge (1865)
> - Rezidivierende Eiterbeulen (Furunkel?)
> - Starke Kopfschmerzen, teilweise verbunden mit Lichtüberempfindlichkeit und Erbrechen
> - Schlaflosigkeit
> - Schwindelgefühl
> - Händezittern
> - Unwillkürliche Muskelzuckungen
> - Ohnmachten
> - Visuelle Störungen (z. B. Sehen schwarzer Punkte)
> - Raynaud-Syndrom
> - Lumbago
> - Gichtartige Arthralgien
> - Nervosität
> - Angstepisoden
> - Depressive Verstimmung
> - Angina pectoris (1881)

## Literatur


Campbell AG, Matthews SB (2005) Darwin's illness revealed. Postgraduate Med J 81: 248-251

Colp R (Jr) (2000) More on Darwin's illness. Hist Sci 38 (2): 219-236

Finsterer J, Hayman J (2014) Mitochondrial disorder caused Charles Darwin's cyclic vomiting syndrome. Int J Gen Med 7: 59-70

Haymann J (2013) Charles Darwin's mitochondria Genetics 194(1): 21-25

Heyse-Moore L (2016) Charles Darwin's (1809-1882) illness – the role of posttraumatic stress disorder. J Med Biograph 2016 Sep 15 [Epub ahead of print]

Orrega F, Quintana, C (2007) Darwin's illness: A final diagnosis. Notes Rec R Soc 61:23-29

Smith F (1990) Charles Darwin's ill health. J Hist Biol 23 (3): 443-459

Wilson DR (1964) Darwin's illness. Canad Med Ass J 91: 1371-72

Woodruff AW (1965) Darwin's Health in Relation to his voyage to South America. Brit Med J 1: 745-750

Young DAB (1997) Darwin's illness and systemic lupus erythematosus. Notes Rec R Soc Lond 51 (1): 77-86

# Albert Einstein: Schein und Sein – Das „Einstein Sign"

© Springer-Verlag GmbH Deutschland, ein Teil von Springer Nature 2019
T. Meißner, *Der prominente Patient*
https://doi.org/10.1007/978-3-662-57731-8_57

Albert Einstein war nicht nur ein genialer Physiker, er ist auch in die Medizingeschichte eingegangen – zumindest im angloamerikanischen Sprachraum.

Das „Einstein Sign", ein kolikartiger rechtsseitiger Oberbauchschmerz, gilt vor allem in Nordamerika als Indiz für den Verdacht auf ein Bauchaortenaneurysma. Das rührt daher, dass angeblich Albert Einsteins (1879–1955) rupturiertes Bauchaortenaneurysma von seinen Ärzten als Cholezystitis fehlgedeutet worden und er deswegen gestorben sei. Der einprägsame Begriff galt als Warnung vor der äußerst heterogenen und daher häufig falsch interpretierten Symptomatik abdominaler Aortenaneurysmen, die bis heute mit ein Grund dafür ist, dass diese Situationen oft tödlich enden. Es ist allerdings zweifelhaft, ob die Geschichte von der Fehldiagnose so stimmt, wie sie kolportiert worden ist.

Denn zunächst hatte der deutsche Chirurg Rudolph Nissen (1896–1981), bis heute bekannt für die von ihm entwickelte Antirefluxplastik bei Hiatushernien, im Dezember 1948 am Brooklyn Jewish Hospital bei Einstein eine explorative Laparatomie vorgenommen. Der Grund war dessen seit Jahren immer wieder auftretenden Bauchbeschwerden, teilweise mit Erbrechen.

## Aortenwand chirurgisch mit Cellophan stabilisiert

Während der Operation entdeckte Nissen ein Bauchaortenaneurysma von der Größe einer

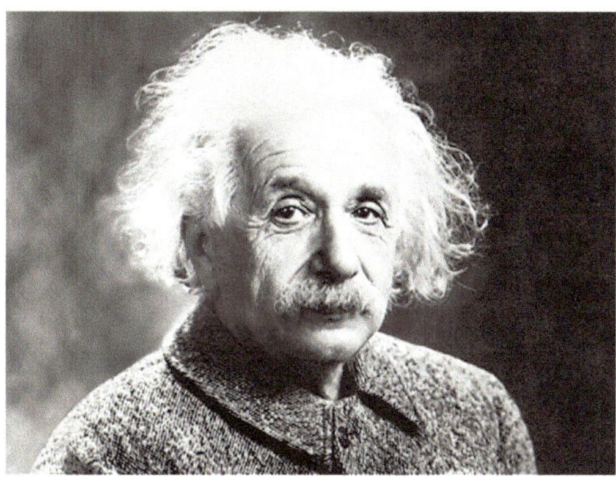

Albert Einstein (© US LIBRARY OF CONGRESS / SCIENCE PHOTO LIBRARY)

Grapefruit. Die einzige effiziente zu dieser Zeit zur Verfügung stehende Behandlungsmethode war, die Aortenwand mit Cellophan [Cellophan – Kunstwort, zusammengesetzt aus „Cellulose", dem chemischen Grundstoff, und *diaphan* (gr. *diaphaínesthei*: durchscheinend)] zu umhüllen, um die unabwendbare Ruptur soweit als möglich hinauszuzögern. Die Folie sollte eine intensive Fremdkörperreaktion mit folgender Fibrosierung hervorrufen und so die Aortenwand stabilisieren. Ebenfalls anwesend im Operationssaal war die spätere New Yorker Chirurgin Ira Teicher:

> „Ich erinnere mich an die gelbe Farbe des Cellophans, mit dem die anterioren zwei Drittel des Aneurysmas umhüllt wurden. Die Mobilisation der posterioren Aorta galt damals als zu gefährlich."

Die Operationsmethode war gerade erst entwickelt und verschiedene Cellophan-Kunststofffolien erfunden worden, etwa Cellulosehydrat, Polyvinylchlorid, Celluloseacetat. Eine starke Gewebereaktion konnte man jedoch vor allem mit Polyethylen-Folie erreichen. Damit waren Mitte der 1940er-Jahre thorakale Aortenaneurysmen mehrfach erfolgreich stabilisiert worden. Wenige Monate vor der Operation Einsteins hatte ein Chirurg erstmals über einen erfolgreich behandelten Patienten mit abdominalem Aortenaneurysma berichtet. Mit der Polyethylen-Folie wurde der Aneurysma-Hals umwickelt und die Cellophan-Folien von vorn auf dem Aneurysmasack platziert.

Einstein bescherte dieser Eingriff noch mehr als 6 produktive Jahre. Nachdem er 3 Wochen postoperativ aus dem Krankenhaus entlassen worden war, erholte er sich schnell und hatte fortan zunächst nur geringe Beschwerden. Etwa 1954 traten gelegentlich Rückenschmerzen und Bauchschmerzen im oberen rechten Quadranten auf. Letztere wurden in der Tat als „chronische Cholezystitis" interpretiert.

## „Geschmacklos, das Leben künstlich zu verlängern"

Als jedoch am 12. April 1955 bei dem 76-Jährigen erneut starke Bauchschmerzen auftraten, die sich am folgenden Tag noch einmal intensivierten, muss den mit Einstein befreundeten Ärzten Rudolph Ehrmann, Gustav Bucky und Guy Dean sofort klar gewesen sein, was passiert und was zu erwarten gewesen war: das Bauchaortenaneurysma drohte zu zerreißen. Hinzugezogen wurde nun auch der Chef der Chirurgie am New York Hospital-Cornell Medical Center, Frank Glenn:

» „Die Untersuchung ergab, dass er ein sich vergrößerndes abdominales Aneurysma hatte. Eine Operation war dringend angezeigt."

Glenn, der bereits Erfahrung mit einigen Aneurysma-Resektionen und Transplantation von aus Leichen entnommenen Gefäßen hatte, verbrachte den Tag mit Einstein:

» „Er sagte mir, dass er lange genug gelebt habe, immer viel beschäftigt gewesen sei und stets das Leben genossen habe. Warum er sich denn all die Umstände einer Operation antun solle."

Einstein sagte nach Glenns Angaben:

» „Ich möchte gehen, wann ich will. Es ist geschmacklos, das Leben künstlich zu verlängern. Ich habe meinen Beitrag geleistet, nun ist es Zeit zu gehen. Ich werde dies auf elegante Art und Weise tun."

Einstein starb in den frühen Morgenstunden des 18. April 1955 im Princeton Hospital, New Jersey. Die Autopsie bestätigte das Vorhandensein eines großen Bauchaortenaneurysmas. Die Gallenblase sah übrigens normal aus. Sie war durch die Blutung komprimiert worden, dies hatte die cholezystitisartigen Schmerzen verursacht.

### Abdominelles Aortenaneurysma

Mehr als 90% aller Aortenaneurysmen finden sich unterhalb der Nierenarterienabgänge. Die Trias aus Bauch- und/oder Rückenschmerzen mit einem tastbaren pulsierenden Tumor im Abdomen und Hypotonie gilt als nahezu sicherer klinischer Hinweis auf das Vorliegen eines Bauchaortenaneurysmas.

Allerdings weist nur eine Minderheit symptomatischer Patienten diese Trias auf. Und: 80% der betroffenen Menschen sind asymptomatisch! Aufgrund der heterogenen Symptomatik landen die Patienten unter Umständen nicht primär beim Gefäßspezialisten, sondern

- beim Urologen wegen einer scheinbaren Ureterkolik oder Hämaturie,
- beim Orthopäden wegen therapieresistenter Rückenschmerzen,
- beim Neurologen wegen femoraler Neuropathie,
- beim Kardiologen wegen Herzinsuffizienz oder des Verdachts auf Herzinfarkt,

- beim Gastroenterologen wegen angeblicher Pankreatitis, Divertikulitis oder gastrointestinaler Blutungen,
- beim Viszeralchirurgen wegen des Verdachts auf eine akute Cholezystitis oder eine inkarzerierte Leistenhernie.

Ursache für Fehldiagnosen können der Druck auf verschiedene Nerven, Gefäße und andere Organe sein, deren Auswirkungen zunächst an andere Krankheiten denken lassen. Rückenschmerzen und diffuse Bauchschmerzen, die in das Becken ausstrahlen, müssen an ein expandierendes Aneurysma denken lassen. Tiefe abdominelle Schmerzen, ein akutes Abdomen oder therapieresistente Rückenschmerzen mit Schockzeichen infolge des Blutverlustes deuten auf eine Ruptur hin. Gesichert wird die Diagnose per Abdomen-Sonografie und/oder Computertomografie mit Kontrastmittel.

Da mit zunehmendem Durchmesser eines abdominellen Aortenaneurysmas das Rupturrisiko schnell ansteigt, wird im Allgemeinen ab 55 mm Durchmesser oder Zunahme des Durchmessers um mehr als 10 mm pro Jahr operativ oder endovaskulär behandelt, unter anderem in Abhängigkeit von der Lokalisation des Aneurysmas und seiner Morphologie. Die konventionelle Operation besteht in der Implantation einer Rohr- oder einer Y-Prothese, alternativ werden endovaskulär Stentprothesen platziert.

## Literatur

Banerjee A (1993) Atypical manifestations of ruptured abdominal aortic aneurysms. Postgrad Med J 69: 6-11

Chandler JJ (1984) The Einstein Sign: the clinical picture of acute cholecystitis caused by ruptured abdominal aortic aneurysm. New Engl J Med 310: 1538

Cohen JR, Graver LM (1990) The ruptured abdominal aortic aneurysm of Albert Einstein. Surg Gynecol Obstet 170: 455-458

Dick F et al. (2008) Outcome and quality of life in patients treated for abdominal aortic aneurysms: a single center experience. World J Surg 32:987-994

Erbel R (2018) Aortenerkrankungen. Herz online 22.03.2018 (https://doi.org/10.1007/s00059-018-4694-2)

Lowenfels AB (2002) Famous patients, famous operations – Part 3: The case of the scientist with a pulsating mass. Medscape Surgery 4 (1), posted 06/14/2002

Niedergethmann M, Post S (2006) Differenzialdiagnose des Oberbauchschmerzes. Dtsch Ärztebl 99 (17): A1160-A1167

# Sigmund Freud: Nicht ohne meine Zigarren!

© Springer-Verlag GmbH Deutschland, ein Teil von Springer Nature 2019
T. Meißner, *Der prominente Patient*
https://doi.org/10.1007/978-3-662-57731-8_58

Es ist erstaunlich, wie lange Sigmund Freud, mit seinem Mundhöhlenkarzinom überlebt hat: 16 Jahre. Trotz schwerer Krankheit behandelte er auch jenseits des 80. Lebensjahres noch Patienten.

Sigmund Freud (1856–1939), Vater der Psychoanalyse, war bekanntlich nicht frei von neurotischen Symptomen, zumindest bis ins mittlere Lebensalter: Reiseangst, Verdauungsbeschwerden, Krämpfe beim Schreiben. Hinzu kamen ab und an Anfälle von Todesangst. Geradezu zwanghaft beschäftigte er sich dann mit dem seiner Meinung nach vermutlich nicht fern liegenden Datum seines Ablebens.

Von Todesangst ist jedoch nichts überliefert, als Freud von seinem Mundhöhlenkarzinom erfuhr. „Es geht mir nicht sehr nahe", schrieb er, „man wird sich eine Weile mit den Mitteln der modernen Medizin wehren und dann der Mahnung von Bernard Shaw erinnern: ‚Don't try to live forever, you will not succeed.'" Geduldig ließ er in den folgenden Jahren mehr als 30 Operationen über sich ergehen.

Allerdings hat Freuds sensible Psyche („Der Hauptpatient, der mich beschäftigt, bin ich selbst.") vielleicht etwas damit zu tun, dass im April 1923 weder der Hautarzt Maxim Steiner noch der Internist Felix Deutsch sich trauten, ihrem fast 67-jährigen Patienten mitzuteilen, dass es sich bei der lästigen Geschwulst in der Mundhöhle des extensiven Zigarrenrauchers um nichts anderes als ein fortgeschrittenes Karzinom handelte. Von einer „großen Leukoplakie" war die Rede und davon, dass man diese mit einem ambulanten Eingriff entfernen sollte. Andererseits ahnte Freud womöglich etwas, hatte er doch bereits im November 1917

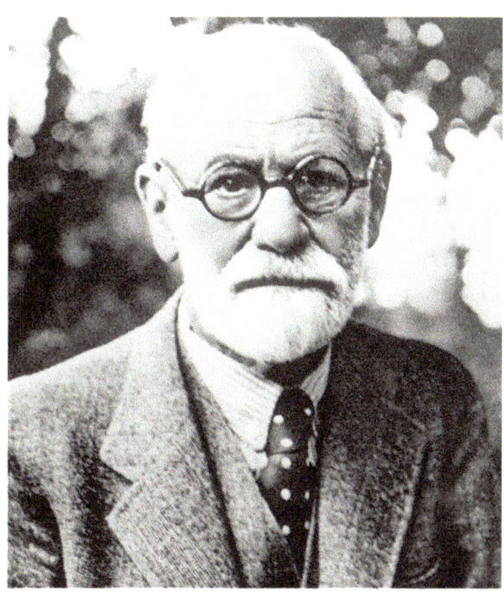

Sigmund Freud (© Mary Evans / SIGMUND FREUD COPYRIGHTS / INTERFOTO)

in einem Brief eine „schmerzhafte Gaumenschwellung (Carcinom? Etc.)" erwähnt. Der Klassiker – Verdrängung?!

## Niemand da, um die Blutungen zu stillen

Tatsächlich ging er in der Vorstellung, bald wieder zu Hause sein zu können, am 20. April 1923 in die Ambulanz der Universitätsklinik in Wien, wo HNO-Arzt Markus Hajek die Operation vornehmen wollte. Freuds Familie hatte derweil keine Ahnung, glaubte, er mache lediglich einen Spaziergang.

Dass sie ihn überhaupt lebend wiedersehen sollte, hatte Freud wahrscheinlich nur einem Mitpatienten zu verdanken.

Denn nach der Operation traten starke Blutungen auf. Niemand war da, der sich um den blutüberströmten Patienten kümmerte.

Die Klingel funktionierte nicht, rufen konnte er nicht. Sein Mitpatient holte endlich Hilfe. Es gelang mit Mühe, die Blutungen zu stillen. Obwohl es Freud in der folgenden Nacht sehr schlecht ging – seine Tochter Anna war bei ihm geblieben – ließ sich der diensthabende Arzt nicht aus dem Bett holen. Hatten die Kollegen ihn bereits aufgegeben?

Am folgenden Morgen diente Freud noch als Demonstrationsobjekt vor Medizinstudenten, dann durfte er nach Hause gehen. Histologisch wurde ein Plattenepithelkarzinom gesichert. Hajek überwies Freud in die radiologische Abteilung zur Röntgenbestrahlung und zu lokalen Radiumanwendungen. Noch immer hatte ihm niemand die tatsächliche Diagnose mitgeteilt.

Das geschah erst, als sich das Tumorrezidiv ausbreitete und eine zweite Operation notwendig wurde.

Von nun an sollte der bedeutende Kieferchirurg Hans Pichler (1877–1949) Freuds medizinischer Begleiter werden. Pichler entfernte immer und immer wieder auftretende Rezidive, soweit es ging, und sorgte damit maßgeblich dafür, dass Freud noch 16 Jahre leben sollte, wenn auch mit zunehmend und erheblich eingeschränkter Lebensqualität.

Im Oktober 1923, also nur ein halbes Jahr nach dem Ersteingriff, entfernte Pichler unter Lokalanästhesie (!) und mit intravenöser Sedierung den größten Teil des rechten Oberkiefers, Teile des Unterkiefers, des rechten weichen Gaumens sowie der Wangen- und Zungenschleimhaut. Einen Monat später musste der Kieferchirurg noch einmal nachresezieren, da sich herausgestellt hatte, dass noch malignes Restgewebe verblieben war.

## „Mein Essen verträgt keine Zuschauer!"

Es wurde eine große Kieferprothese angepasst, die Freud mit fremder Hilfe einsetzen musste. Essen und Sprechen waren nur mit großer Anstrengung möglich, ebenso das Rauchen der geliebten Zigarren, das der nikotinsüchtige Freud trotz allem nicht lassen konnte. Ohne Zigarren (bis zu 20 am Tag), so Freud zu seinem Arzt und Vertrauten Max Schur (1897–1969), könne er nicht schöpferisch arbeiten. „Die Prothese ist nie ganz in Ordnung", beklagt sich Freud.

» „Meine rechte untere Gesichtshälfte (Nase und Ohrläppchen besonders) ist schwer hypaesthetisch, das rechte Ohr ist durch Verzerrung und Verschluß der Tuba außer Funktion, ich höre auf dieser Seite nichts als ein beständiges Rauschen und ich bin sehr gestört, wenn in einer kleinen Gesellschaft mehrere Personen anzuhören sind.
… Kauen und Schlucken kann ich natürlich, aber mein Essen verträgt keine Zuschauer."

Seinem Arzt Schur nahm Freud eine Zusicherung ab: „Versprechen Sie mir auch noch, wenn es mal so weit ist, werden Sie mich nicht unnötig quälen lassen."

Interessant ist, dass sich Freud noch einem ganz anderen chirurgischen Eingriff unterzog, nämlich der Unterbindung der Samenleiter. Man glaubte damals, dass dies die Produktion von männlichen Sexualhormonen steigere, was den Alterungsprozess verlangsame und das Auftreten von Krankheiten verhindere.

## Schlafen unterm Moskitonetz: Fäulnis lockt die Fliegen an

Im Sommer 1936, Freud war inzwischen 80, mussten erneut ein Rezidivtumor und Teile des darunter liegenden Knochens entfernt werden. Später litt er nahezu ständig unter schmerzenden Wunden im Mund-Nasen-Raum, immer wieder auftretende Rezidive waren chirurgisch kaum noch zu erreichen. Nach Freuds Emigration nach England 1938 flog Pichler im September sogar nach London, um seinen Patienten dort erneut zu operieren. Der hatte inzwischen das Schreiben aufgegeben, die Sprache konnte außer seiner Tochter Anna, die ihn pflegte, kaum jemand verstehen. Dennoch empfing er immer noch Patienten.

1939 versuchte man, mit Röntgenbestrahlungen, das Karzinom in Schach zu halten. Kopfschmerzen, Schwindel, Blutungen und Eiterungen aus dem Mund und schließlich eine Wangenperforation machten das Leben zunehmend unerträglich. Opiate und Barbiturate lehnte Freud ab, gegen die Schmerzen nahm er hin und wieder Acetylsalicylsäure oder Pyramidon. Inzwischen hatte Fäulnis eingesetzt. Freud umgab ein unerträglicher Geruch, der Fliegen anlockte, sodass über seinem Bett ein Moskitonetz aufgespannt werden musste. Die Nahrungszufuhr wurde problematisch, Freud magerte dramatisch ab.

Am 21. September 1939 erinnerte Freud seinen Arzt Max Schur an das Versprechen. Dieser injizierte 20 mg Morphin und wiederholte dies 12 Stunden später. Freud schlief ein und war in den frühen Morgenstunden des 23. September tot.

### Mundhöhlenkarzinom

Mundhöhlenkarzinome sind fast immer Plattenepithelkarzinome. Sie treten vor allem am Mundboden, dem Zungenrand, Gaumen, Rachen und an Alveolarfortsätzen auf. In Deutschland erkranken daran pro Jahr durchschnittlich 7800 Männer und 2600 Frauen. Starkes Rauchen, vor allem in Kombination mit Alkoholabusus, steigert das Erkrankungsrisiko erheblich. Weitere Risiken sind schlechte Mundhygiene und wiederkehrende Schleimhautverletzungen. Jedes Geschwür, das nicht innerhalb von 14 Tagen verheilt, gilt als verdächtig.

Zur Diagnostik gehören Funktionsprüfungen der sensiblen und motorischen Innervation und der Speichelsekretion. Per Röntgen, Sonografie und Szintigrafie wird nach Lymphknoten- und Organmetastasen gefahndet, die vor allem in der Lunge, der Leber, den Nieren und Nebennieren sowie im Skelett vorkommen.

In HNO-Kliniken erfolgt die Behandlung primär chirurgisch, wobei möglichst die Komplettresektion angestrebt wird. Es folgt die adjuvante Therapie, besonders mit Bestrahlung, aber auch mit Chemotherapie. Mund-Kiefer-Gesichtschirurgen bevorzugen die neoadjuvante Therapie vor der Operation. Es werden verschiedene Verfahren des mikrochirurgischen Gewebeersatzes sowie orale plastische Rekonstruktionen und dentale Implantationen praktiziert, um eine gute Kaufunktion zu erhalten. Auf die prophylaktische Ausräumung der Halslymphknoten (Neck-Dissektion) wird inzwischen verzichtet, wenn der Wächterlymphknoten tumorfrei ist.

Zur Rehabilitation gehören die logopädische und ernährungsmedizinische Betreuung sowie die Versorgung mit Prothesen oder Epithesen. Die 5-Jahres-Überlebenswahrscheinlichkeit bei Plattenepithelkarzinomen der Lippen, der Mundhöhle und des Oropharynx liegt zwischen 40 und 70%.

## Literatur

Bankl H (2005) Sterbehilfe für einen großen Arzt. In: Woran sie wirklich starben. Wilhelm Maudrich, 5. Aufl, S 195-214

Bootz F (2008) Neoadjuvante Radiochemotherapie des Mundhöhlenkarzinoms. HNO 56: 183-184

Deutsche Krebsgesellschaft (www.krebsgesellschaft.de/pat_ka_kopf_hals_tumor_definition.108162.html, Zugriff: 08.02.2010)

Lowenfels AB (2003) Famous patients, famous operations – part 2: The case of the physician with an oral growth. Medscape Surgery 5 (1), posted 04/08/2003

„Man wird sich eine Weile wehren" Der Spiegel 1987; 27: 144

# Stephen Hawking: Lange Aussicht auf frühen Tod

© Springer-Verlag GmbH Deutschland, ein Teil von Springer Nature 2019
T. Meißner, *Der prominente Patient*
https://doi.org/10.1007/978-3-662-57731-8_59

Er sei nicht sicher, ob er eher als Wissenschaftler oder wegen seiner Krankheit so bekannt sei, sagte der Physiker Stephen Hawking einmal. Anders als vorhergesagt, wurde er 76 Jahre alt, trotz amyotropher Lateralsklerose.

Mehr als fünf Jahrzehnte lebte der britische Physiker Stephen Hawking (1942–2018) mit der Diagnose amyotrophe Lateralsklerose (ALS). Das ist ungewöhnlich, denn obwohl wir heute sehr viel mehr über die Erkrankung wissen als im Jahre 1963, als bei Hawking die Diagnose gestellt worden war, ist die Prognose der Patienten weiterhin schlecht: Nur 20% von ihnen leben nach Ausbruch der Symptome noch 5–10 Jahre. Inzwischen gilt ALS nicht mehr als rein motorische Nervenkrankheit, sondern als neuronale Multisystemdegeneration. Deren Verlauf ist individuell sehr variabel.

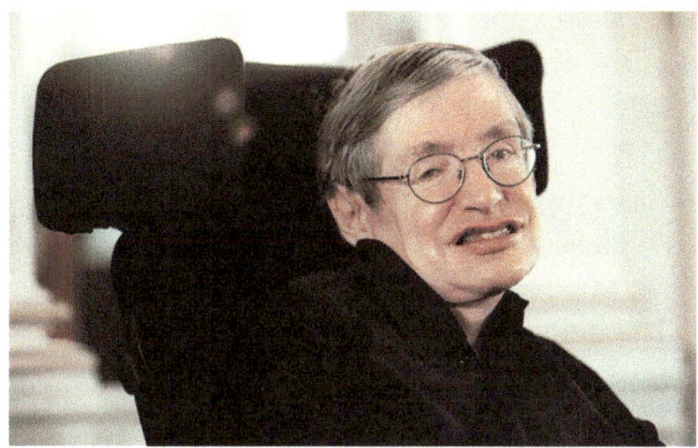

Stephen Hawking (© Ulrich Baumgarten / picture alliance)

## Mit 17 zum Studium: Irgendetwas war nicht in Ordnung

Oktober 1959. Stephen Hawking ist 17 Jahre alt und beginnt ein Physikstudium am Oxford University College. „Noch während des Studiums wurde mir klar, dass etwas nicht in Ordnung war", erzählt Hawking in einem 2012 gedrehten Dokumentarfilm über sein Leben. Er wurde immer tollpatschiger, fiel grundlos hin, hatte Probleme beim Binden der Schuhe. Zum Schlüsselereignis wird ein schwerer Treppensturz mit Gehirnerschütterung, retrograder Amnesie und zeitweiser Desorientierung. Die größte Sorge Hawkings: Seine Intelligenz könnte Schaden genommen haben. Er absolviert sicherheitshalber einen Intelligenztest für Hochbegabte – offenbar mit zufriedenstellendem Ergebnis.

Obwohl es in Oxford damals „nicht zum guten Ton" gehört, fleißig zu sein – und Hawking genießt das Studentenleben – schließt er sein Studium mit sehr guten Ergebnissen ab und bekommt das erhoffte Forschungsstipendium in Cambridge. Dort hat er zunehmend Koordinations- und Artikulationsprobleme. Hawking macht sich Sorgen, behält diese aber für sich. Doch seine „Ungeschicklichkeit" fällt schließlich der Familie auf. Sein Vater – ein Tropenmediziner – glaubt zunächst an ein Virus, das er sich womöglich bei einer Reise in den Iran eingefangen habe. Als Hawkings Mutter ihn zu Silvester 1962 zum Schlittschuhlaufen auf einem See überredet und er immer wieder stürzt, vertraut er sich ihr schließlich an.

Kurz nach seinem 21. Geburtstag im Januar 1963 wird Hawking in einer Londoner Klinik 2 Wochen lang untersucht. Danach steht die Diagnose fest: ALS. Regelmäßig wird kolportiert – und Hawking hat dem nicht widersprochen – ihm sei damals eine Überlebenszeit von 2–3 Jahren prognostiziert worden. Derek Powney, ein Studienfreund, erklärte später: „Man hatte ihm gesagt, dass die Krankheit unheilbar sei und dass sich ihr Verlauf nicht vorhersagen lasse." Demnach war von 6 Monaten bis 20 Jahren die Rede. Damals habe man aber wegen des jungen Alters des Patienten mit einem rasch fortschreitenden Verlauf gerechnet.

## „Die Krankheit schien sich zu verlangsamen"

Hawking wird depressiv und zieht sich zurück. Doch er ist auch frisch verliebt. Jane Wilde, die er 1965 heiraten wird, holt ihn aus seinem Tief heraus. Er beginnt hart zu arbeiten, zumal er glaubt, nicht viel Zeit für seine Doktorarbeit zu haben. In Cambridge macht sich Hawking schnell einen Namen. „Zu Beginn schritt die Krankheit schnell voran, dann schien sie sich zu verlangsamen und ich begann Fortschritte mit meiner Arbeit zu machen", so Hawking in Stephen Finnigans Dokumentarfilm „Stephen Hawking: A Brief History of Mine". In dem winzigen Haus, das er und seine Frau bewohnen, braucht er allerdings schon Mal eine Viertelstunde, um über die schmale Wendeltreppe ins oben gelegene Schlafzimmer zu gelangen. Hilfe lehnt er kategorisch ab.

Im März 1966 vollendet er seine Doktorarbeit, die seine Frau Jane in die Schreibmaschine tippt – er selbst schafft das nicht mehr. Körperlich geht es ihm zunehmend schlechter, doch er sträubt sich lange gegen einen Rollstuhl. In den 1970er-Jahren wird er weltweit bekannt mit seinen Theorien über Schwarze Löcher und die nach ihm benannte Hawking-Strahlung. Mit 32 Jahren erhält er die höchste Auszeichnung britische Wissenschaftler, er wird in die Royal Society aufgenommen. Buchstabe für Buchstabe malt er seine Unterschrift ins Club-Buch, dessen erste Seite der Namenszug Isaac Newtons ziert.

## Kommunikation wird zunehmend schwierig

Da seine Frau zunehmend mit Haushalt, zwei, später drei Kindern und der Pflege ihres Mannes überfordert ist, bieten sie Doktoranden Hawkings an, kostenfrei mit im Haus zu wohnen, dafür sollen sie bei der Pflege helfen – eine außergewöhnliche Praxis, die sie bis zu Beginn der 1980er-Jahre beibehalten. Erst dann stellt die Familie eine professionelle Pflegekraft ein. Die sprachliche Kommunikation wird zunehmend schwierig. Er ist kaum noch zu verstehen, enge Freunde oder Mitarbeiter müssen „übersetzen". Da er bald auch nicht mehr schreiben kann, entwickelt er spezielle Memorierungstechniken, mit denen es ihm gelingt, selbst Gleichungen mit dutzenden Termen aus dem Gedächtnis abzurufen.

Als es im August 1985 während eines Aufenthalts am europäischen Kernforschungszentrum CERN in Genf zu einem lebensbedrohlichen Erstickungsanfall und einer Pneumonie kommt, muss er intensivmedizinisch behandelt und über eine Trachealkanüle beatmet werden. Gerade war der Entwurf des ersten Kapitels für das populärwissenschaftliche Buch „Eine kurze Geschichte der Zeit" fertig. Nun scheint alles vorbei zu sein. Jane Hawking erzählt später, die Schweizer Ärzte hätten sie gefragt, ob sie die lebenserhaltenden Geräte abstellen sollen. Sie lehnt ab. „Die Wochen auf der Intensivstation waren die dunkelsten in meinem Leben", so Hawking später. In einem Interview vor wenigen Jahren bekannte er, in den 1980er-Jahren kurzzeitig an Suizid gedacht zu haben, sollte er ohne Hilfe nicht mehr atmen und sprechen können.

Mit der Veröffentlichung von „Eine kurze Geschichte der Zeit" wird Hawking 1988 einer breiten Öffentlichkeit bekannt. Der Erfolg des Büchleins kommt völlig unerwartet und ist überwältigend. Bis heute wurden weltweit etwa 10 Millionen Exemplare verkauft. Hawking wird zum Popstar – in der Physikerelite gefällt das nicht jedem.

## Keine Angst vorm Tod: „Ich habe es nicht eilig"

2006 machen Gerüchte die Runde, seine zweite Ehefrau Elaine Mason würde Hawking misshandeln. Mehrfach war er mit Hämatomen, Schnittwunden und einem gebrochenen Handgelenk ins Addenbrook-Krankenhaus von Cambridge eingewiesen worden. Eine Oberschenkelfraktur 4 Jahre zuvor bezeichnete er als „Ergebnis einer Mutprobe" zwischen ihm und der Hauswand. Hawking hat die Vorwürfe an seine Frau stets bestritten und hervorgehoben, dass sie ihm mehrfach das Leben gerettet habe. Sie trennten sich im Jahre 2006.

Vieles über Hawkings Privatleben ist nicht bekannt, erst recht keine medizinischen Details. Seinen Sprachcomputer steuerte er zuletzt mit der rechten Wange, nunmehr mit den Augen. 2012 bekannte er: „Ich habe die meiste Zeit des Lebens mit der Aussicht auf einen frühen Tod verbracht." Angst vor dem Tod habe er nicht mehr. „Aber ich habe es auch nicht eilig."

Denn auch in hohem Alter beteiligte er sich an Projekten, etwa zur Erforschung ferner Galaxien mit Mini-Raumschiffen, um extraterrestrisches Leben zu finden. Die Erfolgswahrscheinlichkeit sei gering, meinte er – „wahrscheinlich jedenfalls" – so sein trockener Kommentar bei der Vorstellung des Projekts im April 2016. Humor war Teil seines Lebens, wie Gastauftritte in Zeichentrickserien wie „Die Simpsons" oder in einer Monty-Python-Show zeigen. 2009 veranstaltete er eine Party für Zeitreisende, nachdem er früher geäußert hatte, Reisen in die Vergangenheit seien nicht möglich. Auf dem Uni-Gelände in Cambridge soll es Ballons, Horsd'oeuvre und eiskalten Champagner gegeben haben. Allerdings lud Hawking erst dazu ein, als die Party bereits vorbei war – somit hätten nur echte Zeitreisende die Chance gehabt zu kommen. Wie erwartet, tauchte kein Gast auf.

### Amyotrophe Lateralsklerose

Die ALS ist klinisch durch die Folgen der Degeneration des 1. und 2. Motoneurons geprägt mit meist distal beginnenden und sich nach proximal ausbreitenden Paresen sowie Atrophien der willkürlich innervierten Muskulatur. Auch nichtmotorische Symptome wie eine Demenz sind mit der Diagnose vereinbar. Häufiger sind allerdings kognitive oder Verhaltensauffälligkeiten mit Störungen des Arbeitsgedächtnisses, Veränderungen der Sprache und der emotionalen Verarbeitung. Es werden vier ALS-Varianten unterschieden: progressive Bulbärparalyse, „Flail-arm-" oder „Flail-leg-Syndrom", progressive Muskelatrophie und primäre Lateralsklerose. 2013 ist erstmals mit bildgebenden Methoden und anhand von pathologischen Ablagerungen des Proteins TDP-43 die kontinuierliche Ausbreitung der ALS entlang neuronaler Netzwerke beschrieben worden, beginnend in frontalen und präfrontalen Hirnregionen. TDP-43 befindet sich vorwiegend im Zytoplasma von Neuronen. Es gilt als Zielprotein für neue therapeutische Ansätze. Derzeit ist nach wie vor der Glutamatantagonist Riluzol als einziges Medikament mit direkt krankheitsmodifizierender Wirkung verfügbar.

## Literatur

Billings L (2014) Time travel simulation resolves „Grandfather Paradox". Scientific American, Sept 2 (https://www.scientificamerican.com/article/time-travel-simulation-resolves-grandfather-paradox/#)

Finnigan S (2012) „Stephen Hawking: A Brief History of Mine" (Dokumentarfilm)

Harmon K (2012) How has Stephen Hawking lived past 70 with ALS? Scientific American, Jan 7 (https://www.scientificamerican.com/article/stephen-hawking-als/#)

Hübers A et al. (2016) Amyotrophe Lateralsklerose. Nervenarzt 87: 179-88

Mania H (2013) Stephen Hawking, Rowohlt

Per Laser-Katapult in ferne Galaxien (www.tagesschau.de, 13. April 2016, 04.46 Uhr)

Selb J (2014) Stephen Hawking admits he briefly tried to commit suicide in discussion on assisted dying. The Independent, 17 July

Zarei S et al. (2015) A comprehensive review of amyotrophic lateral sclerosis. Surg Neurol Int 6: 171

# Wilhelm von Humboldt: Das „Zitterhafte" genau beschrieben

© Springer-Verlag GmbH Deutschland, ein Teil von Springer Nature 2019
T. Meißner, *Der prominente Patient*
https://doi.org/10.1007/978-3-662-57731-8_60

Erst in der zweiten Hälfte des 19. Jahrhunderts ist die Parkinson-Krankheit unter Ärzten allmählich bekannt geworden. Präzise, ja genauer als James Parkinson selbst, hat Wilhelm von Humboldt die Symptome der Schüttellähmung, an der er selbst litt, beschrieben.

1817 hatte James Parkinson (1755–1824) in einem Essay die „Schüttellähmung" („shaking palsy") beschrieben. Seinen Namen bekam das Leiden erst etwa 70 Jahre später vom französischen Psychiater Jean-Martin Charcot (1825–1893). Wilhelm von Humboldt (1767–1835), der preußische Universalgelehrte, Humanist, Staatstheoretiker, Bildungsreformer und Diplomat, beschrieb in seinen Briefen ab 1828 bis zu seinem Tode jene typischen Symptome, die ihn zunehmend behinderten.

So entschuldigte er sich im Oktober 1829 bei Charlotte Diede, mit der ihn seit Studententagen eine tiefe Freundschaft verband, für seine schlechte Handschrift. Zu oft bereite er damit anderen Leuten Schwierigkeiten, so Humboldt. Zugleich betonte er, dass es sich nicht um eine Krankheit handele, und beklagte eine Art Schwäche „und das Zitterhafte" der Hand. Auch später insistiert er in seiner Korrespondenz, das sei keine Krankheit. Der vorzeitige Alterungsprozess habe wohl mit dem Tod seiner Frau Caroline (sie starb 1829) zu tun.

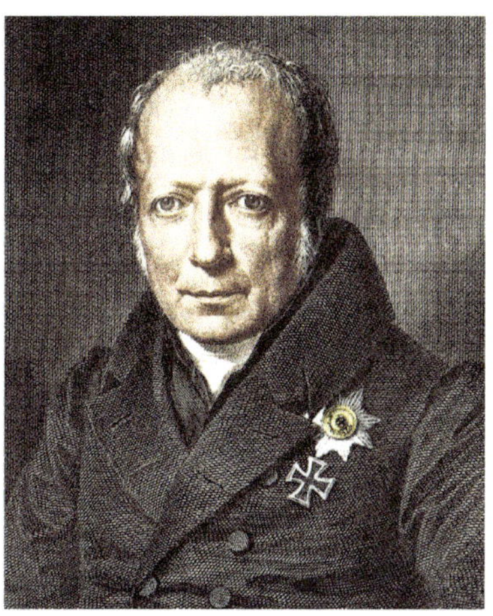

Wilhelm von Humboldt (© Sammlung Rauch / INTERFOTO)

## Gekritzel als Folge von „Nervenschwingungen"

Ärzte lokalisierten die Ursache der „Schwäche" im Rückenmark, weil dort die Nerven für die Extremitäten entspringen. Später sprach Humboldt weniger von Schwäche als von einer „Unbehilflichkeit" und „Schwerfälligkeit". Das zunehmende Zittern der Hände komme wohl von „Nervenschwingungen", vermutete er. Wenn er sich bemühte, sauber und deutlich zu schreiben, brauchte das seine Zeit. Er bemerkte, dass die Schrift am Anfang der Zeile groß ist und dann immer kleiner wird (Mikrografie). Häufig ist es nur noch ein Gekritzel. Ab 1831 ging er mehr und mehr dazu über, seine Korrespondenz zu diktieren. Private Briefe, wie an Charlotte Diede, brachte er jedoch weiter lieber selbst zu Papier, auch wenn es Mühe bereitete.

Zudem beschrieb Humboldt ein unangenehmes Zittern in den Füßen, welches komme und gehe und das Laufen (zunächst) nicht beeinträchtige. Er versuchte es willentlich zu unterdrücken, was ihm nur teilweise gelang, gerade wenn er in Eile war. Besonders stark war das Zittern beim Essen, Reden oder bei emotionaler Anspannung. Der 65-Jährige konnte keine schweren Dinge mehr heben, was nicht auf Kraftlosigkeit zurückzuführen sei, schilderte er, sondern auf die fehlende Feinmotorik. Detailliert beschrieb er die Probleme, die mit dem Rigor und der Akinese einhergehen, ob bei der Arbeit am Schreibtisch oder beim Anziehen (Knöpfen der Kleidung).

Die typische Körperhaltung eines Parkinson-Kranken demonstriert eine Statuette, die der Berliner Bildhauer und Architekt Friedrich Drake 1834 von Wilhelm von Humboldt angefertigt hat: Man sieht einen leicht gebeugten Mann im Mantel, der Kopf gerade nach vorn gerichtet, ein Hals ist wegen des großen Kragens nicht zu erkennen, leichter Buckel, die Arme eng am Körper, etwas angewinkelt und so, als ob sich die ganze Person von innen her festhalten wollte. Der ganze Mensch wirkt steif wie ein Stock.

Humboldt war sich dessen und auch seines gestörten Gangbildes bewusst und nahm dies, zumindest äußerlich, mit einer gewissen Nonchalance hin. Sein Gesundheitszustand gebe keinen Anlass zu klagen, wenn man von den „hinderlichen Beschwerden" einmal absehe, schrieb er noch im Januar 1834, ein Jahr vor seinem Tod. Seine beiden Töchtern Caroline und Gabriele sorgten sich dagegen. Er sei schrecklich mager, alles gehe sehr langsam, äußerten sie. Der Tremor, die gebeugte Haltung und die tonlose, leise Stimme machten sie betroffen. Bruder Alexander von Humboldt (1769–1859) schrieb nach dem Tod von Wilhelm am 4. April 1835, die (neurologische) Symptomatik habe im Winter 1834/35 deutlich zugenommen. Gestorben ist Wilhelm von Humboldt an einer Pneumonie.

## Typischer Krankheitsverlauf der Vor-Levodopa-Ära

Aus heutiger Sicht bestehe kaum Zweifel, dass Wilhelm von Humboldt an Morbus Parkinson gelitten habe, einer Krankheit, die erst 15 Jahre zuvor erstmals beschrieben worden war, so

Reinhard Horowski aus Berlin und Koautoren in einem Artikel für die Zeitschrift „Neurology". Der Krankheitsverlauf über 7–8 Jahre sei nicht ungewöhnlich für die Vor-Levodopa-Ära. Einer der Autoren konnte in Briefen und Manuskripten, verfasst von Wilhelm von Humboldt, die typischen Veränderungen des Schriftbildes über die Zeit nachvollziehen. Die geradezu minutiöse Schilderung der Kardinalsymptome der Erkrankung durch den Gelehrten sei nicht vergleichbar mit dem eher knappen Bericht James Parkinsons, so die Neurologen. James Parkinson hatte zwar die Symptomatik als Krankheit apostrophiert, sie andererseits aber ebenso wie Humboldt auf natürliche Alterungsprozesse zurückgeführt.

Humboldts behandelnde Ärzte, die besten ihrer Zeit, sahen dies offenbar ähnlich. Dies mag eine Erklärung dafür sein, warum Morbus Parkinson trotz der offensichtlichen und im Verlauf schweren Symptomatik, erst so spät als echte Erkrankung wahrgenommen worden ist. Ein weiterer Grund wird sein, dass in früheren Jahrhunderten die Menschen meist gar nicht das Alter erreichten, um diese Krankheit zu entwickeln. Und schließlich könnten außerdem die Symptome, besonders die Hypokinesie, bei Betroffenen einen frühen Tod bewirkt haben.

von krampfartiger Charakteristik, betroffen sind häufig die Schulter mit begleitender Steifigkeit im Gelenk sowie Rückenschmerzen. Dystone Schmerzen sind mit dystonen Bewegungsstörungen verbunden und treten an Rumpf, Hals, Gesicht, Zunge oder Kiefer auf. Zentrale Schmerzen sind eine direkte Konsequenz aus der Krankheit mit ZNS-Läsionen, sie werden vermehrt auf der stärker von der Parkinson-Erkrankung betroffenen Körperseite wahrgenommen und äußern sich durch Missempfindungen, Brennen und Ameisenlaufen. Sie können auch im Epigastrium, Pharynx und Abdominalbereich, an Mund und Genitalien auftreten.

## Literatur

Horowski et al. (1995) An essay on Wilhelm von Humboldt and the shaking palsy. Neurology 45: 565-568
Rommel O (2018) Schmerz bei Patienten mit Morbus Parkinson – was sind die Ursachen? DNP – Der Neurologe & Psychiater 19(1): 52-58

# Immanuel Kant: „Grillen" mit Pedanterie gezähmt

© Springer-Verlag GmbH Deutschland, ein Teil von Springer Nature 2019
T. Meißner, *Der prominente Patient*
https://doi.org/10.1007/978-3-662-57731-8_61

Der Philosoph Immanuel Kant gilt als einer der bekanntesten hypochondrischen Persönlichkeiten der Geschichte. Er befürchtete, dass seine „Grille" eine Geisteskrankheit sei und setzte ihr die Kraft des positiven Denkens entgegen.

Die Hypochondrien befinden sich links und rechts des Epigastriums. Es sind jene Regionen des Oberbauchs, die unter den Rippenbögen liegen. Genau dort wurde in früheren Zeiten der Sitz des Übels beim Hypochonder lokalisiert. Milz und Leber hingen damit zusammen, dachte man. Später gingen Ärzte von einer Anhäufung verderblicher Säfte, einer Überreizung des Verdauungstrakts aus. Erst im 18. Jahrhundert verlagerte sich das Verständnis der Hypochondrie vom Körperlichen auf das Geistige und gerade Geistesarbeiter schienen besonders darunter zu leiden – von Charles Darwin bis Jean Jacques Roussau.

Immanuel Kant (1724–1804) ist nur eines von vielen prominenten Beispielen, jedoch deshalb besonders interessant, weil er sich vor allem im Zusammenhang mit seinen Vorlesungen über Anthropologie von 1773–1796 an der Universität Königsberg unter anderem intensiv mit Gemütskrankheiten und auch dem „Grillenkranken", wie er den Hypochonder nannte, auseinandergesetzt hat.

## Selbstdiagnose: Natürliche Anlage zur Hypochondrie

Nach Berichten von Zeitgenossen war Kant mit knapp 1,60 Meter Körpergröße ein sehr kleiner Mann. Er hatte eine „flache, enge Brust, die

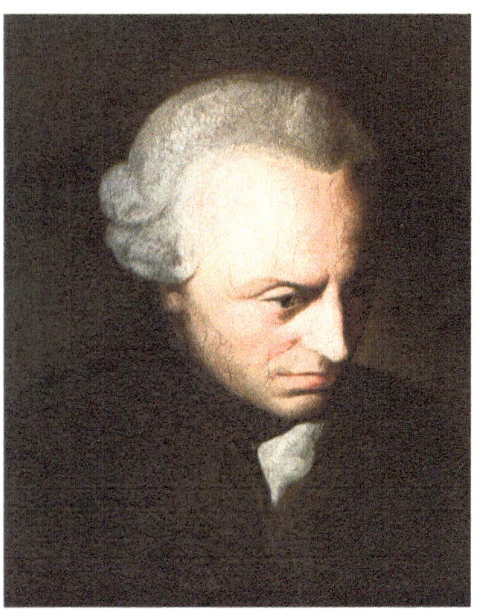

Immanuel Kant (© akg-images / picture alliance)

für die Bewegung des Herzens und der Lunge wenig Spielraum lässt". Kant klagte häufig über Atemnot und Herzbeklemmungen. Sein eingefallener Brustkorb sei die natürliche Anlage zur Hypochondrie, „welche in früheren Jahren bis an den Überdruss des Lebens grenzte."

„Schon ein frisch gedrucktes, noch feuchtes Zeitungsblatt verursachte dem Übersensiblen eine Erkältung", berichtet Ralf Bröer vom Institut für Geschichte der Medizin in Heidelberg. Bröer erklärt die extreme Durchorganisation des Alltags von Immanuel Kant mit der Furcht vor einer Gemütskrankheit. Jeden Morgen ließ er sich um Punkt 5 Uhr wecken, bereitete seine Vorlesungen vor, die dann zwischen 7 und 10 Uhr stattfanden. Danach folgte die Arbeit an seinen Schriften, um genau 13 Uhr das gemeinsame Mittagsmahl mit geladenen Gästen einzunehmen.

Kant befolgte exakte Diätvorschriften, zu jeder Speise verzehrte er selbst hergestellten Senf. Nach dem Essen zog sich Kant bis 19 Uhr zum Lesen zurück, worauf ein obligatorischer Spaziergang folgte – am liebsten allein, um nicht beim Sprechen „rheumatischen Affektionen" ausgesetzt zu werden. Nach dem Spaziergang war wieder Lesen an der Reihe. Punkt 22 Uhr begann die Nachtruhe für exakt 7 Stunden, dies war ebenso festgelegt wie die Methode des Zudeckens. So ging das Tag für Tag, Jahr für Jahr mit „spektakulärer Eintönigkeit", so Bröer.

## „Wahnsinn, dem ein Krankheitsstoff zugrunde liegen mag"

Der Philosoph hat in seinen Schriften eine Beschreibung der Hypochondrie gegeben, die so ähnlich auch heute gelten kann:

» „Die Schwäche, sich seinen krankhaften Gefühlen überhaupt, ohne ein bestimmtes Object, muthlos zu überlassen … die Grillenkrankheit (hypochondria vaga), welche gar keinen bestimmten Sitz im Körper hat, ein Geschöpf der Einbildungskraft ist, und daher auch die dichtende heißen könnte …"

Alle Krankheiten, von denen der Patient in Büchern lese (!), glaube der Hypochonder an sich selbst zu bemerken, so Kant weiter. Man brüte über Übeln, die einem gegebenenfalls zustoßen könnten, glaube, ihnen nicht widerstehen zu können. Kant spricht von einer „Art von Wahnsinn, welchem freilich wol irgend ein Krankheitsstoff (Blähung oder Verstopfung) zum Grunde liegen mag." Vergeblich rufe man jedoch die Hilfe des Arztes an.

Einerseits äußert Kant, man könne nicht verlangen, der Hypochonder solle seiner krankhaften Gefühle durch bloßen Vorsatz Herr werden. Andererseits kämpfte er mit großem Willen gegen die Tendenz zur Hypochondrie an. Dazu gehörten einerseits der durchorganisierte Alltag. Zugleich führte er seine körperlichen Beschwerden konsequent auf seine Physiognomie zurück, lenkte sich mit Geistesarbeit ab und ließ nicht zu, dass diese Beschwerden Herr seiner Gedankenwelt werden:

» „Die Überlegung, dass die Ursache dieser Herzbeklemmung vielleicht blos mechanisch und nicht zu beheben sei, brachte es bald dahin, daß ich mich an sie gar nicht kehrte, und während ich mich in der Brust beklommen fühlte, im Kopf doch Ruhe und Heiterkeit herrschte … Die Beklemmung ist mir geblieben … Aber über ihren Einfluß auf meine Gedanken und Handlungen bin ich Meister geworden, durch Abwendung der Aufmerksamkeit von diesem Gefühle, als ob es mich gar nicht anginge."

## Kants Kraft des positiven Denkens

Der Arzt Christoph Wilhelm Hufeland (1762–1836) schrieb im Vorwort zu Kants Abhandlung „Von der Macht des Gemüts des Menschen, durch den blossen Vorsatz seiner krankhaften Gefühle Meister zu sein":

» „Niemand zweifelt daran, dass es eingebildete Krankheiten gibt, und dass eine Menge Menschen an nichts anders krank sind, als an der Krankheitseinbildung. Ist es nun aber nicht ebenso gut möglich und unendlich besser, sich einzubilden, gesund zu sein?"

Kant hatte offenbar die Kraft des „positiven Denkens" erkannt und an sich selbst das erprobt, was man 150 Jahre später womöglich als kognitive Verhaltenstherapie bezeichnet hätte, so der Heidelberger Physiologe Johann Caspar Rüegg. Kant hat sich abgelenkt, so als ob seine Beschwerden ihn nichts angingen, sie aus seinem Bewusstsein ausgeblendet – eine relevante Methode beispielsweise in der Schmerztherapie.

Kant ist, was seine körperliche und geistige Gesundheit angeht, offensichtlich erfolgreich gewesen. Er starb am 12. Februar 1804 im Alter von knapp 80 Jahren in Königsberg, wo er fast sein ganzes Leben verbracht hatte. Und zwar ohne jemals schwer krank gewesen zu sein.

### Hypochondrische Störung

Die Hypochondrie (ICD 10: F45.2) gilt nicht als Krankheit, sondern wird als Reaktionsform, als Syndrom aufgefasst. Hypochonder beschäftigen sich beharrlich mit der Möglichkeit, an einer oder mehreren schweren und fortschreitenden körperlichen Krankheiten zu leiden. Sie sind wegen anhaltender körperlicher Beschwerden ständig besorgt und ängstlich. Diese Befürchtungen beziehen sich vor allem auf das Herz, den Magen-Darm-Trakt, Harn- und Geschlechtsorgane, Gehirn und Rückenmark. Sie können an tatsächlichen körperlichen Beschwerden anknüpfen, deren Bedeutung überbewertet wird. Die auf ein Organ oder seine Funktion bezogene Angst rückt die Hypochondrie in die Nähe der Phobien, die Aufdringlichkeit und Unabweisbarkeit haben etwas Zwanghaftes. Hypochondrische Symptome kommen auch im Zusammenhang mit Somatisierungsstörungen, Depressionen oder bei schizophrenen Patienten vor.

## Literatur

Bröer R (1998) Gemütskrankheiten von Verrücktheit bis zur Grillenkrankheit. Ärztezeitung vom 24.11.1998

Geyersbach U, Wieland R (2004) Schöner Leiden. Die schönsten Krankheiten und die größten Hypochonder des Universums. Argon Berlin

Rüegg JC (2006) Gehirn, Psyche und Körper. Schattauer, 3. Aufl, S 135, 178

Tölle R, Windgassen K, Lempp R, du Bois R (2003) Hypochondrische Störungen In: Tölle R, Windgassen: Psychiatrie. Springer Berlin, 13. Aufl, S 78-80

# Martin Luther: „Faustschläge auf mein Fleisch"

© Springer-Verlag GmbH Deutschland, ein Teil von Springer Nature 2019
T. Meißner, *Der prominente Patient*
https://doi.org/10.1007/978-3-662-57731-8_62

Haben sich Martin Luthers vielfältige Krankheiten auf sein reformatorisches Werk ausgewirkt? Zumindest beim alten Luther müsse man davon ausgehen, meinen Pathografen.

Als Keule schwingenden „Hercules Germanicus" hat der Maler Hans Holbein der Jüngere im Jahre 1519 den Reformator Martin Luther (1483–1546) dargestellt. Die Grafik war eine Satire. Heute ist das Bild, das wir von Martin Luther haben, eben dieses: Das Bild eines kernigen, körperlich ungemein präsenten und energischen Mannes, der genau wusste, was er wollte und dies mit Leidenschaft umzusetzen in der Lage gewesen ist. Interessanterweise werden in diesem Zusammenhang Luthers körperliche wie seelische Probleme kaum thematisiert.

Dabei litt er schwer an einer Reihe von chronischen Krankheiten, die von ihm selbst sowie seinem Umfeld ausführlich dokumentiert worden sind. Selbstzweifel und depressive Stimmungslagen waren Luther ebenso wenig fremd wie Resignation und zeitweise sogar Lebensmüdigkeit.

Daran war nicht nur der aus seiner Sicht unbefriedigende Verlauf der Reformation mit Spaltung der Kirche Schuld. Einen Anteil daran müssen außerdem die teils unerträglichen Kopf- und Leibschmerzen verschiedener Ursachen gehabt haben sowie manchmal tage- oder wochenlanges Ohrensausen, begleitet von heftigen Schwindelattacken. Manche Pathografen glauben deshalb, dass die Leiden Luthers zumindest mittelbar seine Äußerungen und Schriften beeinflusst haben, gerade jene aus den letzten Lebensjahren.

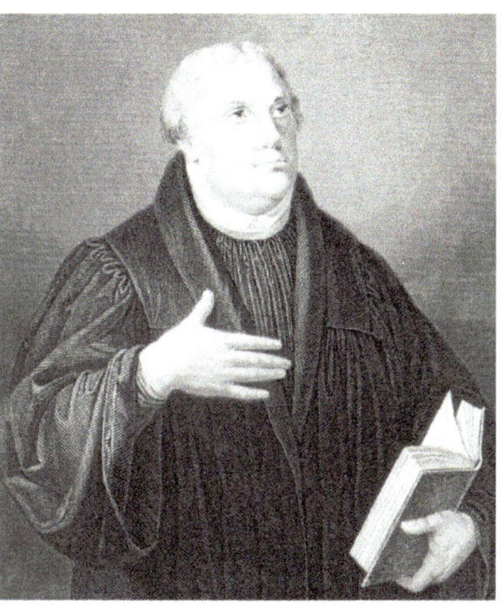

Martin Luther (© Georgios Kollidas / iStock)

## Hat nicht geholfen: Trunk aus Pferdemist und Knoblauch

„Der Herr schlug mich durch heftigen Schmerz in den Posteriobus", schrieb Luther etwa im Mai 1521 an seinen Freund und wichtigsten Unterstützer Philipp Melanchthon (1497–1560). „Mein Stuhl ist so hart, dass ich gezwungen werde, ihn mit großer Kraft bis zum Schweißausbruch herauszustoßen… Gestern habe ich nach 4 Tagen einmal ausgeschieden …" Luther sparte in seiner Korrespondenz nicht mit intimen Details seiner Körperfunktionen. Die schweren Verstopfungen sowie Hämorrhoiden begleiteten ihn ein Leben lang.

Hinzu kamen Blasensteine mit wiederholten Koliken. 1537 soll er im thüringischen Schmalkalden einen angeblich achttägigen (!) Harnverhalt, begleitet von Brechreiz, Diarrhö und starken Schmerzen durchgemacht haben.

Nichts und niemand half, kein fürstlicher Leibarzt, kein Steinschneider und auch nicht Ehefrau Katharinas Hausmittel, ein Trunk aus Pferdemist und Knoblauch. Luther wünschte sich, in Gotha oder zu Hause zu sterben. Die holprige Fahrt durch den Thüringer Wald sorgte womöglich dafür, dass sich der Stein endlich löste: „… und hat der Doctor für Freuden darüber seinen Brunnen selbst geengt [gemessen] und bis in 11 Kannen aufgefangen", wird in den Aufzeichnungen seiner Tischreden berichtet. Später hatte er erneut einen inkompletten Harnverhalt, schließlich gingen sechs Steine ab.

Nach Auffassung des Pathografen Hans-Joachim Neumann (1939–2014), früher Ärztlicher Direktor an der Charité Berlin-Mitte, litt Luther unter einem Roemhild-Syndrom. Darunter werden Symptome wie Herzklopfen, Kurzatmigkeit, Angstzustände, Atemnot und Schwindel sowie Extrasystolen verstanden, die durch Gasansammlungen in Magen und Darm hervorgerufen werden. Neumann führt dies auf die ungesunde Lebensweise Luthers und besonders auf die damals übliche, an Ballaststoffen arme Kost zurück. Nierenkoliken, Gichtattacken, später wahrscheinlich bluthochdruckbedingte Kopfschmerzen, rezidivierende, teils eitrige Mittelohrentzündungen, Ulcus cruris und Angina pectoris sind weitere Krankheiten, mit denen Luther mit zunehmendem Alter zu kämpfen hatte.

## „Greuliches Brausen und Sausen im Häupte"

Von besonderer Bedeutung sind jedoch jene Symptome, die deutlich für das Vorliegen der Menière-Krankheit sprechen. Bereits auf seiner Rückreise aus Rom 1510/11 soll Luther heftige Kopfschmerzen, begleitet von Ohrensausen gehabt haben. Und am Ostersonntag des Jahres 1527 musste er die Predigt wegen eines Schwindelanfalls abbrechen. Der erste große Menière-Anfall mit typischer Symptomatik ist für den 6. Juli 1527 dokumentiert, und zwar von ihm selbst sowie durch Berichte seines Freundes Justus Jonas sowie des Wittenberger Stadtpfarrers Johannes Bugenhagen: Luther klagte plötzlich über „ein verdrießlich, ungewöhnlich brausen und klingen des lincken Ohrs", wie „rauschende Meereswellen, doch noch nicht inwendig des Häupts, sondern auswendig". Ihm wurde schwindlig und übel. Er lag mit dem Rücken auf dem Boden, glaubte, sein Ende sei gekommen. Luther war stets bei Bewusstsein, betete laut, verlangte nach dem Pfarrer, verabschiedete sich von seinem kleinen Sohn Johannes. Am folgenden Sonntag ging es im zwar besser, doch war er „des greulichen Brausens und Sausens im Häupte noch gar nicht loß."

In den folgenden Jahren hatte er immer wieder mehr oder weniger schwere Anfälle, unterbrochen von monate-, teils jahrelangen anfallsfreien Intervallen, in denen seine anderen Krankheiten in den Vordergrund traten. In einem Brief an Melanchthon heißt es etwa: „Mein Kopf fängt an mit Klingen, ja selbst mit Donner sich zu füllen; und hätte ich nicht schleunigst [zu arbeiten] aufgehört, so wäre ich in eine Ohnmacht gefallen …" Der Begriff „Ohnmacht" ist nicht als Bewusstlosigkeit, sondern eher als Gefühl der Hilflosigkeit und Angst zu werten. Sehr typisch, so Harald Feldmann, ehemaliger Leiter der HNO-Universitätsklinik in Münster, sei die rasche Erholung nach Schlaf, nur das lästige Ohrensausen bleibt.

## Menière-Anfälle: Zustände der Verzweiflung

Luther und seine Freunde interpretierten diese Anfälle als Anfechtungen des Glaubens:

> » „Ich acht, Es sey der schwartze zotticht geselle aus der hellen gewest, der mich ynn seinem reich auff erden nicht wol leiden mag."

Luther spricht von Heimsuchungen des Satans oder von „satanischen Faustschlägen auf mein Fleisch." Faustschläge, die Spuren hinterlassen. „Wegen der Unberechenbarkeit ist die menièresche Krankheit wie kaum eine andere geeignet, das ganze Lebensgefühl zu verändern und zu beherrschen", erklärt Feldmann. Die Patienten seien hilflos der Furcht vor dem nächsten Anfall ausgesetzt. Das versetze „selbst psychisch robuste Personen in einen Zustand der Verzweiflung, Resignation und Depression."

Auch Neumann bringt Beispiele, wonach Luthers verletzenden Ausfälle und Grobheiten, seine brachiale Polemik, ja maßlose Schärfe im Ton zum Teil korrelieren mit Zeiten, in denen es ihm schlecht ging. 1530 äußerte Luther: „Ich hoffe, dass meines Lebens Ende nahe sei …" In den Jahren 1534/35 dagegen blieb er weitgehend verschont von schweren Erkrankungen, in dieser Zeit scheine er aufgeschlossener, gesprächsbereiter, ja geradezu liebenswürdig gewesen zu sein, so Neumann. Der theologisch begründete Hass des alten Luther gegen den Papst, gegen Juden und gegen Andersdenkende könnte daher unter anderem auch mit psychischen Veränderungen als Reaktion auf seine oft nebeneinander bestehenden körperlichen Qualen begründet sein.

### Morbus Menière

Schwindel, Hörminderung, Tinnitus – diese Symptomtrias bildet nur unzureichend das heutige Verständnis der Menière-Krankheit ab. Inzwischen ist bekannt, dass es auch rein vestibuläre, rein auditive oder klinische Erscheinungsbilder mit zeitlich voneinander getrennt auftretenden Symptomen gibt. Daher sind Termini wie typischer/atypischer Menière, kochleärer oder vestibulärer Menière oder auch DEH (Delayed Endolymphatic Hydrops) gebräuchlich. Der klassische Morbus Menière gilt heute als nur eine Erscheinungsform der hydropischen Innenohrerkrankung. Davon abzugrenzen sind der paroxysmale Lagerungsschwindel, vestibuläre Migräne, Otitis media und die Vestibularparoxysmie.

## Literatur

Feldmann H (1989) Martin Luthers Anfallsleiden. Sudhoffs Archiv 73(1): 26-44

Feldmann H (2009) Martin Luther – Ergänzungen. Dt Ärztebl 106(11): A512

Gürkov R et al. (2016) What is Menière's disease? A contemporary re-evaluation of endolymphatic hydrops J Neurol 263, Suppl 1: 71-81

Neumann HJ (2016) Luthers Leiden: Die Krankheitsgeschichte des Reformators. Wichern, 2. Aufl

Walther LE (2011) Morbus Menière? So sichern Sie die Diagnose. MMW-Fortschr Med 5: 34-38

# Karl Marx:
## Unter Eiterqualen „Das Kapital" verfasst

© Springer-Verlag GmbH Deutschland, ein Teil von Springer Nature 2019
T. Meißner, *Der prominente Patient*
https://doi.org/10.1007/978-3-662-57731-8_63

Eine schwere Hautkrankheit hat Karl Marx zeitlebens belastet. Gefühle von Selbstekel, ja Hass auf seine Läsionen an vielen Körperstellen bestimmten manchen Tag. Womöglich verschärften sie auch die Stilistik in seinen Texten.

Große Eiterbeulen und Furunkel beeinträchtigten jahrzehntelang das Leben des Philosophen Karl Marx (1818–1883), zwangen ihn immer wieder, seine Arbeit zu unterbrechen. Inzwischen scheint klar zu sein: Es handelte sich um die äußerst belastende Acne inversa.

Das geht aus Analysen des britischen Dermatologen Sam Shuster aus Norwich hervor. Shuster hat sich intensiv mit der Korrespondenz von Marx mit seiner Frau Jenny (1814–1881), mit Friedrich Engels (1820–1895) sowie mit dem Arzt und Sozialdemokraten Ludwig Kugelmann (1828–1902) beschäftigt. In den Briefen beschrieb Marx die chronisch rezidivierenden „Furunkel" und „Karbunkel", welche eitern, teilweise inzidiert werden müssen, schmerzhaft sind und an denen er oft monatelang laborierte. Die Lokalisationen in den Achselhöhlen, im Brust-, Perianal- und Genitalbereich sowie den Oberschenkel-Innenseiten sind geradezu klassisch für eine Acne inversa, häufig auch noch als Hidradenitis suppurativa bezeichnet.

Bei Acne inversa sind die Ausführungsgänge der Talgdrüsen durch eine Verhornungsstörung verlegt, füllen sich mit Massen von Hornmaterial, wodurch sie sich zystisch erweitern. Die Talgdrüsen-Haarwurzel-Einheit infiziert sich mit Bakterien. Später zerreißt die Zyste und die Entzündung kann sich weiter ausbreiten. Sekundär entzünden sich die

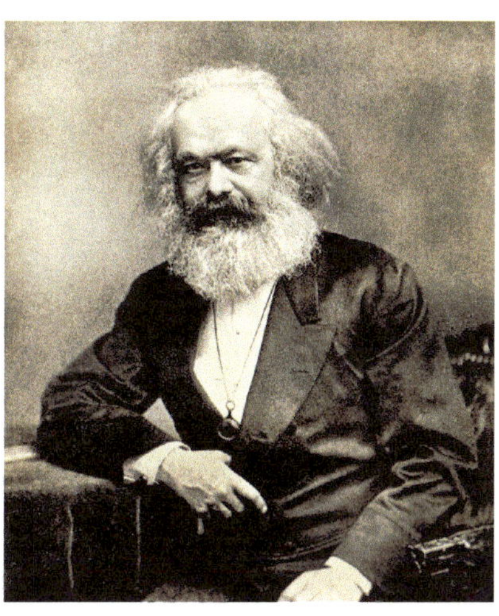

Karl Marx (© Writer Pictures Ltd / NMG / INTERFOTO)

Schweißdrüsen. (Früher wurde dies als primärer Mechanismus angesehen, daher die Bezeichnung Hidradenitis suppurativa.) Es bilden sich entzündliche Knoten und Fisteln, aus denen sich immer wieder Eiter entleert.

### Haut ist an manchen Stellen völlig zerstört

Erstmals berichtete Marx im November 1864 in einem Brief an Kugelmann darüber, dass er seit 14 Monaten an Karbunkeln leide. Nur selten scheint es Perioden gegeben zu haben, an denen er davon befreit war. Da sich die Läsionen teils an intimen Körperstellen befinden, etwa in der Gesäßregion oder nahe des Penis, berichtete Marx oft nur seinem engsten Freund, Engels, davon. Kugelmann wurde allenfalls davon unterrichtet, wenn es galt, Arbeitsverzögerungen zu erklären. Nach Berichten von Jenny Marx litt ihr Mann häufig an Schmerzen und Unwohlsein in Bezug auf seine Hautkrankheit, ein Ausbruch muss sogar lebensbedrohlich gewesen sein. An manchen Stellen sei die Haut völlig zerstört, so Jenny Marx im April 1871 an Kugelmann. Auch auf dem Kopf und im Gesicht traten Läsionen auf.

Nach Shusters Meinung erklärt die Diagnose zudem weitere Symptome wie Gelenkschmerzen, die Marx auf eine rheumatische Erkrankung zurückführte, oder wiederholte, schmerzhafte Augenleiden. Marx versagte sich in solchen Phasen das Lesen, das Schreiben, selbst das Rauchen. „Diese Störungen können zwar auch unabhängig voneinander auftreten, aber sie kommen alle auch bei Hidradenitis vor", so Shuster in seinem Fachartikel.

In Frankreich war die Hidradenitis bereits Mitte des 19. Jahrhunderts beschrieben worden, in England, wo Marx den Großteil seines Erwachsenenlebens verbrachte, erschien erst 1933 die erste Publikation dazu. Die Ärzte standen damals der Krankheit weitgehend hilflos gegenüber, behandelten mit Arsenik, mit Wickeln und Umschlägen sowie Inzision von Abszessen.

## Geliebte Zigarren: Umstrittene Rolle des Rauchens

Bis heute sind die Ursachen der Acne inversa unbekannt. Vermutet wird eine familiäre Häufung, also ein gewisser genetischer Hintergrund. Hinzu kommen äußere Faktoren wie starkes Schwitzen, scheuernde Kleidung, ein geschwächtes Immunsystem, womöglich auch Rauchen.

Die Marburger Dermatologen Rudolf Happle und Arne König haben darauf hingewiesen, dass Marx seit seiner Studentenzeit ein exzessiver Zigarrenraucher gewesen war. Unter Hidradenitis-Patienten sind Raucher mit 80% bis fast 90% im Vergleich zur Durchschnittsbevölkerung überrepräsentiert, wie Studien ergeben haben. Kaum ein Hidradenitis-Patient,

der nicht raucht – wenngleich aus dieser Korrelation nicht zwangsläufig auf einen kausalen Zusammenhang geschlossen werden kann. Shuster sieht jedenfalls keine substantiellen Hinweise darauf.

Nichtsdestoweniger hatte Marx' Arzt seinen Patienten wiederholt aufgefordert, das Rauchen aufzugeben, etwa anlässlich einer schweren Bronchitis. Doch dies fruchtete nicht. Marx soll einmal scherzhaft geäußert haben, das Geld, das er für sein „Kapital" erhalten habe, reiche kaum, um die während des Schreibens gerauchten Zigarren zu zahlen. Zur Wahrheit gehört auch, dass damals so gut wie jeder Mann rauchte. Rauch im Zimmer, so dicht, dass Marx und Engels bei Treffen mit ihren Mitstreitern kaum die Neuankömmlinge erkennen konnten, war unverzichtbarer Teil des damaligen Lebensstils.

## Einfluss der Krankheit auf Marx' Schriften

Die Krankheit dürfte indirekt zur Armut der Familie Marx und zu einem verminderten Selbstwertgefühl beigetragen haben – so habe Marx sich jedenfalls gegenüber Engels geäußert, berichtet Shuster. So gab Marx manchen Läsionen hasserfüllte Namen wie „Schwein", „Köter" oder „Frankenstein". Manchmal nahm er einfach eine Rasierklinge und schnitt in eine Eiterbeule, sodass deren Inhalt durch die Luft spritzte.

Die Erkrankung hat Marx erheblich psychisch beeinträchtigt und womöglich auch in gewisser Weise seine Arbeit beeinflusst. Die Haut sei schließlich auch ein Organ der Kommunikation, so der britische Dermatologe. Die Äußerungen in Marx' Briefen weisen auf Selbstekel und depressive Stimmungen hin. Der Philosoph äußerte, die Bourgeoisie werde sich bis zu ihrem Untergang an seine Karbunkel erinnern. Und Engels bemerkte in Zeiten von Rezidiven eine verschärfte Stilistik seines Freundes. So entstand „Das Kapital" in einer Zeit, als es ihm gesundheitlich besonders schlecht ging.

## Acne inversa – Hidradenitis suppurativa

Weder die Frage der Ursache noch die damit verbundene Frage nach der korrekten Bezeichnung der Krankheit sind geklärt und die Datenlage zur Therapie ist nach wie vor mäßig. Da die Krankheit nicht von den Schweißdrüsen ausgeht, hat man die Bezeichnung als Hidradenitis verlassen. Der Begriff „Akne" suggeriert, der Prozess gehe von den Talgdrüsen aus, andere Meinungen gehen dahin, die Follikel der Terminalhaare seien der Ausgangspunkt für das verheerende klinische Bild der betroffenen Patienten. Es existiert eine Vielzahl von Synonymen. Womöglich ist das Ursachengeflecht komplexer als lange gedacht.

Der Entzündung wurde versucht mit topischen und systemischen Antibiotika, Retinoiden, Immunsuppressiva und Biologika beizukommen – mehr als 50 Interventionen wurden beschrieben. Ein 2016 veröffentlichter Cochrane-Review fand nur wenige hochqualitative Studien zur Therapie bei Acne inversa. Demnach sind TNF-alpha-Blocker allenfalls mäßig effektiv. Verfahren wie fotodynamische oder Lasertherapien oder das Einnähen von Gentamycin-Schwämmen nach chirurgischer Sanierung erwiesen sich als nicht effektiv. Die Inzision von Abszessherden bringt nur kurzfristig Erleichterung. Die einzig wirksame Option ist die chirurgische Entfernung des gesamten betroffenen Hautareals und der Verschluss mit Spalthauttransplantaten.

## Literatur

Happle R, König A (2008) A lesson to be learned from Karl Marx: smoking triggers hidradenitis suppurativa. Br J Dermatol 159: 255-256

Ingram JR et al. (2016) Interventions for hidradenitis suppurativa: a Cochrane systematic review incorporating GRADE assessment of evidence quality. Br J Dermatol 174: 970-978

Kokolakis G (Hrsg.) Acne inversa – Therapie- und Forschungsschwerpunkt. Charité Berlin (www.acne-inversa-charite.de)

König A et al (1999) Cigarette smoking as a triggering factor of Hidradenitis suppurativa

Shuster S (2008) The nature and consequence of Karl Marx's skin disease. Br J Dermatol 158: 1-3

# Friedrich Nietzsche: Zeichen einer Mitochondriopathie

© Springer-Verlag GmbH Deutschland, ein Teil von Springer Nature 2019
T. Meißner, *Der prominente Patient*
https://doi.org/10.1007/978-3-662-57731-8_64

Von Hirntumor und Demenz bis Neurosyphilis reichen die diskutierten Diagnosen bei Friedrich Nietzsche. Eine jüngere Analyse ergibt das Bild einer mitochondrialen Enzephalopathie.

Ein Drittel seines Erwachsenenlebens litt Friedrich Nietzsche (1844–1900) an Syphilis und deren Spätfolgen. Oder doch nicht? War es vielleicht ein langsam wachsender Hirntumor, eine Geisteskrankheit oder gar eine „Haschisch-induzierte Paralyse", wie später gemutmaßt wurde? Manche mochten das Genie Nietzsches nicht durch den Makel einer sexuell übertragbaren Krankheit beschmutzt sehen. Andererseits sprechen nur Indizien für die Syphilis, die viele Gesichter haben kann. Damals war weder der Syphilis-Erreger identifiziert, noch gab es diagnostische Tests. Eine Obduktion von Nietzsches Leichnam hat nicht stattgefunden.

Krank war Nietzsche sein Leben lang: Als Kind litt er unter Migräne und Schlafstörungen sowie unter seiner Kurzsichtigkeit. Sein Vater war ebenfalls stets kränklich gewesen und bereits mit 35 Jahren gestorben – ein Schicksal, das Nietzsche auch für sich selbst befürchtet haben soll. Der zu Lebzeiten weitgehend unbekannte Philosoph und Schriftsteller suchte häufig Kurorte auf, unterzog sich Diäten, konsultierte viele Ärzte und konsumierte reichlich Medikamente, darunter das Schlafmittel Chloralhydrat. Eine Chloralhydrat-Vergiftung war deshalb wohl eine der vielen Diagnosen, die glühende Verehrer Nietzsches, vor allem aber seine Schwester Elisabeth Förster-Nietzsche, als Gründe für den 11 Jahre andauernden körperlichen und geistigen Verfall angeführt haben.

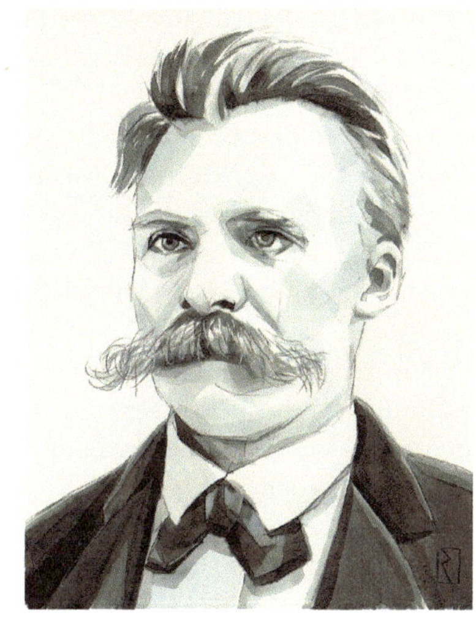

Friedrich Nietzsche (© Jan Rieckhoff / INTERFOTO)

Damit sollte wahrscheinlich jeder Hinweis auf ein unschickliches Verhalten erstickt werden.

## Bordellbesuche: Zwei Mal „spezifisch infiziert"

Über das Sexualleben Nietzsches ist kaum etwas bekannt. Er selbst hat gegenüber dem Frankfurter Arzt Otto Eiser im Jahre 1877 über Tripper-Ansteckungen während seiner Studienzeit berichtet. Damals unterschied man allerdings nicht zwischen Tripper und Syphilis, beides wurde als Lues bezeichnet. Es wird angenommen, dass sich Nietzsche 1865 oder 1866 bei Bordellbesuchen mit dem Syphiliserreger Treponema pallidum angesteckt hat und mit dem Primäraffekt (harter Schanker), der meist innerhalb von etwa 4 Wochen auftritt, in ärztlicher Behandlung war. Bei Aufnahme in die Baseler Psychiatrie 1889 und auch wenig später in Jena fiel bei der körperlichen Untersuchung eine Narbe am Frenulum des Penis auf. In der Baseler Krankenakte ist davon die Rede, Nietzsche habe sich „zweimal spezifisch infiziert".

Der weitere Verlauf der Krankengeschichte könnte typisch für die Syphilis sein. Angeblich erlitt Nietzsche 1880 einen ersten paralytischen Schub. Wiederholte Augenentzündungen sollen der Grund für die Aufgabe seiner Professur im Jahre 1879 gewesen sein. Handelte es sich um eine Chorioiditis luetica?

Sicher ist der Zusammenbruch Nietzsches im Dezember 1888, der sich durch Wesensveränderungen bereits angedeutet hatte: Der Kunsthistoriker Jacob Burckhardt erhielt Anfang Januar 1889 einen Brief wirren Inhalts von Nietzsche aus Turin, unterschrieben mit „Dionysos". Burckhardt zeigte den Brief Nietzsches Freund Franz Overbeck, Professor für Kirchengeschichte in Basel, der sich sofort auf den Weg machte und den hochgradig erregten Nietzsche in die Psychiatrische Klinik in Basel brachte.

## Progressive Paralyse wird diagnostiziert

„Krankheit: Paralysis progressiva", lautet der dortige Aktenvermerk, ergänzt durch ein Fragezeichen in Klammern. Damit hätte Nietzsche etwa 22 Jahre nach der Infektion das Tertiärstadium der Syphilis, die Neurosyphilis erreicht. Typischerweise tritt sie etwa 3–30 Jahre nach der Primärerkrankung auf. Klinisch äußert sich das unter anderem in Kopfschmerzen und Schlafstörungen, teilweise epileptischen Anfällen, verschiedenen Pupillenstörungen, gesteigerten Reflexen sowie Wesensveränderungen und Affektstörungen, später auch in allgemeiner Paralyse, Tabes dorsalis und kardiovaskulärer Syphilis.

Die Schweizer Psychiater, und später auch die Kollegen aus Jena, dokumentierten den Größenwahn, die Pupillenveränderungen und die gesteigerten Reflexe. Nietzsche sang und

schrie, war aggressiv, hielt sich für Gott, Voltaire oder Napoleon. Zwischendurch war er zeitweise wieder voll orientiert.

Nietzsche wurde entmündigt und zog 1890 zu seiner Mutter nach Naumburg, wo sie ihn bis zu ihrem eigenen Tod 1897 pflegte. Sie hoffte, mit „geistiger Nahrung" (Vorlesen) sowie mit stundenlangen Spaziergängen oder Massagen den Zustand bessern zu können. Der geistige und körperliche Verfall schritt jedoch kontinuierlich voran.

Ab 1893 brauchte Nietzsche einen Rollstuhl, 1895 setzten Gähnkrämpfe und Schluckstörungen ein, 1897 verschlechterte sich die Sprache deutlich. Ein Jahr später, nun bei der Schwester in Weimar, kam es zum ersten Schlaganfall. Nach dem zweiten Schlaganfall 1898 war er halbseitig rechts gelähmt. Am 25. August 1900 starb Nietzsche 55-jährig, wohl an einer Pneumonie sowie einem erneuten Schlaganfall.

5 Jahre später entdeckten der Berliner Arzt Erich Hoffmann (1868–1959) und der Zoologe Fritz Schaudinn (1871–1906) den Syphiliserreger Spirochaeta pallida (Treponema pallidum). 1906 entwickelt der Bakteriologe August von Wassermann (1866–1925) einen Test zur Frühdiagnostik und 1910 stand mit Salvarsan (Paul Ehrlich, 1854–1915) ein erstes Chemotherapeutikum gegen Syphilis zur Verfügung. Bis zur Entdeckung des Penicillins sollten da noch einmal 18 Jahre vergehen.

## Keine Syphilis, sondern MELAS-Syndrom

Eine ganz anders gelagerte Hypothese hat die Wiener Ärztin Christiane Koszka vorgestellt, nämlich die einer mitochondrialen Enzephalopathie bei Nietzsche. Die Rede ist vom MELAS-Syndrom. Das Akronym steht für „Mitochondriale Enzephalopathie – Laktatazidose – schlaganfallähnliche Episoden". (Vergleiche dazu das Kapitel über Charles Darwin.) Scheinbar nicht in Zusammenhang stehende Symptome haben eine gemeinsame Ursache: Anisokorie, wiederkehrende Kopfschmerzen mit Erbrechen, Bauchschmerzen, Verstopfung, Schwindel und

Lähmungserscheinungen, des Weiteren vorübergehende Sprach- und Bewusstseinsstörungen, Stimmungsschwankungen sowie visuelle und akustische Halluzinationen. Ursache sind Mutationen der mitochondrialen DNA, die ausschließlich über die Mutter vererbt werden. Sie führen zu einem heterogenen klinischen Bild der progredienten neurodegenerativen Erkrankung mit akuten Episoden, ausgelöst durch die verminderte Energiebereitstellung für die Körperzellen.

Koszka verweist darauf, dass ein Augenarzt bei Nietzsche bereits im Alter von 4 Jahren ungleich große Pupillen und ein sehr unterschiedliches Sehvermögen der Augen festgestellt habe. Ab dem 11. Lebensjahr litt er unter wiederholten Kopfschmerzen mit Erbrechen sowie unter Muskelschmerzen als Zeichen der Myopathie. Alle 2–3 Wochen traten entsprechende Episoden auf, die jeweils mehrere Tage anhielten. Spätere Untersuchungen bei dem inzwischen jungen Mann ergaben Pigmentveränderungen der Netzhaut, Strabismus convergens, ein fehlendes räumliches Sehvermögen sowie eine extreme Kurzsichtigkeit des rechten Auges und starke Kurzsichtigkeit links. Nietzsche trug Brillen mit Gläsern zwischen –11 und –20 Dioptrien, berichtet Koszka.

Ab seinem 31. Lebensjahr intensivierten sich seine abdominalen Probleme zusehends mit Schmerzen, Obstipation und Appetitlosigkeit. Die Kopfschmerz- und Augenschmerzepisoden verschlimmerten sich, er klagte über verschwommene Sicht, tränende Augen und Lidkrämpfe, später kamen starke Rückenschmerzen, Sprechstörungen, Bewusstseinsstörungen, Schwindelanfälle, Lähmungserscheinungen und Gangstörungen hinzu, außerdem die oben beschriebenen Erregungszustände und Wahnvorstellungen.

## Psychiatrie-Professor unterschätzt Lebenserwartung

Der Jenaer Psychiater Otto Binswanger (1862–1929) hatte dem damals 45-jährigen Nietzsche aufgrund der Neurosyphilisdiagnose eine Lebenserwartung von maximal 2 Jahren vorausgesagt. Dies entsprach der damaligen Prognose. Nietzsche lebte dann allerdings noch 10 Jahre. Was ebenfalls nicht zur Diagnose Neurosyphilis passt, ist der fehlende Zungentremor, auch Dysarthrien sind nicht beschrieben. Die Pupillen sind bei Neurosyphilis üblicherweise myotisch, schwer zu erweitern und bilateral betroffen – im Unterschied zu Nietzsches Augensymptomatik, die eher ein Adie-Syndrom annehmen lasse (meist einseitige Pupillotonie mit Anisokorie und Akkomodationslähmung), so Koszka.

Die Augensymptome weisen auf eine degenerative Myopie hin mit Glaskörperverflüssigung und hinterer Glaskörperabhebung. Letzteres wird begleitet von choroidalen Gefäßneubildungen und äußert sich unter anderem auch mit der veränderten Wahrnehmung von Gegenständen (Metamorphopsie).

Ein Blick auf die Familienanamnese offenbart: Nietzsches Mutter hatte ebenfalls eine Anisokorie. Mehrere Mitglieder der Familie mütterlicherseits litten an Migräne und psychiatrischen oder neurologischen Krankheiten, besonders das Krankheitsbild des Onkels Edmund Oehler soll jenem Nietzsches sehr ähnlich gewesen sein. Es gab Gerüchte über „erblichen Irrsinn" in der Oehler-Familie. Auch Nietzsches Schwester Elisabeth litt unter Migräne und Myopie, ein Bruder starb im Alter von 2 Jahren an „Krämpfen".

Zusammenfassend sprechen nach Koszkas Ansicht drei Dinge für das Vorliegen eines MELAS-Syndroms bei Friedrich Nietzsche:

- Der frühe Beginn der Erkrankung im Kindesalter,
- die hohe Wahrscheinlichkeit einer Vererbung des Leidens durch die Mutter und letztlich
- die typischen Symptome und Komplikationen.

Für das Vorliegen einer Syphilis ließen sich hingegen keine ausreichenden Belege finden, der klinische Verlauf lasse eine solche unwahrscheinlich erscheinen.

### MELAS-Syndrom

Das Krankheitsbild der mitochondrialen Enzephalopathie mit Laktatazidose und schlaganfallähnlichen Symptomen ist 1984 erstmals beschrieben worden. Die tatsächliche Prävalenz ist unbekannt; eine finnische Studie hat eine Häufigkeit von 10,2/100.000 ergeben. Es ist nicht ungewöhnlich, dass zunächst psychiatrische Diagnosen gestellt werden, bevor der genetische Zusammenhang identifiziert wird. Es gibt verschiedene Mutationen der mitochondrialen DNA, die mit MELAS in Zusammenhang gebracht werden. Wie viele der Nachkommen in der maternalen Linie erkranken, ist unbekannt. Die Magnetresonanztomografie bei den Patienten ergibt T2-hyperintense Läsionen der weißen und grauen Substanz, in der Computertomografie sind die Hirnatrophie sowie Verkalkungen der Basalganglien zu erkennen. Im Blut finden sich oft, im Liquor fast immer erhöhte Laktatspiegel. Muskelbiopsien ergeben unterm Mikroskop bei spezifischer Färbung unscharf begrenzte, rot gefärbten Muskelfasern, ausgelöst durch die Akkumulation vermehrt pathologisch konfigurierter Mitochondrien.

Eine wirksame Therapie beim MELAS-Syndrom existiert nicht. Medikamente, die die Atmungskette hemmen wie Valproinsäure, Tetrazykline oder Barbiturate sind zu meiden.

## Literatur

Gschwend G (2000) Pathogramm von Nietzsche aus neurologischer Sicht. Schweizerische Ärztezeitung 81: 45-48

Koszka C (2009) Friedrich Nietzsche (1844-1900): a classical case of mitochondrial encephalomyopathy with lactic acidosis and stroke-like episodes syndrome? J Med Biograph 17(3): 161-164

Orphanet (www.orpha.net, Zugriff: 19.10.2015)

Wilkes J (2000) Nietzsches Krankheit: Genie und Wahnsinn. Dtsch Ärzteblatt 97: A713

# Florence Nightingale: Die Lady mit der Lampe

© Springer-Verlag GmbH Deutschland, ein Teil von Springer Nature 2019
T. Meißner, *Der prominente Patient*
https://doi.org/10.1007/978-3-662-57731-8_65

Die mysteriöse und über 30 Jahre anhaltende Krankheit Florence Nightingales ist Gegenstand zahlreicher Hypothesen. Die Kombination von drei Diagnosen liefert eine plausible Erklärung.

Der Krimkrieg 1853–1856 zwischen dem Osmanischen Reich, unterstützt unter anderem von Großbritannien sowie Russland, gilt militärhistorisch als einer der ersten modernen Stellungskriege. Er markiert zudem den Beginn einer Reform des Lazarettwesens und später der modernen Krankenpflege, maßgeblich begründet durch Florence Nightingale (1820–1910). Sie wird bis heute weltweit und besonders in Großbritannien als die „Lady mit der Lampe" verehrt, weil sie während des Krimkriegs die Verletzten nachts mit einer Lampe besuchte.

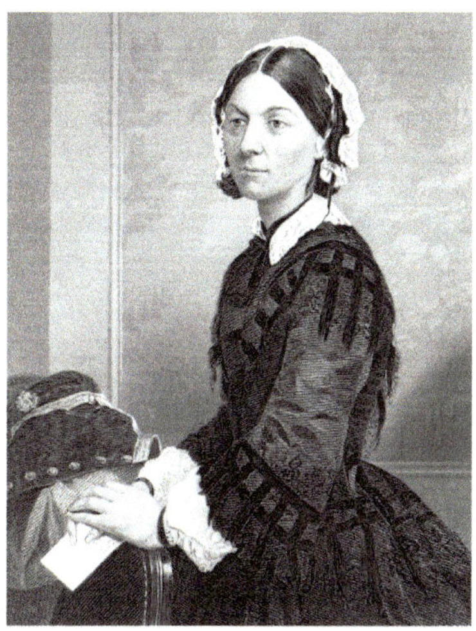

Florence Nightingale (© GeorgiosArt / iStock)

## Tausend tote Soldaten schon vor dem allerersten Schuss

Florence Nightingale war am 4. November 1854, wenige Monate nach Ankunft britischer Truppen an der Westküste des Schwarzen Meeres, zusammen mit 38 Krankenschwestern im Lazarett von Scutari eingetroffen, dem heutigen Üsküdar, dem asiatischen Stadtteil von Istanbul. Da waren schon fast 1000 Soldaten gestorben, lange bevor überhaupt ein erster Schuss gefallen war. Schuld waren die klimatischen und katastrophalen hygienischen Bedingungen. In den folgenden Monaten sollten Nightingale und ihre Kolleginnen unvorstellbares Leid erleben.

Mit vergleichsweise einfachen hygienischen Maßnahmen gelang es ihnen, die Sterberate in den Krankenhäusern und Lazaretten drastisch zu senken. Nightingale war, zumindest offiziell, die Leiterin aller in der Türkei arbeitenden britischen Pflegerinnen. Die Arbeitsbelastung unter äußerst ärmlichen und beengten Verhältnissen war überwältigend. Die Möglichkeiten, sich selbst oder Wäsche zu waschen, waren sehr beschränkt, Dächer waren undicht, der Winter eiskalt und die Ernährung eintönig und schlecht. Das kaum variierende Menü bestand aus Ziegenfleisch, grobem Brot, ranziger Butter und Tee.

Am 12. Mai 1855, ihrem 35. Geburtstag, brach die bis dahin mit aufopferungsvoller Hingabe und großer Strenge arbeitende Nightingale zusammen. Diagnose: „Krimfieber". 3 Tage war sie dem Tode näher als dem Leben, in den darauf folgenden 2 Wochen fiel und stieg das Fieber immer wieder, für weitere Wochen war sie so schwach, dass sie nicht selbstständig essen und nur flüsternd reden konnte. Ihre Ärzte vermuteten einen „extremen Erschöpfungszustand", der bereits lange vor Ausbruch des Fiebers eingesetzt habe.

## Schmerzen, Zweifel und nicht mehr als zwei Stunden Schlaf

Im August 1855 nimmt sie ihren Dienst wieder auf. Doch in den darauffolgenden Herbstmonaten entwickelt sie Ischiasbeschwerden, Ohrenschmerzen, eine chronische Laryngitis, Dysenterie, Gliederschmerzen sowie Schlafstörungen. Sie ist zunehmend verzweifelt, nicht nur weil unter anderem mehrere Krankenschwestern dem Fieber zum Opfer gefallen sind. Das organisatorische Chaos der britischen Behörden und der militärischen Führung, die groben logistischen Fehler und medizinische Defizite haben inzwischen ihren Widerhall in der britischen Presse gefunden. Dies belastet sie ebenso wie ihre Selbstzweifel.

Als sie nach dem Krieg wieder nach Hause kommt, ist sie vorgealtert, schläft oft nicht mehr als 2 Stunden pro Nacht, hat immer wieder Fieber, verlässt kaum ihr Zimmer. Beim Anblick von Nahrung wird ihr schlecht, sie isst kaum, ist reizbar, nervös, depressiv. Die Ärzte können keine Krankheit feststellen. Später klagt sie über Palpitationen und Tachykardien.

Nach einer erneuten Fieberepisode im September 1857 erklärt sie sich selbst für invalide und kapselt sich zunehmend ab, empfängt kaum noch Besucher. Kurzatmigkeit, Schwäche, Verdauungsstörungen, Synkopen, Flushing des Gesichts und der Hände, nervöser Tremor, Wirbelsäulen- und Kopfschmerzen, Unfähigkeit zu laufen, Muskelspasmen – das und anderes mehr sind die Symptome in der Folgezeit. Für fast 6 Jahre hütet sie das Bett. Der Neurologe Charles-Édouard Brown-Séquard (1817–1894) diagnostiziert eine Blockierung der Wirbelsäule aufgrund „konstanter Kümmernis". Aus Briefen geht hervor, dass Nightingale zeitweise suizidale Gedanken hat.

Mit subkutanen Opiuminjektionen versucht man, ihre schlimmsten Schmerzen zu lindern, doch akzeptiert sie das Opium nur ab und zu,

weil es ihre Geisteskraft beeinträchtige. Denn publizistisch ist sie sehr aktiv. Alternative Therapiemethoden sind die Hydrotherapie, man verordnet die Gesellschaft eines Hundes oder einer Katze, sie soll singen, Vögel füttern, Briefe schreiben, viel lesen und Besuche meiden.

30 Jahre – bis 1887 – währt diese Leidensphase, in der Angehörige und Freunde sie oft dem Tode nahe sehen. Nun, im Alter, lüftet sich allmählich der dunkle Schleier ihrer mysteriösen Krankheit, so beschreibt es der Pathograf Philip A. Mackowiak von der Universität von Maryland, School of Medicine in Baltimore. Graduell verschwinden die Symptome ebenso wie die Depression. Sie sucht den Kontakt zu Freunden und Familienangehörigen. Mackowiak:

» „Der kalte, obsessive und tyrannische Workaholic der frühen Jahre verwandelt sich langsam in eine nachgiebige, milde Matrone, die schließlich so etwas wie normale Beziehungen zur Bekannten und Freunden haben konnte."

## Retrospektive Betrachtungen und drei mögliche Diagnosen

Der Internist stellt auf der Grundlage seiner Recherchen drei Diagnosen:

1. **Bipolare affektive Störung:** Zeitlebens ließen sich bei Nightingale Zeichen und Symptome finden, die zu einer bipolaren Störung passten, so Mackowiak mit Verweis auf die DSM-IV-Kriterien und eine Analyse der Psychiaterin Katherine Wisner, Chicago. Nightingales depressive Seite bis hin zu suizidalen Gedanken lässt sich aus zahlreichen Dokumenten herauslesen – mit etwa 14.000 überlieferten Briefen gilt Nightingales Leben als eines der am besten dokumentierten Biografien des viktorianischen Zeitalters. Der manische Aspekt äußerte sich unter anderem in ihrer außerordentlichen Kreativität während des Krimkrieges und danach sowie in ihrer erstaunlichen Produktivität bei der Sammlung und Analyse von Daten, beim Erar-

beiten von Reformen der Krankenpflege mit zahlreichen Veröffentlichungen. Dazu unterhielt sie eine umfangreiche Korrespondenz zu Intellektuellen, Politikern, Ärzten, Epidemiologen, Ingenieuren.

2. **Posttraumatische Belastungsstörung (PTBS):** Die posttraumatischen Wirkungen ihrer Erlebnisse im Krimkrieg dürften durch das Vorliegen einer bipolaren Störung verstärkt worden sein. Mackowiak verweist auf typische Symptome und vergleicht sie mit jenen von US-Veteranen des Vietnamkrieges: Depressionen, Schlafstörungen, Gefühle der Wert- und Hilflosigkeit, Konzentrationsstörungen, suizidale Gedanken. Viele fantasieren sich das Leben eines Eremiten herbei – etwas, das für Nightingale selbst geschaffene Realität wurde. Die vergeblichen Bemühungen, die Gedanken an das Erlebte zu unterdrücken, führen tendenziell zur Selbstisolation. Nightingale hat nie über ihre Kriegserlebnisse gesprochen. Von Angehörigen werden PTBS-Patienten als emotional „tot" beschrieben. Nightingale sei nach dem Krimkrieg „bestenfalls kalt" in ihren persönlichen Beziehungen gewesen, so Zeitgenossen, sie erschien nach außen herzlos, tyrannisch und vorwurfsvoll im Auftreten. Ein typisches und auch bei Nightingale sichtbares PTBS-Symptom seien außerdem Schuldgefühle, weil man im Unterschied zu vielen anderen überlebt habe („survival guilt" – Überlebendensyndrom).

3. **Brucellose:** Mit „Krimfieber" (auch Mittelmeer- oder Maltafieber) wurden damals Erkrankungen mit undulierendem Verlauf der Körpertemperatur bezeichnet. Eine der wichtigsten Ursachen ist die Infektion mit Bruzellen. Brucella melitensis kommt vor allem in Mittelmeerländern bei Ziegen und Schafen vor. Die gramnegativen, aeroben Stäbchen gelangen über Hautverletzungen, die Konjunktiven oder durch den Genuss nicht pasteurisierter Milch in den Körper. Die Art der Ernährung Nightingales während des Krimkriegs und die folgende Symptomatik lassen eine Infektion mit Brucella melitensis als wahrscheinlich erscheinen. Auch heute noch sind bei unzureichender antibiotischer Behandlung Rezidive häufig, die durch persistierende Infektionsfoki in Knochen, Leber oder Milz unterhalten werden (chronische Brucellose). Vor allem die Brucella-melitensis-verursachte Endokarditis kann zum Tode führen.

Wenn auch die Brucellose der zeitliche Ausgangspunkt des über 3 Jahrzehnte andauernden Leidens Nightingales wäre, erklärt sie wohl nicht diesen langen Verlauf, gerade wenn man die publizistische Produktivität Nightingales in dieser Zeit und die Veränderungen Ende ihres 7. Lebensjahrzehnts ansieht. Im Vordergrund standen daher wohl nach dem Krimkrieg ihre psychischen Probleme. In ihren letzten Lebensjahren entwickelte sie eine Demenz. Florence Nightingale wurde 90 Jahre alt.

## Literatur

Mackowiak PA (2007): Post Mortem – Solving History's Great Medical Mysteries. American College of Physicians, S 277-304

Robert Koch-Institut (https://www.rki.de/DE/Content/ InfAZ/B/Brucellose/Brucellose_node.html, Zugriff: 18.05.2015)

# Blaise Pascal: Atheist vom Dornbusch bekehrt

© Springer-Verlag GmbH Deutschland, ein Teil von Springer Nature 2019
T. Meißner, *Der prominente Patient*
https://doi.org/10.1007/978-3-662-57731-8_66

Der Mathematiker Blaise Pascal stellte die Existenz Gottes infrage. Doch dann hatte er ein einschneidendes Erlebnis.

Der Mathematiker und Philosoph Blaise Pascal (1623–1662) gilt als einer der größten Denker der 17. Jahrhunderts. Nach ihm benennen wir heute die physikalische Einheit des Drucks, der hydrostatische Druck für Gase und Flüssigkeiten konstanter Dichte wird nach dem pascalschen Gesetz berechnet, Pascal erfand eine mechanische Rechenmaschine, die „Pascaline". Und warum der Druck einer Flüssigkeit auf dem Boden von drei völlig unterschiedlich großen Gefäßen mit ganz unterschiedlichen Füllmengen bei gleicher Spiegelhöhe gleich ist (pascalsches Paradoxon), darüber zerbrechen sich bis heute Schüler im Physikunterricht den Kopf.

## Einschneidendes Erlebnis verändert religiöse Einstellung

Pascal war bereits als Kind kränklich. Er litt wahrscheinlich an Migräne, begleitet von Sehstörungen, neurologischen Ausfällen und visuellen Halluzinationen. In der Nacht vom 23. auf den 24. November 1654 hatte Pascal ein einschneidendes Erlebnis, das er als religiöse Offenbarung empfand. Es veränderte fundamental die letzten siebeneinhalb Jahre seines kurzen Lebens. Jener intellektuelle Kopf, der bereits als sehr junger Mann wichtige mathematische Probleme gelöst hatte, der es in einer Zeit tiefer Religiosität der Bevölkerung und großer Macht der Kirche gewagt hatte, die Existenz Gottes infrage zu stellen, erkannte nun die reale Existenz Gottes und dessen Präsenz an.

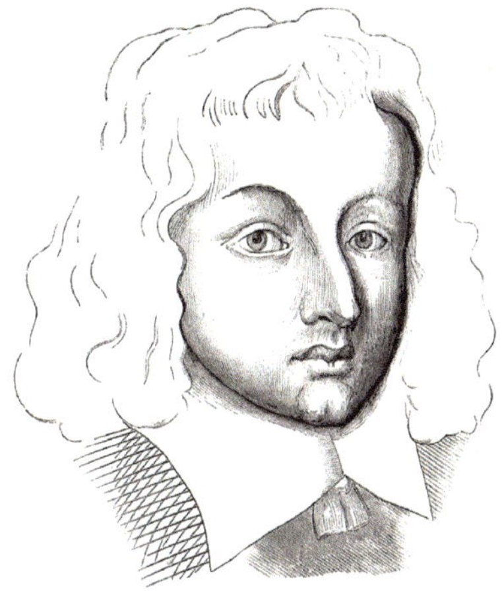

Blaise Pascal (© Erica Guilane-Nachez/Fotolia)

Die mystische Erfahrung, eine Lichterscheinung, die spätabends begann und ungefähr zwei Stunden anhielt, sowie die damit verbundenen Emotionen hat Pascal auf einem Pergament festgehalten. Der Zettel wurde nach seinem Tod zufällig in seinem Rock eingenäht gefunden. „Feuer" steht im Zentrum dieses Memorials und Pascal assoziiert damit offensichtlich die Erzählung vom brennenden Dornbusch, in der Gott zu Moses spricht: „Ich bin der Gott deines Vaters, der Gott Abrahams, der Gott Isaaks und der Gott Jakobs." „Gott Abrahams, Gott Isaaks, Gott Jakobs", schreibt Pascal, ergänzt um Wortgruppen, die wie schriftlich fixierte Rufe seine Fassungslosigkeit und seine Freude ausdrücken. Er ist von nun an davon überzeugt, dass sich die Existenz Gottes nicht über wissenschaftliches Denken offenbart, sondern nur über Erfahrungen wie er sie gehabt hat. Vernunft und Glauben sind für ihn von nun an kein Widerspruch mehr. Friedrich

Nietzsche sollte Pascal später den „bewunderungswürdigen Logiker des Christentums" und „den einzigen logischen Christen" nennen.

## Visuelle Halluzinationen und Gesichtsfeldausfälle

Inzwischen ist bekannt, dass Pascal wahrscheinlich unter Migräne mit Auren, begleitet von visuellen Halluzinationen und Gesichtsfeldausfällen litt. Dies waren nicht seine einzigen gesundheitlichen Probleme. Ab seinem 17. oder 18. Lebensjahr plagte er sich mit Schlaflosigkeit und akuter Dyspepsie. Wenig später kamen die schweren Kopfschmerzen und neurologische Störungen hinzu, die ihn kaum einen Tag schmerzfrei und Zeitgenossen darüber spekulieren ließen, er sei geisteskrank. 1647 konnte er wegen einer Lähmung nur an Krücken laufen. „Sein Kopf schmerzte, seine Eingeweide brannten, seine Beine und Füße waren ständig kalt und er benötigte Hilfsmittel, die die Blutzirkulation anregen sollten, speziell mit Brandy befeuchtete Strümpfe, um die Füße zu wärmen", fasst Maurizio Paciaroni von der Universität Perugia, Italien, seine pathografischen Recherchen zum Gesundheitszustand Pascals zusammen.

Vor allem das Nervensystem erwies sich als permanent angeschlagen. Pascal wurde reizbar, klagte oft über transitorische Paraplegien, Erschöpfung, Verdauungsstörungen und hartnäckige Kopfschmerzen. Sein Wesen war hypochondrisch, er soll unter vielfältigen Phobien und Halluzinationen gelitten haben. Die Lichthalluzinationen, die Pascal in der bewussten Nacht als „Feuer" beschrieben hatte, werden von Paciaroni und anderen Pathografen als Manifestationen seiner Migräne interpretiert und mit den religiösen Visionen Hildegard von Bingens (1098–1179) verglichen. Womöglich habe es sich um Flimmerskotome gehandelt, gefolgt von einer Migräneattacke. Flimmerskotome sind homonyme Gesichtsfeldausfälle, dass heißt auf beiden Augen ist dieselbe Seite betroffen, begleitet von Flimmern, Funkenoder Blitzerscheinungen.

Dafür sprechen auch einige Manuskripte Pascals, die sehr breite Ränder an der rechten Seite frei lassen. Sie weisen auf eine Halbseitenblindheit hin. An manchen Stellen dieser Aufzeichnungen finden sich Zickzackfiguren, die an das Zackensehen (Teichopsie) von Migränepatienten erinnern. Teile von Pascals handschriftlichem Manuskriptsammlung „Gedanken über die Religion und einige andere Themen" werden daher als eindeutige Zeichen einer visuellen Migräneaura angesehen.

Pascal ist sich offenbar gewisser Vorteile seiner Krankheit bewusst gewesen. Das geht aus seinem „Prière pour demander à Dieu le bon usage des maladies" (Gebet, um Gott für den guten Gebrauch der Krankheit zu bitten) aus dem Jahre 1659 hervor. Trotz seiner schlechten Gesundheit war er stets ungeheuer produktiv. Seine letzten Lebensjahre widmete er außer mathematischen besonders religiösen und philosophischen Themen.

## Obduktion weist eine große Hirnläsion nach

Die Apologie der christlichen Religion konnte er wegen seines frühen Todes nicht fertigstellen. Die Obduktion ergab eine große Hirnläsion, wahrscheinlich eine karzinomatöse Meningitis, so Paciaroni. Die Ursachen für den frühen Tod und seine schlechte Gesundheit, diskutiert werden Tuberkulose und/oder Magenkrebs, blieben dennoch im Dunkeln.

### Migräneaura

Etwa 15–25% der Migränepatienten erleben vor Eintritt der Kopfschmerzen eine Aura. Sie wird von manchen Patienten als sehr belastend, ja als schwerer erträglich als die Schmerzen beschrieben. Bei einigen Patienten treten kaum Schmerzen auf und die Aura ist das Hauptsymptom. Diese neuropsychologischen Erscheinungen vor allem visueller Art lassen manche Patienten schwere bösartige oder psychische

Erkrankungen befürchten und lösen teils erhebliche Ängste aus, besonders wenn die Auren über Stunden bis Tage persistieren.

Inzwischen beginnt man zu verstehen, welche Fehlleistungen des Gehirns dazu führen, dass zum Beispiel wandernde geometrische Zackenfiguren (Fortifikationen), Gesichtsfeldausfälle mit Flimmern oder Funkensehen wahrgenommen werden oder auch Sensibilitäts- und Sprachstörungen auftreten. Diskutiert werden vaskuläre und neurale Mechanismen. So wird angenommen, dass nach einer phasenweise Erregbarkeitssteigerung des Kortex sich spontan und langsam eine Welle heftiger Depolarisationen ausbreitet (Cortical Spreading Depression, CSD), in deren Folge kortikale Neurone untererregbar sind. Dies kann zur Aktivierung primärer trigeminaler Afferenzen sowie sekundärer Neurone im spinalen Trigeminuskern führen. Diese Neurone sind wahrscheinlich für die entstehenden Kopfschmerzen verantwortlich zu machen. Mit bildgebenden Methoden wurde nachgewiesen, dass die Aura hämodynamische Veränderungen zur Folge hat, die auch bei der CSD gemessen werden. Der Zusammenhang zwischen Migräneaura und der Auslösung des Kopfschmerzes gilt jedoch noch nicht als bewiesen.

## Literatur

Diener HC (Hrsg.) (2011) Migräne, Pathophysiologie, Tierexperimente. Kopfschmerz-News 2011; 4: 15-17

Diener HC (Hrsg.) (2012) Migräne, Pathophysiologie. Kopfschmerz-News 2012; 2: 15-17

Paciaroni M (2010) Visual Experiences of Blaise Pascal In: Bogousslavsky J, Hennerici MG, Bäzner C (eds) Neurological disorders in Famous Artists. Front Neurol Neurosci 27: 160-167

# Heinrich Schliemann: Er wollte einfach nicht hören

© Springer-Verlag GmbH Deutschland, ein Teil von Springer Nature 2019
T. Meißner, *Der prominente Patient*
https://doi.org/10.1007/978-3-662-57731-8_67

Heinrich Schliemann war stolz auf seine robuste Gesundheit und hart im Nehmen, was körperliche Widrigkeiten anging. Spätestens vor Weihnachten 1890 hätte er jedoch lieber auf den Rat seiner Ärzte hören sollen.

Mit 14 Jahren aus der Schule geworfen, es mit großem Sprachtalent und unternehmerischem Geschick zum Millionär gebracht, dann, mit Anfang 40, zur Ruhe gesetzt – zumindest was das Geldverdienen anging – und nur noch das getan, was ihm Spaß machte: nämlich zu reisen und nach archäologischen Schätzen zu graben. Dies wiederum auf der Grundlage von Angaben eines Dichters (Homer), von dem man nicht mit Sicherheit weiß, ob es ihn je gegeben und in dessen Buch ein Krieg geschildert wird, der vielleicht nie stattgefunden hat. „Einer las, glaubte alles, fuhr hin, grub nach – und fand die Stadt", fasste der österreichische Pathologe Hans Bankl (1940–2004) die unglaubliche Geschichte des Hobbyarchäologen Heinrich Schliemann (1822–1890) zusammen. Schliemann fand das bronzezeitliche Troja, heute UNESCO-Weltkulturerbe.

Zuvor hatte er schon so manche schwere Krankheit überstanden: Tuberkulose in der Kindheit, Influenza während seines Aufenthaltes in Russland, Gelbfieber bei seiner Reise durch Kalifornien, Malaria in Griechenland. Er trainierte täglich, um sich fit zu halten. Selbst an kalten Wintertagen setzte er sich aufs Pferd, um irgendwohin zu reiten, wo es Wasser gab, um dort schwimmen zu können. Eine Angewohnheit, die sein otologisches Problem verschärft und schließlich seinen Tod mit verursacht haben dürfte. Denn Schliemann litt fast

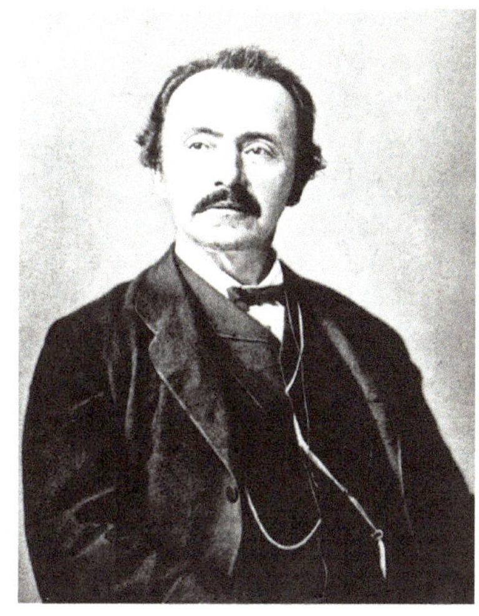

Heinrich Schliemann (© Sammlung Rauch / INTERFOTO)

die Hälfte seines Lebens immer wieder an Ohrenschmerzen, begleitet von brennenden Kopfschmerzen, jedoch ohne Schwindel oder Tinnitus. Sein Gehör wurde nach und nach immer schlechter bis hin zur Taubheit.

## Vom Schwimmen abgeraten, von Schliemann ignoriert

Bereits 1877 riet ihm der Würzburger Ohrenheilkundler Anton Friedrich Freiherr von Tröltsch (1829–1890) vom Schwimmen ab. Diesen Rat ignorierte Schliemann jedoch ebenso wie den später gleich lautenden Hinweis seines Freundes und Förderers Rudolf Virchow (1821–1902). 1886 wurden Schliemanns Ohrenprobleme deutlich schwerer, 2 Jahre später erlitt er einen akuten Hörverlust, begleitet von heftigen Schmerzen. Virchow fand einen verlegten äußeren Gehörgang mit erheblicher Schwellung vor. Doch Schliemann glaubte lieber an die günstigen Wirkungen von Salzwasser und schwamm weiter, nachdem sich die schlimmsten Symptome gebessert hatten.

Anfang 1890 riet Virchow seinem Freund dazu, Hermann Schwartze (1837–1910), einen Pionier der Ohrenchirurgie, in Halle/Saale aufzusuchen. Doch Schliemann zögerte diesen Termin 10 Monate hinaus, weil er zu beschäftigt mit seinen Ausgrabungen war. Erst als im November 1890 die Ohrenschmerzen und der Hörverlust kaum noch auszuhalten waren, konsultierte Schliemann den Spezialisten in seiner Privatklinik (später war Schwartze Universitätsprofessor in Halle).

Schwartze operierte Schliemann am 13. November 1890 unter Chloroform-Anästhesie auf beiden Seiten. Der Operationsbericht ist leider verschollen. Allerdings erklärte Harry Jakobi, der spätere Hallenser Direktor der Universitätsklinik für HNO-Heilkunde, er kenne Schwartzes Bericht. Hinzu kommen Schliemanns Angaben aus Briefen. Demnach entfernte Schwartze große Exostosen aus dem linken und rechten Ohr. Links führte er eine Antrotomie durch, erweiterte also das mit Schleimhaut ausgekleidete Antrum mastoideum. Danach wurden die Ohren täglich mit 2-prozentiger Karbolsäure gespült.

### „Bin neuerdings taub – sicher nichts Schlimmes"

Antibiotika waren zu dieser Zeit unbekannt. Der Eingriff war daher mit einem nicht unerheblichen Infektionsrisiko verbunden. Dies umso mehr, als Schliemann nicht die Geduld hatte, die Nachbehandlung bei Schwartze zu Ende zu bringen. Obwohl bereits Anzeichen einer eitrigen Entzündung im linken Ohr bestanden und Schliemann Probleme beim Sprechen hatte, reiste er vier Wochen postoperativ zu seinem Verleger nach Leipzig, dann zu Virchow nach Berlin und am 15. Dezember nach Paris, wo eisige Tempera-

turen um –18 °C herrschen. An seine Frau schrieb er:

» „Das rechte Ohr, das ganz geheilt war, hat sich bei der Abreise aus Halle erkältet, weil ich vergaß, es durch Watte zu schützen. Deshalb bin ich neuerdings taub und werde deshalb morgens zum Arzt gehen. Ich bin sicher, dass es nichts Schlimmes ist …"

Es geht weiter nach Neapel, um neue Museumsstücke zu besichtigen. Dort lässt sich Schliemann noch Injektionen gegen die starken Schmerzen verabreichen.

Am ersten Weihnachtsfeiertag kollabiert Schliemann auf der Straße, vermutlich auf dem Weg zum Arzt. Er hat keine Papiere bei sich und kann nicht sprechen. Daher wird er zunächst zur Polizeistation und danach ins Hotel gebracht. Später entwickelt der Patient noch eine rechtsseitige teilweise Lähmung. Der in Neapel lebende deutsche Arzt Otto von Schrön (1837–1917) wird gerufen und eröffnet das linke Ohr – vermutlich wegen einer vorliegenden Infektion. Am 26. Dezember 1890 stirbt Schliemann.

### Beidseitige Exostosen und ein Cholesteatom

Die ursprüngliche Ohrenkrankheit Schliemanns ist unbekannt. Nach Auswertung aller verfügbaren Quellen kamen griechische HNO-Ärzte um Charalampos Skoulakis aus Volos im Jahre 2008 zu dem Schluss, dass er an bilateralen Exostosen und einem Cholesteatom links gelitten haben muss. Unklar ist, ob die Otitis externa reaktiv aufgrund der Schwimmgewohnheiten entstand oder ob ein bereits bestehendes Cholesteatom sekundär zur Otitis und zu Exostosen führte, die Anlass für den ausgedehnten und offenbar recht blutigen chirurgischen Eingriff Schwartzes gewesen waren. Es kann nicht ausgeschlossen werden, dass Verletzungen des Sinus sigmoideus oder des Sinus petrosus superior während der Operation zu einem extraduralen Abszess geführt haben. Dies würde die profusen intraoperativen Blutungen erklären sowie die Ausbreitung einer Infektion zum Gehirn.

Zwar hat keine Autopsie stattgefunden. Jedoch wird es als wahrscheinlich angesehen, dass die unmittelbare Todesursache ein Temporallappenabszess links gewesen ist. Aus anamnestischer Sicht nicht ausgeschlossen ist eine Ohrtuberkulose, die zu Schliemanns Zeiten nicht selten gewesen sein muss. Als weitere Differenzialdiagnose nennen Skoulakis und seine Kollegen eine progressive nekrotisierende Otitis externa, ausgelöst durch Pseudomonas aeruginosa, einem typischen Verursacher der Badeotitis („Schwimmerohr"). Dies würde die Schwierigkeiten beim Sprechen einige Wochen postoperativ erklären, nämlich aufgrund einer Weichgewebeentzündung rund um das temporomandibuläre Gelenk, und könnte ebenfalls in einen Hirnabszess gemündet haben. Die Drainage von Hirnabszessen per Trepanation ist zwar bereits im 18. Jahrhundert praktiziert worden. Doch selbst wenn ein Gedanke daran in Neapel gefasst worden sein sollte – es wäre wohl zu spät gewesen.

**Cholesteatom (Perlgeschwulst)**

Ein Cholesteatom ist ein gutartiger, jedoch expansiv und destruktiv wachsender Tumor am Trommelfell mit fortschreitender Knochenzerstörung (Gehörknöchelchen, Felsenbein) und chronischer Entzündung im Mittelohr. Daraus resultieren Hörprobleme und Schmerzen, wenn das Gleichgewichtsorgan betroffen ist, auch Schwindel. Weitere Komplikationen drohen durch den Einbruch in den Fazialiskanal, den Sinus sigmoideus (Sinusthrombose) und das Schädelinnere mit Abszessen und/oder Meningitis.

Ein primäres Cholesteatom entsteht infolge der Proliferation von Gehörgangsepithel, zum Beispiel in den Retraktionstaschen des Trommelfells oder wenn Epithelzapfen der Gehörgangswand einwachsen. Ein solches Einwachsen von Gehörgangsepithel kann auch nach Trommelfellperforation stattfinden sowie nach traumatischen Ereignissen mit Schädelfrakturen (sekundäres Cholesteatom).

## Literatur

Bankl H (1992) Der Rest ist nicht Schweigen. Wilhelm Maudrich, S 54-73

McGovern FH (1977) The operation and death of Henry Schliemann. Laryngoscope 87: 1726-1730

Schliemann H (1944): Selbstbiographie – Letzte Lebensjahre. Spiegel Online (http://gutenberg.spiegel.de/buch/1806/8)

Skoukakis C et al. (2008) The otologic problem and death of Heinrich Schliemann. Eur Arch Otorhinolaryngol 265: 575-580

# Könige, Politiker und Präsidenten

# Alexander der Große: Harter Brocken mit sieben Leben

© Springer-Verlag GmbH Deutschland, ein Teil von Springer Nature 2019
T. Meißner, *Der prominente Patient*
https://doi.org/10.1007/978-3-662-57731-8_68

In weniger als 13 Jahren schuf Alexander der Große (356–323 v. Chr.) mit Intelligenz und Brutalität ein griechisches Weltreich. Dabei durchquerten er und sein Heer riesige Gebiete Vorderasiens. Mehrfach hätte Alexander gewaltsam sterben können. Wahrscheinlich war es ein Mückenstich, der den König endgültig zu Boden gehen ließ.

Alexander III. von Makedonien, auch „der Große" genannt, starb jung mit knapp 33 Jahren, hatte aber bis dahin nicht nur Immenses erreicht – die Griechen geeint, ein Weltreich erschaffen, viele Städte gegründet, der griechischen Sprache zu internationaler Bedeutung verholfen – , sondern auch viele, teils schwere Verletzungen und Krankheiten überlebt. In Pella, der Hauptstadt Makedoniens, im Jahre 356 v. Chr. als Sohn König Philipps II. und Olympias geboren, erhielt er als Kind und junger Mann Unterricht bei bedeutsamen Gelehrten jener Zeit, darunter Aristoteles.

Im Alter von 16 Jahren berief sein Vater ihn zu seinem Stellvertreter. Mit 20 wurde er nach der Ermordung Philipp II. im Jahre 336 v. Chr. selbst König von Makedonien und Führer des gerade gegründeten Korinthischen Bundes, in dem fast alle griechischen Poleis (Plural von gr.: *polis* für „Stadt", „Staat") vereint waren. Ein rückständiges Königreich schickte sich an, dem Land der Griechen historische Bedeutung zu geben. Alexander sollte das von Philipp II. begonnene Werk fortsetzen. Dies geschah in erster Linie mit militärischen Mitteln. Zunächst jedoch ließ der Zwanzigjährige seine Gegner, viele seiner Geschwister sowie potenzielle Thronanwärter töten.

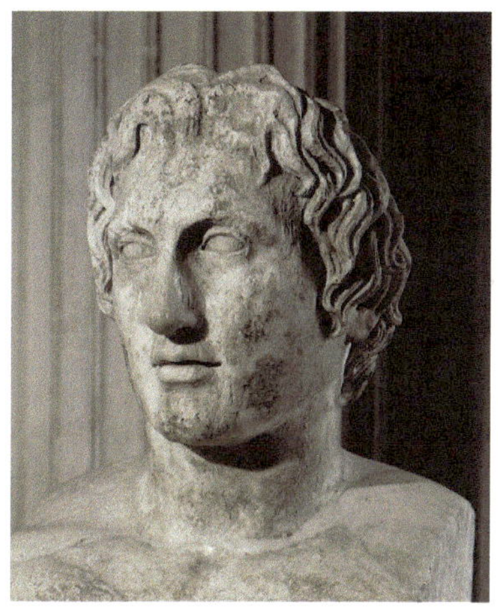

Alexander der Große (© Erich Lessing / akg-images / picture-alliance)

## Aufbruch mit 35.000 Mann ans Ende der Welt

334 v. Chr. begann Alexander mit einem Fußvolk von 30.000 Mann sowie etwa 5000 Reitern einen Eroberungsfeldzug gegen die Perser. Er sollte seine Heimat nie mehr wiedersehen. Denn sein Weg führte ihn in den folgenden Jahren durch Kleinasien, nach Syrien, Phönizien, Palästina und nach Ägypten, wo er als neuer Pharao begrüßt wurde und das noch heute bestehende Alexandria am Nildelta gründete. Dann ging es weiter nach Ostpersien, wo er sich die Schätze der dortigen Könige aneignete, und über den Hindukusch ins heutige Nordindien. Dort schlug er mit Kriegselefanten ausgerüstete Truppen des Königs Poros.

Ziel seines Zuges nach Überqueren des Indus war das Ende der damals bekannten Welt:

der Indische Ozean. Alexander erreichte ihn 325 v. Chr. am Indusdelta. Die Makedonier in Alexanders Heer hatten mehr als 18.000 Kilometer zurückgelegt und nicht nur Feinde besiegt, sondern auch Hunger, Durst, Verletzungen und Krankheiten.

Plutarch berichtet, dass Alexander der Heilkunst sehr verbunden war, vermutlich inspiriert von Aristoteles, dessen Vater Leibarzt des makedonischen Königs Amyntas III. gewesen war. Alexander soll sich um kranke Freunde gekümmert und ihnen verschiedene Behandlungen und Diäten empfohlen haben. Auch während der Kriegszüge, heißt es, habe er die Verletzten besucht und ihre Wunden untersucht. So verwundert es nicht, dass der König versuchte, für sein Heer die besten Ärzte seiner Zeit zu rekrutieren.

## Schwert im Schenkel, zeitweise blind, Pfeil in der Lunge

Alexander führte seine Männer stets in vorderster Linie an, sodass er häufig verwundet wurde, sei es, dass Steine seinen Helm zertrümmerten, Keulen ihn im Nacken trafen, Dolche schwere Kopfwunden verursachten oder ein Schwert den Oberschenkel durchbohrte. In der Nähe von Gaza verwundete ein Pfeil sein Sprunggelenk und er renkte sich eine Schulter aus. Andere Male trafen ihn Pfeile in die Schulter, ins Bein oder in die Brust. All das überlebte er.

Ebenso wie eine schwere Krankheit, nachdem er im Jahr 333 v. Chr. ein Bad im eiskalten Fluss Kydnos bei Tarsus in der heutigen Türkei genommen hatte. Danach entwickelte er Spasmen, Fieber und eine hartnäckige Insomnie. Ob es sich dabei schlicht um Muskelkrämpfe gehandelt hat, epileptiforme Anfälle oder anderes, lässt sich heute nicht mehr klären. Sein Zustand muss allerdings beängstigend gewesen sein, denn keiner der Ärzte traute sich, ihn zu behandeln – aus Furcht vor der womöglich tödlichen Strafe bei Misslingen des Heilversuchs. Nur Philip von Arkananien wagte es, eine Medizin zu bereiten, die den König vor dem Tod

retten sollte – und Alexander überlebte, nachdem er zunächst nach Einnahme der Medizin kollabiert und bewusstlos geworden war. Ein andermal führte eine Kopf-Hals-Verletzung zu einer transienten Amaurose. Vermutlich handelte es sich um eine vorübergehende kortikale Blindheit bei traumatischer Schädigung der Sehrinde.

In Indien hatten die Soldaten vor allem Angst vor giftigen Schlangenbissen, gegen die die Griechen keine Mittel wussten, wohl aber indische Ärzte. Diese Heilkundigen wurden daraufhin ins Heer aufgenommen. Alexander wurde allerdings nicht von Schlangen gebissen, sondern in der Schlacht gegen einen indischen Stamm von einem Pfeil, der seinen Brustpanzer durchdrungen hatte, so schwer verletzt, dass nach Berichten seines Generals Ptolemaios Blut und Luft (!) aus der Wunde traten. Er verlor viel Blut und zeitweise das Bewusstsein. Der Pfeil soll auf Anweisung Alexanders herausgezogen oder herausgeschnitten worden sein. Das hatte erneut starke Blutungen zur Folge. Doch auch dies überlebte der Patient.

## Plötzlich einsetzendes Fieber: Zerebrale Malaria

Fast 2 Jahre später lag der Eroberer fiebernd im Bett und konnte nicht mehr sprechen. Das Fieber soll plötzlich nach einem Trinkgelage eingesetzt und dann innerhalb von 10–13 Tagen einen wechselnden Verlauf mit zunehmender Verschlechterung gehabt haben. War es eine Malaria tropica? Übertragen von einer Anopheles-Mücke? Dafür spricht einiges: die Inkubationszeit von 8–12 Tagen etwa, die grippeähnlichen Symptome mit Fieber in unregelmäßigen Rhythmen. Aphasien, Ataxien und Paresen der Extremitätenmuskulatur weisen auf eine zerebrale Malaria hin.

Wesentlich für den raschen tödlichen Verlauf sei die enorm geschwächte Abwehrkraft durch exzessives Trinken gewesen, meint der österreichische Pathologe und Pathograf Hans Bankl (1940–2004). Womöglich habe sich Alexander die Malaria am Euphrat zugezogen, wo es Pläne gab, den Flusslauf zu regulieren, um das Hochwasser unter Kontrolle zu bekommen. Alexander hatte die Verhältnisse vor Ort in sumpfigem Gelände besichtigt.

Andere Pathografen meinen, die Symptome mit rupturierten Leberabszessen bei Amöbenbefall erklären zu können und den Verlust der Stimme mit extremer Dehydratation bei hohem Fieber oder zerebralen Abszessen. Eine Vergiftung aufgrund der Behandlung mit Nieswurz (Weißer Germer), um „reinigendes" Erbrechen oder Durchfall herbeizuführen, ist ebenfalls nicht ausgeschlossen oder eine Kombination dieser und anderer Möglichkeiten.

Es ist unmöglich, 23 Jahrhunderte später eine exakte Diagnose zu stellen. Das Alexander-Reich zerfiel nach insgesamt sechs Diadochenkriegen in ein Staatensystem, dessen Kultur, der Hellenismus, bis in die Spätantike hineinwirkte.

## Literatur

Bankl H (1992) Der kurze Traum vom Weltreich In: Der Rest ist nicht Schweigen. Wilhelm Maudrich, S 24-41

Retsas S (2009) Alexander's (356-323 BC) expeditionary Medical Corps 334-323 BC. J Med Biograph 17: 165-169

# Mustafa Kemal Atatürk: Zu viel Raki, zu wenig Schlaf

© Springer-Verlag GmbH Deutschland, ein Teil von Springer Nature 2019
T. Meißner, *Der prominente Patient*
https://doi.org/10.1007/978-3-662-57731-8_69

Der Gründer und erste Präsident der modernen Republik Türkei, Kemal Atatürk, litt an einer Leberzirrhose. Ausgelöst wurde sie vermutlich durch übermäßigen Raki-Genuss. Oder war es eine Hepatitis?

Mustafa Kemal Pascha (1881–1938), später bezeichnet als Kemal Atatürk (Vater der Türken), machte sich zunächst als Offizier im Ersten Weltkrieg einen Namen sowie später als Oberbefehlshaber im türkischen Befreiungskrieg, besonders als er im August 1921 mit seinen Truppen in der 3-wöchigen Schlacht am Sakarya die Griechen zum Rückzug zwang. Er betrieb energisch die Abschaffung des Sultanats. Dies mündete schließlich 1923 in der Gründung der Türkischen Republik, deren erster Präsident er wurde.

Atatürks Lebensstil war ungesund: Er rauchte und trank exzessiv Kaffee, ernährte sich schlecht und Schlaf bezeichnete er als Zeitverschwendung – er hoffte, irgendwann würde ein Medikament erfunden werden, das Schlaf unnötig machen würde. Schließlich trank Mustafa Kemal seit seiner Jugend viel Alkohol, etwas, das sein Leben womöglich vorzeitig beendet hat – ein in der islamischen Welt sensibles Thema. Atatürk selbst bemühte sich intensiv, seine Krankheit nicht bekannt werden zu lassen, auch sein Umfeld versuchte nach seinem Tod, die Lebererkrankung Atatürks zu tabuisieren.

## Wenig Schlaf: Nicht vor Sonnenaufgang ins Bett

Atatürk liebte lange Abendessen, die für ihn selbst jedoch weniger in fester Nahrung be-

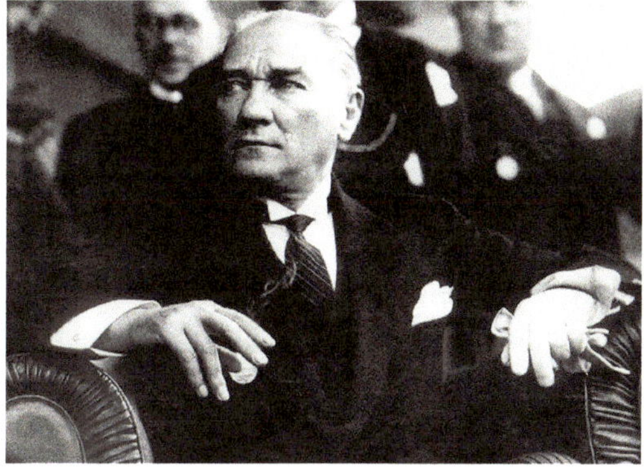

Mustafa Kemal Atatürk (© CPA Media Co. Ltd / picture alliance)

stand. Vielmehr trank er kontinuierlich Alkohol, hauptsächlich Raki, ein hochprozentiger, aus Weintrauben oder Rosinen hergestellter Anisschnaps, der üblicherweise mit Wasser verdünnt wird. Dieses Dinner zog sich bis 4 oder 5 Uhr morgens hin. Nie ging er zu Bett, bevor er nicht die aufgehende Morgensonne erblickt hatte. Er schlief nur wenige Stunden, um danach, ohne Frühstück, hart zu arbeiten, unterstützt von viel Kaffee und Zigaretten.

Diese Faktoren dürften maßgeblich zu zwei schweren Herzinfarkten beigetragen haben, die ihn 1923 und 1927 ereilten. Abgesehen davon litt er an einer chronischen Pyelonephritis und rezidivierenden Harnwegsinfekten. Beendet haben sein Leben jedoch wahrscheinlich die Folgen einer Leberzirrhose, die nach Auffassung mehrerer behandelnder Ärzte in Zusammenhang mit dem ausgeprägten Alkoholgenuss gestanden hat.

In seinen letzten 2 Lebensjahren klagte Atatürk zunehmend über Müdigkeit und Erschöpfung. Er wirkte abgespannt, wurde zunehmend blasser, hatte einen schlechten Appetit und er wurde als „nervös" beschrieben. Im Sommer 1937 registrierte er Blut im Urin, er hatte Nasenbluten und verspürte einen Juckreiz. Das Jucken war zunächst auf Ameisenbisse zurückgeführt worden, woraufhin der Präsidentenpalast in Istanbul desinfiziert wurde. Allein: Die Symptome verstärkten sich.

## „Alkohol? – Sie müssen einen anderen Grund finden!"

Als fünf Ärzte den Präsidenten im Februar 1938 untersuchen, bemerken sie einen leichten Sklerenikterus, die Leber war drei Querfinger breit unter dem rechten Rippenbogen tastbar und von derber Konsistenz, hinzu kam eine palpable Splenomegalie. Ödeme bestanden nicht, in der Nase fanden sich Blutungen. Als die Ärzte das Alkoholproblem ansprechen, lehnt Atatürk diesen Zusammenhang ab: Er trinke bereits seit langem Alkohol, und nichts sei passiert. „Sie müssen einen anderen Grund für meine Krankheit finden!" Einer der Ärzte, Akil Muhtar Özden, erklärt dem Patienten daraufhin den Zusammenhang. „Der Alkohol wird Sie vergiften. Sie müssen ab sofort damit aufhören." Dem soll Atatürk schließlich zugestimmt haben.

Zu den Mengen Alkohol, die Atatürk täglich zu sich genommen hat, machen Zeitzeugen unterschiedliche Aussagen, die zwischen einem Viertelliter und einem Liter Raki schwanken. Einbezogen in die Diagnostik waren auch ausländische Ärzte wie der deutsche Nephrologe Erich Frank (1884–1957), der wegen der Nazis in die Türkei emigriert war, der österreichische Internist Hans Eppinger (1879–1946) sowie Noël Fiessinger (1884–1957) aus Paris, der über die Leberzirrhose promoviert hatte.

Fiessinger war der Meinung, Ruhe und eine Umstellung der Ernährungsweise könne Atatürk womöglich helfen, wenngleich jedem in der Ärztegruppe der Ernst der Erkrankung klar gewesen sein dürfte. Fiessinger vermutete zumindest weitere Ursachen der Zirrhose:

» „Die Vorstellung, dass diese Krankheit allein den Alkohol zur Ursache hat, ist nicht richtig. Ich habe eine ganze Anzahl muslimischer Patienten aus Marokko, Tunis und Algerien, die ihr ganzes Leben lang keinen Tropfen Alkohol zu sich genommen haben."

Auch andere Ärzte vertraten Ansichten, wonach toxische Wirkungen von Medikamenten, die Atatürk wegen einer früheren Malaria eingenommen habe, oder eine Virushepatitis die Leberzirrhose ausgelöst haben könnten bis hin zur Möglichkeit eines Hepatoms. Biochemische und bildgebende Untersuchungen gab es damals noch nicht. Drei Aszitespunktionen im September und November 1938 ergaben eine klare gelbliche Flüssigkeit, zytologische und weitere Untersuchungen wurden zu jener Zeit nicht unternommen.

Am 9. November 1938 fiel Atatürk ins Koma und starb einen Tag später. Obduktionen waren und sind in der Türkei nicht üblich. Der Leichnam wurde einbalsamiert und im Ethnografischen Museum in Ankara aufbewahrt, die Beerdigung fand an seinem 15. Todestag 1953 im eigens errichteten Mausoleum Anıtkabir statt.

### Leberzirrhose

Der entzündliche und nekrotische Abbau des Leberparenchyms über Jahre und Jahrzehnte mit Ausbildung von Bindegewebssepten, knotigen Veränderungen und Durchblutungsstörungen kann eine ganze Reihe von Ursachen haben. Die wichtigsten sind Alkoholabusus (in Deutschland 50–60% der Patienten), virale oder autoimmunbedingte Hepatitis, nichtalkoholische Fettlebererkrankungen, Gallenwegserkrankungen, Stoffwechselstörungen wie Morbus Wilson und Hämochromatose, Fremdstoffe und Arzneimittel oder die Behinderung des venösen Abflusses. Aus Obduktionsstudien geht hervor, dass 25–50% der entdeckten Leberzirrhosen klinisch nicht erkannt werden.

Die Symptomatik ist zunächst unspezifisch: Müdigkeit, Flatulenz, Appetitlosigkeit, abdominelles Druck- und Völlegefühl, Schlafstörungen und Fettintoleranz mit Durchfall. Später machen sich Gerinnungsstörungen durch die Neigung zu Hämatomen oder mit Spider naevi bemerkbar. Hinzu kommen Lacklippen, Lackzunge, Weißnägel, chronischer Ikterus mit Juckreiz, Hodenatrophie, Gynäkomastie und Potenzverlust, die Sekundärbehaarung geht verloren und es bilden sich bei zunehmenden Pfortaderhochdruck Aszites, gegebenenfalls auch Ösophagusvarizen. Das Endstadium wird durch die hepatische Enzephalopathie mit Vigilanz- und Gedächtnisstörungen bis hin zum Bewusstseinsverlust und das hepatorenale Syndrom bestimmt.

## Literatur

Kreiser K (2011) Atatürk – eine Biographie. Beck'sche Reihe
Vatanoglu-Lutz EE, et al. (2013) What do we know about the medical biography of Kemal Atatürk (1881-1938)? A summary of the state of knowledge and outlook on relevant issues for further research. J Med Biogr 21(3): 136-142

# Eduard VII. – Vor der Krönung unters Messer

© Springer-Verlag GmbH Deutschland, ein Teil von Springer Nature 2019
T. Meißner, *Der prominente Patient*
https://doi.org/10.1007/978-3-662-57731-8_70

Länger als bis dahin jeder andere englische oder britische Thronerbe musste Eduard VII., ältester Sohn Queen Victorias, auf den Königstitel warten. Zwei berühmte Ärzte schafften es, die lang ersehnte Krönung noch ein wenig mehr zu verschieben. Der Grund war eine Appendizitis.

Der Prince of Wales, geboren als Kronprinz Albert Edward, in der Familie „Bertie" genannt, war adipös, hatte Unterbauchschmerzen und fühlte sich auch sonst ziemlich schlapp. In wenigen Tagen sollte er gekrönt werden, ein Moment, auf den er sehr lange gewartet hatte: Eduard VII. (1841–1910).

Seine Mutter, Queen Victoria, seit 1837 Königin des Vereinigten Königreichs von Großbritannien und Irland, war am 22. Januar 1901 gestorben. Die Krönung Eduards, nun bereits 61 Jahre alt, war für den 26. Juni 1902 angesetzt. Doch seit mehr als einer Woche plagten den Lebemann mäßige abdominelle Schmerzen und Übelkeit, die er mit Laxanzien zu bekämpfen suchte. Ohne Erfolg. Ein Tag Bettruhe brachte etwas Besserung, doch noch immer fühlte er sich schwach und müde.

Eduard war nicht gerade ein Gesundheitsapostel. Er rauchte gern und viel, Ähnliches galt für alkoholische Getränke, und dass er zu essen liebte, sah man seinem gewaltigen Bauch an. Erwähnenswert ist, dass zwei seiner Vorfahren an Magenkrebs gestorben sein sollen. Der namhafte Chirurg Sir Frederick Treves (1853–1923) untersuchte Eduard 2 Tage vor der geplanten Krönung. Er fand einen deutlichen Palpationsschmerz im rechten Unterbauch und tastete einen Tumor in der rechten Fossa iliaca. Diagnose: Appendizitis. Es müsse operiert werden, so Treves.

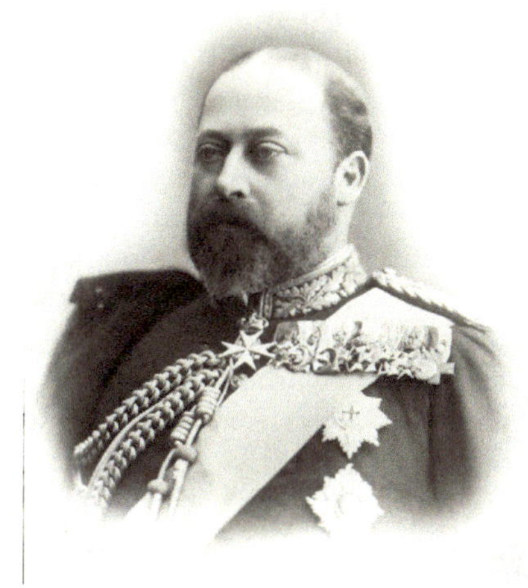

Eduard VII. (© Glasshouse Images / picture alliance)

## „Ohne Operation wird das eine Beerdigung werden"

Eduard weigerte sich rigoros, es stehe schließlich eine Krönung an. Treves soll geantwortet haben: „Es wird eine Beerdigung werden, wenn Sie sich nicht operieren lassen!" Manche führen den Meinungswechsel Eduards auch auf eine Äußerung Lord Joseph Listers (1827–1912), des Vaters der antiseptischen Chirurgie, zurück. Lister soll geäußert haben, er, der künftige König, werde dem Festakt wohl als Leiche beiwohnen, wenn er weiter die chirurgische Behandlung verweigere.

Diese Äußerungen waren einerseits mutig, andererseits sehr berechtigt. Mutig waren sie nicht nur wegen der damals begrenzten diagnostischen Möglichkeiten. Im Jahre 1902 war noch nicht lange bekannt, dass ein kleiner Wurmfortsatz am Blinddarm die sehr wechselhafte Symptomatik verursachen kann. Bislang waren solche Beschwerden als Psoitis, Peritonitis muscularis, Epi- oder Perityphlitis bezeichnet worden. 16 Jahre zuvor hatte erstmals der nordamerikanische Pathologe R. H. Fitz (1843–1913) den Begriff „Appendizitis" gebraucht. Der Chirurg Charles McBurney (1845–1913) beschrieb 1889 die typische Appendizitis-Symptomatik und publizierte 5 Jahre später seinen chirurgischen Zugang zum Wurmfortsatz, den noch heute angewendeten Wechselschnitt, falls offen und nicht laparoskopisch operiert wird.

Gilt die Appendizitis heute längst nicht mehr als therapeutische Herausforderung, war dies im Jahre 1902 noch ganz anders: Oft wurde konservativ behandelt oder (zu) spät operiert, die Sterberate lag um 50%. Die Operation galt wegen der oft vorhandenen Verwachsungen im Bauchraum als anspruchsvoll. Die zeitlich verzögerte Operation wurde sogar propagiert, um die Abkapselung des Abszesses abzuwarten. Überhaupt stand die erfolgreiche Viszeralchirurgie erst am Anfang. Sie war möglich gemacht worden durch Listers Karboldesinfektion, eingeführt 1867, wodurch die Infektionsraten dramatisch gesunken waren.

## Erster postoperativer Tag: Mit der Zigarre im Bett

Es gab nur wenige Chirurgen, die damals über Erfahrungen mit der Appendektomie verfügten. Selbst Treves, der selbst bereits über die Appendizitis publiziert hatte, wollte keineswegs den Wurmfortsatz bei Eduard entfernen, wie es heute üblich ist. Bei der Operation im Buckingham Palast, unter Assistenz von Lister, drainierte Treves den Abszess lediglich. Der Chirurg war übrigens stark kurzsichtig und trug stets eine Brille – außer beim Operieren. Deshalb befand sich sein Gesicht stets nah der Wunde. Tragischerweise starb seine jüngste Tochter an einer perforierten Appendizitis.

Eduard dagegen erholte sich rasch: Bereits am nächsten Tag traf man den künftigen König Zigarre rauchend im Bett an. Die Krönung

brauchte lediglich um 2 Wochen verschoben zu werden und fand am 9. August 1902 statt.

Eduard VII. regierte 8 Jahre lang. Er wurde als „Onkel Europas" bezeichnet, weil er zu nahezu jedem europäischen Königshaus verwandtschaftliche Beziehungen hatte. So war der fließend deutsch sprechende Eduard aufgrund seiner Abstammung der einzige britische Monarch des Hauses Sachsen-Coburg-Gotha. 1910 starb er nach mehreren Herzinfarkten an den Folgen seiner koronarer Herzkrankheit sowie einer schweren Bronchitis.

### Geschichte der Appendektomie

Schon den alten Ägyptern soll der Appendix vermiformis bekannt gewesen sein. In Europa wird die erste Illustration der natürlichen anatomischen Verhältnisse Leonardo da Vinci zugeschrieben (1492) und die erste morphologische Beschreibung geht auf Jacobo Berengario da Carpi im Jahr 1521 zurück. Es sollte dann noch einmal fast 400 Jahre dauern, bevor entzündliche Prozesse und Abszesse im rechten Unterbauch mit dem Wurmfortsatz des Zäkums in Verbindung gebracht und daraus therapeutische Schlussfolgerungen gezogen wurden. Davon zeugt noch heute die umgangssprachliche Bezeichnung „Blinddarmentzündung": der Wurmfortsatz am Blinddarm wurde fast bis Ende des 19. Jahrhunderts als mögliche Ursache der oft tödlich verlaufenden Krankheit weitgehend ignoriert.

Das Therapiekonzept bestand aus warmen Umschlägen, Einläufen oder Magenspülungen und Behandlung mit Opium. Die Abszessperforation ins Darmlumen erschien erwünscht, um Abfluss zu schaffen, nur fluktuierende Abszesse mit Durchwanderung der Bauchdecken wurde als Operationsindikation angesehen.

Welcher Chirurg erstmals eine Appendektomie vorgenommen hat, ist gar nicht so leicht zu ermitteln, wie Recherchen des Frankfurter Chirurgen Bernd Hontschik ergeben haben. Eher zufällig entfernte der französische Chirurg Claudius Amyand, Hofchirurg des britischen Königs Georg II., im Jahre 1736 einen perforierten Appendix bei einem 11-jährigen Jungen. Bei ihm lag der perforierte Appendix mit inkarzeriertem Omentum majus im Bruchsack einer Skrotalhernie. Der Knabe überlebte. 1759 hatte François Mestivier in Paris erstmals die Inzision eines fluktuierenden Unterbauchabszesses bei einer schwangeren Frau vorgenommen. Die erste geplante Appendektomie führte im Jahre 1880 offenbar der englische Chirurg Lawson Tait in London bei einem 17-jährigen Mädchen durch – berichtete aber erst 10 Jahre später darüber, nachdem er eine zweite Appendektomie vorgenommen hatte. Lange wurde als Methode der Wahl die alleinige Appendixdrainage propagiert. Erst mit Beginn des 20. Jahrhunderts setzte sich allmählich die Erkenntnis durch, dass eine frühzeitige Appendektomie die Prognose der Patienten deutlich verbessert. In Deutschland wird heute die Appendektomie über 100.000 Mal pro Jahr vorgenommen.

## Literatur

Hontschik B (2012) Kurze Geschichte der Appendektomie. Hans Marseille

http://www.thedorsetpage.com/people/Frederick_Treves.htm (Zugriff: 04.04.2018)

Lowenfels AB (2002) Famous patients, famous operations – Part 2: The case of a royal pain in abdomen. Medscape Surgery 4 (1), posted 02/22/2002

# Dwight D. Eisenhower: Präsident mit eiserner Physis

© Springer-Verlag GmbH Deutschland, ein Teil von Springer Nature 2019
T. Meißner, *Der prominente Patient*
https://doi.org/10.1007/978-3-662-57731-8_71

Der US-General, Supreme Commander und 34. Präsident der Vereinigten Staaten Dwight D. Eisenhower war in seinen letzten Lebensjahren besonders vulnerabel für kardiovaskuläre Ereignisse. Die Ursache dafür fand sich bei der Autopsie.

Die Physis Dwight D. Eisenhowers (1890–1969) muss man als ungemein zäh bezeichnen: Bevor der Fünfsternegeneral und US-Präsident (1953–1961) kurz vor seinem 79. Geburtstag an den Folgen einer ischämischen Kardiomyopathie starb, hatte er bereits so einiges durchgemacht:

Angeblich acht Herzinfarkte hat er überstanden, eine kritische Darm-Bypass-Operation wegen lebensbedrohlicher Dünndarmobstruktion trotz beginnenden Schocks und trotz bestehender Antikoagulation mit Coumarin überlebt (September 1955); ebenso einen Schlaganfall zu Beginn seiner zweiten Amtszeit als Präsident der Vereinigten Staaten, die 1957 begann. Diese brachte er dann bei stabiler Gesundheit zu Ende.

Mit 76 Jahren machten 16 Konkremente in der Gallenblase und starke Beschwerden die Entfernung derselben erforderlich. Allein zwischen April und August 1968 soll Eisenhower vier Herzinfarkte und vierzehn (!) Defibrillationen wegen Kammerflimmerns überstanden haben. Und zwischen 1967 und 1969 traten bei ihm wiederholt Darmobstruktionen auf, die konservativ und nur wenige Wochen vor seinem Tod (28. März 1969) erneut chirurgisch behandelt werden mussten. Sie waren möglicherweise bedingt durch eine chronisch entzündliche Darmerkrankung (Morbus Crohn).

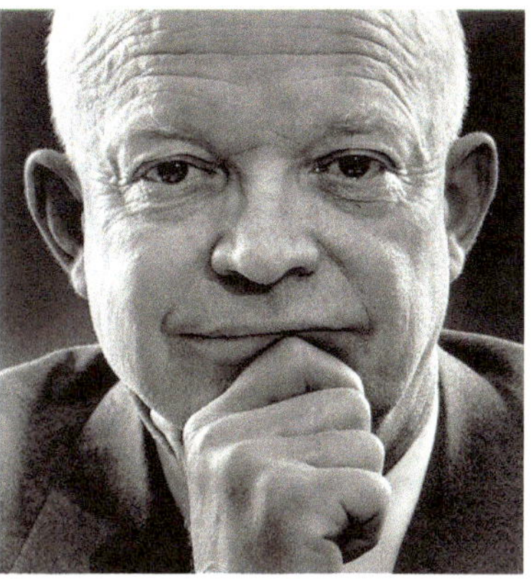

Dwight D. Eisenhower (© Mary Evans / ARTE / BBC STORYVILLE / CBC / CHARLOTTE STREET FILMS / TV2 DANMARK Axiom Films International Ltd / INTERFOTO)

## Blutdrucksenker mit Erkältungsmitteln „getarnt"

Trotz der intensiven medizinischen Betreuung Eisenhowers erlebten die Pathologen bei der Autopsie seines Leichnams am Walter Reed Army Hospital eine Überraschung: Sie fanden ein 1,5 cm großes Phäochromozytom an der linken Nebenniere. Dieser Befund blieb lange Zeit unbekannt. Im Jahr 2006 unternahm eine Gruppe von Kardiologen um Franz H. Messerli vom St. Luke's-Roosevelt Hospital Center in New York den Versuch, anhand der umfangreichen Dokumentationen zu Eisenhowers Gesundheit retrospektiv zu klären, ob der Verlauf seiner kardiovaskulären Erkrankung durch dieses Phäochromozytom beeinflusst worden war.

So ist der Blutdruck Eisenhowers bereits in der Zeit als Oberkommandierender der alliierten Streitkräfte in den Jahren 1944 und 1945 Anlass für medikamentöse Behandlungen gewesen. Interessanterweise nahm der Patient seine Blutdrucksenker unwissentlich ein, zusammen mit Erkältungsmitteln. Seine Ärzte fürchteten, den Befehlshaber über mehrere Millionen Soldaten aus aller Welt mit Berichten über seinen erhöhten Blutdruck zu sehr zu beunruhigen. „Zu dieser Zeit rauchte Eisenhower drei bis vier Zigarettenpackungen pro Tag und trank täglich bis zu 15 Tassen Kaffee", berichten Messerli und seine Kollegen.

Bereits 1954 waren schwankende Blutdruckwerte beschrieben worden. Vor dem ersten akuten Myokardinfarkt im September 1955 war Eisenhowers Blutdruck mit Werten zwischen etwa 150–160/90–100 mmHg zwar erhöht, nach dem Infarkt bewegte er sich jedoch zunächst in normalen Grenzen und ohne ungewöhnliche Fluktuationen. Im Jahre 1959 notierte der Militärarzt General Howard Snyder, dass der Blutdruck seines Patienten „recht unregelmäßig" sei, und einige Monate später, dass der offenbar schwer zu kontrollierende Blutdruck einer engmaschigen Kontrolle bedürfe. Die Blutdruckspitzen waren von Kopfschmerzen begleitet. Snyder verordnete zeitweise Antihypertensiva. Besonders in den letzten Lebensjahren Eisenhowers schwankte der Blutdruck erheblich mit Werten bis zu 210/120 mmHg.

## Stark schwankende Blutdruckwerte waren tumorbedingt

Messerli und seine Kollegen gehen davon aus, dass die Ursache dafür höchstwahrscheinlich das Phäochromozytom gewesen war und dieses die ischämische Kardiomyopathie des Patienten negativ beeinflusst haben muss. Das rekonstruierte Blutdruckprofil aus den Jahren 1965 und 1966 mit Schwankungen des systolischen Wertes zwischen 120 und 200 mmHg sowie des diastolischen Wertes zwischen 80 und 120 mmHg könne nicht allein mit dem Vorliegen einer essenziellen Hypertonie begründet werden. Die systolischen Blutdruckspitzen seien sehr ungewöhnlich für jemanden mit bereits

deutlich beeinträchtigter systolischer Funktion. Und auch diastolische Drücke über 100 mmHg ließen sich nicht allein auf die atherosklerotische Versteifung großer Gefäße zurückführen.

Vielmehr müssten episodische Katecholamin-Freisetzungen des benignen Nebennierentumors dafür verantwortlich gewesen sein, so die Kardiologen. Des Weiteren sei es nicht ungewöhnlich, dass sich ein Phäochromozytom primär mit einer akuten Herzinsuffizienz, atypischen Brustschmerzen oder einem akuten Koronarsyndrom manifestiere. Ein endogener oder exogener Katecholamin-Exzess kann eine ischämische Kardiomyopathie induzieren, eine bereits bestehende Kardiomyopathie kann sich verschlimmern. Ob bei Eisenhower zuerst das Phäochromozytom da war oder erst die ischämische Kardiomyopathie, lässt sich im Nachhinein nicht mehr klären.

### Phäochromozytom

Das Phäochromozytom ist ein meist benigner, Katecholamin produzierender Tumor des Nebennierenmarks (85%) oder der sympathischen Paraganglien. Er produziert bevorzugt Noradrenalin und Adrenalin, extraadrenale Tumoren oberhalb des Zwerchfells nur Adrenalin. Etwa 10% der Phäochromozytome sind maligne Neoplasien, die zusätzlich Dopamin produzieren.

**Symptome:** Bei den Patienten treten hypertone Krisen oder dauerhafter Bluthochdruck sowie Herzrhythmusstörungen auf, der Stoffwechsel ist teilweise stark gesteigert mit Hyperglykämie und Glukosurie durch Stimulation der Glykogenolyse. Hinzu kommen unspezifische Beschwerden wie Schweißausbrüche, Unruhe, Kopfschmerzen oder Gewichtsverlust. Es gibt auch asymptomatische Phäochromozytom-Patienten mit normalen Blutdrücken.

**Diagnose:** Bestimmung der Gesamt-Katecholamine und deren Abbauprodukten (Metanephrin, Normetanephrin), gegebenenfalls kommen Funktions- und Supressionstests hinzu. Die Lokalisation erfolgt

per Sonografie, Computer- oder Magnetresonanztomografie und/oder MBIG-(Meta-Iod-Benzylguanidin-)Szintigrafie.
**Therapie:** Die Tumorresektion kann die Heilung bedeuten. Um Zwischenfälle bei der Narkose und Operation zu vermeiden, müssen zuvor Blutdruck, Herzfrequenz und Stoffwechsel eingestellt werden. Bei Inoperabilität werden die Patienten auf Alpha-Rezeptorenblocker eingestellt. Bei malignem Phäochromozytom erfolgt nach der Operation die Chemotherapie, gegebenenfalls auch die Radiojodtherapie.

## Literatur

Deutsche Gesellschaft für Endokrinologie (www.endokrinologie.net, Zugriff: 12.06.2013)

Health and medical history of President Dwight Eisenhower (www.doctorzebra.com/prez/g34.htm, Zugriff: 11.06.2013)

Hektoen International 2009; 1(2) (www.hektoeninternational.org, Zugriff: 12.06.2013)

Messerli FH et al. (2007) The president and the pheochromocytoma. Am J Cardiol 99: 1325-1329

Stalla G.K. (Hrsg.) (2007) Therapielexikon Endokrinologie und Stoffwechselkrankheiten. Springer Medizin

# Friedrich III.:
# Erst heiser, dann endgültig verstummt

© Springer-Verlag GmbH Deutschland, ein Teil von Springer Nature 2019
T. Meißner, *Der prominente Patient*
https://doi.org/10.1007/978-3-662-57731-8_72

Das Jahr 1888 ist als das Drei-Kaiser-Jahr in die deutsche Geschichte eingegangen. Eine frühe Kehlkopfoperation bei Friedrich III. hätte das wahrscheinlich nicht geändert.

Als am 9. März 1888 der greise Kaiser Wilhelm I. gestorben war, trat Kronprinz Friedrich Wilhelm von Preußen (1831–1888) – bereits stumm – die Nachfolge seines Vaters an. Denn im Hals steckte eine Trachealkanüle. Längst war Kaiser Friedrich III. schwer krank. Er sollte nur 99 Tage „regieren", bevor sein 29-jähriger Sohn als Wilhelm II. die Macht übernahm.

Friedrich war über mindestens 30 Jahre ein starker Pfeifenraucher gewesen. Regelmäßig litt er an Halsentzündungen. Im Januar 1887, also etwa ein Jahr vor der Thronbesteigung, klagte der Kronprinz nach überstandenen Masern über kontinuierliche trockene Heiserkeit. Nachdem sein Leibarzt August von Wegner zunächst eine katarrhalische Ursache vermutet hatte, die Heiserkeit jedoch weiter zunahm und die sonst wirksamen Therapien wirkungslos geblieben waren, zog dieser zunächst den Berliner Internisten Carl Gerhardt von der Charité zurate, später den Chirurgen Ernst von Bergmann und weitere Ärzte.

## Tägliche Behandlungen mit einem glühendem Platindraht

Die erste Kehlkopfspiegelung im März 1887 ergab „eine blasse, zungen- oder lappenartige, anscheinend etwas unebene Vorragung" des linken Stimmbands. Ein Polyp also, etwa $2 \times 4$ mm groß, dem man keine ernste Bedeutung zumaß

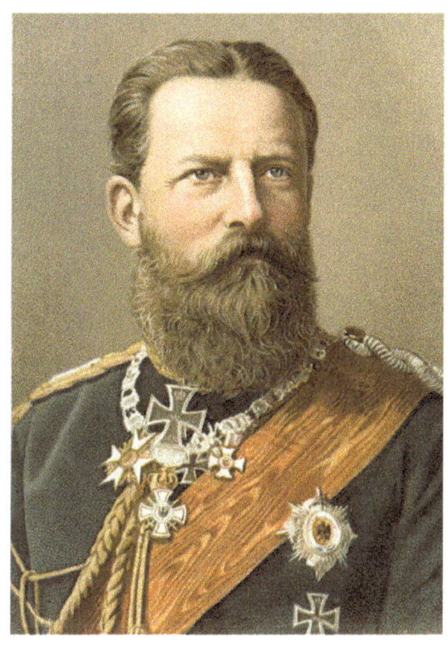

Friedrich III. (© akg-images / Historisches Auge / picture alliance)

und der abgetragen werden sollte. Mehrere Versuche mit Drahtschlinge und Ringmesser waren wenig erfolgreich. Sie hinterließen eine Wunde mit graunulierter Oberfläche und Schorfbildung. So versuchte man es schließlich galvanokaustisch, also mit einem glühenden Platindraht: „Nun wurden am 26., 27., 29. und von da an bis zum 07. April täglich mit dem Glühdrate Zerstörungen der Neubildung vorgenommen …", heißt es im ärztlichen Bericht.

Als der Kronprinz jedoch gut 5 Wochen später von seiner üblichen Kur in Bad Ems zurückkehrte, war der Polyp wieder da, deutlich gerötet und das linke Stimmband war vermindert beweglich. Ein Konsilium von sechs Hof- und Universitätsärzten kam am 18. Mai zu dem Schluss, dass weder eine Tuberkulose noch Folgen einer Syphilis vorlägen. Das erneut rasche Wachstum, die reduzierte Stimmbandbeweglichkeit sowie die Härte und Unebenheit der Geschwulst ließen eine ernste Diagnose vermuten.

Als Experte zogen die deutschen Ärzte den Briten Sir Morell Mackenzie (1837–1892) hinzu, nicht zuletzt, um die schwere Entscheidung über einen chirurgischen Eingriff beim Thronfolger abzusichern. Mackenzie hatte bereits zu Veränderungen des Larynx publiziert, sein Lehrbuch war auch im Deutschen Reich verbreitet. Zur Überraschung der Deutschen, die eine „möglichst baldige Vornahme der Kehlkopferöffnung und Entfernung der Geschwulst" favorisierten, sprach sich Mackenzie jedoch gegen die avisierte Kehlkopfspaltung aus, jedenfalls nicht eher „als nicht durch die mikroskopische Untersuchung eines herausgenommenen Stückes die krebsige Natur dieser Wucherung erwiesen sein werde." Eine durchaus moderne Auffassung. Makroskopisch jedenfalls war der erfahrene Kehlkopfspezialist keinesfalls von der Bösartigkeit des Tumors überzeugt.

## Kein Krebs –
## Der Irrtum des Rudolf Virchow

In den folgenden Wochen wurden dem künftigen Kaiser drei Biopsien entnommen – die dritte übrigens in England, wo Friedrich trotz allem mit seiner Frau Viktoria, Prinzessin von Großbritannien und Irland, dem goldenen Thronjubiläum Queen Victorias beiwohnte. Kein geringerer als Rudolf Virchow (1821–1902) schob die Gewebeproben unters Mikroskop.

Überraschung Nummer zwei: Virchow fand keinen Anhalt für Malignität. Dies scheint zum einen mit dem teils unzureichenden Gewebematerial zu tun gehabt zu haben, zum anderen aber auch damit, dass Virchow überzeugt war, dass Karzinome aus der bindegewebigen Grundsubstanz entstehen würden und eine alveoläre Struktur pathognomonisch sei für eine Krebsgeschwulst. Läsionen der oberflächlichen Deckzellschicht, wie er sie durchaus beschrieben hat, konnten seiner Ansicht nach kein Krebs sein. Ein Irrtum, wie wir heute wissen.

So sah Virchow in der zweiten Biopsie epitheliale Zellnester mit papillären Auswüchsen und reichlich Stroma. Seine Diagnose lautete: „Pachydermia verrucosa" – also ein gutartiger Befund. Auch nach der dritten Biopsie – der Kronprinz konnte inzwischen nicht mehr sprechen und die Wucherung nahm ein Viertel bis zu einem Drittel des Stimmbandes ein – fand Virchow „nicht den entferntesten Anhalt für die Annahme einer in das Gewebe eindringenden Neubildung". Seiner Meinung nach handelte es sich um einen warzigen Tumor mit entzündlicher Irritation ohne Tiefenwachstum.

Mackenzie zeigte sich daraufhin lange überzeugt davon, mit konservativen, lokalen Maßnahmen die Krankheit in den Griff bekommen zu können. Dazu gehörten das lokale Abtragen der Geschwulst, das Einblasen eines Pulvergemischs aus Morphium, Wismuth, Catechu und Zucker sowie Eisenchlorid-Pinselungen.

## Morell Mackenzie: „Jetzt sieht es doch wie Krebs aus!"

Doch der Zustand des Kronprinzen verschlechterte sich zusehends. Im November änderte Mackenzie seine Meinung: „Now it looks like a cancer." Der inzwischen ebenfalls hinzugezogene Wiener Laryngologe Leopold von Schrötter (1837–1908) schlug entweder eine palliative Tracheotomie oder die totale Laryngektomie vor, ein zur damaligen Zeit hochgefährlicher und natürlich verstümmelnder Eingriff. Friedrich lehnte ab und stimmte lediglich dem Luftröhrenschnitt zu.

Anfang Februar 1888, die behandelnden Ärzte waren heftig darüber zerstritten, wie und welche Kanülen gesetzt werden müssten, wurde die Tracheotomie vorgenommen. Viele verschiedene Kanülen wurden in den folgenden Wochen probiert, um die am besten passende zu finden. Bei Hustenanfällen expektoriertes Gewebe untersuchte nunmehr der Berliner Anatom Wilhelm von Waldeyer (1836–1921). Dieser fand vereinzelt große Zellen und konzentrische Körper in Form von Zwiebeln, Perlen oder Zapfen („Kankroidkörper"), die eindeutig einer „krebsigen Neubildung" entsprächen, es müsse „ein ausgedehnter, ulcerativer und nekrotischer Zerfallsprozeß" vorliegen.

Es bedarf keiner Fantasie, sich den terminalen Verlauf vorzustellen. Der Tod Friedrichs III. trat am 15. Juni 1888 infolge einer wahrscheinlich aspirationsbedingten Pneumonie ein. Virchow und Waldeyer führten in Anwesenheit weiterer Ärzte eine Teilobduktion durch, die die „krebsige Zerstörung des Kehlkopfes" bestätigte.

Der Pathologe Roland Sedivy aus St. Pölten, Österreich, hat die Krankengeschichte Friedrich III. in jüngerer Zeit erneut analysiert und kommt zu dem Schluss, dass die heutige Diagnose „invasives, verhornendes Plattenepithelkarzinom höhergradiger Differenzierung" lauten würde. Es habe sich um ein subglottisches Karzinom gehandelt. Diese machen weniger als 5% aller Larynxkarzinome aus. Angesichts des symptomarmen Beginns mit meist später Diagnose und ungünstiger Lokalisation ist die Prognose dieser Krankheit bis heute ungünstig.

**Heiserkeit**

Heiserkeit ist ein häufiges Symptom mit vielen möglichen Ursachen. Da sind funktionelle Stimmstörungen ohne anatomisch-pathologisches Korrelat, gerade bei hohen kommunikativen Anforderungen im Beruf, akute oder chronische Entzündungen der Stimmlippen, einseitige Stimmlippenlähmungen sowie gut- und bösartige Tumore. Stimmlippenknötchen sind eine Folge der Überbeanspruchung der Stimmlippen – Spontanremissionen sind häufig. Polypen treten meist unilateral am freien Rand einer Stimmlippe auf mit belegter oder rauer bis aphoner Stimme und reduzierter Lautstärke. Humane Papillomaviren können Papillome verursachen mit folgender Dysphonie. Akute Laryngitiden sind meist viral bedingt. Die chronische Laryngitis gilt als Vorstufe des Stimmlippenkarzinoms. Larynxkarzinome machen etwa 30% aller Kopf-Hals-Tumore aus. Zwei Drittel der Kehlkopftumore befallen die Stimmlippen. Als Hauptrisikofaktor gilt das Rauchen. Haupt- und Frühsymptom eines Stimmlippenkarzinoms ist die anhaltende und zunehmende Dysphonie.

## Literatur

Cardesa A et al. (2011) The Kaiser's cancer revisited: was Virchow totally wrong? Virchows Arch 458: 649-657

Teschner M (2012) Laryngologie im ausgehenden 19. Jahrhundert. Das Beispiel der Behandlung Friedrich III. HNO 60: 985-992

Laurenson RD (1995) Crown Prince Frederick of Prussia: suez and syphilis. Un canard dévoilé. J Laryngol Otol 109 (6): 479-480

Laurenson RD (1995) The Emperor who smoked a pipe. J Laryngol Otol 109: 1-4

Reiter R (2014) Nur zu viel geschrien oder doch etwas Ernstes? MMW – Fortschr Med 12: 46-51

Rudert H, Werner JA (2016) The laryngeal disease of the German emperor Friedrich III: treatment failure or fateful course. Eur Arch Otorhinolaryngol 273(6): 1489-1506

Sedivy R (2015) Die Krankheit Kaiser Friedrichs III. und Virchows Rolle. Wien Med Wochenschr 165: 140-151

# Die Habsburger: Energisches Kinn und Höckernase

© Springer-Verlag GmbH Deutschland, ein Teil von Springer Nature 2019
T. Meißner, *Der prominente Patient*
https://doi.org/10.1007/978-3-662-57731-8_73

Der Phänotyp einer familiär gehäuften Progenie kommt kaum ohne den Hinweis auf die Habsburger aus. Es gibt Zweifel, dass bei diesen Kaisern und Königen nur die Unterkiefer zu groß geraten waren.

Ob wir wollen oder nicht, das Gesicht eines Menschen ist seine Visitenkarte. Männer und Frauen mit ausgeprägter Kinnpartie gelten als zielorientiert und konfliktfähig. Ihnen wird Tatkraft, Mut, teils auch Impulsivität unterstellt. Abgesehen davon, ob etwas dran ist an solchen Zuweisungen, wäre es interessant zu wissen, woher diese stammen.

Vielleicht hat es etwas mit den Habsburgern zu tun: Das Fürstengeschlecht bestimmte vom 13. bis ins frühe 20. Jahrhundert die europäische Geschichte und hat die Kaiserkrone des Heiligen Römischen Reiches Deutscher Nation von 1438–1806 innerfamiliär weitergegeben. Weitergereicht, und zwar über Generationen, wurde in der Familie außerdem eine ausgeprägte Progenie. Sie ist im deutschen Sprachraum bekannt unter der Bezeichnung „Habsburger Lippe" und wird international als „Habsburg jaw", „Burgundian lip" und „Habsburg nose" bezeichnet.

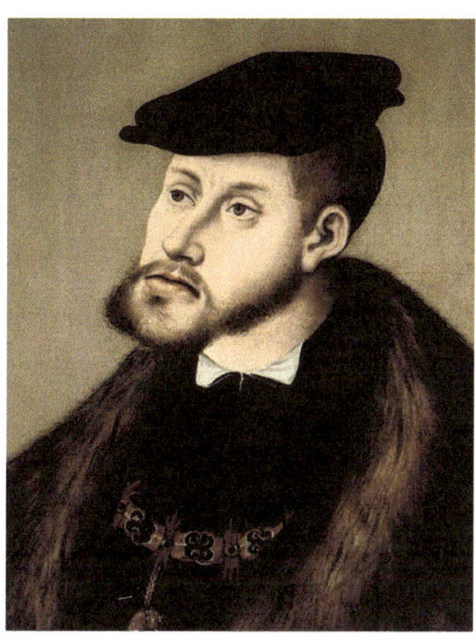

Kaiser Karl V. (Gemälde von Lucas Cranach dem Älteren; © akg-images / André Held / picture alliance)

## Konsanguine Heiratspraxis sorgt für Familientypus

Denn außer einem im Vergleich zum Oberkiefer zu groß wirkenden Unterkiefer mit Unterbiss waren für viele Familienmitglieder des Herrschergeschlechts die wulstige Unterlippe und die Höckernase typisch. Nach Forschungen von Hans-Joachim Neumann (1939–2014), ehemaliger Ärztlicher Direktor an der Charité Berlin-Mitte, wurden diese Merkmale mit einer durchschnittlichen Wahrscheinlichkeit von etwa 50% weitervererbt. Ein wesentlicher Grund dafür dürfte die konsequent konsanguine Heiratspraxis der Habsburger gewesen sein.

Der Ausprägungsgrad des Familientypus schwankte allerdings erheblich. Als „Klassiker" gelten unter anderen:

- Kaiser Friedrich III. (1415–1493), der sich durch Antriebs- und Erfolglosigkeit auszeichnete, was oben genannte Charakterzuschreibungen schon einmal konterkariert; ähnliches gilt noch stärker für
- König Karl II. (1661–1700), „Der Verhexte", mit dem die Habsburger Linie in Spanien erlosch,

- Kaiser Maximilian I. (1459–1519), genannt „der letzte Ritter", oder auch
- Kaiser Karl V. (1500–1558), der bereits als 16-Jähriger auf dem spanischen Thron Platz genommen und 1530 vom Papst gekrönt worden war.

## Karl V.: Kauen kaum möglich, Sprache verwaschen

Auf Porträts lässt sich die ausgeprägte Progenie Friedrich III. leicht erkennen. Bei seinem Sohn Maximilian kam zur sogenannten positiven Lippentreppe noch eine ausgeprägte Höckernase hinzu – Albrecht Dürer und andere Maler haben dies in Auftragswerken teils kaschiert, besonders Profilbilder lassen aber keinen Zweifel zu. Karl V. jedoch stellte „bezüglich des Familienmerkmals alle in den Schatten", so Neumann in seinem Buch „Erbkrankheiten in europäischen Fürstenhäusern":

» „Karls exzessiv entwickelter Unterkiefer verhinderte seinen Mund- und Lippenschluss, und zwischen seinen abgeflachten Jochbeinpartien ragte eine lange schlanke Höckernase heraus."

Vor allem die im Vergleich zu später noch nicht so stark geschönten Bildnisse aus der Jugend Karls V. verdeutlichen das Ausmaß der Kinnprominenz. Bei einer Öffnung des Sarges im Jahre 1870 war die Schädelform von einem Maler dokumentiert worden.

Karl soll rhetorisch wenig gewandt und von eher introvertiertem Charakter gewesen sein. Der Mund stand immer offen, die Sprache klang verwaschen. Ein venezianischer Gesandter beschrieb Karl V. zu seinem 30. Geburtstag, als zwar körperlich „vollkommen proportioniert". „Nur eins beeinträchtigt seine Erscheinung, das ist sein Unterkiefer." Die Zahnreihen könne er nicht aneinanderbringen, er sei schwer zu verstehen. Nach weiteren Berichten war Karl nicht in der Lage, seine Speisen zu kauen, er verschlang sie eher – dies hinderte ihn nicht daran, Unmengen an Fleisch und Wein in sich hinein zu stopfen, selbst zu den Fastenzeiten.

Die Reihe der Habsburger mit dem typischen Familienmerkmal, sowohl bei Männern wie Frauen, ließe sich lange fortsetzen. Belege sind vor allem auch Münzprägungen, die den Kopf typischerweise im Profil abbilden. Sie verdeutlichen, dass man sich der Abnormität offenbar nicht schämte, denn die Könige und Kaiser hätten ja auch auf einer frontalen Abbildung bestehen können. Es sind außerdem mehrere Schädel analysiert worden, etwa von Rudolf II. (1552–1612) oder Rudolf IV., dem „Stifter" (1339–1365). Interessant: Leopold I. (1640–1705) aus der österreichischen Linie war drei Mal verheiratet. Die ersten beiden Ehefrauen waren eine Nichte und eine Cousine 1. Grades, die dritte war eine Cousine 2. Grades – prompt schwächte sich das Familienmerkmal bei den Kindern der Cousine 2. Grades ab, etwa dem späteren Kaiser Josef I. (1678–1711).

## Mandibuläre Prognathie nicht sehr wahrscheinlich

Wenn in der Fachliteratur vom „Habsburger Kiefer" die Rede ist, wird dies stets als mandibuläre Prognathie im Sinne einer Hyperplasie des Unterkiefers verstanden. Doch diese Diagnose könnte in vielen Fällen falsch sein. Das jedenfalls meinen Mund-Kiefer-Gesichts-Chirurgen um Zachary Peacock vom Massachusetts General Hospital in Boston.

Peacock und drei Kolleginnen und Kollegen haben unabhängig voneinander jeweils mehrere repräsentative Porträts von sieben spanischen Habsburgern auf anatomische Merkmale eines maxillären Defizits und einer mandibulären Prognathie hin analysiert und in einen semi-quantitativen Score eingeordnet. Das überraschende Ergebnis: Nur bei drei der sieben halten Peacock und seine Kollegen eine mandibuläre Prognathie für relativ wahrscheinlich, bei sechs der spanischen Habsburger liege eher ein maxilläres Defizit vor. Soll heißen: Es handelt sich eher um eine „Pseudoprogenie", der Phänotyp einer mehr oder weniger fehlgebildeten Mandibula wird vor allem durch das verminderte Oberkieferwachstum verstärkt.

Bei keinem einzigen, noch nicht einmal beim grotesk fehlgebildeten König Karl II. (1661–1700), sei eine mandibuläre Prognathie „sehr wahrscheinlich", so die US-amerikanischen Chirurgen. Demnach handelte es sich, zumindest bei den von ihnen untersuchten Bildnissen der spanischen Habsburger, um eine Mittelgesichtsfehlbildung mit einem nur in Relation zum Oberkiefer prominenten Unterkiefer.

Die Höckernase gehört entsprechend zur Mittelgesichtsfehlbildung. Die oft wulstigen Lippen entstehen sekundär aufgrund des relativ vorgeschobenen Unterkiefers mit umstülpendem Effekt der Lippe, vergleichbar mit dem Phänotyp bei Mund-Kiefer-Gaumen-Spalten. Die genetischen Hintergründe familär gehäuft auftretender Fehlbildungen des Gesichtsschädels sind nach wie vor nicht vollständig geklärt und umstritten. Schaut man sich die embryologische Entstehung des Gesichtsschädels an, wird die Komplexität der Vorgänge und womöglich auch exogener Einflüsse deutlich. Peacock und Kollegen sind der Ansicht, dass für Klasse-III-Malokklusionen verantwortliche isolierte mandibuläre Protrusionen in der Bevölkerung eher selten vorkommen. Meist dürfte es sich um eine Kombination aus unterentwickeltem Oberkiefer und überentwickeltem Unterkiefer handeln. Und so könnte es auch bei den Habsburgern gewesen sein.

**Dysgnathie**

Dysgnathien und kraniofaziale Anomalien gelten als Varianten der physiologischen Schädelentwicklung. Bei Dysgnathien sind überwiegend die zahntragenden Kieferabschnitte betroffen und zwar im Sinne von Form- und/oder Lageanomalien eines oder beider Kiefer. Diese können angeboren sein (z. B. familiäre Häufung, syndromale Wachstumsstörungen, Gesichtsspalten) oder erworben (z. B. Zahndurchbruchstörungen, Ernährungsstörungen, Traumata, Strahlentherapie im Kindesalter). Dies hat gegebenenfalls funktionelle Auswirkungen auf das Kauen, auf die Atemwege sowie die Lautbildung beim Sprechen und ist bei ästhetischen Störungen oft mit psychosozialen Belastungen verbunden. Morphologisch können diverse mandibuläre/maxilläre Hypo- und Hyperplasien unterschieden werden sowie bignathe Fehlstellungen.

## Literatur

Adolphs N (2014) Die Korrektur von skelettalen Varianten des Schädelaufbaus mittels computer-assistierter Verfahren und Distraktionstechniken. Habilitationsschrift, Charité Berlin

Hart GD (1971) The Habsburg jaw. C.M.A. Journal 104: 601-603

Neumann HJ (2005) Unterm Doppeladler – der Habsburger Familientypus. In: Neumann HJ: Erbkrankheiten in europäischen Fürstenhäusern. Bechtermünz (Lizenzausgabe für Verlagsgruppe Weltbild), S 15-120

Peacock ZS et al. (2014) The Habsburg Jaw – Re-examined. Am J Med Genet Part A 164A: 2263-2269

Obwegeser J, Metzler P (2013) Orthognathe Chirurgie. In: Kruse Gujer A., Jacobsen Chr., Grätz KW (Hrsg.) Facharztwissen Mund-, Kiefer- und Gesichtschirurgie. Springer, S 228 ff

# Heinrich II. von Frankreich: Kinderreich nach Sexualberatung

© Springer-Verlag GmbH Deutschland, ein Teil von Springer Nature 2019
T. Meißner, *Der prominente Patient*
https://doi.org/10.1007/978-3-662-57731-8_74

Die Ehe Heinrich II. von Frankreich mit Katharina von Medici blieb 11 Jahre lang kinderlos. Auf Heinrichs Behandlung folgten zehn Schwangerschaften innerhalb von 12 Jahren.

Der Druck, einen männlichen Thronfolger zu zeugen, lastete in vergangenen Jahrhunderten in erster Linie auf den Ehefrauen der Prinzen und Könige. Klappte es nicht, drohten der Frau mindestens Verachtung, Scheidung und das Verstoßen vom Hof. Heinrich II. von Frankreich (1519–1559) war aus machtpolitischen Gründen im Alter von 14 Jahren mit der gleichaltrigen Katharina von Medici (1519–1589) verheiratet worden. Heinrich war der zweitgeborene Sohn König Franz I. (1494–1547). Als jedoch 3 Jahre nach der Heirat Heinrichs älterer Bruder verstorben war, rückte Heinrich zum Thronfolger (Dauphin) auf. Umso wichtiger war es nun erst recht, einen Jungen zu zeugen, um den Stammbaum des Hauses Valois weiter wachsen lassen zu können. Doch trotz regelmäßig vollzogener Ehe wurde Katharina nicht schwanger.

Der Druck auf Katharina nahm weiter zu, als eine Mätresse Heinrichs, die Italienerin Filippa Duci (1520–1586) im Jahre 1538 eine Tochter zur Welt brachte. Nunmehr war die Fruchtbarkeit Heinrichs bewiesen. Der erkannte das Kind offiziell als das seine an. Dessen Erziehung übernahm eine weitere Mätresse Heinrichs, die Hofdame Diana de Potiers (1499–1566). Diese war 1531 die Erzieherin des jungen Prinzen geworden. Es kam, wie es kommen musste: Der junge Prinz verliebte sich in die 19 Jahre ältere Diana und schließlich wurde aus der platonischen eine echte Liebesbezie-

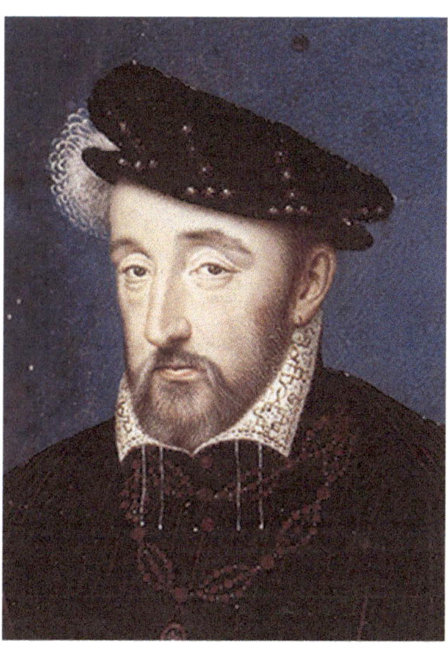

Heinrich II. (© Nimatallah / akg-images / picture alliance)

hung. Das sollte sich, was nicht zu ahnen war, noch als günstig für die Ehe von Heinrich und Katharina erweisen.

## Schafurin und Hasenblut, um schwanger zu werden

Zunächst jedoch war Diana nicht nur die Geliebte des Thronfolgers, sondern nahm die eigentlich Katharina zustehende Rolle als Ehefrau ein: Sie bekam Schlösser geschenkt, Heinrich führte eine Extrasteuer für sie ein und es war Diana, die die Kronjuwelen trug. Jetzt, als die Rufe nach einer Verstoßung Katharina von Medicis immer lauter wurden, stellte sich Diana vor sie und machte ihren beträchtlichen Einfluss geltend, damit die Ehe fortgesetzt wurde. Ja sie soll sogar Medikamente besorgt haben, um die Empfängnisbereitschaft Katharinas zu verbessern. Diese versuchte alles, um endlich schwanger zu werden, trank zum Beispiel den Urin schwangerer Tiere, schluckte Extrakte aus pulverisierten Sexualorganen von Eber, Hirsch und Katze, Mischungen aus geriebenem Elfenbein, nahm Eselsstutenmilch, Hasenblut und Schafurin zu sich und konsultierte Astrologen und Wahrsager.

Der Verdacht, dass die Kinderlosigkeit Katharinas doch etwas mit Heinrich zu tun haben könnte, muss durchaus bestanden haben, denn der Leibarzt des französischen Königs, Jean Fernel (1497–1558) wurde hinzugezogen und untersuchte Heinrich. Fernel diagnostizierte eine Hypospadie mit Penisdeviation.

„Über den weiteren Verlauf gibt es nunmehr drei Thesen", berichten Martin Hatzinger und seine Kollegen von der Urologischen Klinik am FDK-Markus-Krankenhaus in Frankfurt am Main in einer zusammenfassenden Pathografie. Demnach habe Fernel dem Paar geraten, die Kohabitationsposition zu wechseln, um die Hypospadie und die Deviation des Penis auszugleichen. Andere Biografen des 16. Jahrhunderts berichten, Diana habe ein Loch in die Decke ihres Schlafzimmers bohren lassen, damit die sexuell unerfahrene Katharina ihren Mann und seine Geliebte beim Liebesspiel beobachten und daraus lernen könne: beim Verkehr sollte die Frau nunmehr auf dem Bauch liegen anstatt in der üblichen Missionarsstellung. Die Gynäkologin Caroline de Costa von der James-Cook-Universität in North Queensland, Australien, spekuliert, Katharina könnte eine Retroflexio uteri gehabt haben und Sex in der neuen Position habe die Wahrscheinlichkeit der Konzeption erhöht.

## Leibarzt Jean Fernel wurde fürstlich belohnt

Es ist aber, drittens, prinzipiell möglich, dass Heinrich eine Operation zur Korrektur der Penisdeviation hat vornehmen lassen – Beweise dafür gibt es allerdings nicht. Ausgeführt wurde die Operation zu dieser Zeit von manchen Chirurgen durchaus: Ambroise Paré (1510–1590) hat in zeitgenössischen Schriften die Chordaresektion und Hypospadiekorrektur beschrieben. Jedenfalls erhielt Fernel, so später ein Biograf, nach der Geburt des Thronfolgers Franz II. im Jahre 1544 eine Belohnung von 40.000 Écu – ob allein für die Beratung oder mehr, sei dahingestellt. Es folgten neun weitere Geburten, für die Fernel jeweils 10.000 Écu erhalten haben soll. Zudem war Heinrich in der Lage, zwei weitere uneheliche Kinder zu zeugen. De Costa meint allerdings, es sei undenkbar, dass ein Mitglied der königlichen Familie dem hohen Risiko einer Operation ausgesetzt werde wegen eines Problems, dessen Ursache nach damaliger Auffassung allein bei der Frau zu suchen war.

Wie auch immer – mit dem Kindersegen änderte sich Katharina von Medicis Stellung bei Hofe, ja ihr ganzes Leben von nun an fundamental: sie hatte nun eine zentrale Position inne. Diana von Poitiers war das durchaus recht, konnte sie auf diese Weise doch ihre Stellung als Mätresse verteidigen, was bei einer Scheidung und erneuten Heirat Heinrichs mit einer jüngeren Frau gefährdet gewesen wäre. Diana war nicht nur bei der Geburt des Dauphins anwesend, sondern übernahm teilweise die Erziehung der Kinder Heinrichs und Katharinas. Zur Krönung Heinrichs am 25. Juli 1547, also 3 Jahre nach der erfolgreichen Beratung und/oder Behandlung Heinrichs und seiner Ehefrau, saß Diana auf einem der vordersten Plätze, und der neue König trug als Zeichen der Verbundenheit mit ihr ein mit besonderen Initialen besticktes Wams.

## Erst verachtet, dann Regentin Frankreichs

Heinrich II. starb im Jahre 1559 infolge schwerer Schädelverletzungen während eines Turnierkampfes. Das Leben seines Sohnes und Nachfolgers Franz II. endete nach nur einjähriger Regentschaft wegen eines subperiostalen Abszesses nach Otitis media. Und Katharina von Medici sah noch zwei weitere ihrer minderjährigen Söhne (Karl IX., Heinrich III.) den französischen Thron besteigen. Sie selbst wurde als Regentin und Mutter dreier französischer Könige für 3 Jahrzehnte zu einer der mächtigsten Frauen Europas.

### Hypospadie

Die untere Harnröhrenspalte (Hypospadie) ist eine Fehlbildung der Harnröhre, die durch eine morphologische Trias gekennzeichnet ist: Die Urethramündung liegt auf der Unterseite des Penis, distal der Mündung fehlen die Harnröhre und die Harnröhrenschwellkörper, stattdessen findet sich ein fibröser Bindegewebsstrang, die Chorda. Dadurch ist, drittens, der Penis nach unten verkrümmt. Aufgrund der ventralen Fusionsstörung besteht außerdem ein Vorhautdefekt.

Die Hypospadie ist die zweithäufigste angeborene kinderurologische Fehlbildung, ihre Inzidenz wird in Europa mit 18,6 pro 10.000 Geburten angegeben. Die Indikation zur operativen Korrektur ergibt sich primär aus den resultierenden Miktionsstörungen sowie späteren Problemen beim Geschlechtsverkehr. Die Operation soll möglichst bereits im Kleinkindalter vorgenommen werden, weil die Komplikationsrate im Erwachsenenalter deutlich erhöht ist.

Der chirurgische Korrekturversuch bei Hypospadie ist bereits von Galenos von Pergamon (ca. 129–205 n. Chr.) beschrieben worden. Der französische Militärchirurg Ambroise Paré (1510–1590) hat die Chordaresektion und die Hypospadiekorrektur praktiziert. Und die wesentlichen Operationsprinzipien von heute sind in den vergangenen 200 Jahren entwickelt worden. Ziele sind die Aufrichtung des Penis, die Rekonstruktion von Urethra und Glans sowie die plastische Korrektur des Penis.

## Literatur

De Costa C (2010) The long barren years of Catherine de Medicis: A gynaecologist's view of history. O & G Magazine 12(3): 55-57

Hadidi AT (2017) History of hypospadias: Lost in translation. J Pediatr Surg 52: 211-17

Hatzinger M et al. (2014) Die Hypospadie und Infertilität von Heinrich II von Frankreich (1519-1559) Urologe 53: 375-78

Rübben I, Stein R (2017) Hypospadie – Erkenntnisse und Herausforderungen. Urologe 56: 1256-65

# Heinrich VIII. von England: „Der attraktivste Potentat"

© Springer-Verlag GmbH Deutschland, ein Teil von Springer Nature 2019
T. Meißner, *Der prominente Patient*
https://doi.org/10.1007/978-3-662-57731-8_75

Gestartet als fitter, energiegeladener Herrscher, starb der englische König Heinrich VIII. an den Folgen seiner Genusssucht. Außerdem veränderte sich seine Persönlichkeit, zwei seiner sechs Ehefrauen ließ er hinrichten.

Die medizinische Geschichte des englischen Königs Heinrich VIII. (1491–1547) ist die eines athletischen, schönen und intelligenten jungen Mannes, der enorm an Gewicht zulegte und schließlich mit 55 Jahren an den Folgen seiner Genusssucht starb. Zudem hatte der Frauenheld wohl eine erektile Dysfunktion.

> » „Seine Majestät ist der attraktivste Potentat, den meine Augen je erblickt haben … sehr anständig und heiter, mit kastanienbraunem Haar, mit einem runden, sehr schönen Gesicht wie dem einer Frau, … ein gelassener König, mutig, begabt. Er spricht englisch, französisch und Latein, versteht gut italienisch, spielt fast jedes Instrument, singt und komponiert ganz ordentlich, ist umsichtig und frei von jeglichem Laster."

So schwärmte 1515 ein venezianischer Gesandter über den 24 Jahre alten König von England. Mehr als zwei Jahrzehnte später, 1539, äußerte der französische Gesandte Gaspard Castillon (1519–1572): „Ich habe es hier mit dem gefährlichsten und grausamsten Mann der Welt zu tun." Da hatte Heinrich VIII. bereits drei Ehen hinter sich. Und der für damalige Verhältnisse hünenhafte, fast 190 cm große Mann hatte inzwischen auch an Breite zugelegt: 57 Inches (145 cm) Brustumfang, 54 Inches (137 cm) Bauchumfang.

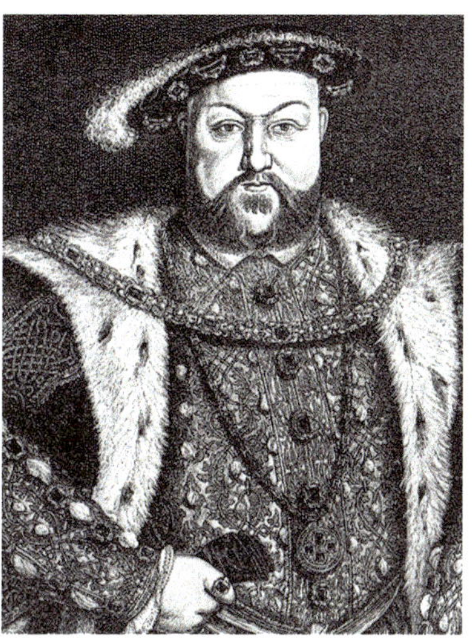

Heinrich VIII. (© Sammlung Rauch / INTERFOTO)

## Robuste Gesundheit: Pocken und Malaria weggesteckt

Ess- und Trinkgelage, tagelange Feste, Jagden, Turniere, Tennisspiele und extensive Ausritte zu Pferde – so sah Heinrichs Leben aus, wenn er nicht gerade im Königreich oder bei kriegerischen Auseinandersetzungen unterwegs war. Aufgrund seiner enormen Statur benötigte der König speziell große und trainierte Pferde. Heinrich war von gesundheitlich robuster Natur. Eine Pockeninfektion im Jahre 1514 überstand er, ab 1521 kam es immer wieder zu Malaria-Attacken, die er offenbar gut wegsteckte. Die Erkrankung war damals in England endemisch. Ansonsten gab es eine Neigung zu Kopfschmerzen und Katarrhen, vermutlich bestand eine chronische Sinusitis.

Ab etwa 1528 traten bei Heinrich VIII. Persönlichkeitsveränderungen auf, die auf eine depressive Störung hindeuten können. Er hatte Schlaf- und Konzentrationsstörungen, war ruhelos, misstrauisch, schwermütig, reizbar mit Anfällen von Selbstmitleid und paranoidem Größenwahn, zum anderen aber mit aggressivem Verhalten und Ausbrüchen von Jähzorn. In diplomatischen Verhandlungen zeigte er sich weniger geduldig als zuvor. Kurz: Er wurde zum Tyrannen.

Eine Depression könnte auch die Neigung, Unmengen an Nahrung zu sich zu nehmen, erklären. Eine Kompensationsstrategie für die Einsamkeit, meint der emeritierte Chirurg Milo Keynes aus Cambridge. „In den mittleren Jahren seiner Regentschaft muss der König besonders einsam gewesen sein, denn er hatte eindeutig wenige Vertraute oder Freunde", so Keynes. Erst als der König Jane Seymor, die dritte Ehefrau, kennenlernte, besserte sich Gemütslage Heinrichs – sie heirateten nur 11 Tage nach Anne Boleyns Exekution wegen angeblichen Ehebruchs im Mai 1536.

## Preis der Völlerei: Adipositas, Beingeschwüre, Impotenz

Zunehmend traten jetzt Ulzerationen an den Beinen auf. Diese Symptome waren von Historikern lange auf eine angebliche Syphilis zurückgeführt worden. Dafür liege jedoch keinerlei Beweis vor, im Gegenteil, meint Keynes. Von keiner der Ehefrauen oder Mätressen Heinrichs sind syphilitische Symptome bekannt, auch kongenitale Infektionen der Kinder sind nicht beschrieben. Zudem wäre es den Höflingen, insbesondere den Gesandten, nicht entgangen, wenn Heinrich wegen der Spätsymptome einer Syphilis („great pox") entsprechend behandelt worden wäre. Zudem war der König bis zu seinem Tode bei klarem Verstand.

Vielmehr handelte es sich offenbar um venöse Ulzera bei einer zugleich zunehmenden Herzinsuffizienz mit peripheren Ödemen. Zusätzliche ischämische Einflüsse können wegen des ungesunden Lebensstils mit Adipositas und den heute bekannten Folgen eines metabolischen Syndroms nicht ausgeschlossen werden. Im Mai 1538 muss es zu einer Lungenembolie gekommen sein – ein französischer Gesandter schrieb, dass der König manchmal nicht sprechen könne, ganz schwarz im Gesicht und offenbar in großer Gefahr sei.

Zwei Monate später war er aber wieder unterwegs, um Häfen zu besichtigen – eine Reise die als mühselig und schmerzhaft für den König beschrieben worden ist. Doch in der Folgezeit mehren sich die gesundheitlichen Beschwernisse wie Verdauungsprobleme und immer wieder Beinulzera. Der König gönnte sich nie lange Ruhepausen. Seine sechste Ehefrau, Catherine Parr (1512–1548), die er 1543 geheiratet hatte, verlegte ihr Bett entgegen der Konventionen in einen kleinen Raum nahe dem königlichen Schlafgemach, um sich besser um ihren Mann kümmern zu können.

## Majestät lassen Geschick und Spannkraft vermissen

Der Lebensstil Heinrichs forderte offenbar auch seinen Tribut im Ehebett. Die vielen Ehefrauen und einige Mätressen haben Heinrich VIII. in der Geschichte zwar zum Frauenhelden gestempelt – auch wenn dies zumindest teilweise dem Versuch geschuldet war, einen männlichen Thronfolger zu zeugen. Doch bereits die zweite Ehefrau, Anne Boleyn, klagte, Majestät lasse sowohl Geschick als auch Spannkraft vermissen. Die Impotenz sei spätestens bei seiner vierten Frau, der Deutschen Anna von Kleve, offensichtlich geworden, der er überhaupt nicht beiwohnen mochte, meint Keynes.

Andererseits war diese Heirat politisch motiviert, Heinrich hatte ihr auf Drängen eines Beraters zugestimmt, bevor er die Frau, deren „Schlaffheit des Fleisches" ihm missfiel, überhaupt gesehen hatte. Die junge fünfte Ehefrau, Catharine Howard, verstand sich ebenfalls nicht gut mit ihrem Mann und flüchtete in die Arme eines Kammerdieners, was ihr ebenfalls den Kopf kostete.

## Mit dem Rollstuhl durchs Schloss gefahren

Ab 1545 konnte Heinrich kaum noch laufen. Eine Art Rollstuhl war für ihn angefertigt worden, um ihn, bedeckt mit einer Decke, im Schloss umherfahren zu können. Auch gab es etwas wie einen Lift, weil er nicht mehr in der Lage war, Treppen zu steigen. Reiten konnte er erstaunlicherweise noch. Fürs Aufsteigen auf sein Pferd war ebenfalls eine spezielle Vorrichtung gebaut worden.

In seinen letzten 10 Lebenstagen konnte Heinrich nach einer Fieberattacke kaum das Bett verlassen. Die Beinulzera wurden mit Brenneisen, Rosenwasser und Augentrost behandelt. Er erhielt warme Umschläge, Kräuterpastillen, Zimtkonfekt. Die Raumluft wurde mit Holzrauch, Moschus und teuren Duftstoffen angereichert. Am 28. Januar 1547 starb Heinrich VIII. in Londoner Westminster-Palast, ob an einer systemischen Infektion aufgrund der Beinulzera, infolge der Herzinsuffizienz oder vaskulären Komplikationen ist unklar.

## Literatur

Keynes M (2005) The personality and health of King Henry VIII (1491-1547) J Med Biogr 13: 174-183

# Adolf Hitler: Nie krank, aber multimediziert

© Springer-Verlag GmbH Deutschland, ein Teil von Springer Nature 2019
T. Meißner, *Der prominente Patient*
https://doi.org/10.1007/978-3-662-57731-8_76

Bis in jüngste Zeit wird immer wieder berichtet, Adolf Hitler sei drogenabhängig oder psychisch gestört gewesen. Ein Arzt und ein Historiker haben dazu alle verfügbaren Informationen ausgewertet.

„Das Bild eines hinfälligen und medikamentenabhängigen Psychopathen im Bunker der Reichskanzlei gehört zu den langlebigsten Hitler-Mythen", so Henrik Eberle und Hans-Joachim Neumann (1939–2014) in ihrem Buch „War Hitler krank?". „Die Erklärung scheint einfach: Wer Millionen Menschen umbringen lässt, muss krank sein." Und so haben der Hallenser Historiker und der frühere Direktor der Klinik für Mund-, Kiefer- und Gesichtschirurgie an der Berliner Charité in ihrem Buch versucht, die einfache Frage des Buchtitels zu beantworten.

Natürlich war Adolf Hitler (1889–1945) auch mal krank. Die Frage zielt speziell auf eine psychische Störung und/oder Suchterkrankung. Trotz all der Biografien, zahlloser Publikationen inklusive medizinhistorischer Betrachtungen erscheint die Person Hitlers in dieser Hinsicht rätselhaft. Er hat keine zuverlässig deutbaren Selbstzeugnisse zu seiner Gesundheit hinterlassen, hat vielmehr Spuren gezielt beseitigt. Körperliche oder apparative Untersuchungen lehnte er meist strikt ab. Hitlers Leibarzt Theodor Morell hatte mehrfach Hitler vorgeschlagen, dessen Krankengeschichte aufzuschreiben, zuletzt am 31. März 1945. Die Antwort fiel unmissverständlich aus: „Ich war nie krank. Es gibt darüber nichts aufzunotieren." All das hat Berichten auf der Grundlage von Indizien, teils zweifelhaften Aussagen von Zeitzeugen sowie vom jeweiligen

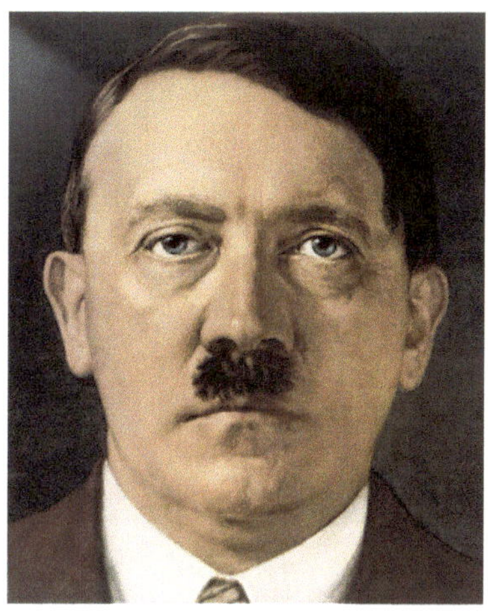

Adolf Hitler (© Mary Evans / INTERFOTO)

Zeitgeist beeinflussten Interpretationen Vorschub geleistet.

## Gründliche Auswertung der Notizen des Leibarztes

Neumann und Eberle haben vor einigen Jahren die vorhandene Literatur gesichtet sowie neue Quellen, etwa aus Aktenbeständen der SS, erschlossen, zeitgenössische Diagnosen neu bewertet und historische Deutungsmuster hinterfragt. Gründlich werteten sie Morells Tagesnotizen zwischen 1941 und 1945 aus, glichen diese mit dem historischen Ablauf der Ereignisse ab und listeten sämtliche medikamentöse Verordnungen auf. Jeder noch so absurden Theorie sind die Autoren nachgegangen, seien es angeblich fehlende Hoden, Erbkrankheiten, fehlerhafte Suggestivbehandlungen bei „hysterischer Erblindung" aufgrund einer Senfgasverletzung im Ersten Weltkrieg, ein postenzephalitisches Psychosyndrom nach Masern oder eine „blutempörte Verwandtenhasspsychose", weil Hitlers Vater angeblich jüdischer Abstammung gewesen sein soll. Kurzum, es handelt sich um eine Synopsis all dessen, was bislang dazu kolportiert, diskutiert und publiziert worden ist, ergänzt um den Versuch des Rückschlusses aus Medikamentenverordnungen auf mögliche somatische oder psychische Krankheiten.

## Jederzeit topfit dank randvoller Apotheke

Der Befund fällt eindeutig aus: Weder für eine psychische Störung noch für irgendeine der Süchte, die infrage kommen könnten, lassen sich objektive Hinweise finden. Auch die Annahme mancher Historiker, der Diktator habe unter Pervitin (Methamphetamin) und Koffein Entscheidungen gefällt, die so in nüchternem Zustand nicht gefallen wären, entbehrt medizinisch nachvollziehbarer Grundlagen.

Ab 1937 war Morell Hitlers Leibarzt, doch bis August 1941 bedurfte der Reichskanzler nur selten der ärztlichen Behandlung. Er war, abgesehen von chronischen Magen-Darm-Beschwerden mit Meteorismus, Schmerzen und Verstopfungen, die sich als Reizdarmsyndrom interpretieren lassen, gesund. Erst danach war Morell ständig an Hitlers Seite. Richtig ist, dass Morell eine medikamentöse Polypragmasie betrieben hat. An dieser Stelle fällt das Urteil von Neumann und Eberle widersprüchlich aus. Denn einerseits wenden sie sich gegen Behauptungen, die Morell als geschäftstüchtigen Scharlatan und Quacksalber hinstellen. Die akribischen Aufzeichnungen Morells von 1941– 1945 trügen die „Handschrift eines gewissenhaften Hausarztes". Andererseits zählen sie nicht weniger als 82 verschiedene Medikamente auf, die Morell Hitler verabreichte, darunter Harmloses und Überflüssiges wie Extrakte aus Samenbläschen und Stierhoden. Die Apotheke war randvoll mit Schmerz-, Beruhigungs- und Schlafmitteln, mit Wirkstoffen zur Verdauungsförderung, Vitamin- und Hormonpräparaten.

Morells Aufgabe war es, Hitler jederzeit topfit zu halten, physischen und psychischen Erschöpfungszuständen vorzubeugen oder diese sofort zu beheben. Seine „Basistherapie" hatte daher den Zweck, die vegetarische Ernährung Hitlers zu unterstützen. Diese bestand aus 10- bis 20-prozentiger Glukoselösung, Multivitaminpräparaten und dem Stoffwechselstimulans Tonophosphan. Diese Dauertherapie modifizierte Morell ständig. Ein großer Teil der verordneten Mittel stammte aus Morells eigenem Pharmaimperium.

## Methamphetamin: Für Mussolini aufgeputscht

Für Hitler waren offenbar nur Spritzen „echte" Arzneimittel. Schlaftabletten und Schmerzmittel konsumierte er bedenkenlos, etwa das Sedativum Brom-Nervacit, um Erregungen zu dämpfen, Phenobarbital und andere Barbiturate. Jahrelang nahm er nahezu täglich „Antigas-Pillen", ein Extrakt aus Tollkirsche, das auch Spuren von Strychnin enthielt, gegen Magenübersäuerung, Meteorismus und Verstopfung. Vitamultin war ein Multivitaminpräparat, das als in Gold- und Silberpapier verpackte Täfelchen zu den Mahlzeiten gereicht oder dem Tee beigegeben wurde. Sie konnten Pervitin (Methamphetamin) oder Koffein enthalten, mussten aber nicht – die Hamma-Werke stellten fünf unterschiedliche Arzneimittel unter dem Namen Vitamultin her.

In Bezug auf die bis in jüngste Zeit kolportierte angebliche Methamphetamin-Sucht Hitlers (Pervitin war als „Panzerschokolade" oder „Stuka-Tabletten" in der Wehrmacht in Gebrauch) konnten Neumann und Eberle keine Beweise für eine Abhängigkeit finden. Es gab allerdings Gelegenheiten, zu denen Morell Hitler offenbar gezielt Pervitin verabreichte, etwa beim Treffen Hitlers mit Benito Mussolini am 19. Juli 1943.

Was Injektionen angeht, erhielt Hitler innerhalb von 4 Jahren außer den etwa 350 Traubenzucker-Injektionen häufig das Morphinderivat Eukodal (Oxycodon), kombiniert mit dem Spasmolytikum Eupaverin (Moxaverin), was bei gastrointestinalen Krampfzuständen sofort seine Wirkung entfaltete. Waren es 1943 vier Eukodal-Injektionen, summierten sie sich ein Jahr später bereits auf neunzehn. Es sei unsicher, ob Hitler sich diese Spritzen auch wegen ihrer euphorisierenden und stimulierenden Wirkungen geben ließ, so Neumann und Eberle.

## Opiate und Kokain:
## Keine Hinweise auf Abhängigkeit

Trotz des hohen Missbrauchspotenzials von Oxycodon fanden sie keine Hinweise auf Entzugserscheinungen, die auf eine Morphin-Abhängigkeit hindeuten würden. Auch die angebliche Kokain-Sucht verbannen die Autoren ins Reich der Legenden. Laut Morells Aufzeichnungen fanden wegen Verdachts auf eine Pansinusitis lediglich drei Pinselungen mit Kokain-Suprarenin-Lösung durch einen HNO-Arzt statt.

Fazit: Hitlers Arzneimittelverbrauch war ungewöhnlich hoch. Beweise für eine Geistes- oder Suchterkrankung gibt es jedoch, trotz vieler gegenteiliger Berichte, nicht. Hitler hat mit hoher Wahrscheinlichkeit bis zum Suizid seine Entscheidungen stets bei vollem Bewusstsein und, wenn auch in den letzten beiden Kriegsjahren drastisch vorgealtert und womöglich Parkinson-krank, bei akzeptabler Gesundheit gefällt.

## Literatur

Doyle D (2005) Adolf Hitler's medical care. J R Coll Physicians Endinb 35: 75-82
Neumann HJ, Eberle H (2009) War Hitler krank? Gustav Lübbe

# Thomas Jefferson: Hoch zu Ross gegen Durchfallattacken

© Springer-Verlag GmbH Deutschland, ein Teil von Springer Nature 2019
T. Meißner, *Der prominente Patient*
https://doi.org/10.1007/978-3-662-57731-8_77

Thomas Jefferson, dritter Präsident der USA, galt als Universalgelehrter mit ausgeprägtem Interesse an der Heilkunde. Durchfallattacken begleiteten fast sein ganzes Leben. Doch der Heilkunst seiner Zeit misstraute er und gründete eine Universität.

Thomas Jefferson (1743–1826) war der Hauptautor der amerikanischen Unabhängigkeitserklärung, der dritte US-Präsident sowie Gründer der heutigen Demokratischen Partei. Sein Denken war von den Prinzipien der Aufklärung bestimmt. Er trat für die Trennung von Staat und Kirche ein und für die Freizeit des religiösen Bekenntnisses, war geistes- und naturwissenschaftlich gebildet, archäologisch interessiert, war an der Architektur des Virginia State Capitol beteiligt, verfasste Gesetzesentwürfe und erfand Dinge wie eine bewegliche Garderobe oder die „Jefferson-Walze" zur Ver- und Entschlüsselung von Botschaften.

Der damaligen medizinischen Praxis stand er sehr kritisch gegenüber. Gelegentlich verspottete Jefferson unwissenschaftliche Theorien der Diagnosestellung und Therapie von Ärzten. Die Pockenimpfung begrüßte er, lange bevor sie allgemein akzeptiert war. Er selbst ließ sich 1766 impfen – der bekannte Impfversuch Edward Jenners erfolgte erst 1796! – und sorgte später dafür, dass mehr als 70 seiner Familienmitglieder sowie weitere etwa 200 Personen die Impfung erhielten.

Jefferson behandelte nicht nur sich selbst, sondern auch seine Familie sowie seine Sklaven und erteilte gerne medizinische Ratschläge. Dabei vertraute er vor allem stärkenden Effekten von Naturheilmitteln.

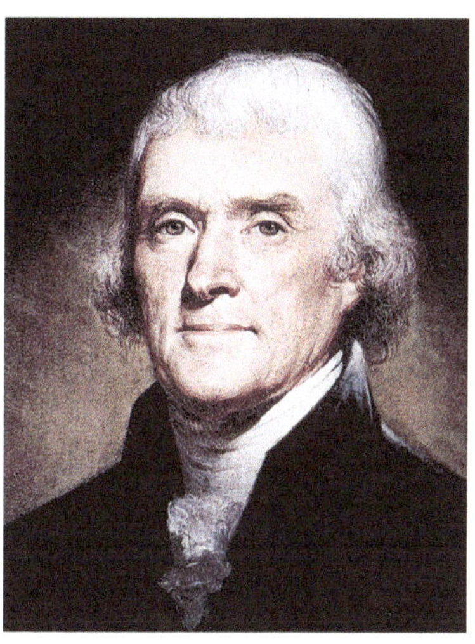

Thomas Jefferson (© Glasshouse Images / JT Vintage / picture alliance)

## Lehrstuhl für Medizin an Universität Virginia begründet

Drastische abführende Methoden oder Aderlässe lehnte er ab. Auf seinem Landsitz Monticello in Virginia, heute eine Gedenkstätte, kann man eine Holzkiste mit 18 Glasfläschchen besichtigen, in denen Jefferson seine Medizin aufbewahrte. Was genau sich darin befunden hat, ließ sich leider nicht mehr klären, weil sich die Kiste nach Jeffersons Tod nicht mehr im Besitz der Familie befand. Es war Jefferson, der an der von ihm gegründeten Universität von Virginia einen vom Staat geförderten Lehrstuhl für Medizin einrichtete. Zudem sollten anatomische Untersuchungen an Leichen hingerichteter Verbrecher der Ausbildung dienen.

## Gesund gelebt, aber Furcht vor „zu langem" Leben

Auch versuchte Thomas Jefferson gesundheitsbewusst zu leben, etwa was seine Ernährung, körperliche Aktivität und den zurückhaltenden Gebrauch von Genussmitteln wie Alkohol und Tabak anging. Oft äußerte er, seine Gesundheit sei so gut, dass er fürchte „zu lang" zu leben. Dennoch litt er unter einer ganzen Reihe von Krankheiten, angefangen von Schlaflosigkeit seit seiner Jugend, Depressionen, episodischen Kopfschmerzen, Rücken- und Gelenkschmerzen, wahrscheinlich Malaria und womöglich auch Tuberkulose und Diabetes. Im Alter von 31 Jahren soll Jefferson gesagt haben, er erwarte nicht, noch ein weiteres Dutzend Jahre zu erleben. Schließlich wurden es einige Dutzend mehr. Vielleicht war das auch seiner Eigenart geschuldet, alles genau zu beobachten und zu notieren.

„Er war ein ängstlicher, strebsamer Perfektionist mit einem Kontrollzwang", charakterisiert Norman G. Schneeberg vom Hahnemann University Hospital in Philadelphia in seiner Pathografie die psychischen Eigenschaften Jeffersons. Eine einerseits geistig brillante, aber auch scheue, schrullige Persönlichkeit mit exzentrischen Angewohnheiten. „Kalt wie ein Frosch", nannte ihn ein Gouverneur und beschrieb damit die reservierte Art und Weise Jeffersons in Gesellschaft. Akribisch notierte dieser über Jahrzehnte jede Kleinigkeit, die ihm wichtig schien, von der Tagestemperatur über die Reifung der Pflanzen auf seinem Land bis hin zu den Obst- und Gemüsepreisen für das Weiße Haus. Die zunehmend prekäre finanzielle Situation gegen Ende seines Lebens ignorierte er dennoch lange Zeit.

## Tägliche Ausritte stärken den Darm

Ärztlichen Beistand suchte Jefferson bei Persönlichkeiten, die in Übereinstimmung mit seinen Ansichten eine möglichst rational begründete und vergleichsweise milde Therapie praktizierten sowie auf die Selbstheilungskräfte vertrauten. Natürlich standen ihnen nicht mehr als Alltagserfahrungen zur Verfügung. Deutlich wird dies unter anderem am Umgang mit den regelmäßigen Durchfallattacken Jeffersons seit dessen 31. Lebensjahr. Jefferson selbst sah eine Korrelation zum Genuss von Fisch, wohingegen er Austern und Krabben gut vertrage. Sein Arzt verordnete ihm eine frühe Nachtruhe, zudem solle der Patient von seiner Gewohnheit Abstand nehmen, morgens die Füße in kaltem Wasser zu baden. Hinzu kamen bei Bedarf Laudanum (Opiumtinktur) in niedriger Dosis tagsüber und in höherer Dosis zur Nacht sowie, wenn nötig, blasenbildende Pflaster an Handgelenken oder Knöcheln.

Ob Jefferson diesen Verordnungen vollständig folgte, ist nicht bekannt. Interessant ist die Empfehlung eines anderen Arztes, täglich auszureiten. Er begann täglich für zwei bis drei Stunden auszureiten. Es dauerte etwas, bis dieses Ritual Effekte zeigte, doch tatsächlich befreite es ihn zeitweise von seinen viszeralen Beschwerden. Er nahm an, dass die Ausritte seinen Darm stärkten und empfahl die „Kur" weiter. Waren die Durchfälle vielleicht eher funktioneller Natur? Jefferson selbst hatte 1819 in einem seiner „Memorandum Books" geschrieben, es handele sich um eine „spastische Striktur des Ileums" – eine Diagnose, die eher auf seinem subjektivem Befunden beruhen dürfte.

## Harnröhre regelmäßig selbst geweitet

Die Diarrhöen quälten ihn bis zuletzt, verstärkten sich in den letzten Lebenstagen und waren begleitet von einem Rektumprolaps. Robley Dunglison, ein englischer Arzt und Lehrstuhlinhaber an der Universität von Virginia, empfahl Rhabarber mit Magnesium und ein wenig Milch jede zweite Nacht sowie den Verzicht auf Gemüse zugunsten von Fleisch und Biskuit. Sollten sich die Symptome verstärken, müsse er noch mehr Laudanum nehmen, als sich Jefferson offenbar sowieso bereits regelmäßig zuführte.

Die Diarrhö wurde als eine Todesursache bei Jefferson aufgeführt, die Rede ist auch von Darmkrebs, wenngleich unklar bleibt, wie diese Diagnose zustande kam. Eine Obduktion fand nicht statt. Der erhebliche Wasser- und Elektrolytverlust hat als Todesursache sicher eine Rolle gespielt, ebenso wie ein Miktionsproblem: Im Mai 1825 war eine Urethrastriktur und Urethritis bei vergrößerter Prostata und schmerzhaftem Harnverhalt festgestellt worden, später war sogar von einem Prostatakarzinom die Rede, obwohl das ebenfalls nicht gesichert ist.

Ein Arzt verschrieb Rhizinusöl, feuchtwarme Umschläge, eine milde Diät sowie Opium und Kalomel, einem quecksilberhaltigen Abführmittel. Dunglison brachte Jefferson schließlich bei, mit einem Harnröhrendilatator umzugehen, um die volle Blase zu entleeren. Dies geschah unter denkbar schlechten hygienischen Umständen, sodass sicher eine aufsteigende Harnwegsinfektion resultierte. Eine Urämie könnte neben der allgemeinen Erschöpfung und dem Flüssigkeitsverlust also ebenso zum Tod Jeffersons beigetragen haben wie zusätzlich eine Opiumintoxikation.

Letztlich hatte er jedoch mit 83 Jahren ein für damalige Verhältnisse biblisches Alter erreicht – die durchschnittliche Lebenserwartung lag bei unter 30 Jahren. Jefferson schaffte es der Überlieferung nach mit schierer Willenskraft bis zum 4. Juli 1826 am Leben zu bleiben und starb in den Mittagsstunden des 50. Jahrestags der amerikanischen Unabhängigkeitserklärung.

## Literatur

Schneeberg NG (2008) The medical history of Thomas Jefferson (1743-1826) J Med Biograph 16: 118-125

Thomas Jefferson Foundation (www.monticello.org/site/research-and-collections/medicine, Zugriff: 24.03.2014)

# John F. Kennedy: Verdacht auf Schmidt-Syndrom

© Springer-Verlag GmbH Deutschland, ein Teil von Springer Nature 2019
T. Meißner, *Der prominente Patient*
https://doi.org/10.1007/978-3-662-57731-8_77

John F. Kennedy war, als er als 35. Präsident der USA ins Weiße Haus einzog, ein schwer kranker Mann. Wie krank, ist der amerikanischen Öffentlichkeit erst seit wenigen Jahren bekannt.

Das Ausmaß und die Komplexität der Krankheiten von John F. Kennedy (1917–1963) lässt sich erst ermessen, seit in den Jahren 2002 und 2008 Historikern und Ärzten Einblick in medizinische Unterlagen gewährt wurde, wenngleich bis heute nicht alle verfügbaren Informationen vollständig bekannt sind. Der Inhalt dieses Materials steht in scharfem Kontrast zum bis heute bestehenden Bild eines jugendlich wirkenden, fitten und überaus vitalen Präsidenten. Kennedy und seiner Familie war es gelungen, die volle Wahrheit über seinen Gesundheitszustand bis in die jüngste Gegenwart aktiv zu verschleiern.

Bereits als Kind war Kennedy häufig krank. Etwa ab seinem 13. Lebensjahr klagte er über rezidivierende abdominelle Beschwerden mit Schwäche und Fatigue. Zeitweise verlor er trotz schmächtigen Körperbaus an Gewicht. Im April 1931 brach er mit schweren Bauchschmerzen zusammen, die folgende Appendektomie löste seine Probleme nicht. Zwischenzeitlich vermuteten Ärzte wegen Blutbildveränderungen eine Leukämie.

Auch in seiner College-Zeit musste Kennedy immer wieder ins Krankenhaus, wo er regelmäßig tage- und wochenlang endlose und teils schmerzhafte Untersuchungen, besonders des Verdauungstrakts, über sich ergehen lassen musste. Die Ursache für seine phasenweise auftretenden krampfartigen Bauchschmerzen, Verdauungsprobleme mit Erbrechen, teils blu-

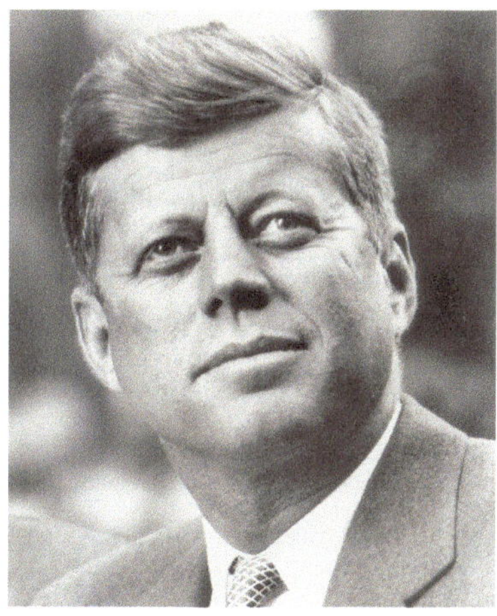

John F. Kennedy (© Photoshot / picture alliance)

tigen Durchfällen und niedrigem Blutdruck (systolische Werte um 85 mmHg) fanden seine Ärzte gleichwohl nicht. Sie vermuteten peptische Magen-Darm-Ulzera. Schließlich wurde die Diagnose einer „spastischen Kolitis" (Reizdarmsyndrom) gestellt. Vermutet wird heute, dass es sich um eine chronisch entzündliche Darmerkrankung gehandelt haben könnte – dieses Krankheitsbild war damals noch unbekannt. Im Jahre 1932 hatte Burrill B. Crohn (1884–1983) das später nach ihm benannte Krankheitsbild erstmals beschrieben.

## Steroid-Pellets mit Messer subkutan implantiert

Die Behandlung bestand aus Schonkost, Stressvermeidung, Analgetika, Spasmolytika, teilweise aber auch Bluttransfusionen und weiteren Therapien. Später erhielt er außerdem Kortikosteroide in Form von DOCA-(Desoxycorticosteronazetat-)Pellets. Diese implantierte sich Kennedy mithilfe eines kleinen Messers regelmäßig selbst unter die Haut. Es ist nicht ganz klar, ab wann Kennedy Steroide erhalten hat. Gesichert ist das ab 1947, als die Diagnose einer chronischen Nebennierenrindeninsuffizienz (Morbus Addison) gestellt worden war. Der Historiker Robert Dallek vermutet aber, dass Kennedy womöglich bereits ab 1937 mit DOCA behandelt wurde, also kurz nachdem es klinisch verfügbar geworden war. Erfahrungen hinsichtlich der Dosierung und der Nebenwirkungen gab es zu diesem Zeitpunkt kaum.

Hinzu kamen ab 1940 Rückenschmerzen. Sie traten zunächst periodisch in der Lumbalregion auf und chronifizierten zusehends. Zunächst beim Militär abgelehnt, gelang es Kennedy 1941 durch Verschweigen seiner gesundheitlichen Probleme und durch Beziehungen seines Vaters in die US-Marine aufgenommen zu werden. Bekannt ist, dass er zu der Zeit bereits eine Art Korsett oder Bandage benutzte und nur mit einer Sperrholzplatte unter seiner Matratze schlafen konnte. „Ich kann mich nicht entsinnen, dass er mal keine Schmerzen hatte", erinnerte sich später ein Kojennachbar während des Trainings auf Rhode Island. Der Dienst auf einem Schnellboot im Südpazifik war mit Sicherheit Gift für Kennedys Wirbelsäule.

## Osteoporose und Kompressionsfrakturen der LWS

Als er sich 1944 einer Wirbelsäulenoperation unterzog, bei der offenbar Bandscheibenmaterial entfernt worden war, fanden sich laut Dallek in den medizinischen Unterlagen der Navy klare Hinweise auf eine Osteoporose. Röntgenaufnahmen aus den Jahren 1950 und später offenbaren Kompressionsfrakturen der Lendenwirbelsäule.

Inzwischen bestanden fast kontinuierlich Rückenschmerzen, die schließlich unerträglich wurden. 1954 willigte Kennedy, trotz des Addison-bedingt hohen Operationsrisikos, in eine stabilisierende Wirbelsäulen-Operation ein. „Lieber tot als den Rest des Lebens an Krücken und paralysiert von Schmerzen zu verbringen", so Kennedy zu seiner Schwester Rosemary. Tatsächlich kam es postoperativ zu einer schweren Harnwegsinfektion, Kennedy fiel ins Koma, überlebte aber. Monate später musste das Metallimplantat wegen eines Abszesses wieder entfernt werden.

Trotz allem arbeitete Kennedy unermüdlich an seiner politischen Karriere. Im November 1952 wurde er Senator für Massachusetts. Zwischen Mai 1955 und Oktober 1957 musste Kennedy neun Mal für insgesamt 45 Tage ins Krankenhaus. Dennoch kandidierte er 1956 beim Parteitag der Demokraten für das Amt des Vizepräsidenten zur Präsidentschaftswahl, allerdings erfolglos.

## Alltag im Weißen Haus: Spritzen und Tabletten

Am 8. November 1960 gewann Kennedy knapp den Präsidentschaftswahlkampf gegen Richard Nixon. Der 43-Jährige war zu diesem Zeitpunkt nicht mehr in der Lage, sich ohne Hilfe Socken oder Schuhe anzuziehen. „Es ist äußerst bemerkenswert, in welchem Ausmaß Kennedy jeden Tag seiner Präsidentschaft mit Schmerzen verbrachte", berichtet der Arzt Jeffrey A. Kelman, der gemeinsam mit Dallek die Akten ausgewertet hat. Im Weißen Haus erhielt Kennedy vor langen Konferenzen oder Terminen Procain-Injektionen in den Rücken, an manchen Tagen bis zu sechs Mal. Eine Liste der behandelnden Ärztin Janet Travell vom 12. Oktober 1961 offenbart die typische Tagesration an Medikamenten: Ascorbinsäure 2 x 500 mg, Hydrocortison 10 mg, Prednison 2 x 2,5 mg, Liothyronin 2 x 25 µg, Fludrocortison 0,1 mg/d, Methyltestosteron 10 mg/d zum Muskelaufbau und Dephenoxylat sowie Atropinsulfat bei Bedarf. Hinzu kamen Schmerzmedikamente wie Codein, Pethidin und Methadon, Ritalin als Stimulanz, angstlösendes Meprobamat und Chlordiazepoxid, Barbiturate zum Schlafen sowie Injektionen von Gammaglobulinen, um

Infektionen vorzubeugen. Womöglich bekam er von dem aus Deutschland emigrierten Arzt Max Jacobson, genannt „Doctor Feelgood", auch Amphetamine, Aufzeichnungen dazu sind nicht bekannt.

## Neue Hypothese: Polyglanduläres Autoimmunsyndrom

Eine zusammenfassende Hypothese von Kelman und Dallek lautet, dass Kennedy bereits in der Jugend einer adrenale Insuffizienz hatte, dass aber erst die Steroidbehandlung im Zusammenhang mit der Kolitis die zuvor nicht diagnostizierte Nebenniereninsuffizienz offenbarte. Die hochdosierte, permanente Steroidbehandlung löste eine sekundäre Osteoporose aus.

Der Endokrinologe Lee Mandel vom Medical Corps der United States Navy in Chesapeake, Virginia, hatte 2008 ebenfalls die Möglichkeit, medizinische Unterlagen sowie Korrespondenzen einzusehen. Mandel kommt zu dem Schluss, dass bei Kennedy ein polyglanduläres Autoimmunsyndrom (APS) Typ 2 vorgelegen haben muss, auch bekannt als Schmidt-Syndrom. Dabei handelt es sich um mehrere nebeneinander bestehende endokrine Störungen, die sich häufig primär mit einem Morbus Addison manifestieren, gefolgt von Autoimmunthyreoiditis, Typ-1-Diabetes, perniziöser Anämie, rheumatoider Arthritis und gegebenenfalls weiteren Störungen. Vieles davon passt auf Kennedy. „APS 2 tritt typischerweise im frühen Erwachsenenalter auf mit einem Häufigkeitsgipfel im 30. Lebensjahr – dem exakten Alter, in dem bei John F. Kennedy der Morbus Addison diagnostiziert worden war", argumentiert Mandel. Etwa die Hälfte der APS-2-Patienten haben Verwandte mit Autoimmunerkrankungen. Dies trifft auf Kennedy zu, dessen Schwester Eunice Morbus Addison hatte und dessen Sohn, John F. Kennedy Jr., einen Morbus Basedow. Ab Ende der 1950er-Jahre war es möglich, ACA (Adrenal Cell Antibodies) nachzuweisen. Ob dies bei Kennedy je geschah, ist unbekannt.

„Ärzte haben mir bestätigt, dass Kennedy wohl mit Mitte 50 gestorben wäre", sagte Kennedy-Biograf Dallek in einem Fernsehinterview, „er war einfach zu krank." Als John und Jackie Kennedy am 22. November 1963 im offenen Wagen durch Dallas fuhren, trug John, wie immer, ein Korsett. Nach dem zweiten Schuss, der von hinten traf, hielt ihn dieses in aufrechter Position. Ansonsten, meint Dallek, hätte ihn der dritte und tödliche Kopfschuss nicht treffen können.

## Literatur

Altman LK, Purdum TS (2002) In: J.F.K. file, hidden illness, pain and pills. The New York Times, Nov. 17, 2002 (https://www.nytimes.com/2002/11/17/us/in-jfk-file-hidden-illness-pain-and-pills.html, Zugriff: 21.11.2017)

Dallek R (2002) The Medical Ordeals of JFK. The Atlantic, December 2002 Issue (https://www.theatlantic.com/magazine/archive/2002/12/the-medical-ordeals-of-jfk/305572/, Zugriff: 27.11.2017)

Dallek R (2003) John F. Kennedy – Ein unvollendetes Leben. Büchergilde Gutenberg

Lacayo R (2002) How sick was J.F.K.? Time Magazine Nov 24, 2002 (http://content.time.com/time/magazine/article/0,9171,393754,00.html, Zugriff: 27.11.2017)

Mandel JE (2009) Endocrine and autoimmune aspects of the health history of John F. Kennedy. Ann Intern Med 151: 350-354

# Wladimir Iljitsch Lenin: Obskurer Kult um sein Gehirn

© Springer-Verlag GmbH Deutschland, ein Teil von Springer Nature 2019
T. Meißner, *Der prominente Patient*
https://doi.org/10.1007/978-3-662-57731-8_79

Der russische Revolutionsführer Lenin starb wegen schwerer Arteriosklerose nach einer Serie von Schlaganfällen. Für die Erforschung seines Gehirns war eigens ein Institut unter Leitung eines Deutschen gegründet worden.

Schon mit Ende 20 wurde Wladimir Iljitsch Uljanow (1870–1924), Deckname Lenin, „der Alte" genannt. Fast kahl und mit eher dünnem rötlichem Bart hob sich der Jura-Student äußerlich von Mitstudenten und seinen Genossen, die sich gegen das zaristische Regime in Russland verbündet hatten, ab – aber auch mit seiner Intelligenz. Wladimir Iljitsch war ein aufgeweckter Junge und sehr guter, ja hervorragender Schüler gewesen. Bereits mit 5 Jahren hatte er begonnen, lesen zu lernen, bald kamen die Fremdsprachen Deutsch, Französisch und Englisch hinzu. Die außergewöhnlichen geistigen Fähigkeiten Lenins sind einer der Gründe, warum er später zur Leitfigur der russischen Revolutionäre und Kommunisten geworden ist. Hinzu kam sein äußerst ungeduldiges, aufbrausendes und intolerantes Wesen.

Das Gehirn war es auch, das besonders von einer schweren Atherosklerose betroffen war, die letztlich bereits im Alter von 54 Jahren zum Tode führte. Diese Atherosklerose setzte früh ein, getriggert wahrscheinlich durch sehr hohen Blutdruck: Seit seinem 37. Lebensjahr klagte Lenin über Kopfschmerzen und Schlaflosigkeit, Symptomen wie sie bei ausgeprägter Hypertonie häufig sind. Erfolglos versuchte Lenin, sich bei langen abendlichen Spaziergängen müde zu laufen. Über die Jahre verschlimmerten sich diese Beschwerden immer mehr.

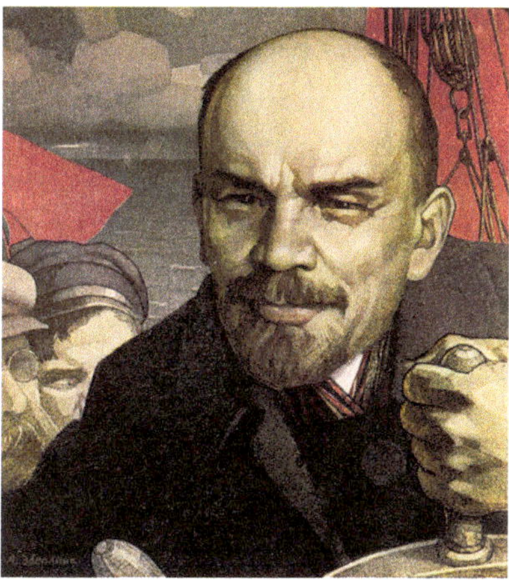

Wladimir Iljitsch Lenin (© Mary Evans / INTERFOTO)

Womöglich lag eine familiäre Disposition für die Herz-Kreislauf-Erkrankung vor.

## Kein Nikotin, kaum Alkohol, kein großer Esser

So wies der österreichische Pathologe Hans Bankl (1940–2004) auf den plötzlichen Tod von Lenins Vater, ebenfalls mit Mitte 50, hin. Konstitutionell sollen sich beide sehr geähnelt haben. Das Rauchen hatte sich Lenin auf Wunsch seiner Mutter abgewöhnt, weder trank er viel Alkohol, noch war er ein großer Esser. Zeitweise betrieb er Sport.

Doch dies half ihm nicht. Als er 1917, nach 14 Jahren im Exil, in sein Heimatland zurückkehrte, um dort mit seinen Getreuen ein kommunistisches Regime zu errichten, war er bereits sehr krank. Dennoch arbeitete er nun härter als je zuvor und oft bis in die frühen Morgenstunden hinein. Zudem verletzte ihn am 30. August 1918 eine Frau während einer Arbeiterversammlung in Moskau mit zwei Schüssen schwer. Ein Projektil drang in die linke Schulter ein, das zweite verletzte Hals und Lunge. Lenin verlor viel Blut, erholte sich aber innerhalb von 4 Wochen so weit, dass er wieder die Staatsgeschäfte übernehmen konnte.

Besonders nach dem Tod seiner langjährigen Geliebten Inés Armand (1874–1920) im September 1920 war Lenin auch psychisch angeschlagen. Die zunehmende Schlaflosigkeit und die Kopfschmerzen erschöpften ihn. Erstmals gab er seine Krankheit öffentlich bei einem Sowjet-Kongress zu. Er brauchte Erholungsurlaub, Auslandsbesuche wurden abgesagt.

Da seine Ärzte glaubten, das Blei der Projektile, die noch in seinem Körper steckten, sei mitverantwortlich für die Beschwerden, versuchte man sie im April 1922 chirurgisch zu entfernen. Die Chirurgen fanden jedoch nur ein Projektil.

## Mehrere Schlaganfälle während weniger Monate

Einen Monat später erlitt Lenin seinen ersten Schlaganfall. Er konnte nicht sprechen, das rechte Bein und der rechte Arm waren gelähmt. Er erholte sich wieder, versuchte mithilfe seiner Frau Nadjeschda Krupskaja (1869–1939) mit der linken Hand schreiben zu lernen und fing erneut an zu arbeiten. Doch es folgten weitere Zusammenbrüche und mehrere Schlaganfälle, der schwerste in der Nacht zum 9. März 1923 mit kompletter rechtsseitiger Hemiplegie. Bereits 3 Monate zuvor hatte das Politbüro beschlossen, Lenin von allen politischen Nachrichten abzuschirmen. Lenin politisches Testament, in dem er noch Stalin zu entfernen versuchte, erreichte den Parteitag nicht mehr.

Nun gaben sich europäische Ärzte von Rang und Namen die Klinke zu Lenins Krankenzimmer in die Hand: aus Deutschland zum Beispiel der bedeutende Psychiater und Neurologe Oswald Bumke (1877–1950), der 2 Jahr-

zehnte lang die Münchner Nervenklinik an der Ludwig-Maximilians-Universität geleitet hatte, der Hamburger Nervenarzt Max Nonne (1861–1959) oder der Leipziger Internist Adolf von Strümpell (1853–1925), einer der Erstbeschreiber des Morbus Bechterew. Der Neurowissenschaftler Otfrid Foerster (1873–1941) blieb sogar anderthalb Jahre lang bis kurz vor Lenins Tod an dessen Krankenlager. Wirklich helfen konnten sie alle freilich nicht. Lenin starb in den frühen Abendstunden des 21. Januar 1924 nach einem weiteren Schlaganfall, nachdem er bereits mehr als ein halbes Jahr nicht mehr sprechen konnte.

## Obduktionsergebnis: Fortgeschrittene Atherosklerose

Bei der Obduktion am Folgetag ergab sich nach dem offiziellen Bericht der „Prawda" unter anderem eine fortgeschrittene Sklerose des gesamten Gefäßsystems mit besonders schweren Veränderungen der Hirnarterien, die teilweise „steinhart" gewesen sein sollen. Mehrere Erweichungsherde in der linken und rechten Großhirnhemisphäre wurden auf die Arteriosklerose zurückgeführt. Hinzu kam eine frische Blutung im Gebiet der Vierhügelplatte. Man betrachtete die chronische Sklerose der Hirngefäße als Folge der „übermäßigen Gehirntätigkeit in Verbindung mit der ererbten Disposition zur Sklerose", berichtet Bankl. Es war Lenins Genossen offenbar wichtig, die Diagnose in dieser Richtung zu klären und öffentlich zu machen, zumal auch die Möglichkeit einer Syphilis im Raume gestanden hatte.

Warum jedoch ein vergleichsweise junger Mann eine so schwere Atherosklerose entwickelt und mit Anfang 50 an nach mehreren Schlaganfällen stirbt, gab und gibt Rätsel auf, zumal klassische Risikofaktoren, wie oben erwähnt, scheinbar nicht zutrafen. Stress ist allerdings ein nicht zu unterschätzender Faktor, wie der US-amerikanischen Pathograf Philip Mackowiak zu bedenken gibt: Männer mit sehr stressigen Berufen erleiden nach seinen Angaben drei Mal häufiger einen Schlaganfall als Männer mit wenig stressigen Berufen.

Eine genetische Komponente scheint eine Rolle gespielt zu haben, zumal Lenins Vater in exakt demselben Alter und womöglich auch an neurologischen Komplikationen gestorben war, ein Bruder Lenins verstarb an einem Herzinfarkt, ein weiterer litt an Angina pectoris, eine Schwester starb mit 71 an einem Schlaganfall. Spekuliert wird über eine familiäre Hypercholesterinämie oder über eine genetische Störung (NT5E-Genmutation) in Bezug auf den Kalziummetabolismus, die mit extremen Gefäßkalzifikationen einhergeht.

## Auf der Suche nach Lenins „Intelligenzzentrum"

Die Geschichte der Leichenkonservierung auf Befehl Stalins ist bekannt. Der Pathologe Herwig Hamperl (1899–1976), der sich 1929/30 zu einem Studienaufenthalt in Russland aufgehalten hatte, beschrieb später außerdem, warum besonders mit Lenins Gehirn ein erheblicher Aufwand betrieben worden war. Demnach sollte das entnommene Gehirn besonders sorgfältig untersucht werden, unter anderem, „um den Sitz der Intelligenz eines so bedeutenden Mannes zu untersuchen, da doch nach materialistischer Anschauung geistigen Funktionen ein körperliches Substrat entsprechen müsste", so Hamperl (zitiert nach Bankl). Die Sowjetführung engagierte Oskar Vogt (1870–1959), Gründer des Kaiser-Wilhelm-Instituts für Hirnforschung in Berlin. Vogt brachte weitere Fachleute aus Deutschland mit in eine Moskauer Villa, die von nun an das „Institut zur Erforschung des Gehirns von Lenin" war.

Lenins Gehirn wurde in Paraffin eingebettet, in tausende Schnitte für mikroskopische Untersuchungen zerlegt und diese in einem Panzerschrank aufbewahrt, der Tag und Nacht bewacht wurde. Um Vergleiche anstellen zu können, legten die Wissenschaftler eine Sammlung sogenannter „Elitegehirne aus der russischen Geisteswelt" (Hamperl) an. Von 1925–1930 untersuchte Vogt das Gehirn. Nur einmal

äußert er sich gegenüber Mitgliedern der russischen Regierung zu den Ergebnissen, wonach er „in der III. Rindenschicht ... Pyramidenzellen in einer sonst von mir nie beobachteten Größe" entdeckt haben will. Lenin sei daher wohl ein „Assoziationsathlet" gewesen.

Dazu muss man wissen, dass Vogt unter erheblichem Erfolgsdruck stand, und mit der veränderten politischen Lage als Ausländer nur noch schwer gelitten war. Letztlich wies er darauf hin, dass zum damaligen Zeitpunkt nur wenig über die funktionelle Bedeutung der einzelnen Hirnstrukturen bekannt war.

## Literatur

Bankl H (2005) Ein Revolutionär leidet an Hirnarterienverkalkung. Wladimir Iljisch Uljanow, genannt Lenin In: Woran sie wirklich starben. Verlag Wilhelm Maudrich, 5. Aufl, S 99-120

Mackowiak PA (2013) Vessels of stone In: Mackowiak PA: Diagnosing giants. Oxford University Press, S 161-176

Vinters H et al. (2013) Vessels of stone: Lenin's „circulatory disturbance of the brain". Hum Pathol 44(10): 1967-1972

# Abraham Lincoln: Pockenkrank in Gettysburg

© Springer-Verlag GmbH Deutschland, ein Teil von Springer Nature 2019
T. Meißner, *Der prominente Patient*
https://doi.org/10.1007/978-3-662-57731-8_80

Die „Gettysburg Address" gehört zu den berühmtesten Reden Abraham Lincolns. Als er sie hielt, war er schwer krank – es waren die Pocken. Angesteckt hatte ihn wahrscheinlich sein kleiner Sohn.

Herz- und Augenprobleme, Depressionen – unter den Krankheiten, die dem 16. Präsidenten der USA, Abraham Lincoln (1809–1865), zugeschrieben werden, sind die Pocken die am meisten überraschende Diagnose. Die von Edward Jenner eingeführte Impfmethode gab es zu dem Zeitpunkt zwar schon einige Jahrzehnte. Es ist jedoch unklar, ob Lincoln oder sein Sohn Tad, der mögliche Überträger, geimpft waren.

Es begann einen Tag bevor Lincoln eine der berühmtesten Rede der US-Geschichte halten sollte: die „Gettysburg Address" auf dem neuen Soldatenfriedhof auf dem Schlachtfeld von Gettysburg, Pennsylvania, dessen Erde getränkt war vom Blut zehntausender Männer, die allein dort während des amerikanischen Bürgerkriegs gefallen waren. Schon während der Bahnfahrt am 18. November 1863, von Washington D. C. kommend, fühlte sich der 54-Jährige schwach und unwohl. Dennoch stand er am folgenden Tag die mehrstündige Zeremonie durch, hielt seine nur etwas mehr als 2 Minuten dauernde Rede, die noch heute als rhetorisches Meisterwerk gilt.

Darin betonte er, dass alle Menschen gleich sind und dass ebendies Grundlage der jungen Nation sei. Deshalb sei es „nur recht und billig", diesen Grundsatz zu verteidigen. Lincoln ehrte vor allem die gefallenen Soldaten. Sie sollten nicht umsonst gestorben sein, auf das die Nation in Freiheit wiedergeboren werde. Die Rede war

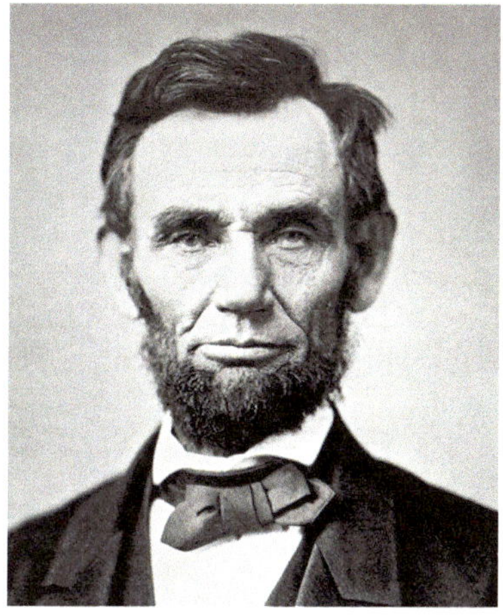

Abraham Lincoln (© CPA Media Co. Ltd / picture alliance)

zunächst zurückhaltend, ja kritisch aufgenommen worden. Lincoln selbst empfand sie unmittelbar danach als missglückt. Heute besteht die einhellige Aufassung, dass Lincoln mit seinen wenigen Worten das US-amerikanische Demokratieverständnis auf den Punkt gebracht hatte.

## Gespenstische Gesichtsfarbe und hohes Fieber

Auf seine Begleiter machte er einen düsteren, ausgezehrten Eindruck. Als „gespenstisch" ist seine Gesichtsfarbe beschrieben worden, während er die Rede hielt. Auf der Rückfahrt im Zug fieberte Lincoln, er war matt, erschöpft, klagte über Schwindel und starke Kopfschmerzen, berichten die Pathografen Armond S. Goldman und Frank C. Schmalstieg Jr. von der Universität von Texas. Die beiden Ärzte haben die verfügbaren Aufzeichnungen zu den Umständen der damaligen Erkrankung Lincolns ausgewertet. Einer Erkrankung, die der Umgebung des Präsidenten große Sorgen bereite. Denn noch war der Bürgerkrieg nicht vorbei, noch war die Konföderation der Südstaaten nicht besiegt – ein Grund, gesundheitliche Probleme des Präsidenten möglichst geheim zu halten.

Zurück in Washington stieg das Fieber weiter an, Lincoln hatte starke Rücken- und Kopfschmerzen. Am vierten Tag bekam der bettlägerige Patient einen scharlachroten Hautausschlag, gefolgt von blasigen Hauterscheinungen am Tag darauf. Lincolns Leibarzt, Robert K. Stone, der zunächst von einer Erkältung, dann von „biliösem Fieber", später von Scharlach ausgegangen war, zog seinen Kollegen Washington C. Van Bibber aus Baltimore hinzu. Der stellte die Diagnose einer milden Pockenerkrankung.

## „Habe endlich etwas an alle abzugeben"

Lincoln reagierte sarkastisch. Unter Anspielung auf das Wartezimmer des Weißen Hauses, das stets voll von Bittstellern war, die alle etwas von ihm wollten, sagte er: „So habe ich einmal in meinem Leben die Gelegenheit, in meiner Position als Präsident tatsächlich etwas an alle abzugeben."

Die Diagnose einer Pockenerkrankung basierte im Wesentlichen auf dem blasigen Hautausschlag – die Verteilung der Läsionen ist allerdings nicht beschrieben worden. Es sei unklar, ob sie sich pustulös verändert haben, geben Goldman und Schmalstieg zu bedenken. Am 10. Tag der Erkrankung ließ das Fieber nach, die Hautläsionen begannen zu jucken und sich abzuschälen.

Alle waren sich der Infektiosität der Erkrankung, ob es tatsächlich Pocken handelt oder nicht, bewusst. Lincoln wurde isoliert, wenn auch nicht vollständig. Insgesamt dauerte die Erkrankung etwa 3 Wochen, von denen der Präsident etwa 2 Wochen mit Fieber im Bett verbrachte. Er magerte stark ab. Am 6. Dezember 1863 empfing er bereits wieder einen Reporter der „Chicago Tribune", und am 15. Dezember konnte er einige Stunden arbeiten und fühlte sich kräftig genug, Shakespeares „Heinrich IV." im „Ford's Theatre" zu besuchen. Anfang Januar 1864 war er noch untergewichtig, hatte aber seine gewohnte Kondition weitgehend wiedererlangt, einige wenige Pockennarben blieben zurück.

## Sohn Tad erkrankt, Diener gestorben

Es ist spekuliert worden, ob Lincoln vielleicht doch eine andere Erkrankung hatte, etwa Windpocken, eine Herpes-simplex-Typ-1- oder eine Rickettsien-Infektion. Auch an Tierpocken ist gedacht, aber all dies wegen fehlender Indizien verworfen worden. Es ist nicht unwahrscheinlich, dass Lincolns 10-jährigem Sohn Tad der Überträger der Pocken-Viren gewesen ist. Dieser hatte kurz zuvor mit einer fieberhaften Erkrankung und einem scharlachartigen Hautausschlag mehrere Wochen im Bett verbringen müssen, wurde aber ebenfalls gesund. Von zurückbleibenden Pockennarben ist nichts bekannt.

Ein weiteres Indiz, das für die Pocken bei Lincoln spricht, ist die Tatsache, dass sein Diener William H. Johnson, der sich während der gesamten Krankheitsdauer um den Präsidenten gekümmert hatte, im Januar 1864 erkrankte und starb – das passt von der Inkubationszeit (7–19 Tage) und Erkrankungszeit (2–4 Wochen) her. Die Mortalitätsrate der Pocken lag damals bei 30%.

Lincoln selbst überlebte. Und das hat sicher wesentlich zum Ende des Bürgerkrieges und dem Ende der Sklaverei in den USA beigetragen. Selbst erlebt hat er die Aufgabe der Konföderierten jedoch nicht mehr. Anderthalb Jahre nach der Krankheit verübte ein Südstaaten-Anhänger ein Attentat in eben jenem Theater, das Lincoln nach seiner Genesung besucht hatte. Er starb einen Tag nach dem Attentat, am 15. April 1865, an seinen schweren Kopfverletzungen.

### Pocken

Die Pocken (engl.: smallpox, Syn.: Variola major, Blattern) waren bis Ende des 19. Jahrhunderts endemisch, in Amerika waren sie mitverantwortlich für das Aussterben oder das Beinahe-Aussterben vieler Ureinwohner, weil sie vor Zusammentreffen mit den europäischen Einwanderern nie mit dem Virus in Kontakt gekommen waren. Die Letalität lag bei 20–50%. Seit 1979 gelten die Pocken als ausgerottet. Zu unterscheiden davon sind die weißen Pocken (Variola minor, Alastrim), die mild und ohne Narbenbildung verlaufen, die Letalität liegt bei 1–5%.

Die Pocken werden durch Orthopoxvirus variola ausgelöst, das per Tröpfchen- und Schmierinfektion übertragen wird, im Allgemeinen an enge Kontaktpersonen, da die Patienten selbst, während sie ansteckend sind, bettlägerig sind. Auch die Übertragung über Gegenstände oder Wäsche ist möglich. Die infizierte Person wird infektiös, wenn sich Schleimhautveränderungen entwickeln, was meist mit Fieber einhergeht, die Infektionsgefahr bleibt bis zum Abfallen der letzten Krusten bestehen.

Die Inkubationszeit der Pocken beträgt 7–19 Tage. Nach der Vermehrung der DNA-Viren im Nasen-Rachen-Raum gelangen sie ins Blut, wodurch hohes Fieber, Schüttelfrost und ein reduzierter Allgemeinzustand ausgelöst wird. Etwa 2–4 Tage nach dem Initialstadium mit Kopf-, Rücken- und Lendenschmerzen sowie Pharyngitis beginnt der typische Pocken-Ausschlag, während das Fieber zunächst wieder fällt. Im Eruptionsstadium steigt das Fieber erneut, es treten zentrifugale Exantheme und Papeln auf, vor allem im Gesicht und an den Extremitäten, die sich dann zu Bläschen und mehrkammerigen Pusteln mit trübem Inhalt wandeln. Später trocknen diese Läsionen ein, bilden Borken und hinterlassen Narben.

## Literatur

Goldman AS, Schmalstieg Jr, FC (2007) Abraham Lincoln's Gettysburg Illness. J Med Biograph 15: 104-110

Robert Koch-Institut: Pocken (https://www.rki.de/DE/Content/InfAZ/P/Pocken/Pocken_node.html) Stand: 31.01.2018

# Napoleon Bonaparte: Vom drahtigen Beau zur Schlafmütze

© Springer-Verlag GmbH Deutschland, ein Teil von Springer Nature 2019
T. Meißner, *Der prominente Patient*
https://doi.org/10.1007/978-3-662-57731-8_81

Die Konstitution und Psyche Napoleon Bonapartes wandelte sich zu Beginn des 19. Jahrhunderts dramatisch. Pathografen gehen von einer endokrinologischen Störung aus, verursacht durch einen Unfall.

Bis über sein 30. Lebensjahr hinaus war Napoleon Bonaparte (1769–1821) ein schlanker, drahtiger Mann mit schulterlangem Haar. Mit 36 hatte sich Napoleons Erscheinungsbild entscheidend verändert: Er wurde zunehmend korpulent und lethargisch, das Haupthaar dünn. Sekundäre Geschlechtsmerkmale verschwanden. Was war passiert?

Aus Briefen an seinen Bruder Joseph sowie an den irischen Arzt Barry O'Meara geht hervor, dass Napoleon selbst die Gewichtszunahme, das weiche und fleischige Gesicht, die weiten Hüften und dass immer dünnere, kürzere und feinere Haupthaar mit Bedauern registrierte. Auf Porträts aus den Jahren 1809 oder 1812 erkennt man deutliche Zeichen einer Feminisierung Napoleons.

Dazu passen veränderte Verhaltensweisen. Keine Rede mehr von 4 Stunden Schlaf pro Tag, die noch heute sprichwörtlich sind. Immer öfter nickte Bonaparte tagsüber ein.

## Dresden 1813: Im Tiefschlaf auf dem Schlachtfeld

Nach der Schlacht von Dresden im August 1813 tat er einen Monat lang nicht viel mehr als zu schlafen. Im Oktober des Jahres schlief er einmal 2 Tage lang durch, während sich die Arbeit auf seinem Schreibtisch häufte. Selbst während

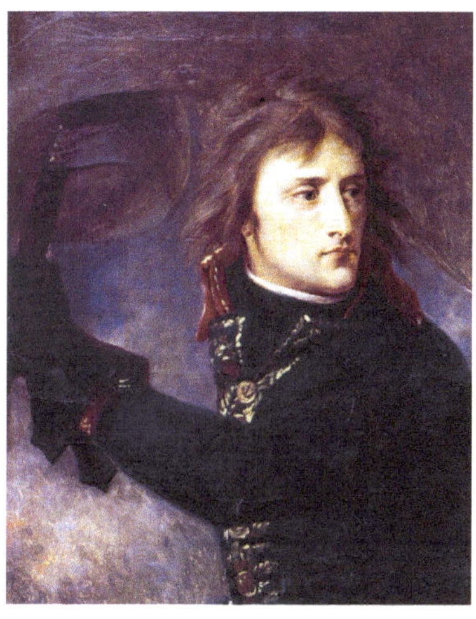

Napoleon Bonaparte (© picture alliance / united archiv)

der Schlacht bei Leipzig, im Oktober 1813, soll er eingeschlafen und erst wegen einer nahen Explosion wieder erwacht sein. Einer seiner Offiziere schrieb:

» „… sein Verhalten war sehr lethargisch … Obwohl er zwischen 8 und 9 Uhr abends zu Bett ging und nicht eher als zur selben Uhrzeit des Morgens wieder aufstand, schlief er auf seinem Sofa während des Tages häufig ein. Er machte den Eindruck eines wesentlich älteren Mannes als er tatsächlich war".

Am Vorabend der entscheidenden Schlacht bei Waterloo am 18. Juni 1818 ging er ebenfalls früh zu Bett, um gegen 4 Uhr morgens aufzustehen und das Schlachtfeld zu inspizieren. Nach einem Frühstück mit seinen Generälen gegen 8 Uhr fiel er in einen tiefen Schlaf, um erst etwa eine halbe Stunde vor Beginn der Schlacht gegen Mittag zu erwachen.

## Fehlende Körperbehaarung und üppige Brüste

Die sexuelle Aktivität Napoleons soll ebenfalls deutlich abgenommen haben. Baron A. Jean François Fain (1778–1837) hatte bereits beim 40-jährigen Napoleon Änderungen seines Temperaments beschrieben. Er rede langsamer und treffe seine Entscheidungen nicht mehr mit der von früher bekannten Herrschsucht und Selbstsicherheit, auch Wutausbrüche kämen weniger häufig vor. Es mangele dem Kaiser an Konzentrationsfähigkeit und mentaler Kraft.

Später, als Bonaparte auf St. Helena verbannt worden war, hatten sich diese Symptome deutlich verstärkt. Aus dem Mann, vor dem ganz Europa gezittert hatte, war ein verdrießliches und mürrisches Kind geworden, ein querulanter Langweiler. Sein behandelnder Arzt auf St. Helena, Francesco Antommarchi (1780–1838), bemerkte, dass sein Patient so gut wie keine Körperbehaarung aufwies und, dass auf die „üppigen, runden Brüste" jede schöne Frau stolz sein könnte.

Die Obduktion Napoleons, der an einem ulzerierenden Magenkarzinom gestorben war, bestätigte Befunde, die auf eine endokrinologische Erkrankung schließen lassen. So heißt es im Bericht des anwesenden Militärarztes Walter Henry (1791–1860):

» „Der gesamte Körper war mit einer dicken Fettschicht bedeckt [trotz der Auszehrung aufgrund der bösartigen Grunderkrankung – Anm. d. Autors] … am Abdomen waren es etwa zwei Inches. Die Haut war sehr weiß und zart, ebenso an Händen und Armen. Der gesamte Körper war mager und verweiblicht. Es fand sich fast kein Haar am Körper, das des Kopfes war dünn, fein und seidig. Die Scham ähnelte sehr der Mons veneris bei Frauen. … die Schultern waren schmal, die Hüften breit. Penis und Hoden waren sehr klein …"

## These: Hypophysentrauma nach Sturz von der Kutsche

Bereits 1913 äußerte der Londoner Arzt Leonhard Guthrie in einem Artikel für „The Lancet", dass Napoleon unter einer sekundären Hypophysenvorderlappen-Insuffizienz (Hypopituitarismus) gelitten haben könnte, also an einem Hormonmangel aufgrund eines zumindest partiellen Verlustes der Hypophysenvorderlappen-(HVL-)Funktion. Guthrie verwies auf die klinischen Zeichen extreme Adipositas, Verlust der Körperbehaarung, Atrophie der Genitalien, Feminisierung des Körpers und Veränderungen der Hauttextur. All dies, so Guthrie, treffe auf Napoleon zu. Er verwies außerdem auf Napoleons Impotenz und seinen niedrigen Puls, der kaum über 50/min gelegen habe.

Häufige Ursache für eine HVL-Insuffizienz sind intrakranielle Tumoren mit entsprechenden Druckerscheinungen oder eine Erkrankung des Hypothalamus. Dafür gibt es bei Napoleon jedoch keinerlei klinische Anhaltspunkte. Der britische Arzt und Autor Milo Keynes (1924–2009) aus Cambridge vertrat daher die These, dass die HVL-Insuffizienz vermutlich auf eine verminderte Blutversorgung der Hypophyse infolge eines schweren Unfalls im Jahre 1803 zurückzuführen sei.

Der 34-jährige Napoleon lenkte damals selbst eine vierspännige Kutsche, in der auch seine Frau Joséphine saß. Die Pferde gingen durch, die Kutsche fiel um, Napoleon stürzte vom hohen Kutschersitz und blieb bewusstlos liegen. Erlitt er einen Schädelbasisbruch, der auch die Hypophyse traumatisierte? Eine Schädelbasisfraktur, die die Sella turcica einbezieht, die zu einem Abriss des Hypophysenstiels führt, sowie Blutungen und Verletzungen des Portalvenensystems wären denkbare Pathomechanismen, die eine traumatisch bedingte HVL-Insuffizienz bedingen könnten. Diese wird meist innerhalb von Tagen symptomatisch. In Einzelfällen kann jedoch auch nach einem stumpfen Schädel-Hirn-Trauma noch nach Wochen oder Monaten der Ausfall einzelner HVL-Achsen beobachtet werden, bevorzugt der gonadotropen Achse.

Napoleon klagte jedenfalls 2 Jahre nach dem Unfall in bewusstem Brief an seinen Bruder über die körperlichen Veränderungen – nach Ansicht Keynes' ausreichend Zeit, in der sich die Symptomatik schleichend entwickeln und allmählich bemerkt werden konnte. Ob diese Indizien die verschiedenen Differenzialdiagnosen eines sekundären Hypogonadismus ausschließen können, sei dahingestellt.

### Hypophysenvorderlappen-Insuffizienz

Bei Patienten mit Hypophysenvorderlappen-Insuffizienz ist die Funktion des Hypophysenvorderlappens teilweise oder vollständig ausgefallen. Das heißt, die Gonadotropine FSH (Follikel-stimulierendes Hormon) und LH (luteinisierendes Hormon) (Zielorgan: Hoden, Eierstöcke), das thyreotrope Hormon (TSH) (Zielorgan: Schilddrüse), das adrenocorticotrope Hormon (ACTH) (Zielorgan: Nebenniere) sowie die direkt wirkenden Hormone STH (Wachstumshormon) und Prolaktin werden vermindert sezerniert.

Es werden generalisierte und isolierte Hypophysenhormon-Mangelzustände unterschieden. Bei Männern hat der Mangel an Gonadotropinen Impotenz, Hodenatrophie und den Rückgang der sekundären Geschlechtsmerkmale zur Folge. Die Spermatogenese nimmt ab, der Patient wird unfruchtbar. Der TSH-Mangel führt zur Hypothyreose, der ACTH-Mangel zur Nebennierenunterfunktion, was sich durch ständige Müdigkeit, niedrigen Blutdruck und eine Stressintoleranz ausdrückt. Bei ACTH-Mangel kommt es zu charakteristischen Hyperpigmentierungen der Haut. Ursachen eines sekundären Hypopituitarismus können sein:

- Tumoren im Hypothalamus (Pinealome, Meningeome, Ependymome, Metastasen)
- Entzündungen
- Trauma, z. B. bei einer Schädelbasisfraktur
- Mangel von einem oder mehreren Hypothalamus-Hormonen
- Chirurgische Durchtrennung des Hypophysenstiels

Ein hypophysärer Apoplex wird meist durch einen Hypophysentumor oder durch einen hämorrhagischen Infarkt ausgelöst. Akute Symptome sind starke Kopfschmerzen und Nackensteife, Fieber sowie Sehstörungen. Bei wegen des ACTH-Mangels abnehmender Kortisolproduktion der Nebenniere kann ein Kreislaufschock eintreten.

## Literatur

Guthrie L (1913) Did Napoleon Bonaparte suffer from hypopituitarism (dystrophia adipose-genitalis) at the close of his life? Lancet Sept 13

Hammer F, Arlt W (2004) Hypophysenvorderlappeninsuffizienz. Internist 45: 795-814

Keynes, M (1996) The medical health of Napoleon Bonaparte. J Med Biograph 4: 108-117

Keynes, M (2004) The death of Napoleon. J R Soc Med 97(10): 507-508

Mari F et al. (2004) Channelling the emperor: what really killed Napoleon? J R Soc Med 97: 397-399

# Mohammad Reza Pahlavi: Die Odyssee des letzten Schahs von Persien



Die Behandlung des letzten Monarchen Persiens war ein internationales Politikum. Und sie war ein Beispiel dafür, dass Reichtum und Prominenz keinesfalls die beste medizinische Versorgung garantieren.

Am 16. Januar 1979 floh Schah Mohammad Reza Pahlavi (1919–1980) aus dem Iran wegen anhaltender Proteste der Bevölkerung, die als „Islamische Revolution" in die Geschichte eingegangen sind. Anderthalb Jahre später starb er an den Folgen eines malignen Lymphoms. Seit 1941 saß Pahlavi auf dem Thron.

Galt er im Westen als Modernisierer, hatten der exzessive Lebensstil der königlichen Familie, die Korruption und die autoritäre Führung des Landes, der schwelende Konflikt zwischen Staat und Religiösen sowie die unvorstellbaren Grausamkeiten des Geheimdienstes SAVAK einen Aufstand der Bevölkerung provoziert. Dieser beendete die faktische Monarchie.

Unter Führung von Ajatollah Ruhollah Chomeini (1902–1989) führten die Ereignisse zur Errichtung der Islamischen Republik Iran. Die Prügelattacken iranischer Geheimdienstler während des Schah-Besuchs am 2. Juni 1967 in Berlin sind ein Teil deutscher Geschichte geworden: Im Verlauf der Demonstrationen erschoss ein Polizist den Studenten Benno Ohnesorg. Dies war einer der Auslöser der 1968er-Studentenbewegung in der Bundesrepublik.

Nun, im Januar 1979, wollte niemand mehr etwas mit dem gestürzten und kranken Schah zu tun haben: Kaum ein Land war bereit, Pahlavi nach seiner Flucht aufzunehmen. Auch der ehemalige Verbündete USA nicht, zumal mit

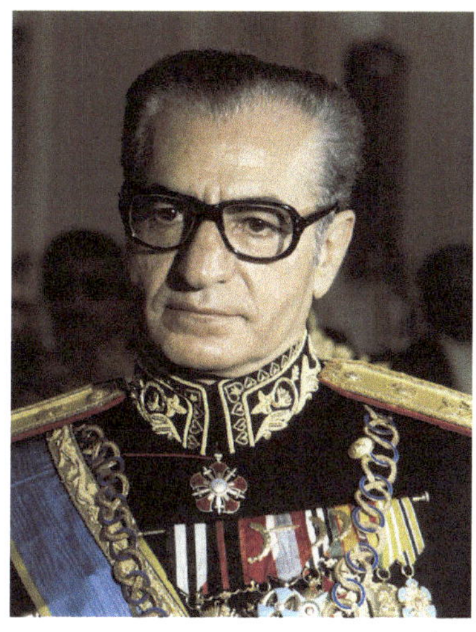

Schah Mohammad Reza Pahlavi (© Hugues Vassal / akg-images / picture alliance)

Mordanschlägen gerechnet werden musste – Bedingungen, unter denen eine adäquate medizinische Versorgung Pahlavis äußerst schwierig war, trotz nahezu unbegrenzt zur Verfügung stehender finanzieller Mittel des Patienten. Es begann eine Odyssee Pahlavis und seines Gefolges von Ägypten über Marokko und die Bahamas nach Mexiko.

Schließlich stimmte, nach langem Zögern, US-Präsident Jimmy Carter im Oktober 1979 einem zeitlich begrenzten Asyl zu, damit sich Pahlavi im New Yorker Cornell Medical Center behandeln lassen konnte. Daraufhin stürmten iranische Studenten am 4. November die US-Botschaft in Teheran und nahmen 52 Diplomaten, um deren Leben man nun fürchten musste, in Geiselhaft.

## Geheimhaltung gegenüber Patient und Öffentlichkeit

Die hämatoonkologische Krankheit bei Pahlavi hatten französische Ärzte bereits im Frühjahr 1974 festgestellt. Dem bislang fitten und sportlichen König war eine Schwellung unter dem linken Rippenbogen aufgefallen. Die Hämatologen Jean Bernard und Georges Flandrin aus Paris hatten in Teheran eine Splenomegalie festgestellt und unter anderem eine Knochenmarkbiopsie vorgenommen. Dem Leibarzt des Schahs, Abdol Karim Ayadi, teilten die französischen Ärzte daraufhin mit, dass ihrer Meinung nach eine chronische lymphatische Leukämie vorliege. Ayadi bestand darauf, dem Schah gegenüber die Worte „Krebs" oder „Leukämie" nicht zu verwenden. Stattdessen sprach man von der Waldenström-Krankheit (Makroglobulinämie). Die Krankheit sollte auch der Öffentlichkeit gegenüber geheim gehalten werden. Weitere Untersuchungen waren den ausländischen Ärzten nicht erlaubt. Als im September 1974 der Zustand unverändert war, empfahlen sie die Behandlung mit dem Zytostatikum Chlorambucil.

Allerdings nahm der Schah die Tabletten zunächst nicht ein, weshalb die Milz immer größer wurde. Später sprach der Patient gut darauf an. Flandrin flog in den folgenden 4 Jahren nicht weniger als 35 Mal nach Teheran, nur um den Schah jeweils etwa eine Viertelstunde zu untersuchen und eine Blutprobe zu nehmen. Diese wurden unter einem Pseudonym in Paris untersucht. Die Tabletten wurden als harmloses Schmerzmittel etikettiert, um die Geheimhaltung zu gewährleisten.

1979 konnte man dem Schah die Diagnose nicht mehr verheimlichen, er erhielt eine Chemotherapie mit Vincristin, Procabazin und Prednisolon. Mittlerweile befand sich der Patient mit seinem Gefolge in Mexiko, wo sich sein Zustand zusehends verschlechterte. Seit Jahren war eine vollständige Untersuchung des Patienten überfällig. Er hatte stark an Gewicht verloren, litt unter abdominellen Schmerzen und Übelkeit, war depressiv und aß kaum noch etwas. Schließlich stimmte die US-Regierung einer Behandlung in den USA zu, unter der Bedingung, dass Pahlavi nach deren Abschluss das Land wieder verlasse.

## Streit zwischen Ärzten um die optimale Therapie

Was nun folgte, war ein ins Bizarre gehender Streit der beteiligten und teils international renommierten Ärzte um die richtige Behandlung des Patienten, genährt von Eitelkeiten, mangelnder Kommunikation und nationalem Chauvinismus. Soll die Milz entfernt werden oder nicht? Braucht der Patient eine aggressive Chemotherapie, oder wäre das zu gefährlich? Der Streit um diese Fragen, aber auch die politischen Umstände sowie der Eigensinn des ehemaligen Königs hatten zur Folge, dass unter Umständen nichts von alldem geschah.

Pahlavi verließ im Dezember 1979 auf eigenen Wunsch die USA wieder. Nachdem Mexiko die erneute Aufnahme verweigerte, bot sich als einzige Zuflucht Panama an. Angehörige aus der Entourage baten, offenbar ohne dies untereinander abzusprechen, verschiedene Ärzte um Hilfe. Diese wurden eingeflogen, waren unterschiedlicher Meinung, sahen sich und ihr Team als jeweils maßgeblich verantwortlich. Andere fühlten ihre Kompetenz von Kollegen infrage gestellt. Das Handeln war nicht abgestimmt, niemand hielt alle Fäden in der Hand. Und erstaunlicherweise war kaum jemand darunter, der auf Hämatoonkologie spezialisiert gewesen wäre. Eine Spezialistin ließ Geräte zur Blutwäsche und Zellseparation einfliegen, die zunächst nicht funktionierten, die aufwändig in Gang gebracht wurden – und schließlich nicht gebraucht wurden. Der berühmte Herzchirurg Michael DeBakey wurde überzeugt, nach Panama zu fliegen, wo er mit seinem Team eintraf, um die Splenektomie vorzunehmen. Schließlich reiste er unverrichteter Dinge wieder ab.

Die Atmosphäre zwischen den Ärzteteams aus Panama, aus Frankreich und den USA war zunehmend vergiftet. Am 23. März 1980 schließlich verließen Pahlavi und sein engster Kreis Panama Richtung Ägypten, wo Präsident

Anwar as-Sadat ihm Asyl angeboten hatte. Wenige Tage später nahm DeBakey schließlich die bereits seit Monaten avisierte Entfernung der inzwischen fußballgroßen Milz vor. Zudem war ein Teil der Leber entfernt worden, der sich histologisch als von Metastasen durchsetzt erwies. Während DeBakey die Prognose des Patienten öffentlich als günstig einschätzte, sah dies sein Kollege Benjamin Kean aus New York, ein Pathologe und Tropenmediziner, ganz anders. Man solle Pahlavi die Chemotherapie ersparen, meinte er.

## Acht Ärzteteams: Die schlechtestmögliche Versorgung

10 Tage nach der Operation begann erneut eine Chemotherapie. Schließlich entwickelte sich jedoch ein subphrenischer Abszess. Oder gab es gar keinen Abszess? War das eine Pneumonie? Waren das Symptome der Chemotherapie? Wiederum wurde gestritten, was getan werden müsse. Im Juni schließlich wurden bei einer erneuten Laparatomie durch ein französisches Team 1,5 Liter Eiter entfernt. Flandrin berichtete, dass bei der Operation eine Nekrose am Pankreasschwanz festgestellt worden sei. Diese könne nur durch eine traumatische Läsion während der vorangegangenen Splenektomie erklärt werden. Vor-Operateur DeBakey wollte dies natürlich nicht auf sich sitzen lassen …

Nicht weniger als 8 Ärzteteams waren im Laufe der Zeit an der Behandlung des Schahs beteiligt. Kean meinte später, statt der bestmöglichen habe der Pahlavi wohl die schlechtestmögliche Versorgung erhalten. Am 27. Juli 1980 starb Pahlavi schließlich nach erneuter Infektion und inneren Blutungen im Schock.

## Fortgesetzte Diskussionen und politische Folgen

Der US-Journalist William Shawcross berichtete über eine abschließende Korrespondenz zwischen Flandrin und DeBakey, in der sie sich über die Umstände des Todes ihres gemeinsamen Patienten austauschten. Flandrin führte aus, dass der Schah nicht direkt an den Folgen des subphrenischen Abszesses gestorben sei, sondern eher „an der Rückkehr des Malignitätssyndroms". Denn die Chemotherapie habe infektionsbedingt unterbrochen werden müssen. DeBakey dagegen bestand in seiner Antwort darauf, dass weder klinisch noch laborchemisch Hinweise auf eine subphrenische Infektion bestanden hätten: Die Symptome seien als Reaktion auf die Chemotherapie zu erklären. Aufgrund des chemotherapiebedingt geschwächten Immunsystems habe sich eine generalisierte Infektion mit mehreren lokalen Infektionsherden entwickelt. Daher musste die Chemotherapie beendet werden. Dies habe die Progression der Krankheit verursacht … Selbst mehrere Monate nach dem Tod des Schahs hielten derartige Diskussionen an.

Die Geiselnahme von 52 US-Diplomaten in Teheran durch eine Gruppe iranischer Studenten im Zusammenhang mit der Behandlung des Schahs in New York sowie die gescheiterte Befreiungsaktion mit Hubschraubern und acht toten Soldaten kostete US-Präsident Jimmy Carter die Wiederwahl. Am Tag der Vereidigung Ronald Reagans zum 40. Präsidenten der USA wurden die Diplomaten freigelassen und über Athen und Algier nach Frankfurt am Main gebracht.

## Literatur

Altman LK (1981) The Shah's Health: A Political Gamble. The New York Times, May 17 (https://www.nytimes.com/1981/05/17/magazine/the-shah-s-health-a-political-gamble.html, Zugriff: 04.08.2016)
Koshnood A, Koshnood A (2016) The death of an emperor – Mohammad Reza Shah Pahlavi and his political cancer. Alex J Med 52(3): 201-208
Shawcross W (1988) The Shah's Last Ride. Simon and Schuster, New York

# Eva Perón: Ihre Diagnose war „top secret"

© Springer-Verlag GmbH Deutschland, ein Teil von Springer Nature 2019
T. Meißner, *Der prominente Patient*
https://doi.org/10.1007/978-3-662-57731-8_83

Weil sie sich nicht genau untersuchen lassen wollte und der Pap-Abstrich noch wenig bekannt war, wurde das Zervixkarzinom Eva Peróns erst spät entdeckt. Sie selbst erfuhr nie die wahre Diagnose.

Die Krankengeschichte der María Eva Duarte de Perón (1919–1952), auch Evita genannt, illustriert die Anfänge moderner Krebstherapie sowie erster Präventionsversuche. Zugleich erinnert sie daran, was für ein großes Tabuthema Krebserkrankungen in der Gesellschaft lange Zeit gewesen sind. Denn die Diagnose Eva Peróns wurde nicht nur gegenüber der Bevölkerung Argentiniens, sondern auch vor ihr selbst mit großem Aufwand geheim gehalten.

Das war bei Karzinompatienten keinesfalls unüblich. In einer Umfrage im Jahre 1961 gaben lediglich 10% der US-amerikanischen Ärzte an, dass sie in diesen Fällen ihren Patienten die Wahrheit sagen würden, zumindest anfangs. Man befürchtete, sie würden depressiv werden und womöglich Suizid begehen. Ärzte äußerten ihren Patienten gegenüber gerade einmal so viel, dass die Behandlung von den Patienten akzeptiert wurde.

Im Falle Eva Peróns spielten womöglich auch politische Erwägungen ihres Mannes Juan Domingo Perón (1895–1974), zweimaliger Präsident Argentiniens, eine Rolle, der seine Frau und ihre Beliebtheit in der Bevölkerung benutzte, um an der Macht zu bleiben. Das führte zu skurrilen Situationen. So flog zweimal ein Spezialist aus New York ein, um Perón zu untersuchen und zu operieren. Die Patientin wusste nichts davon und lernte ihn nie kennen, da sie stets bereits in Narkose versetzt worden war, bevor dieser den Operationssaal betrat.

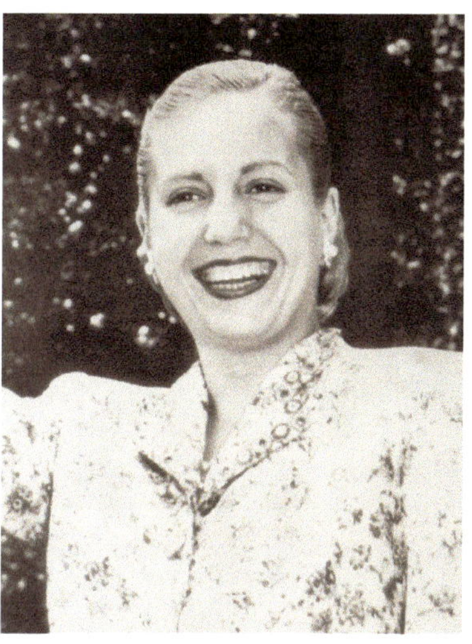

Eva Perón (© PHOTOAISA / INTERFOTO)

## Gesundheitliche Beschwerden nicht ernst genommen

Im Januar 1950 war Eva Perón in der Öffentlichkeit ohnmächtig zusammengebrochen. Einige Tage später unterzog sie sich wegen einer angeblichen Appendizitis der Appendektomie. Ob bei der Gelegenheit bereits der Verdacht auf eine Krebserkrankung des Unterleibs geäußert worden ist, ist umstritten. Diesbezügliche Behauptungen einer ihrer Ärzte, Oscar Ivanissevich, sollen unwahr sein. Tatsache ist, dass sie danach schwach und anämisch blieb, sich nicht richtig erholte und zunehmende abdominale Schmerzen sowie Vaginalblutungen hatte.

Sie verweigerte allerdings jegliche Klärung ihres Gesundheitszustands. „Selbst wenn sie erschöpft und offensichtlich krank war, setzte sie ihre Arbeit fort", berichteten später ihre Biografen Nicholas Fraser und Marysa Navarro. Anhänger Eva Peróns interpretieren dies auch heute noch als Ausdruck ihrer Hingabe an ihre politische Mission, ihres Einsatzes für die Armen und die Rechte der Frauen. Womöglich wollte sie aber auch einfach nicht wahrhaben, mit Anfang 30 schwer krank zu sein.

Nur wenige Jahre zuvor, 1942, war der New Yorker Biologe George Papanicolaou mit der Erkenntnis an die Öffentlichkeit getreten, er könne mit einem Zervikalabstrich Karzinome des Gebärmutterhalses in einem sehr frühen Stadium erkennen. Die American Cancer Society warb für regelmäßige Pap-Abstriche ab den späten 1940er-Jahren mit einer Kampagne. Die Argentinische Liga im Kampf gegen Krebs hatte 1950 über den Papanicolaou-Test berichtet. Doch ob dies im Umfeld Eva Peróns wahrgenommen worden ist, bleibt unklar. Schließlich ergab eine körperliche Untersuchung, dass sie an einem bösartigen Tumor der Gebärmutter leide, und zwar in einem fortgeschrittenen Stadium, in dem es zu diesem Zeitpunkt in Argentinien unüblich war, zu operieren.

## Hysterektomie: New Yorker Chirurg in geheimer Mission

Die Ärzte behandelten Perón initial mit Radium-Implantaten, um die Blutungen zu stoppen und so doch noch für eine Operation zu stabilisieren. Einer der Krebsspezialisten, Abel N. Canónico, schlug Juan Perón vor, den Chirurgen und Pathologen George Pack vom Memorial Sloan-Kettering Cancer Center in New York zu bitten, die Patientin zu operieren. Im Oktober 1951 flog Pack „top secret" das erste Mal nach Buenos Aires, um Eva Perón in Narkose zu untersuchen. Er bestätigte die Diagnose und stimmte einer Operation zu. Am 6. November 1951 flog er daher erneut in die argentinische Hauptstadt und betrat wiederum erst den Operationssaal, als Eva Perón bereits anästhesiert war. Während des Eingriffs stellte sich heraus, dass es sich um ein Zervixkarzinom in fortgeschrittenem Stadium handelte und bereits weit gestreut hatte. Pack führte die

radikale Hysterektomie durch inklusive der Lymphknotendissektion und blieb danach in Argentinien, bis Perón stabilisiert war. Er sah sie nach der Operation aber nie wieder. Es schloss sich eine Radiotherapie an.

In der Zwischenzeit war Juan Perón wiedergewählt worden, und seine Frau, nachdem sie genesen war, nahm ebenfalls wieder ihre politischen Aktivitäten auf. Allerdings kehrten die abdominellen Schmerzen bereits im Februar 1952 wieder. Biopsien bestätigten ein Krebsrezidiv im Becken. Pack, der sich nach der Operation nicht sonderlich optimistisch geäußert haben muss, lehnte nun einen erneuten Eingriff ab, obwohl es zunächst gelungen war, mit einer erneuten Radiotherapie die Ausdehnung des Tumors einzuschränken. Bald traten Lungenmetastasen auf, und die behandelnden Ärzte entschlossen sich zu einer Chemotherapie mit Mechlorethamin (Chlormethin), das zur Gruppe der Alkylanzien gehört. Eva Perón war damit die erste Argentinierin überhaupt, die eine Chemotherapie erhielt. Ziel war es, den Husten und die Dyspnoe etwas verbessern.

## Deutscher Spezialist reist nach Argentinien

Hilfe erhoffte man sich noch von deutscher Seite. So reiste wenige Monate vor Peróns Tod Hans Hinselmann (1884–1959) nach Argentinien zu der Patientin, damals ein bekannter Experte für Zervixkarzinome und Erfinder der Kolposkopie. Er war während des Nationalsozialismus an Zwangssterilisationen beteiligt und dafür von einem britischen Militärgericht verurteilt worden. Wenige Tage vor ihrem Tod am 26. Juli 1952 bekam Perón außerdem noch Besuch von zwei weiteren deutschen Ärzten, die ihr allerdings ebenfalls nicht mehr helfen konnten. Bereits zuvor hatte Evitas Mann beschlossen, sie einbalsamieren zu lassen. Selbst im Tod blieb die jung gestorbene Frau ein Politikum. Dies hatte einen makabren Totenkult zur Folge, Räuberpistolen mit einer wächsernen Leichen-Kopie in Hamburg/St. Pauli und eine Reise des Leichnams um die halbe Welt, bis er im Jahre 1976 endgültig in Buenos Aires bestattet werden konnte.

### Zervixkarzinom damals und heute

Zu Eva Peróns Zeiten wurden Zervixkarzinome meist erst in fortgeschrittenen Stadien diagnostiziert, die 5-Jahres-Überlebensrate lag dann unter 30%, im Stadium I bei 60%. Wenn sich der Tumor auf die Zervix beschränkte, erfolgte die Operation und Bestrahlung, ab Stadium II wurde nur bestrahlt. Als das Radium als Heilmittel entdeckt worden war, nahm zunächst die Bedeutung der 1898 von Ernst Wertheim (1864–1920) eingeführten radikalen Hysterektomie ab, wurde aber in den 1940er-Jahren wieder eingeführt. Die 5-Jahres-Überlebensraten in den Stadien I und II lagen damals bei 74 und 51%. Vor allem mit der Einführung von Früherkennungsuntersuchungen sanken Diagnosen in fortgeschrittenen Stadien sowie die Mortalitätsraten dramatisch. Heute liegen die 5-Jahres-Überlebensraten im Stadium I bei fast 100%, im Stadium IV bei 8%.

Eva Perón erkrankte mit Anfang 30 sehr früh an einem Zervixkarzinom, das darüber hinaus offenbar sehr aggressiv war. In Deutschland liegt die Inzidenz mit etwa 9/100.000 Einwohner. Insgesamt erkranken hierzulande etwa 4500 Frauen jährlich neu, und zwar in einem mittleren Alter von 53 Jahren. Als Hauptursache gilt die sexuell übertragene Infektion mit humanen Papillomaviren. Seit 2007 empfiehlt die Ständige Impfkommission (STIKO), Mädchen gegen HPV 16 und 18 zu impfen – diese Subtypen werden für zwei Drittel der Zervixkarzinome verantwortlich gemacht.

## Literatur

Gesellschaft der epidemiologischen Krebsregister in Deutschland e.V., GEKID-Atlas (www.gekid.de, Zugriff: 14.04.2018)

Lerner BH (2000) The illness and death of Eva Perón: cancer, politics, and secrecy. Lancet 355: 1988-1991

Robert Koch-Institut (www.krebsdaten.de, Stand: 06.12.2017)

„Sante Evita. Totenkult um eine Volksheldin" Der Spiegel 1995; 35: 158-159

# Richard III.: Shakespeares Schurkenkönig und sein Rückenproblem

© Springer-Verlag GmbH Deutschland, ein Teil von Springer Nature 2019
T. Meißner, *Der prominente Patient*
https://doi.org/10.1007/978-3-662-57731-8_84

Nur 2 Jahre hat er England regiert. Doch William Shakespeare setzte ihm ein dauerhaftes Denkmal: König Richard III. Der sensationelle Fund seiner Überreste in Leicester belegt die ihm nachgesagte Rumpfdeformität und seinen grausamen Tod.

Im September 2012 hatten Archäologen nach systematischer Suche die Überreste Richards III. unter einem Parkplatz in englischen Leicester gefunden, dem Areal eines früheren Franziskanerklosters. Durch einen DNA-Abgleich mit Nachkommen sowie mit archäologischen und historischen Analysen konnte gesichert werden, dass es sich um das Skelett Richards III. handelt.

Was Anthropologen und Bioarchäologen seither über ihn herausgefunden haben, korrigiert in gewisser Weise das Bild, das William Shakespeare (1564–1616) und die Nachfolger Richards auf dem englischen Thron von ihrem verhassten Vorgänger gezeichnet haben, nämlich das Bild eines buckligen, humpelnden Krüppels mit teuflischem Charakter, einer „gräulichen Kröte" eines „Schurkenkönigs".

Richard III. (1452–1485) war der letzte König aus dem Hause Plantagenet, einer der wichtigsten Dynastien des hochmittelalterlichen Westeuropas, und der letzte englische Herrscher, der bei einer Schlacht ums Leben kam. In der Schlacht von Bosworth im August 1485, als die Heere Richards und Heinrich Tudors, dem späteren Heinrich VII. von England, aufeinanderstießen, war König Richard 32 Jahre alt. Sein Tod war brutal, wie die noch sichtbaren Verletzungen seines Skeletts zeigen. Doch dazu später.

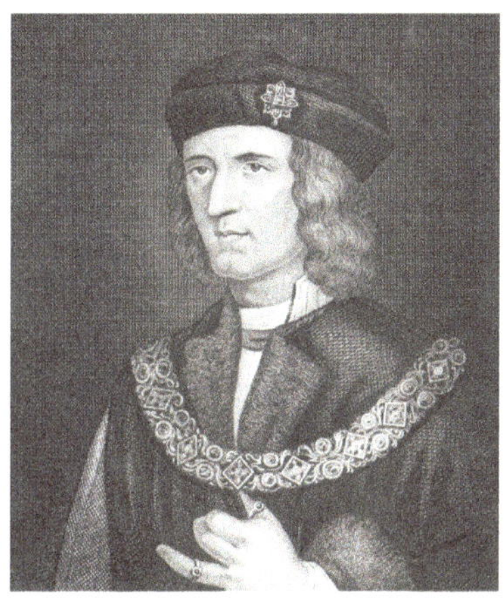

Richard III. (© Georgios Kollidas / Fotolia)

## Kein Bildnis aus Lebzeiten überliefert

Was ist dran am angeblich buckligen König? Es existiert heute kein Bildnis Richards III. mehr, das zu Lebzeiten gemalt worden ist. Erst später sind Bilder angefertigt worden. Insofern war bis in die jüngste Vergangenheit unsicher, wie Richard III. tatsächlich ausgesehen haben mag. Inzwischen ist mithilfe des Schädels sogar sein Gesicht rekonstruiert worden.

1490, also 5 Jahre nach Richards Tod, beschrieb der Historiker John Rous den König als eher zart gebauten Mann, dessen rechte Schulter höher gewesen sei als die linke. Die gefundenen Überreste in Leicester bestätigen, dass Richard III. tatsächlich einen fast femininen Körperbau und eine Skoliose hatte. Genauere Untersuchungen der Wirbelkörper, der Facettengelenke, computertomografische Analysen sowie die 3D-Rekonstruktion der kompletten Wirbelsäule ergaben, dass es sich um keine kongenitale Skoliose, sondern um eine idiopathische Adoleszentenskoliose gehandelt haben muss. Eine gut ausbalancierte Deformation, da Hals- und Lendenwirbelsäule weitgehend lotrecht waren, betroffen war die Brustwirbelsäule mit typischer rechtskonvexer Verkrümmung.

Bei einem Cobb-Winkel von zu Lebzeiten wahrscheinlich etwa 70–80 Grad war diese Skoliose zwar ausgeprägt, hat aber in aufrechter Haltung wahrscheinlich nicht zu einem stark sichtbaren Rippenbuckel geführt, allenfalls zu einer leicht verdrehten Haltung, vermutet der Anthropologe Piers Mitchell von der Universität Cambridge. Ein geschickter Schneider oder eine individuell angepasste Rüstung haben mit hoher Wahrscheinlichkeit die Deformität verdecken können. Zweifellos dürfte der Oberkörper Richards gedrungen und verkürzt ausgesehen haben, für eine eingeschränkte Herz- und Lungenfunktion gibt es jedoch keine Hinweise, ebenso wenig auf sonstige funktionelle Beeinträchtigungen, etwa der Extremitäten. Gut möglich ist dagegen, dass Richard unter chronischen Rückenschmerzen gelitten hat.

## Adoleszentenskoliose nach dem 10. Lebensjahr

Die Wissenschaftler um Jo Appleby und Guy Rutty von der Universität Leicester gehen davon aus, dass die Wirbelsäulenverkrümmung nach dem 10. Lebensjahr begonnen hat, sich auszuprägen, und nach und nach stärker wurde. Ob eine Traktionsbehandlung bei Richard erfolgte – sie ist bereits im Mittelalter beschrieben worden – ist nicht überliefert. Mitchell vermutet, dass der Cobb-Winkel zum Ende der Adoleszenz etwa 50 Grad betragen habe und sich bis zu Richards Tod auf etwa 70–75 Grad verschlechtert hat. Bei normaler Wirbelsäule wäre Richard etwa 1,70 Meter groß gewesen – guter Durchschnitt für diese Zeit. Aufgrund der Skoliose müssen etwa 5–8 cm von dieser Körpergröße abgezogen werden. Den Kampf mit dem Schwert dürfte die Deformität nicht ver-

hindert haben, ohne sie wäre Richard jedoch wohl ein besserer Kämpfer gewesen.

Ob ihn das am 22. August 1485 gerettet hätte? Tatsache ist, dass er an diesem Tag geradezu hingerichtet worden ist: Die Skelettanalyse ergab elf Verletzungen ohne Zeichen von Heilungstendenzen, allein neun davon am Kopf. Sie alle könnten also auf den letzten Kampf zurückzuführen sein.

So findet sich ein 10 mm großes Loch am rechten Oberkieferknochen in Verbindung mit einer Frakturlinie, beides verursacht wahrscheinlich durch den Stoß mit einem vierkantigen Dolch. Auch am Unterkiefer sind mehrere Schnittmarken im Knochen feststellbar. Betrachtet man den Schädel von unten, ist ein großer Teil des Okzipitalknochens mit einer scharfen Waffe abgetrennt worden, was zu Verletzungen subtentorialer Strukturen und des rechten Kleinhirns geführt haben muss. Hinzu kommt eine Penetrationsverletzung in unmittelbarer Nähe des Foramen magnum. Bei Sondierung dieser Verletzung gelangte Appleby direkt auf eine weitere Verletzung auf der gegenüberliegenden Innenseite des Schädels. Der Angreifer muss demzufolge eine lange, spitze Waffe wie etwa die Spitze einer Hellebarde von hinten in den Schädel und durch das Gehirn gerammt haben – eine tödliche Verletzung, die nur bei nach vorn geneigtem Kopf erfolgt sein kann, während das Opfer sich in kniender Position oder in Bauchlage befand.

## Anhaltende Attacken: Hingemetzelt und geschändet

Schließlich identifizierten die Wissenschaftler noch Beckenverletzungen, die darauf hindeuten, dass eine Waffe mit scharfer Klinge von hinten durch das rechte Gesäß in den Unterbauch gestoßen worden ist. Auch dies könnte lebensgefährliche Blutungen verursacht haben. All diese Verletzungen weisen auf eine anhaltende Attacke eines Angreifers oder mehrerer Angreifer hin.

Üblicherweise war ein König durch seine Rüstung gut geschützt. Die Verletzungen verdeutlichen, dass zumindest Teile der Rüstung entfernt worden sein müssen. So trug er offenbar keinen Helm oder hatte ihn im Kampf verloren. Es ist beschrieben worden, dass Richards Leiche entkleidet, über ein Pferd geworfen und geschändet worden war – gut möglich, dass manche Verletzungen daher rühren. Andererseits waren keine Abwehrverletzungen an Armen oder Händen feststellbar, diese waren offensichtlich geschützt.

Appleby und ihre Mitarbeiter gehen zusammenfassend davon aus, dass zwei am unteren Schädel feststellbare Verletzungen zum Tod geführt haben müssen und die schwere Beckenverletzung sowie weitere Gesichtsverletzungen post mortem zugefügt worden sind.

Beim Auffinden des Skeletts Richards III. waren keinerlei Kleidungsreste oder Hinweise auf einen Sarg gefunden worden. Daraus und aus historischen Berichten geht hervor, dass der Leichnam unbekleidet in einem für ihn zu kleinen Grab auf dem damaligen Klosterfriedhof verscharrt worden war.

### Adoleszentenskoliose

Die adoleszente Form der idiopathischen Skoliose beginnt während der Pubertät. Betroffen sind vorwiegend Mädchen. Skoliosen der Brustwirbelsäule sind fast ausnahmslos rechtskonvex und in der Regel mit Lordosen assoziiert. Adoleszentenskoliosen weisen immer eine Rotation auf: Die dorsalen Wirbelkörperanteile sind gegen die Konkavseite der Krümmung rotiert. Es wird angenommen, dass diese Skoliosen durch ein Missverhältnis zwischen dem Wachstum der dorsalen und dem der ventralen Wirbelkörperanteile entstehen. Das verminderte dorsale Wachstum zwingt die Wirbelkörper zum Ausweichen nach lateral und zur Rotation.

### Cobb-Winkel

Nach dem US-Amerikanischen Orthopäden John Robert Cobb (1903–1967) benannter Skoliosewinkel, der die Seitausbiegung auf a.–p. Röntgenaufnahmen der Wirbelsäule beschreibt: Zunächst wird eine Linie durch die beiden am stärksten gegeneinander verkippten Wirbelkörperdeck-/grundplatten gezogen. Diese Linien (oder die Senkrechten auf diesen Linien) schneiden sich in einem bestimmten Winkel – dieser Wert entspricht dem Skoliose- oder Cobb-Winkel.

## Literatur

Appleby J et al. (2015) Perimortem trauma in King Richard III: a skeletal analysis. Lancet 385: 253-359

Appleby J et al. (2014) The scoliosis of Richard III, last Plantagenet King of England: diagnosis and clinical significance. Lancet 383: 1944

Hefti F (2006) Kinderorthopädie in der Praxis. Springer Medizin, 2. Aufl, 72-76

The discovery of Richard III (https://www.le.ac.uk/richardiii/, Zugriff: 16.02.2015)

# Eleanor Roosevelt: Fürs Kranksein zu beschäftigt

© Springer-Verlag GmbH Deutschland, ein Teil von Springer Nature 2019
T. Meißner, *Der prominente Patient*
https://doi.org/10.1007/978-3-662-57731-8_85

Eleanor Roosevelt, Ehefrau von Franklin D. Roosevelt, hat über Jahrzehnte maßgeblich die US-amerikanische Politik beeinflusst. Sie starb an einer hämatologischen Krankheit in Kombination mit disseminierter Tuberkulose. Ihr Tod war qualvoll und daran trugen auch die behandelnden Ärzte eine Mitschuld.

Sie war die wohl einflussreichste Frau in der US-Politik des 20. Jahrhunderts, vergleichbar allenfalls mit Hillary Clinton, und die am längsten amtierende First Lady der USA. Wegen ihres unermüdlichen sozialen und politischen Engagements wird sie in Amerika bis heute gern als „First Lady of the World" bezeichnet: Eleanor Roosevelt (1884–1962).

„Amtierende" First Lady ist tatsächlich der angemessene Ausdruck für diese Frau. Denn nie stand sie im Schatten ihres Mannes Franklin. Stets gab es zwei Politiker im Hause Roosevelt. Zwar unterstützte sie die Wahlkämpfe ihres Mannes sowie seine Politik als US-Präsident in der Zeit von 1933–1945 in vielfältiger Weise, sie galt als „Ministerin ohne Ressort". So nahm sie offizielle Termine war, war ungemein medienpräsent, beeinflusste die politische Meinungsbildung in der Demokratischen Partei. Zugleich blieb sie stets die eigenständige Menschen- und Frauenrechtsaktivistin, Journalistin und Herausgeberin.

2 Jahrzehnte lang arbeitete sie für die damals neu gegründeten Vereinten Nationen, war bis ins hohe Alter in vielen Organisationen aktiv. Mit 75 ließ sie sich noch für den Wahlkampf John F. Kennedys einspannen und hielt ein halbes Dutzend Wahlreden in mehreren Bundesstaaten.

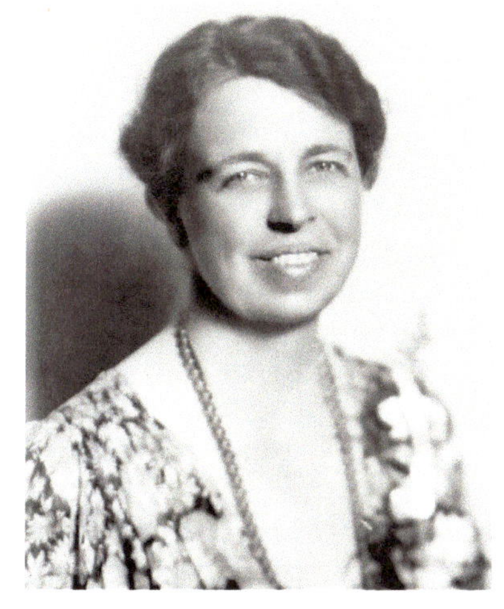

Anna Eleanor Roosevelt (© Granger, NYC / INTERFOTO)

## Bis an die Grenze der körperlichen Belastbarkeit

Möglich machte dies unter anderem ihre robuste Gesundheit. Beschwerden ignorierte sie. Eleanor Roosevelt war überzeugt davon, dass mit eisernem Willen jede Krankheit besiegt werden könne. Eigener wie fremder Krankheit begegnete sie mit Ungeduld. Insofern war sie schlecht vorbereitet auf das, was ab dem Jahr 1960 auf sie zukommen sollte.

Die Wahlkampfauftritte für Kennedy führten Eleanor Roosevelt an die Grenze ihrer körperlichen Belastbarkeit. Ihr persönlicher Arzt A. David Gurewitsch stellte im April 1960 eine milde Anämie mit einem Hb-Wert von 10,3 g/dl fest, die Leukozytenzahl war leicht erniedrigt. Eine Knochenmarkpunktion ergab ein hyperzelluläres Knochenmark mit auffällig vielen unreifen Zellen. Obwohl das verdächtig nach dem Frühstadium einer Leukämie aussah, stellten Hämatologen die Diagnose „aplastische Anämie", eine seltene Form der Knochenmarkinsuffizienz. Die Patientin, aufgeklärt über die Unheilbarkeit der Erkrankung, setzte ihre Aktivitäten rund um den Erdball fort. Weitere Tests lehnte sie ab, sie sei „zu beschäftigt, um krank zu sein."

Im September 1961 wurde Eleanor Roosevelt ins Columbia-Presbyterian Hospital in New York eingewiesen wegen seit zwei Tagen anhaltender vaginaler Blutungen. Zuvor war sie mit dem Östrogen-Präparat Premarin behandelt worden, um zu sehen ob dies einen günstigen Effekt auf ihr Knochenmark habe. Resultat waren eine Uterushypertrophie und die Blutungen. Nach einer Kürettage und 3 Tagen stationären Aufenthalts durfte sie das Krankenhaus wieder verlassen. Sie fühle sich „so gut wie zuvor", hieß es.

## Blutbild verschlechtert sich weiter

Allerdings lag zu diesem Zeitpunkt ihr Hb-Wert bei 8,2 g/dl, Leukozyten: 1500/mm$^3$ (79% davon Lymphozyten); die Thrombozytenzahl war mit 79.000/mm$^3$ deutlich erniedrigt. Auffällig war zudem die erhöhte Blutsenkungsgeschwindigkeit. Die erneute Knochenmarkspunktion hatte ein nun hypozelluläres Knochenmark mit lediglich 5% Myeloblasten ergeben. Auf der Röntgen-Thoraxaufnahme waren große, kalzifizierte Knoten in beiden Hilusregionen erkennbar. Bluttransfusionen verbesserten zwar den Hb-Spiegel, allerdings entwickelte sie – wie später viele Male – Transfusionsreaktionen mit hohem Fieber und Schüttelfrost.

Obwohl es ihr nicht gut ging, unternahm Eleanor Roosevelt im Februar 1962 eine Reise nach Israel und in die Schweiz. Als im April ihre Blutwerte unverändert schlecht sind, entschlossen sich die behandelnden Ärzte zur einer Behandlung mit 20 mg Prednison täglich in der Hoffnung, dies würde die Blutbildung anregen.

Im Juli wurde die Prednison-Dosis allmählich auf 10 mg täglich reduziert, dann aber, trotz des ausbleibenden Erfolgs, lange fortgesetzt. Es waren weiterhin regelmäßig Bluttransfusionen nötig.

Eleanor Roosevelt war bewusst, dass ihr Leben nun zu Ende gehen würde. Sie äußerte, zu sterben sei die letzte Möglichkeit, ihre Kinder zu unterstützen, weil diese dann ihr Erbe antreten könnten. Sie ahnte nicht, wie qualvoll ihr Tod sein würde. Qualvoll deshalb, weil zu ihrer hämatologischen Erkrankung nun eine disseminierte Tuberkulose hinzukam. Zum anderen lag dies an ethisch mindestens diskussionswürdigen Entscheidungen der behandelnden Ärzte.

## Knochenmark-Tbc oder aleukämische Leukämie?

Bei einem weiteren Aufenthalt im Columbia-Presbyterian Medical Center notiert der Onkologe Alfred Gellhorn im August 1962 die Anamnese: Fieber, Schüttelfrost und Nachtschweiß seit mehreren Tagen sowie seit einigen Wochen bestehender trockener Husten. Der Hb-Wert liegt bei 7,5 g/dl, die Leukozytenzahl beträgt nur noch 200/mm$^3$, Thrombozyten: 83.000/mm$^3$. Die Blutsenkungsgeschwindigkeit ist auf 128 mm/h gestiegen. Auch das Röntgen-Thorax-Bild hat sich verändert, beschrieben wird eine beidseitigen Hilusadenopathie. Sie wird in Verbindung gebracht mit einer Pleuritis im Jahre 1919 bei vermuteter Lungentuberkulose.

Gurewitsch geht davon aus, dass die Tbc aus 1919 reaktiviert ist, nun liege eine Knochenmarks-Tbc vor. Damit steht er aber allein, die Hämatologen gehen nun von einer „aleukämischen Leukämie" aus.

Wegen des Fiebers wird die Prednison-Dosis von 2,5 mg auf 30 mg pro Tag erhöht. Antibiotika, und zwar Penicillin und Streptomycin, später auch Colimycin, erhält die Patienten trotzdem (alles intramuskulär!), und zwar wegen einer nicht näher bezeichneten pyogenen Bakterieninfektion. Die Blutkulturen bleiben allerdings negativ, der Knochenmarkbefund ist unverändert. Wegen rektaler Blutungen exzidiert ein Chirurg hypertrophe Analschleimhaut und kauterisiert petechiale Blutungen.

Die Patientin ist zeitweise verwirrt, vor allem aber wütend. Und zwar zunächst darüber, dass sie nicht dank Willenskraft gesund wird, später, dass es ihr nicht erlaubt wird zu sterben. In der Tat muss Eleanor Roosevelt in ihren letzten Wochen eine schier endlose Abfolge von Tests und Untersuchungen über sich ergehen lassen, inklusive Kontrastmitteleinläufen des Darms und weiterer Knochenmarkpunktionen. Ihr Allgemeinzustand verschlechtert sich, sie hat weiter intestinale Blutungen, multiple Hämatome am ganzen Körper, unregelmäßige Fieberanstiege.

Die Prednison-Behandlung wird fortgesetzt, sie entwickelt ein Cushing-Syndrom sowie Mundulzerationen aufgrund einer Candida-Besiedlung. Zudem begünstigt die Immunsuppression die rasante Ausbreitung von Mykobakterien in Roosevelts Körper. Ein Pathologe wird post mortem eine disseminierte akute Tbc mit Befall der Lunge, der Leber, der Milz, der Nieren, der hilären Lymphknoten und des linken Temporallappens feststellen.

## Roosevelts Ärzte hoffen auf ein Wunder

Im Oktober 1962 ergibt die Kultur von Knochenmark dann tatsächlich den Nachweis von Mycobacterium tuberculosis. Gurewitsch, der schon lange das Hauptproblem in einer nicht diagnostizierten Tbc sieht, frohlockt: Trotz eines Hb-Wertes von 3,6 g/dl ist er sicher, dass sich nun die Überlebenschancen seiner Patientin um „5000% erhöht" hätten. Seltsamerweise sind die Mykobakterien sowohl auf Streptomycin als auch auf Isoniazid (INH) resistent. Sollte es sich tatsächlich um den reaktivierten Mykobakterienstamm aus 1919 handeln, müsste es sich um seltene primäre Resistenzen handeln. Möglich ist aber auch, dass sich Eleanor Roosevelt bei ihren Reisen später mit bereits antibiotikaresistenten Mykobakterien infiziert hatte, etwa während ihres Israel-Aufenthalts.

Obwohl die Familie der Meinung ist, ihre Mutter – sie wird inzwischen wieder zu Hause behandelt – habe nun genug gelitten, verdoppelt Gurewitsch die INH-Dosis, transfundiert gewaschene Blutkonserven. Aus der Trachea muss regelmäßig Sekret abgesaugt werden, ein Blasenkatheter wird gelegt, um die Flüssigkeitsbilanz berechnen zu können. Gurewitsch hofft offenbar auf ein Wunder. Später wird er selbstkritisch eingestehen, dass sein Handeln am Ende „nicht gut" gewesen sei, er habe sich jedoch dazu verpflichtet gefühlt.

Am 5. November wird die Patientin komatös. Als sie schließlich 2 Tage später kurz nach einer erneuten Sekretabsaugung zyanotisch wird und das Herz aufhört zu schlagen, versuchen die anwesenden Ärzte sie mit Herzdruckmassage und Mund-zu-Mund-Beatmung wiederzubeleben – inklusive einer intrakardialen Adrenalin-Injektion! Am frühen Abend des 7. November 1962 wird schließlich der Tod festgestellt. Die Autopsie bestätigt die disseminierte Tbc sowie die Diagnose einer aplastischen Anämie.

Über letzteres könnte man diskutieren: Der US-amerikanische Internist Philip A. Mackowiak von der School of Medicine der Universität von Maryland in Baltimore diskutiert in seiner Pathografie die Möglichkeit eines myelodysplastischen Syndroms – eine Unterscheidung zur aplastischen Anämie war damals nicht möglich. Und auch die Tbc selbst kann Einfluss auf die Blutbildung des Knochenmarks gehabt haben. Insofern bleibt unklar, ob es sich um eine einzige Krankheit (Tuberkulose) gehandelt hat oder doch um eine primär hämatologische Krankheit mit der Komplikation einer reaktivierten oder neuen Tbc.

## Hippokratischer Grundsatz schwer verletzt

Vor allem aber kritisiert Mackowiak, dass der Grundsatz „primum non nocere" im Falle Eleanor Roosevelts mehrfach schwer verletzt worden sei. Mit ihrer nicht enden wollenden Diagnostik und Therapie hätten Gurewitsch und Ärzte des Columbia-Presbytarian Hospital der Patientin mehr geschadet als genützt. Das Prednison hätte abgesetzt werden müssen, nachdem es nicht den erhofften Effekt zeitigte. Stattdessen befeuerte die fortgesetzte medikamentöse Immunsuppression die disseminierte Tuberkulose. Die Konsequenz daraus sowie aus zahlreichen intramuskulären Injektionen trotz Thrombozytopenie und anderem mehr waren blutende Duodenalulzera, Cushing-Syndrom, orale Candidiasis und schmerzhafte Muskelhämatome. Selbst als die Sterbephase eingetreten war, verlängerten Gurewitsch und andere diese noch mit weiteren Medikamenten, Transfusionen und schließlich einer völlig unnötigen kardiopulmonalen Reanimation.

### Aplastische Anämie

Die aplastische Anämie (Syn.: Panmyelophthise, Panmyelopathie, Panzytopenie, aregenerative Anämie) ist eine seltene Form der Knochenmarkinsuffizienz mit Störung der Erythrozyto-, Thrombozyto- und Leukozytopoese bei hypozellulärem, durch Fettmark ersetzten Knochenmark. Die Inzidenz wird weltweit mit 0,1–0,2/100.000 angegeben. Die Ursachen können toxischer Natur sein, etwa durch Medikamente oder Chemikalien ausgelöst, sie kann postinfektiös auftreten oder vererbt sein (Fanconi-Anämie: Kombination mit Fehlbildungen äußerer und innerer Organe). Häufig spielen offenbar immunologische/autoimmunologische Entstehungsmechanismen eine Rolle. Unbehandelt ist die Letalität sehr hoch, heute können jedoch etwa 90% der Patienten erfolgreich behandelt werden. Therapieoptionen sind die allogene Stammzelltransplantation oder die immunsuppressive Behandlung mit Antithymozytenglobulin und Ciclosporin A.

## Literatur

Füreder W et al. (2014) Evaluation of treatment responses and colony-forming progenitor cells in 50 patients with aplastic anemia after immunosuppressive therapy or hematopoietic stem cell transplantation: a single-center experience. Wien Klin Wochenschr 126: 119-125

Mackowiak PA (2013) Diagnosing Giants. Oxford University Press, S 193-212

Miano M, Dufour C (2015) The diagnosis and treatment of aplastic anemia: a review. Int J Hematol 101: 527-35

# Franklin Delano Roosevelt: Und es war doch keine Kinderlähmung

© Springer-Verlag GmbH Deutschland, ein Teil von Springer Nature 2019
T. Meißner, *Der prominente Patient*
https://doi.org/10.1007/978-3-662-57731-8_86

Die Lähmungen der Beine von Franklin D. Roosevelt sind lange auf Poliomyelitis zurückgeführt worden. Wahrscheinlicher ist ein Guillain-Barré-Syndrom, das damals noch weitgehend unbekannt war.

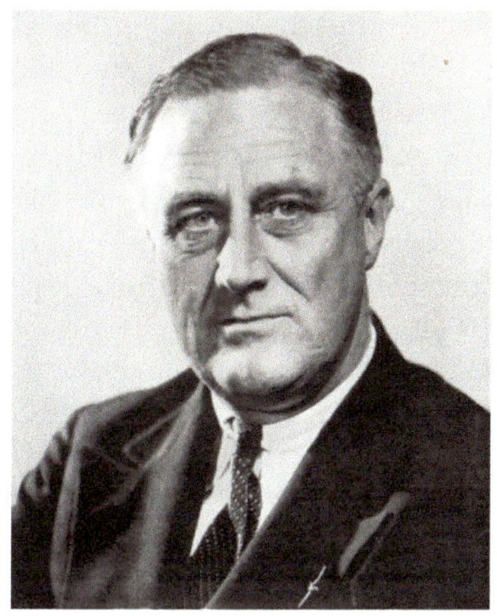

Franklin Delano Roosevelt (© Mary Evans / INTERFOTO)

Trotz seiner körperlichen Behinderung wurde Franklin Delano Roosevelt (1882–1945) im Jahre 1932 zum 32. Präsidenten der Vereinigten Staaten von Amerika gewählt – ein Sieg gegen den amtierenden Herbert Hoover (1874–1964). Die USA litten damals an den verheerenden Folgen der Weltwirtschaftskrise, die mit dem Börsencrash am „Schwarzen Donnerstag", dem 24. Oktober 1924, begonnen hatte. In den nächsten anderthalb Jahrzehnten wird Roosevelt noch drei Mal wiedergewählt werden – ein einmaliger Vorgang in der US-amerikanischen Geschichte. 1936 gewann er zum ersten Mal deutlich die Wiederwahl. Überzeugt, dass Europa ohne Unterstützung der USA von Nazi-Deutschland erobert würde, entschloss Roosevelt sich im Jahre 1940, für eine dritte Amtszeit zu kandidieren. Wieder gewann er und wurde 1944 erneut gewählt, bevor er sich nach der Konferenz von Jalta aus gesundheitlichen Gründen zurückziehen musste.

Freilich wurde die körperliche Verfassung des US-Präsidenten, wie damals üblich, vor der Öffentlichkeit verschwiegen, soweit es ging. Was war es nun, das die Lähmungen der Beine Roosevelts verursacht hat?

Alles beginnt am 10. August 1921. Der 39-jährige Anwalt und Politiker, bereits ein Jahr zuvor war er von der Demokratischen Partei erfolglos zum Kandidaten für das Amt des Vizepräsidenten nominiert worden, befindet sich mit seiner Familie auf dem kanadischen Campobello Island im Urlaub. Er verbringt einen sportlichen Tag mit Segeln, Laufen und Schwimmen. Doch fühlt er nicht die sonst aufkommende wohlige Mattigkeit, dieses „Nachglühen" nach körperlicher Aktivität. Vielmehr klagt er über eine leichte Lumbago und Kälteschauer. Selbst zum Umziehen ist er zu erschöpft, er geht bald zu Bett. Am nächsten Morgen ist ein Bein geschwächt. Nachmittags ist es gelähmt, und auch das andere Bein verweigert zunehmend die Arbeit. Am 12. August kann Roosevelt wegen schlaffer Lähmungen beider Beine nicht mehr stehen, er hat Fieber (38,9 °C) und klagt über unspezifische Schmerzen. Der Hausarzt diagnostiziert eine schwere Erkältung. Später kann Roosevelt wegen der zunehmenden Muskelschwäche nicht mehr ohne Unterstützung sitzen. Die Beine sind taub, zugleich bestehen erhebliche Dysästhesien.

Schon die Bettdecke auf der Haut oder ein Luftzug sind ihm eine Qual.

Einen weiteren Tag später sind auch Arme, Schultern und beide Daumen geschwächt, eine Schwäche, die in den nächsten Tagen zunehmen wird. Den Darm kann Roosevelt nur noch mit Einläufen entleeren. 2 Wochen lang ist er nicht in der Lage zu urinieren, was wiederholte Katheterisierungen erforderlich macht. Das Fieber hält etwa eine Woche an, am 18. August ist der Patient kurz delirant, sonst aber psychisch unauffällig, ein Meningismus besteht nicht. Es besteht eine nicht näher beschriebene Gesichtslähmung. Am 15. Tag der Erkrankung bestätigt schließlich der Orthopäde Robert W. Lovett (1859–1924), der 5 Jahre zuvor ein Buch über Kinderlähmung veröffentlicht hat, die Diagnose eines Internisten: Poliomyelitis.

## Kniegelenke mit Keilen gestreckt

Erst im Oktober 1921 wird Roosevelt aus dem New York City Presbyterian Hospital entlassen. Sehr langsam gehen die Lähmungen und Schmerzen, vor allem in den Beinen, zurück, die Dysästhesien verbleiben für etwa 6 Monate. Im Januar 1922 kommt es zu einer plötzlichen Hyperflexion in beiden Kniegelenken, eine Streckung ist nicht mehr möglich. Die Beine werden für 3 Wochen eingegipst und die Kniegelenke mithilfe von Keilen nach und nach gestreckt. Danach erhält Roosevelt Orthesen und Krücken, damit er zumindest stehen kann. Bei einer erneuten Untersuchung Ende Mai 1923 notiert Lovett:

» „Seine Arme, das Gesicht und Nacken sind normal. Seine Darm-, Blasen- und sexuellen Funktionen sind normal. Seine Abdominalmuskulatur ist schwach. Er kann kaum die Hüften beugen. Von der Taille abwärts noch immer gelähmt, keine Bewegung der Hamstring-Muskulatur [Mm. semitendinosus, semimembranosus, biceps femoris – Anm. d. Autors], die Zehen zeigen allenfalls eine Spur von Bewegung.“

Aus dem Jahre 1933, als Roosevelt Präsident der Vereinigten Staaten wird, liegt ein weiterer Befund vor, aus dem hervorgeht, dass sich inzwischen auch die Kraft der Abdominalmuskulatur normalisiert hat, die Gesäß- und Beinmuskulatur jedoch weitgehend symmetrisch gelähmt geblieben ist. Dennoch gelang es Roosevelt zu vermitteln, dass es ihm besser gehe. Es existieren kaum Fotos, auf denen er im Rollstuhl zu sehen ist. So sollte ihn in der Öffentlichkeit niemand sehen. Mithilfe von Beinorthesen und Krückstöcken war er in der Lage, kurze Strecken zu gehen, und bei öffentlichen Auftritten sah man ihn aufrecht stehen, gestützt durch die Orthesen und eine Hilfsperson.

## Analyse der Symptome Roosevelts

Eine Arbeitsgruppe um Armond S. Goldman, ehemaliger Kinderarzt und Professor an der Universität von Texas, hat im Jahre 2003 die Symptome Roosevelts analysiert und mithilfe retrospektiver Berechnungsmethoden ermittelt, inwiefern sie zur damaligen Zeit und in der Altersgruppe Roosevelts tatsächlich für eine Polio sprechen oder eher für das Guillain-Barré-Syndrom.

Für die Polio spricht demnach, dass damals schlaffe Paresen bei Kindern und jungen Erwachsenen meist eben darauf zurückzuführen waren. Zudem war Roosevelt mitten in der Polio-Saison (Sommer) erkrankt. Allerdings seien Lähmungen bei Polio selten symmetrisch oder aszendierend und nähmen lediglich für 3–5 Tage zu. Ungewöhnlich war auch die Gesichtslähmung Roosevelts. Hinzu kommt, dass Fieber bei Polio meist vor der Paralyse, bei Roosevelt dagegen fast parallel zu den Symptomen auftrat. Der häufig bei Polio vorkommende Meningismus fehlte bei Roosevelt. Auch Taubheitsgefühl war bei Polio selten. Der deszendierende und symmetrische Rückgang der Lähmung spricht ebenfalls gegen die Diagnose Poliomyelitis.

Typisch für ein Guillain-Barré-Syndrom waren dagegen die lumbagoartigen Beschwerden Roosevelts zu Beginn der Krankheit. Die anderen neurologischen Symptome passen ebenfalls gut, abgesehen von den anhaltenden Lähmungen und dem Fieber, welche relativ selten vorkommen. Auch andere Polyneuropathien, diphtherische Polyneuritis oder einen Botulismus haben Goldman und seine Mitarbeiter ausgeschlossen. Aus heutiger Sicht differenzialdiagnostisch hilfreich wäre eine Liquoranalyse gewesen. Eine solche ist jedoch bei Roosevelt damals nicht vorgenommen worden. Sie hätte auch keine therapeutischen Konsequenzen gehabt.

## Berechnungen sprechen für ein Guillain-Barré-Syndrom

Die Wahrscheinlichkeitsberechnungen der Arbeitsgruppe führten zu dem Ergebnis, dass sechs von acht Symptomen für das Guillain-Barré-Syndrom und gegen die Poliomyelitis als eigentliche Ursache für Roosevelts Lähmungen sprechen. Gestützt wird diese These durch weitere Wahrscheinlichkeitsberechnungen für jedes einzelne Symptom innerhalb der Krankheitsentitäten sowie durch den Abgleich mit der Altersgruppe und den Erkrankungshäufigkeiten in den 1920er-Jahren. Goldman und Kollegen bekräftigten 2014, nach Kritik anderer Pathografen, die sich weiterhin für die Diagnose Poliomyelitis ausgesprochen hatten, die ihrer Meinung nach wahrscheinlichere Diagnose eines Guillain-Barré-Syndroms, weil der klinische Verlauf bei Roosevelt diesem am ehesten entsprochen habe.

Dennoch wird der Name Franklin D. Roosevelt stets mit der Poliomyelitis verbunden bleiben. Denn Roosevelt ist der Gründer der National Foundation for Infantile Paralysis (heute: March of Dimes). Die Stiftung sammelte zunächst vor allem Gelder für die Erforschung der Krankheit. Per Radio wurden alle US-Bürger gebeten, 10 Cent (in den USA als „Dime" bezeichnet) für den Kampf gegen Polio zu spenden. Das ist der Grund, warum sich Roosevelts Profil seit seinem Tod 1945 auf diesen Münzen befindet.

### Guillain-Barré-Syndrom

Georges Guillain (1876–1961) und Jean Alexander Barré (1880–1967) beschrieben im Jahr 1916 Liquorveränderungen mit hohen Albuminkonzentrationen im Zusammenhang mit aszendierenden Lähmungen. Es handelt sich um eine Polyneuroradikulitis. Das Syndrom entwickelt sich im Zusammenhang mit Infektionen sowie parainfektiös. Es spielen offenbar immunologische Prozesse an den peripheren Nerven und den Nervenwurzeln eine Rolle. Letztlich sind die genauen Ursachen unklar (idiopathische Polyneuroradikulitis). Die Inzidenz liegt zwischen 0,5 und 2/100.000 Einwohner, wobei vor allem Männer betroffen sind.

Nach unspezifischen Symptomen eines Infekts treten meist Parästhesien und Schmerzen an den unteren Extremitäten auf, gefolgt von symmetrischen, schlaffen, aufsteigenden Paresen bis hin zur Tetraparese sowie Blasen- und Sphinkterlähmung. Auch eine Atemlähmung und Hirnnervensymptome können vorkommen. Die Therapie ist in erster Linie symptomatisch, gegebenenfalls intensivmedizinisch, hinzu kommen Immunglobuline. Die Symptome bilden sich meistens innerhalb von 2–3 Monaten vollständig zurück, und zwar in der umgekehrten Reihenfolge ihres Auftretens. Die Letalität wird mit 5–15% angegeben (Atemlähmung, kardiale Komplikationen).

## Literatur

Goldman AS et al. (2003) What was the cause of Franklin Delano Roosevelt's paralytic illness? J Med Biograph 11: 232-240

Goldman AS et al. (2014) Franklin Delano Roosevelt's (FDR's) (1882-1945) 1921 neurological disease revisited; the most likely diagnosis remains Guillain-Barré syndrome. J Med Biograph 24: 452-459

# Gustav Stresemann: Politik mit rasendem Herzen

© Springer-Verlag GmbH Deutschland, ein Teil von Springer Nature 2019
T. Meißner, *Der prominente Patient*
https://doi.org/10.1007/978-3-662-57731-8_87

Krankheiten haben das Leben des früheren deutschen Außenministers und Friedensnobelpreisträgers Gustav Stresemann geprägt. Er starb im Alter von 51 Jahren plötzlich – jedoch erwartet.

Am Tag der Deutschen Einheit jährt sich der Todestag des deutschen Politikers Gustav Stresemann (1878–1929), jenes Mannes, der nach dem Ersten Weltkrieg für ein neues Verhältnis Deutschlands zu seinen Nachbarn gesorgt hat und der als Vorkämpfer für ein geeintes Europa gilt.

Aufgewachsen in durchaus prekären Verhältnissen, war es Gustav Stresemann gelungen, sich im gehobenen Bürgertum zu etablieren. Rasch machte der ehrgeizige Ökonom und begnadete Redner Karriere, zunächst in der Wirtschaft, dann in der Politik. 1907 war er der jüngste Abgeordnete des Deutschen Reichstags, im Krisenjahr 1923 für kurze Zeit Reichskanzler und danach bis zu seinem Tode Außenminister. Stresemann und sein französischer Kollege Aristide Briand hatten für ihr Wirken und die völkerrechtlichen Verträge von Locarno 1926 den Friedensnobelpreis erhalten.

Besonders nach seinem physischen Zusammenbruch im Jahre 1918 bei vorangegangenen Herzbeschwerden, ging es Stresemann in den folgenden, politisch und persönlich wichtigsten Jahren gesundheitlich zunehmend schlechter. Spätestens ab Mitte der 1920er-Jahre muss es Stresemann bewusst gewesen sein, dass ihm eine nur begrenzte Lebenszeit zur Verfügung stehen würde. Außer an Herzbeschwerden litt er an einer Niereninsuffizienz und wahrscheinlich an Morbus Basedow.

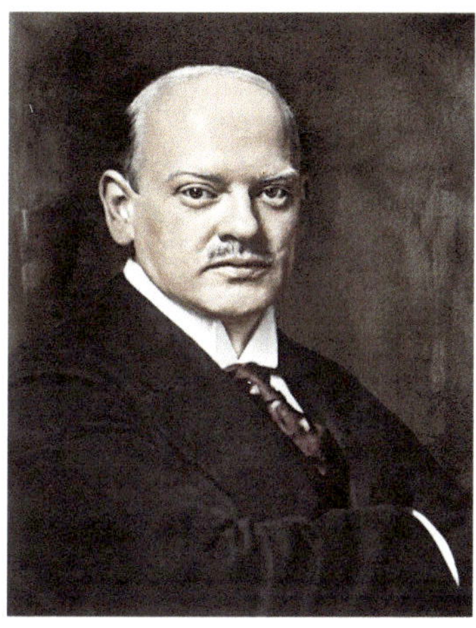

Gustav Stresemann (© akg-images / picture alliance)

## Morbus Basedow und schwer erschüttertes Gefäßsystem

Wann und von wem genau diese Diagnosen gestellt worden waren, geht aus Biografien nicht eindeutig hervor. Bereits als junger Mann war Stresemann beim Militär allenfalls als für den Landsturm tauglich gemustert worden, sprich: geeignet für das letzte Aufgebot. Stresemanns letzter Arzt, Hermann Zondek aus Berlin, schrieb in seinen Memoiren: „Außer einem großen Kropf, der ihn nur wenig belästigte, fanden sich Zeichen erheblicher arteriosklerotischer Nieren- und Herzschädigung mit Blutdrucksteigerung und Neigung zu immer wiederkehrenden Nierenentzündungen (maligne Nephrosklerose)“. Wie er zu diesen Diagnosen gekommen ist, hat Zondek leider nicht notiert. Aus seinem 1923 erschienenen Lehrbuch „Die

Krankheiten der Endokrinen Drüsen" geht hervor, dass es damals noch keineswegs als gesichert galt, dass eine Hyperfunktion der Schilddrüse im Mittelpunkt der rein klinisch gestellten Diagnose eines Morbus Basedow steht. Manche glaubten an eine „Sympathikusneurose" oder eine Störung des Zentralnervensystems.

Nach Meinung des damals leitenden Arztes auf der Bühlerhöhe bei Baden-Baden, Gerhard Stroomann, haben jahrelang rezidivierende Mandelentzündungen die Nieren Stresemanns geschädigt, resultierend in einer zunehmenden Urämie. Er hielt die Niereninsuffizienz sowie sein „schwer erschüttertes Gefäßsystem" für die eigentlichen Ursachen des frühen Todes. An einen Basedow glaubte er nicht: „Die Herztätigkeit war auffallend ruhig, nicht gepeitscht vom Schilddrüsengift", heißt es in seinen Erinnerungen. Stroomann hat Stresemann allerdings nur kurze Zeit in seiner Klinik behandelt (1928/29). Zugleich beschrieb er die „kräftig vergrößerte Schilddrüse", die die Trachea verenge, ebenso wie Stresemanns „übergroße Erregbarkeit" und den „dauernd hohen Blutdruck".

## Robustes Äußeres bei großer Zerbrechlichkeit

Trotzdem mutete Stresemann sich zeitlebens ein extremes Arbeitspensum zu, mit langen Bahnreisen quer durch Deutschland und Europa, hohem Termindruck, teils drei, vier Reden täglich und Verhandlungsdauerstress. Die Todesahnung sind nach Meinung des Stresemann-Biografen Karl Heinrich Pohl mit ein Grund, warum er bei den Verhandlungen etwa zu den Locarno-Verträgen 1925 permanent Druck auf seine Gesprächspartner ausübte, rastlos agierte und geradezu undiplomatisch Forderungen stellte. „Für Stresemann und seine Politik stellte seine Krankheit einen kaum zu überschätzenden Faktor dar", meint Pohl in seiner 2015 erschienenen Biografie.

Fotos zeigen Stresemann als stämmigen, robusten Mann. Doch dies täuscht: „Sein scheinbar stabiles Äußeres war gepaart mit einer großen Zerbrechlichkeit …", so Pohl. Nach seinen Recherchen litt Stresemann unter Kurzatmigkeit, Schweißausbrüchen, Herzrasen, thorakalen Schmerzen, häufigen Infekten, Kopfschmerzen und Schwindelattacken sowie Durchfällen. Trotzdem versagte er sich jede Schonung, Ratschlägen seiner zahlreichen Ärzte folgte er allenfalls begrenzt.

Behandelt wurde symptomatisch, etwa mit Brom und Baldrian gegen die Herzsymptome, kalten Kompressen, Diäten oder auch „elektrischer Massage" und Kohlensäure-Bädern. „Alle Maßnahmen richteten sich darauf, die Erregbarkeit zu mindern, also jede Aufregung von dem Kranken nach Möglichkeit fernzuhalten", heißt es in der Biografie von Kurt Koszyk. Empfohlen wurden dazu Perioden möglichst völliger körperlicher und geistiger Ruhe, am besten mehrmals pro Jahr. Die Struma-Operation galt als hochgradig lebensgefährlich, die Röntgenbestrahlung der Schilddrüse war umstritten.

## Wahlkampf trotz „unerbittlich vorrückender Schicksalsuhr"

Auch Stresemann musste sich – widerwillig – mehrfach längere Erholungspausen und Kuren genehmigen. 1927 notiert ein befreundeter Journalist: „Eine tödliche Blässe liegt auf dem schwammigen, aufgedunsenen Gesicht, dessen Augen unter wässerigen Falten fast zu verschwinden scheinen; die Adern treten bläulich hervor." Bei dem 49-Jährigen wird eine Schrumpfniere diagnostiziert. „Die Kurven des Eiweißgehaltes und des immer niedrigeren spezifischen Harngewichts", notierte Stroomann, „gleichen den Zeigern der unerbittlich vorrückenden Schicksalsuhr des Todgeweihten." Dies verhinderte nicht, dass sich Stresemann in Wahlkämpfe und seine politische Arbeit stürzte. Wenn der Todkranke dann doch ausfiel, bezichtigten ihn politische Gegner schon mal der „Simulation" und „Feigheit".

Am 6. August 1928 erleidet Stresemann im thüringischen Oberhof einen leichten Schlaganfall mit vorübergehender Aphasie – die

Sprachstörung verschwindet relativ rasch. Bereits Ende August reist er nach Paris zur Unterzeichnung des Briand-Kellogg-Pakts. Im November tritt der Außenminister wieder als Redner im Reichstag auf, im Dezember nimmt an einer Tagung des Völkerbunds in Lugano teil.

So geht es weiter, auch in seinen letzten Lebensmonaten: er reist zu internationalen Konferenzen, etwa nach Haag in den Niederlanden, wo er am 28. August 1929 kollabiert, oder Anfang September nach Genf, wo er zwei Herzanfälle erleidet. Nach einer kurzen Ruhepause am Vierwaldstädtersee will er am 25. September wieder seine Arbeit in Berlin aufnehmen. Der Tag vor seinem Tod ist gefüllt mit Besprechungen beim Reichskanzler, einer Fraktionssitzung, einem 3-stündigen Gespräch mit dem Wirtschaftsminister. Kurz danach erleidet Stresemann einen Schlaganfall mit rechtsseitiger Hemiplegie, den zweiten Schlaganfall am Morgen des 3. Oktober 1929 überlebt er nicht.

Stresemanns Tod löste in Deutschland und international Bestürzung aus. Doch musste er nun nicht mehr miterleben, wie seine unermüdliche Arbeit bereits wenige Jahre später brutal zunichtegemacht worden ist.

**Morbus Basedow**

Die von Carl Adolph von Basedow 1840 im deutschen Sprachraum erstmals beschriebene Krankheit (engl.: „Graves' disease") ist eine autoimmun bedingte chronische Schilddrüsenentzündung mit Hyperthyreose. Die sogenannte Merseburger Trias beschreibt die klassischen klinischen Zeichen Struma, Exophthalmus und Tachykardie. Weitere Symptome können ein Myxödem der Unterschenkel oder die Akropachie (hyperplastische Periostitis und Weichgewebeschwellung der Finger- und Zehenendglieder) sein. Subjektive Aktivitätszeichen sind Schmerzen oder Druckgefühl hinter dem Augapfel, die Augenlider sind gerötet und geschwollen, die Konjunktiven ebenfalls gerötet. Stimu-

liert wird die Schilddrüse von TSH-Rezeptor-Antikörpern (TRAK). Sie können aber auch blockierender Natur sein, sodass nicht unbedingt eine Hyperthyreose vorhanden sein muss. Der TRAK-Wert ist von prognostischer Bedeutung.

Frauen sind fünf Mal häufiger betroffen als Männer, der Altersgipfel liegt zwischen dem 30. und dem 40. Lebensjahr. Die Inzidenz wird für Deutschland mit 35–40/100.000 pro Jahr angegeben.

## Literatur

Allelein S, Feldkamp J, Schott M (2017) Autoimmune Schilddrüsenerkrankungen. Internist 58: 47-58

Koszyk K (1989) Gustav Stresemann. Der kaisertreue Demokrat. Büchergilde Gutenberg

Pohl KH (2015) Gustav Stresemann. Vandenhoeck & Ruprecht

Schmidt M (2017) So erkennen und behandeln Sie die Hyperthyreose. CME 14(6): 9-21

Stroomann G (1960) Aus meinem roten Notizbuch. Societäts-Verlag Frankfurt a. M., S 133-138

Zondek H (1923) Die Krankheiten der Endokrinen Drüsen. Julius Springer Berlin, S 65

Zondek H (1973) Auf festem Fuße. Erinnerungen eines jüdischen Klinikers. Deutsche Verlags-Anstalt, Stuttgart, S 130-142

# Queen Victoria:
# „Christmas disease" war ihr Erbe

© Springer-Verlag GmbH Deutschland, ein Teil von Springer Nature 2019
T. Meißner, *Der prominente Patient*
https://doi.org/10.1007/978-3-662-57731-8_88

„Großmutter Europas" wird die britische Königin Victoria genannt. Doch hinterließ sie mehr als Enkel und Urenkel in den Fürstenhäusern Europas: Von Spanien bis Russland verbreitete sich in diesen Familien die Hämophilie.

Victoria, Königin des Vereinigten Königreichs von Großbritannien und Irland, Kaiserin von Indien (1819–1901), regierte 64 Jahre lang. Sie hatte mit ihrem Mann, Prinz Albert von Sachsen-Coburg und Gotha, neun Kinder – fünf Töchter und vier Söhne. Der jüngste Sohn Leopold hatte Hämophilie und starb wegen einer Knieverletzung durch Sturz vom Pferd im Alter von 31 Jahren. Zwei ihrer Töchter, Irene und Alice, waren Konduktorinnen der X-chromosomal vererbten Krankheit. Aufgrund der damals üblichen Heiratspolitik verbreitete sich das Leiden bei den Hohenzollern, im spanischen Königshaus und traf unter anderem auch den Sohn des letzten russischen Zaren Nikolaus II., Alexej. Mindestens drei Enkel und sieben Urenkel Queen Victorias waren Bluter, einigen von ihnen war deshalb ein nur kurzes Leben beschieden.

Nach allem, was bislang bekannt sei, müsse Victoria als erste Überträgerin der Mutation angesehen werden, so Hans-Joachim Neumann (1939–2014), ehemaliger Ärztlicher Direktor an der Charité Berlin-Mitte. Er hat sich ausführlich mit der Genealogie der fürstlichen Familien und den von der Hämophilie betroffenen Familienmitgliedern beschäftigt. Weder in der väterlichen noch in der mütterlichen Linie Victorias seien Hinweise auf die Bluterkrankheit zu finden. Ursache müsse demnach eine Neumutation gewesen sein, wie sie bei

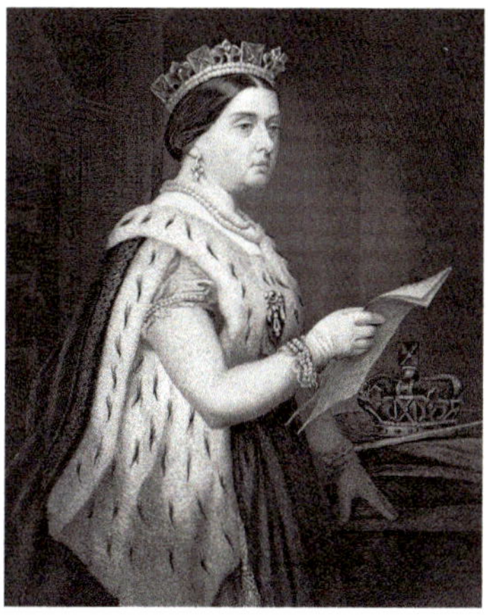

Queen Victoria (© Georgios Kollidas / stock.adobe.com)

etwa einem Drittel der Hämophilie-Patienten auftritt.

Eine Rolle könne dabei, spekuliert Neumann, das hohe Zeugungsalter von Victorias Vater, dem Herzog Eduard von Kent, gespielt haben. Er war bei der Geburt Victorias 52 Jahre alt. In Studien habe das Zeugungsalter von Vätern solcher Frauen, deren Kinder Neumutationen für Hämophilie aufwiesen, signifikant über dem Durchschnitt gelegen, so Neumann.

## Ein Enkel ist Bluter, zwei Enkelinnen sind Konduktorinnen

Victorias Tochter Alice (1843–1878) war mit Ludwig IV., Großherzog von Hessen und bei Rhein, verheiratet worden. Aus dieser Ehe ging ein Sohn hervor, der Bluter war und bereits im Alter von 3 Jahren verstarb. Zwei weitere Töchter Alices, Irene und Alix von Hessen-Darmstadt, waren Konduktorinnen. Von Irenes drei Söhnen waren wiederum zwei hämophiliekrank. Einer von ihnen, Waldemar von Preußen (1889–1945), ist dank häufiger Bluttransfusionen immerhin 56 Jahre alt geworden. Denn ansonsten stand man dem Leiden noch bis Mitte des 20. Jahrhunderts weitgehend hilflos gegenüber: Außer symptomatischen Maßnahmen wie Bettruhe und Druckverbänden gab es kaum etwas, das helfen konnte. Hämophiliekranke Jungen hatten im Durchschnitt eine Lebenserwartung von 12 Jahren.

Das musste auch Alix von Hessen-Darmstadt (1872–1918) leidvoll erfahren. Sie hatte ins Haus Romanow eingeheiratet und wurde nun Zarin Alexandra Fjodorowna genannt. Nach vier Töchtern war ihr und Zar Nikolaus II. am 30. Juli 1904 der lang ersehnte Thronfolger geboren worden, Kronprinz Alexej. Bald war klar: Alexej ist ein Bluter. „Legt man das heutige Wissen über die Hämophilie zugrunde, dann hat der Zarewitsch mit ziemlicher Sicherheit an einer schweren Form der Bluterkrankheit gelitten", so Neumann in seinem Buch. Einblutungen in Gelenke und in den großen Lendenmuskel kamen oft vor, häufig waren diese Blutungen lebensbedrohlich. Großfürst Alexander Michailowitsch Romanow notierte in seinen Erinnerungen an Alexej: „Das Leben verlor für seine königlichen Eltern jeglichen Sinn. Wir hatten Angst, in ihrer Anwesenheit zu lächeln." Die Zarin konnte nicht verstehen, wieso die Ärzte ihrem Sohn nicht helfen konnten, beschwerte sich über deren „Ignoranz".

## Die seltsame Macht des Grigori Rasputin

Zu dieser Zeit machte in den Petersburger Salons ein mysteriöser Wanderprediger auf sich aufmerksam: Grigori Jefimowitsch Rasputin (1869–1916), ein charismatischer Mensch mit starkem Missionierungsdrang, intelligent, triebhaft, distanz- und hemmungslos und berüchtigt für religiös-ekstatische Sessionen. Manche hielten ihn für einen Heiligen, andere

wegen seines zunehmenden Einflusses auf die Zarenfamilie für gefährlich.

Denn dort hatte sich Rasputin bald unentbehrlich gemacht: Immer wieder gelang es ihm, schwere Blutungen Alexejs zu stillen. So wurde der Bauernsohn aus Sibirien bald zum engsten Vertrauten der Zarin, zum Freund Alexejs und als einziger, der dem Kronprinzen helfen konnte, zum Verbündeten des Zars. Nikolaus II. begann auch in politischen Fragen auf Rasputin zu hören, da dieser scheinbar „hellseherische" Fähigkeiten besaß – dies war der Grund für mehrere Attentate auf Rasputin.

Wie es Rasputin immer wieder gelungen war, die Blutungen zu stillen, ist unklar. Dass dem so war, sei „offenbar nicht zu bestreiten", so Neumann. Die Quellen seien zum größten Teil seriös. „Rasputin verfügte ganz offensichtlich über einen suggestiven und hypnotischen Einfluss auf Körper und Seele seiner Mitmenschen." Den Gerinnungsfaktor-Mangel konnte er damit aber wohl kaum ausgleichen. Am 17. Dezember 1916 wurde Rasputin bei einem Attentat getötet. Ein halbes Jahr später dankte der Zar ab, und am 26. April 1918 brachten Bolschewisten die gesamte Zarenfamilie in Jekaterinburg auf brutale Weise um.

## Analysen weisen auf Hämophilie B hin

Spätere Genanalysen der sterblichen Überreste der Familie haben ergeben, dass Alexej genetische Veränderungen aufwies, die mit einer schweren Hämophilie B vereinbar sind, also einem Faktor-IX-Mangel. Eine seiner Schwestern, vermutlich Anastasia, war heterozygot für die Mutation. Damit dürfte es sich bei allen Nachkommen Viktorias, die bluterkrank oder Konduktorinnen gewesen sind, um eine Hämophilie B gehandelt haben. Hämophilie B war erst 1952 von einer britischen Arbeitsgruppe beschrieben und in Abgrenzung zur „echten" Hämophilie nach dem Patienten Stephen Christmas „Christmas disease" benannt und dazu noch in der Weihnachtsausgabe des „British Medical Journal" publiziert worden.

### Hämophilie

Hämophilie A und B werden X-chromoso-mal-rezessiv vererbt, weshalb die Krank-heiten ganz überwiegend bei Männern auftreten. Bei Frauen wird der Gendefekt durch das zweite X-Chromosom kompen-siert, sie sind Konduktorinnen, können aber ebenfalls deutlich verminderte Fakto-renwerte aufweisen. Etwa 1/10.000 Men-schen leidet an Hämophilie A (Faktor-VIII-Mangel), etwa 1/50.000 Menschen an Hämophilie B (Faktor-IX-Mangel).

In den 1930er-Jahren wurde Wissenschaft-lern klar, dass Blutern ein Stoff im Plasma fehlt, der für die Gerinnung notwendig ist. Plasmaspenden waren daher die ersten kausalen Therapieversuche. Ab 1955 war es möglich, Faktor VIII zu isolieren und für therapeutische Zwecke herzustellen. Erst als es 1970 gelungen war, gefriergetrock-nete Faktor-Präparate zu produzieren, wurde die Blutungsprophylaxe möglich. Verunreinigungen von Blutprodukten mit HIV oder Hepatitis C führten zu Übertra-gungen auf Hämophilie-Patienten und einer dramatischen Reduktion der Lebens-erwartung HIV-infizierter Hämophilie-Patienten in den 1980er-Jahren. 1984 wurde das Faktor-(F-)VIII-Gen entdeckt und isoliert, die ersten rekombinanten FVIII-Präparate wurden 1988 entwickelt, rekombinante FIX-Präparate im Jahre 1997.

## Literatur

Biggs R et al. (1952) Christmas disease: a condition previously mistaken for haemophilia. Br Med J 2: 1378-1382

Miesbach W et al. (2010) Die „Krankheit der Könige" verstehen und behandeln. Forschung Frankfurt 1: 54-58

Neumann HJ (2005) Erbkrankheiten in europäischen Fürstenhäusern. Bechtermünz, S 251-292

Pabinger I et al. (2015) Hämophiliebehandlung in Öster-reich. Wien Klin Wochenschr 127 (Suppl3): 115-S130

Rogaev EI et al. (2009) Genotype analysis identifies the cause of the "Royal Disease". Science 326: 817

# George Washington: Dramatisches Ende eines Ex-Präsidenten

© Springer-Verlag GmbH Deutschland, ein Teil von Springer Nature 2019
T. Meißner, *Der prominente Patient*
https://doi.org/10.1007/978-3-662-57731-8_89

George Washington war der erste Präsident der Vereinigten Staaten von Amerika. Nur 3 Jahre nach Ende seiner Amtszeit, in den letzten Tagen des 18. Jahrhunderts, fand auch sein bis dahin aktives Leben ein abruptes Ende. Todesursache: akute Epiglottitis. Seine Ärzte, einer davon ein enger Freund, waren danach heftiger Kritik ausgesetzt.

Als Sohn eines Plantagenbesitzers in Virginia geboren, wurde George Washington (1732–1799) zunächst Landvermessungsingenieur und gelangte später durch Heirat, Erbschaft und Landspekulationen zu Reichtum. Als Oberst in der Miliz von Virginia lernte er im französisch-britischen Kolonialkrieg den Arzt James Craik (1730–1814) kennen, sie wurden enge Freunde. Craik sollte später einer der drei Ärzte sein, die in Washingtons letzten Stunden verzweifelt um dessen Leben ringen würden.

Washington war auch politisch aktiv und arbeitete als Friedensrichter. Ab 1775 war er Oberbefehlshaber der neuen Kontinentalarmee im Amerikanischen Unabhängigkeitskrieg von 1775–1783, an dessen Ende die Gründung der Vereinigten Staaten von Amerika stand. Nach dem französisch-amerikanischen Sieg gegen die Briten 1781 rief er die Bundesstaaten zur Bildung einer starken Zentralregierung auf. 1787 nahm Washington für Virginia am Verfassungskonvent teil und war dessen Präsident. Von 1789–1797 war er der erste Präsident der USA. Washingtons Sekretär Tobias Lear, der mit im Haus in Mount Vernon, Virginia, wohnte, hat detailliert die dramatischen letzten 33 Stunden des „Generals", wie er ihn nannte, aufgezeichnet.

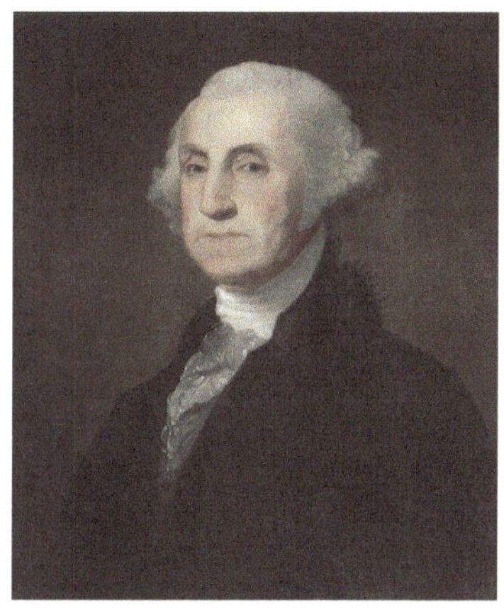

George Washington (© Gilbert Stuart / AP Photo / picture alliance)

## Nichts deutet auf schwere Erkrankung hin

Alles begann am Donnerstag, dem 12. Dezember 1799, als Washington den ganzen Tag zu Pferde auf seinen Landgütern unterwegs war bei abwechselnd Regen, Hagel und Schneefall, begleitet von unangenehm kalten Winden. Am folgenden Freitag klagte Washington über Halsschmerzen und Heiserkeit, eine Heiserkeit, die bis zum Abend zunahm.

Trotz der Beschwerden deutet am Abend des 13. Dezember 1799 nichts darauf hin, dass jener Mann, der die Fundamente der Vereinigten Staaten mit gemauert, ja militärisch wie politisch maßgeblich das Entstehen der USA beeinflusst hatte, bald zu Ende sein würde. Er sei am Abend bemerkenswert gut gelaunt gewesen, schreibt Lear: „Als er zu Bett ging, schien er bester Gesundheit zu sein."

## Beginn mit nächtlichem Schüttelfrost und schwerer Atmung

In der Nacht weckt Washington seine Frau, weil er heftigen Schüttelfrost hat, kaum sprechen kann und das Atmen Mühe bereitet. Er möchte jedoch nicht, dass deswegen ein Diener geweckt wird. Erst am Morgen wird nach einem in der Nähe lebenden Bader („bleeder") geschickt. Er soll Washington zur Ader lassen, damit dies schon einmal erledigt ist, bevor der Arzt kommt. Lear schreibt über den Zustand Washingtons zu diesem Zeitpunkt: „Ich fand ihn schwer atmend und kaum in der Lage, ein deutliches Wort zu sprechen." Nachdem er nach Washingtons engem Freund und Arzt James Craik geschickt hat, lässt er einen Mix aus süßem Sirup, Essig und Butter zubereiten, den Washington schlucken soll. Doch der Patient bekommt nicht einen Tropfen hinunter, er verschluckt sich und droht fast zu ersticken.

Der Bader erscheint bald und Washington fordert einen kräftigen Aderlass: „Die Öffnung ist nicht groß genug!", beschwert er sich. Einen guten Viertelliter Blut verliert er. Der Hals wird mit Ammoniumkarbonat (Hirschhornsalz) behandelt, ein Flanelltuch umgelegt, die Füße in warmem Wasser gebadet. Bald erscheint Craik, ein erfahrener Arzt, der es im Unabhängigkeitskrieg ebenfalls in den Generalsrang geschafft hat. Er verordnet ein Kanthariden-Pflaster [Pflaster mit Tinktur aus der Spanischen Fliege, das zur deutlicher Überwärmung, seröser Exsudation und Blasenbildung der Haut führt mit der Idee, die im Körper liegende Krankheit an die Oberfläche zu ziehen] für den Hals, Inhalationen mit Essigwasser, das Gurgeln von Salbeitee und Essig sowie einen weiteren Aderlass. Zeitgleich wird nach zwei weiteren Ärzten geschickt: Richard Brown (1747–1804), er ist ein Freund Craiks, sowie nach dem im nächstgelegenen Alexandria praktizierenden Elisha Cullen Dick (1762–1825).

Beide kommen am Nachmittag an. Zu diesem Zeitpunkt hat Craik den „General" erneut zur Ader gelassen. Was nun folgt, muss als Quälerei eines sterbenden alten Mannes bezeichnet werden und ist nur mit der großen Verzweiflung aller Beteiligten zu erklären: Nach kurzer Beratung der Ärzte wird Washington erneut zur Ader gelassen – Lear schreibt später, dass das Blut bereits sehr dickflüssig war und langsam fließe. Der General erhält darüber hinaus mehrfach Kalomel (ein quecksilberhaltiges Treib- und Abführmittel) sowie Brechweinstein mit dem Resultat einer offenbar nicht unerheblichen Darmentleerung. Hinzu kommen Kanthariden-Pflaster an Armen, Beinen und Füßen, Breiumschläge mit Kleie und Essig um den Hals. Man registriert, dass alle Maßnahmen zu keinerlei Verbesserung des Zustands führen. Im Gegenteil: „Die Atmung wurde immer schwerer und war Besorgnis erregend", schrieben Craik und Dick wenige Tage nach dem Tod Washingtons in einer in der „Alexandria Times" veröffentlichten Stellungnahme.

Am Samstagabend des 14. Dezember 1799 ist Washington sich bewusst, dass er sterben wird, gibt seinem Sekretär flüsternd letzte Anweisungen und möchte nun in Ruhe gelassen werden. Zwischen 22 und 23 Uhr (die Angaben differieren) stirbt er.

## Drastische Therapien werden heftig kritisiert

Die drei Ärzte müssen sich nach ihrer öffentlichen Stellungnahme heftige Kritik gefallen lassen. Besonders die exzessiven Aderlässe sorgen für Unmut – 80–90 Unzen Blut soll Washington innerhalb von 12 Stunden verloren haben, was etwa 2,5 Liter entspricht.

Erst später wird bekannt, dass sich Craik, Brown und Dick keinesfalls einig waren in den Behandlungsmethoden. So soll Dick gegen die fortgesetzten Aderlässe gewesen sein. Im Jahre 1917 taucht ein Brief Dicks an einen Freund auf, in dem der Arzt schreibt, er habe eine Tracheotomie vornehmen wollen, um das Leben Washingtons zu retten. Man sei sich darüber auch einig gewesen, doch als Dick mit seinen Instrumenten zurückgekehrt war, hätten Craik und Brown ihre Meinung geändert.

Es ist unwahrscheinlich, dass selbst diese drastische Maßnahme unter den damaligen

Umständen Washington gerettet hätte. Nach Erkenntnissen der National Institutes of Health (NIH) grassierte damals seit bereits 10 Jahren eine Influenza-Pandemie. Dies ist mit den Umständen des Todes von George Washington in Verbindung gebracht worden. Craik, Brown und Dick waren sich bewusst, dass es sich um eine schwere Entzündung mit Gewebeschwellung im Hals handelte. Doch eine akute Epiglottitis, wie höchstwahrscheinlich die Diagnose Washingtons lautet, bedarf auch heute noch meist der raschen Intubation und der intensivmedizinischen Behandlung. Vor 200 Jahren hatte so ein Patient einfach keine Chance.

### Epiglottitis

Der aus elastischem Knorpel bestehende Kehldeckel (Epiglottis) verschließt den Kehlkopf und damit die Trachea beim Schlucken. Die akute Epiglottitis ist eine meist aus völliger Gesundheit heraus auftretende fulminante, mit Fieber einhergehende Entzündung des Kehldeckels und seiner Umgebung, ausgelöst vor allem durch Haemophilus influenzae Typ B (HiB) oder Streptococcus pneumoniae, aber auch durch Viren. Sie tritt bevorzugt bei Kindern im Vorschulalter auf. Die Patienten klagen zunächst über kloßige Sprache und Schmerzen beim Schlucken und Sprechen. Die zunehmende Schwellung der Epiglottis führt zum inspiratorischen Stridor, der bei großer Atemnot mit Todesangst einhergeht. Seit Einführung der HiB-Impfung ist die Epiglottitis selten geworden.
Die konservative Behandlung, stets unter stationären bzw. intensivmedizinischen Bedingungen, besteht in der Gabe von hochdosierten Glukokortikoiden, Epinephrin-Inhalation, intravenösen Antibiotika und Substitution von Flüssigkeit. Bei ausgeprägter Atemnot und Zyanose muss frühzeitig intubiert werden. Ist die Intubation nicht möglich, verbleiben nur die Optionen der starren Bronchoskopie, der Koniotomie oder Tracheotomie.

## Literatur

Cohen B (2005) The death of George Washington (1732-99) and the history of cynanche. J Med Biogr 13:225-231
Kerbl R et al. (2011) Checkliste Pädiatrie. Thieme, S 306-307
Morens DM (1999) Death of a president. N Engl J Med 341: 1845-1850 und 342: 1222
Taubenberger JK et al. (2007) Discovery and characterization of the 1918 pandemic influenza virus in historical context. Antivir Ther 12(4 Pt B): 581-591

# Wilhelm II.: Geburtstrauma mit Folgen

© Springer-Verlag GmbH Deutschland, ein Teil von Springer Nature 2019
T. Meißner, *Der prominente Patient*
https://doi.org/10.1007/978-3-662-57731-8_90

Bei seiner Geburt hing das Leben Wilhelms II. (1859–1941) bereits am seidenen Faden. Das Geburtstrauma hinterließ eine Lähmung des linken Armes. Dies war Anlass für weitere Traumatisierungen des heranwachsenden Jungen – körperlichen wie psychischen.

Als Eduard Arnold Martin (1809–1875), Direktor der Entbindungsanstalt an der Charité Berlin, am Vormittag des 27. Januar 1859 ans Bett der 18-jährigen Kronprinzessin Victoria (Victoria von Großbritannien und Irland, 1840–1901) tritt, liegt sie bereits einige Stunden in den Wehen. Martin ist hinzu gerufen worden, weil es Probleme gibt. Die Geburt des Prinzen geht nicht voran.

Vor allem aber haben die Leibärzte der Kronprinzessin in den Wochen zuvor übersehen, dass es sich um eine Steißlage des Kindes handelt. Nun ist es zu spät für eine manuelle äußere Wendung. Die Sterblichkeitsrate unter diesen Umständen ist sehr hoch. Prinz Friedrich Wilhelm von Preußen (später Kaiser Friedrich III.) bereitet sich innerlich bereits auf eine Totgeburt vor.

Die äußerst schmerzhaften, krampfhaften Uteruskontraktionen der Gebährenden sind unproduktiv. Martin versucht die Krämpfe zunächst mit einem Brechmittel (Ipecacuanha) zu lindern. Als die Geburt voranschreitet, regt er die Kontraktionen mit Mutterkorn an und narkotisiert Victoria mit Chloroform, um das Kind manuell zur Welt bringen zu können. – Eduard Martin, vor seiner Berliner Zeit Direktor der Entbindungsanstalt an der Universität Jena, hatte als erster Arzt in Deutschland 1848 Chloroform bei Kreißenden angewendet.

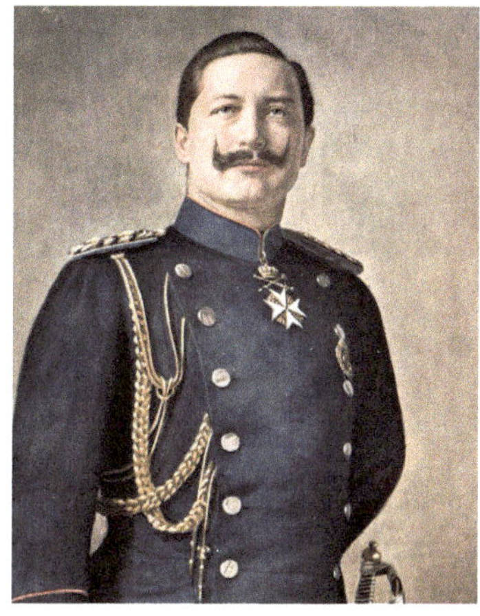

Kaiser Wilhelm II. (© CCI / INTERFOTO)

## Zu spät erkannt: Der Prinz in Beckenendlage

Um Viertel vor 3 am Nachmittag, als das Kind mit dem Gesäß voran in den Geburtskanal eintritt, bemerkt Martin, dass der Nabelschnurpuls sehr schwach und langsam ist. Nun kommt es auf jede Minute an. Er entwickelt zunächst die in utero komplett nach kranial gestreckten Beine, bekommt dann den nach oben gestreckten linken Arm zu fassen, den er unter „erheblicher Anstrengung" herabführt. Unter starkem Zug am linken Arm dreht er nun den Körper im Geburtskanal, um dann auch den rechten Arm und schließlich der Kopf zu befreien. Diese Technik der Drehung ist später kritisiert worden, da sie zur Verletzung des Armnervengeflechts mindestens beigetragen haben könnte.

Der Prinz sei fast moribund gewesen, notiert Martin einige Tage später. Mit den „üblichen Maßnahmen" (Reiben des Kindes, kalte

Wassergüsse, Schläge auf das Gesäß) sei es jedoch gelungen, dem Kind einen ersten Schrei zu entlocken.

Zunächst war man froh und glücklich, dass noch mal alles gut gegangen war, Mutter und Kind wohlauf waren. Erst 2, 3 Tage später bemerkte Gräfin Madeleine von Blücher beim Baden des Kindes, dass der linke Arm des Neugeborenen schlaff gelähmt war. In der linken Achsel fand Leibarzt August Wegner leichte Spuren einer Quetschung. Es ist davon auszugehen, dass die Manipulationen unter der Geburt zu einer irreversiblen Schädigung des Plexus brachialis und damit zu einer Erb-Duchenne-Lähmung geführt hatten, ein Makel, der das weitere Leben Wilhelms II. bestimmen sollte.

## Alles getan, um Lähmung zu beseitigen

Die Therapieversuche muten aus heutiger Sicht teils lächerlich, teils grausam an. So kühlte man den lahmen Arm in den ersten Lebensmonaten zunächst mit Umschlägen, spülte ihn mit kaltem Salzwasser, nahm „stärkende, spirituose Waschungen", Einreibungen und Malzbäder vor. Später wurden alle Gelenke dreimal täglich nach einem bestimmten Schema in alle Richtungen bewegt.

Als der Säugling ein halbes Jahr alt war, band man den rechten Arm täglich eine Stunde lang fest in der Hoffnung, dies würde das Kind zum Gebrauch des gelähmten linken Armes anregen. Hinzu kamen „animalische Bäder" des Armes, der in frisch geschossene und geschlachtete Hasen gesteckt wurde. Ab April 1860 versuchte man es 10 Jahre lang mit der sogenannten Elektrisierungsbehandlung des Armes mit Wechsel- oder galvanischem Strom. Sie wurde zwischenzeitlich eingestellt, während der Schulzeit wieder aufgenommen.

Mit 4 Jahren fiel außerdem ein zunehmend ausgeprägter muskulärer Schiefhals nach rechts auf. Die Ursache ist unklar. Ein Horner-Syndrom sei nicht ganz auszuschließen, meint M. G. Jacoby, ehemals Allgemeinmediziner an der Staatsuniversität von New York in Stony

Brook, in seiner Pathografie. Das Horner-Syndrom (Miosis, Ptosis, Enophthalmus, Schweißsekretionsstörung) ist oft mit der unteren Armplexuslähmung vergesellschaftet als Folge einer traumatischen Schädigung des Halssympathikus vor Abgang des Ramus communicans albus. Zeitgenossen haben wiederholt beschrieben, dass Wilhelm das linke Auge halb geschlossen hielt und dass das rechte Auge größer als das linke gewesen sei.

Der Junge musste sich jedenfalls täglich eine Stunde lang in eine Kopfstreckmaschine einspannen lassen, gleichzeitig wurden seine Halsmuskeln galvanisiert. Im Alter von 6 Jahren erfolgte die Abtrennung des M. sternocleidomastoideus vom Ansatz am rechten Schlüsselbein. Zwar konnte er danach den Kopf aufrecht halten, „die linksseitigen Gesichtszüge blieben aber flach-unterentwickelt, und vor allem die Augen waren weiterhin von unterschiedlicher Größe", schrieb der britisch-deutsche Historiker John C. G. Röhl in seiner Biografie.

## Jahrelange Quälerei in einer Armstreckmaschine

Hinzu kam eine rigorose Heilgymnastik, die das Wachstum des Armes fördern sollte, gemeinsam mit einer Armstreckmaschine und einem „Fixirungs-Gestell" für Schultern und Becken dreimal täglich. Immerhin konnte eine gewisse passive Beweglichkeit der Schulter erreicht werden. Weiter heißt es in den detaillierten Berichten nach 12-jähriger Behandlung:

» „Das Ellenbogengelenk ist, so gut es sich bis 1870 entwickelte (mit Ausnahme der Thätigkeit des Drehgelenks, welche stets gleich Null war) im letzten Jahr unstreitig in der Bildung zurückgeblieben. Die Steifheit und geringe Elasticität der Bänder und Muskeln, sowie das anormale Olecranon lassen ein passives Strecken ohne Maschine nicht mehr zu und ist letzteres sogar schmerzhaft, wo hingegen der Prinz früher nie Schmerz bei der Streckung empfand."

Der Radius ist verkrümmt, die Supinatoren atrophisch, selbst die passive Supination des Unterarmes nur schwer möglich.

Die Handgelenkkontraktur konnte gelöst und „bei ruhiger Haltung des Arms in die normale Lage" gebracht werden. Die Finger waren gekrümmt, der Patienten konnte den Daumen aktiv adduzieren und den Mittelfinger beugen, ansonsten waren die Finger „ganz unbetheiligt bei Uebungen der Hand und äußern keine isolirte Thätigkeit." Inzwischen beschränkte man sich darauf, „das einmal bestehende Uebel nicht noch viel schlechter werden zu lassen." Der Arm wurde an den Körper gehalten und war nach innen gedreht, das Schulterblatt fehlgebildet, die linke Hand blieb kleiner als die rechte. Im Erwachsenenalter sollte der linke Arm dann etwa 15 cm kürzer sein als der rechte.

## Persönlichkeitsstörung infolge massiver Miss(be)handlung?

Der Historiker Röhl meint, „dass die meisten der zweifellos gut gemeinten Versuche der Ärzte, Wilhelms Geburtsverletzungen wieder in Ordnung zu bringen, objektiv gesehen einer massiven Misshandlung des zarten kleinen Jungen gleichkamen." Es müsse gefragt werden, inwieweit die jahrelangen Behandlungen eine schwere Persönlichkeitsstörung ausgelöst hätten. Wilhelms Mutter konnte sich nur schwer mit der Behinderung abfinden und distanzierte sich emotional von ihrem Sohn. Sigmund Freud äußerte später, sie habe „dem Kind ihre Liebe wegen seines Gebrechens" entzogen, was seinen späteren Handlungen seiner Meinung nach anzumerken gewesen sei. Die Erziehung des Prinzen wurde dem Pädagogen Georg Hinzpeter (1827–1907) übertragen, der grausame Erziehungsmethoden praktizierte, etwa zu körperlichen Übungen zwang, zu denen der Junge aufgrund der Behinderung kaum in der Lage war.

Die spätere Selbstherrlichkeit und maßlose Überschätzung der eigenen Fähigkeiten Kaiser Wilhelms II., der 30 Jahre lang auf dem Thron saß, sind bekannt. Ein geflügeltes Wort lautete: „Gott weiß alles, doch der Kaiser weiß alles besser!" Hinter der Hand hielten Regierungsmitglieder ihn für nicht zurechnungsfähig oder geisteskrank. Des Kaisers heftige Wutausbrüche waren gefürchtet. Sein bizarrer Humor war verletzender und demütigender Art. Inwiefern diese Persönlichkeitseigenschaften Einfluss auf die europäische Geschichte hatten, ist unter Historikern umstritten.

### Erb-Duchenne-Lähmung

Es handelt sich um die obere Läsion des Plexus brachialis. Dabei sind die Nervenwurzeln C5 und C6 geschädigt, gegebenenfalls auch C7-Wurzelfasern. Daraus resultieren Paresen der Schulterabduktoren und der Außenrotatoren sowie der Ellenbogenbeuger inklusive des Musculus brachioradialis und des Musculus supinator. Manchmal, bei Schädigung von C7-Nervenwurzeln, sind auch der Musculus triceps brachii betroffen, die Schulterblattmuskeln, die Hand- und Fingerstrecker sowie der Musculus pronator teres und Musculus flexor carpi radialis. Der Arm hängt schlaff am Körper herunter und ist nach innen rotiert. Die Sensibilität ist nicht obligat an der Außenseite des Arms gestört. Zu den heute häufigsten Ursachen der Erb-Duchenne-Lähmung gehören Zerrungen bei Verkehrs-, Arbeits- und Sportunfällen oder Wirbelkörperfrakturen, geburtstraumatische Schäden sind seltener, z. B. bei Makrosomie des Fetus.

## Literatur

Jacoby MG (2008) The birth of Kaiser William II (1859-1941) and his birth injury. J Med Biogr 16: 178-183

Röhl JCG (2001) Wilhelm II. Die Jugend des Kaisers. Beck, 3. Aufl

Röhl JCG (2007) Kaiser, Hof und Staat. Wilhelm II. und die deutsche Politik. C. H. Beck, Beck'sche Reihe, 2. Aufl

# Woran starb eigentlich ...?

# Jane Austen: Früher Tod kam nicht unerwartet

© Springer-Verlag GmbH Deutschland, ein Teil von Springer Nature 2019
T. Meißner, *Der prominente Patient*
https://doi.org/10.1007/978-3-662-57731-8_91

Sie ist eine Ikone der englischen Literatur, bis heute: Jane Austen (1775–1817). In Biografien ist zu lesen, sie sei wahrscheinlich an Morbus Addison gestorben. Nein, es war ein Lymphom. Oder Arsen. Oder?

Jane Austen gilt als eine der größten englischen Romanautorinnen. Kollegen wie Robert L. Stevenson (1850–1894) oder Virginia Woolf (1882–1941) schätzten, andere verachteten sie. Etwa Mark Twain (1835–1910), der einmal geäußert haben soll: „Jede Bibliothek ist eine gute Bibliothek, die keine Werke von Jane Austen besitzt." Heute sind ihre in nur 41 Lebensjahren vollendeten sechs Romane sämtlich mehrfach verfilmt, so wie „Sense and Sensibility" (dt. Titel: „Sinn und Sinnlichkeit").

Jane Austen war nie verheiratet, lebte immer im Kreise ihrer Familie. In ihren Werken schilderte sie mit scharfer Beobachtungsgabe und feiner Ironie die Welt des gehobenen Landadels und Mittelstandes im England des beginnenden 19. Jahrhunderts. Sie war eine Frau, deren Briefe oft mit einem Witz begannen und mit einem Witz endeten. Schon als Kind schrieb sie kleine Theaterstücke zur Unterhaltung der Familie.

## Pigmentstörungen sprechen für Addison-Krankheit

Nach offizieller Version war sie stets bei recht guter Gesundheit. Dann erkrankte sie (angeblich) plötzlich im Alter von 40 Jahren an einem unbekannten Leiden, das sie innerhalb eines Jahres dahinraffte. Es war der Chirurg Sir Zachary Cope, der im Jahre 1964 in einem

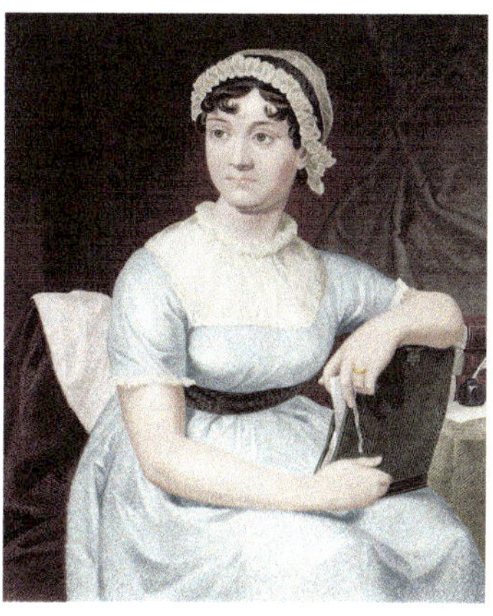

Jane Austen (© Mary Evans / INTERFOTO)

Artikel für das „British Medical Journal" (BMJ) die These vertrat, Jane Austen habe wohl die Addison-Krankheit gehabt.

Sir Cope hatte Briefe von Jane Austen ausgewertet, in denen sich Hinweise auf ihre Beschwerden finden. Rezidivierende Schwächeanfälle mit Progressionstendenz, gastrointestinale Symptome, vor allem aber die schwarzen und weißen Pigmentstörungen der Haut ließen kaum eine andere Diagnose als die Addison-Krankheit möglich erscheinen. „Recovering my looks a little, which have been bad enough, black and white and every wrong colour", schrieb Jane Austen am 23. März 1817. Besonders diese Pigmentstörungen seien fast pathognomonisch für Morbus Addison, meinte Sir Cope.

Allerdings hatte er dabei die ebenfalls erhebliche Blässe sowie vor allem die nächtlichen Fieberattacken unterbewertet. Bereits in der folgenden Ausgabe des BMJ schrieb ein Leser (F. A. Bevan):

» „Fieber ist bei der Addison-Krankheit ungewöhnlich. Ich vermute, dass die Diagnose Hodgkin-Lymphom wahrscheinlich ist, vor allem die generalisierte Form ohne Einbeziehung der superfiziellen Lymphknoten."

Trotzdem hielt sich die These von der Addison-Krankheit 40 Jahre lang.

Ein Problem ist, dass als Quellen ausschließlich Briefe von Jane Austen und Verwandten zur Verfügung stehen. Es gibt keine Tagebücher oder Aufzeichnungen von behandelnden Ärzten. Hinzu kommt, dass Janes Schwester Cassandra, die sich bis zum Schluss um sie kümmerte, einen Großteil der Briefe vernichtet hat, Dokumente, in denen wahrscheinlich noch detailliertere Informationen enthalten waren. Die Familie versuchte nach Austens Tod offenbar, das Leben der Dichterin, die gerade erst am Beginn einer Karriere stand, romantisch zu verklären. So bleibt Jane Austen, von der es kaum Bilder gibt, bis heute die hübsche, geistreiche, vitale, aber auch geheimnisvolle Frau, deren tragisches Ende für eine Mystifizierung benutzt wurde mit dem Bedauern über all die ungeschriebenen Meisterwerke, die noch zu erwarten gewesen wären.

## „Ein hübscher Männer-jagender Schmetterling"

Damit hat Annette Upfal von der Universität von Queensland in Brisbane, Australien, im Jahre 2005 Schluss gemacht. Upfal hat alle verfügbaren Quellen, darunter auch Briefe von Verwandten, analysiert und kommt zu dem Schluss, dass Jane Austen lebenslang krank gewesen sein muss. Schon bei der Geburt gab es Auffälligkeiten: So kam sie 4 Wochen nach dem errechneten Termin zur Welt, was Spätschäden hinterlassen haben könnte. Die späte Taufe des Pfarrerskindes kann als Indiz für gesundheitliche Probleme gelten. Austen war von Kindesbeinen an sehr anfällig für Infektionen. Upfal vermutet deshalb eine Immunschwäche. Dagegen spricht zwar, dass sie trotzdem die Kindheit

überlebte – ungewöhnlich für damalige Zeiten. Allerdings lebte die Familie sehr abgeschieden auf dem Lande, die Kinder wurden lange vom Vater unterrichtet. Und: Im Unterschied zu anderen Familien verloren die Austens nicht eines ihrer sieben Kinder.

Als Jane jedoch 1783 mit ihrer Schwester und einem Cousin nach Oxford geschickt wurde, erwischte sie eine Typhus-Epidemie, woran sie fast gestorben wäre. Ab ihrem 23. Lebensjahr laborierte Austen häufig an chronischen Konjunktivitiden, die sie teilweise am Lesen und Schreiben hinderten. Beschrieben sind weitere Infektionskrankheiten wie Keuchhusten oder eine Otitis externa. Die Infektionen verliefen stets ungewöhnlich schwer und waren langwierig. Es ist nicht unwahrscheinlich, dass all dem eine Tuberkulose zugrunde lag.

Ab Januar 1813 litt Austen an rezidivierenden, einseitigen Schmerzen mit Mittelgesicht. Upfal bringt diese Neuralgie in Zusammenhang mit einer möglichen Herpes-Zoster-Infektion. Diese sei ungewöhnlich bei jungen Menschen, es sei denn, es liegt ein Immundefizit vor. Die Viren könnten wegen einer zugrunde liegenden systemischen Erkrankung aktiviert worden sein, besonders bei der Hodgkin-Krankheit. Morbus Hodgkin tritt aber auch in Verbindung mit einer infektiösen Mononukleose, verursacht durch das Epstein-Barr-Virus, auf, der „kissing disease". Denn die Übertragung erfolgt gerade bei jungen Menschen nicht selten von Mund zu Mund. Austen soll als junges Mädchen Flirts nicht abgeneigt gewesen sein. Eine Nachbarin hatte sie beschrieben als „den hübschesten, verrücktesten und ehrgeizigsten Männer-jagenden Schmetterling" den sie je gesehen habe.

## Juckreiz und rätselhafte Pigmentveränderungen der Haut

Jane Austen hat ihre körperlichen Malaisen stets trivialisiert, in Briefen darüber gescherzt. Vielleicht haben sie selbst wie auch ihre nahen Verwandten den Ernst der Lage erst spät erkannt, was dazu beigetragen haben könnte, dass bis heute von einem plötzlichen Erkrankungsbeginn die Rede ist. In Wirklichkeit ging es der Schriftstellerin in immer kürzeren Intervallen immer schlechter. 1815 kam ein Pruritus hinzu, sie wurde immer schwächer, Kniebeschwerden plagten sie, insbesondere aber die gehäuft nachts auftretenden heftigen Fieberschübe. Sie wurde immer blasser, die oben beschriebenen Hauterscheinungen („every wrong colour") deuten auf eine hämolytische Anämie hin.

Ein weiteres Indiz: Die Tuberkulose sei im 19. Jahrhundert häufig im Zusammenhang mit Morbus Hodgkin aufgetreten, so Upfal. Abschließend meint die Australierin:

» „Jane Austens Biografen haben schwer unterschätzt, in welchem Ausmaß Krankheiten ihr ganzes Leben lang begleitet haben. … Ihre letzten Briefe dokumentieren wahrscheinlich erstmals den Fall der Hodgkin-Krankheit."

Nicht unerwähnt bleiben sollte, dass im März 2017 die British Library die Theorie verbreitete, Austen sei eventuell an einer Arsen-Vergiftung gestorben. Das Arsen könne aus verunreinigtem Wasser oder Medikamenten stammen. Grundlage der Theorie sind allerdings keine toxikologischen Untersuchungen. Vielmehr waren drei Brillen analysiert worden, die womöglich Austen gehört haben, Brillen für Weitsichtige mit zunehmender Glasstärke. Daraus schlussfolgerten Sandra Tuppen von der British Library und ihre Kollegen, dass die zunehmende Sehschwäche womöglich auf eine akzidentelle Arsenvergiftung zurückgeführt werden müsse. Die oben beschriebenen Hautveränderungen wurden ebenfalls hierfür als Indiz angeführt.

Freilich war Arsen in der viktorianischen Zeit geradezu ubiquitär vorhanden: in Tapeten, Kleidern, Bier, Wein, ausgestopften Tieren, in Kohle und Kerzen. Ausgerechnet aus der Stärke von Brillengläsern auf eine Arsen-Intoxikation zu schließen, löste dann aber doch einige Skepsis aus. Und Tuppen musste einräumen: „Wir können nicht wirklich sicher sein, ob sie sie jemals getragen hat."

## Literatur

Guarino B (2017) Was Jane Austen poisoned? New evidence about the writer's weakened eyes raises questions. The Washington Post. March 13 (online)

Upfal A (2005) Jane Austen's lifelong health problems and final illness: New evidence points to a fatal Hodgkin's disease and excludes the widely accepted Addison's. J Med Ethics; Medical Humanities 31: 3-11

# Siddhartha Gautama (Buddha): Lebensmittelvergiftung provoziert

© Springer-Verlag GmbH Deutschland, ein Teil von Springer Nature 2019
T. Meißner, *Der prominente Patient*
https://doi.org/10.1007/978-3-662-57731-8_92

Der Begründer des Buddhismus, Siddhartha Gautama, ist sehr alt geworden. Doch, so viel steht fest, eines natürlichen Todes ist er nicht gestorben. Nahm er bewusst verdorbenes Schweinefleisch zu sich, um seinen Weg ins Nirvana zu erleichtern?

Wann genau Buddha (Siddhartha Gautama Shakyamuni) gelebt hat, ist umstritten. Neuere Forschungen gehen von der Zeit 485–405 v. Chr. aus. Fest steht nur, dass er 80 Jahre alt geworden ist. Dabei ist das Todesjahr Siddhartha Gautamas für Buddhisten nicht unwichtig, denn es markiert den Beginn der buddhistischen Zeitrechnung. Mehr als 40 Jahre lang war Buddha durch Indien gewandert, um seine Lehre zu verbreiten, begleitet von einer großen Gruppe Mönche. Er fühlte, dass sein Tod nahe ist, und soll etwa 3 Monate zuvor das Ende seiner körperlichen Existenz vorhergesagt haben.

## „Und kurz nachdem der Erwachte das Mahl eingenommen hatte … befiel ihn schwere Krankheit"

Kurz vor seinem Tod traf er mit seinen Anhängern in Pava ein, einem Ort im Norden Indiens, und ließ sich dort von einem Schmied bewirten. Innerhalb von 24 Stunden nach dieser Mahlzeit war er tot. Bei dem Mahl handelte es sich um „Sukara-maddava". Sukara bedeutet Schwein, maddava soviel wie weich, zart oder delikat. Was dann geschah, wird im Pali-Kanon beschrieben, einer buddhistischen Schriftsammlung:

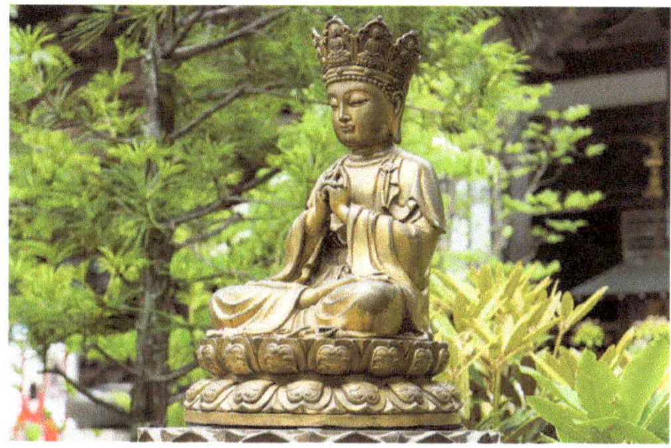

Siddhartha Gautama (Buddha) (© Cezary Wojtkowski / chromorange / picture alliance)

» „Und kurz nachdem der Erwachte das Mahl gegessen hatte, welches Cunda, der Schmied, ihm bereitet hatte, befiel ihn eine schwere Krankheit, ein Durchfall, und er litt an scharfen und fürchterlichen Schmerzen. Doch der Erwachte ertrug sie bei klarem Verstand und ruhig."

Buddha unternahm, trotz blutiger Diarrhö und Abdominalkrämpfen, sogar noch eine Reise ins etwa 15 Kilometer entfernte Kushinagara, wo er schließlich an Dehydratation, Hypovolämie und im Schock starb.

Was war das für eine Mahlzeit? Und warum hatte Buddha verfügt, dass nur er und nicht seine Mönche davon bekommen, ja der Rest des Essens vergraben werden sollte? Auch wenn die heute größte buddhistische Gruppe, die vegetarisch lebenden Mahayana-Buddhisten, die Vorstellung ablehnen, Buddha habe Fleisch gegessen, sei dies nicht ausgeschlossen, meinen der Pathologe Thomas S. N. Chen aus Milburn, New Jersey, und Peter S. Y. Chen aus Massachusetts.

Denn frühe Mönchsregeln hatten den Genuss von Fleisch nicht verboten. Im Pali-Kanon wird erwähnt, dass Buddha gelegentlich Fleisch aß. Die Buddhisten dagegen glauben, dass mit „Sukara-maddava" etwas gemeint sei, dass Schweine besonders gern haben: Trüffeln und andere Pilze, Jamwurzeln und ähnliches. Es ist nicht ausgeschlossen, dass auch ein solch vegetarisches Mahl Toxine enthält, die innerhalb eines Tages zum Tod führen können.

## Nekrotisierende Enteritis nach Clostridien-Infektion

Eine Infektion mit Shigellen, Salmonellen oder Entamoeba histolytica scheidet als mögliche Diagnose aus. Dazu war die Inkubationszeit zu kurz. Die von diesen Erregern ausgelöste Diarrhö ist meist mild, die Mortalitätsrate ist niedrig. Chen und Chen glauben daher an eine nekrotisierende Enteritis, ausgelöst durch Clostridium perfringens, ein ubiquitär vorkommender Erreger, der speziell nicht ausreichend erhitztes Schweinefleisch kontaminieren kann. Die Todesrate nach Ingestion des Clostridien-Gifts liegt bei 60%. Eine nekrotisierende Enteritis bedarf der chirurgischen Resektion des betroffenen Darmabschnitts, um eine Heilung zu erzielen – was zu Buddhas Zeiten selbstverständlich unmöglich war, vorausgesetzt, man hätte die Diagnose stellen können.

Ebenso nicht ganz auszuschließen ist allerdings ein Darminfarkt, wie andere Autoren meinen. So hatte Buddha kurz vor seinem tödlichen Ereignis bereits eine erste heftige Schmerzattacke erlebt, die als lebensbedrohlich interpretiert worden war. Doch erholte er sich davon vollständig. Eine generalisierte Atherosklerose ist bei einem 80-Jährigen nicht auszuschließen, der inkomplette Verschluss einer Mesenterialarterie könnte das erste akute Ereignis erklären, der zweite Verschluss wäre dann tödlich gewesen. In diesem Fall wäre der Streit darum, ob Buddha tatsächlich Fleischesser gewesen ist sowie um die Komposition seiner letzten Mahlzeit, gegenstandslos.

Allerdings berücksichtigt die Mesenterialinfarkt-Hypothese nicht, dass Buddha selbst offenbar die Toxizität des Essens bewusst gewesen sein muss. Er hatte insistiert, ganz allein davon essen zu wollen. Er habe das Mahl, schließen Chen und Chen aus verschiedenen Quellen, als ein Geschenk seines Gastwirtes angenommen, das ihm den Weg ins Nirwana erleichtern sollte.



## Literatur

Chen TSN, Chen PSY (2005) The death of Buddha: a medical enquiry. J Med Biograph 13: 100-103
Ebner J, Gattringer R (2017) Bakterielle Durchfallerkrankungen. Wien Med Wochenschr Educ 12: 63-79

# Heinrich Heine: Krankheit der glücklichen Männer

© Springer-Verlag GmbH Deutschland, ein Teil von Springer Nature 2019
T. Meißner, *Der prominente Patient*
https://doi.org/10.1007/978-3-662-57731-8_93

Es spricht einiges dafür und manches dagegen, dass Heinrich Heine an den Folgen einer Syphilis starb. Sein qualvolles Ende wurde besiegelt durch eine morphinbedingte Brechkrise.

Obwohl die Leiden des großen deutschen Dichters Heinrich Heine (1797–1856) gut dokumentiert sind, haben Pathografen nicht sicher klären können, woran er gestorben ist. Vielfach wurde angenommen, dass Heine an den Spätfolgen einer Syphilis litt. So hat nach Ansicht des Berliner Neurologen Roland Schiffter Heine mit großer Wahrscheinlichkeit an einer mengingovaskulären Lues gelitten.

Der Beginn der neurologischen Symptomatik im Sommer 1832 ist gut dokumentiert, als Heine an seinen Freund F. Merckel schrieb: „Obgleich an einer lahmen und schwachen Hand leidend, bekomme ich doch plötzlich den Drang, Dir zu schreiben."

Im Januar 1838 sah er plötzlich „alles doppelt und verfließend". Schiffter interpretiert dies als Nervus-oculomotorius-Lähmung. Und im April 1843 schrieb Heine an seinen Bruder Maximilian: „Fast die ganze linke Seite ist paralysiert, in Bezug auf die Empfindung, die Bewegung der Muskeln ist noch vorhanden." Zuletzt konnte Heine seine Augenlider nur noch mit der Hand öffnen und die Beine waren fast vollständig gelähmt. Ab Mai 1848 konnte der Dichter bis zu seinem Tode die Wohnung nicht mehr aus eigener Kraft verlassen.

Heine selbst äußerte häufig, er leide an Tabes dorsalis. Er sprach von seiner „Rückenmarkserweichung", die die Ärzte „schlecht kurieren" könnten. Damals galt das Rückenmark noch als Produktionsstätte des Spermas. Bei

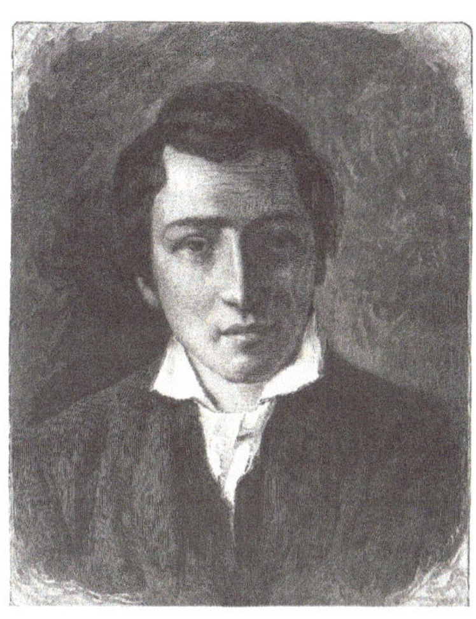

Heinrich Heine (© ZU_09 / Getty Images / iStock)

häufiger Ejakulation verliere es an Substanz, glaubte man. Immerhin war auf diese Weise eine Verbindung hergestellt zwischen dem Sexualleben und dem, was man unter Syphilis verstand. Und so glaubte Heine selbst, er leide an der „Krankheit der glücklichen Männer". Schifter:

> „Unstrittig ist die Tatsache, dass Heine an einer schweren, schubartigen und chronisch fortschreitenden neurologischen Symptomatik gelitten hat und dass sich der Prozess im Bereich der Schädelbasis und des Rückenmarkskanals abgespielt hat."

Der Neurologe geht von einer Neurosyphilis in Form einer chronischen Meningitis mit kranialer Polyneuritis und ausgedehnter Polyradikulitis aus.

## Syphilis – Das was sich mit Quecksilber behandeln lässt

Christoph auf der Horst und Alfons Labisch vom Institut für Geschichte der Medizin an der Universität Düsseldorf bezweifeln das. Sie weisen darauf hin, dass zu Heines Zeiten etwas ganz anderes unter Syphilis verstanden worden ist als heute. „Bereits im 15. Jahrhundert versuchte die Medizin aus einer Fülle von ununterscheidbaren Hautsymptomen mit wechselnden Lokalisationen und unterschiedlichen Auftrittsformen eine ‚Syphilis‘ genannte Krankheitseinheit heraus zu identifizieren", berichten auf der Horst und Labisch. So wurde versucht, aus bestimmten Konstellationen am Sternenhimmel, dem Sternbild Skorpion, die Herkunft der Krankheit zu erklären. Syphilis galt als Strafe Gottes für sexuelle Ausschweifigkeit. Oder es wurde in der Fülle der unterschiedlichen Hautaffektionen all jene als Syphilis bezeichnet, die auf eine Quecksilberbehandlung ansprachen. Ein weiterer Erklärungsansatz war, von einem syphilitischen „Ansteckungsstoff" im Blut auszugehen – der Hautausschlag war demnach der Versuch des Körpers, diesen Krankheitsstoff loszuwerden.

Vor dem Hintergrund dieser sehr heterogenen Syphilis-Nosologie zu Heines Zeit, so die Düsseldorfer Medizinhistoriker, könne allenfalls eine nicht näher zu spezifizierende Geschlechtskrankheit angenommen werden. Heines Angabe, er habe an Tabes dorsalis gelitten, dürfe nicht unkritisch übernommen werden. Hinzu kommt das damals verbreitete antisemitische Klischee von der „jüdischen Geschlechtskrankheit". Heine war bis zu seinem Übertritt zum Protestantismus im Jahre 1825 jüdischen Glaubens.

Manche Pathografen brachten für das beschriebene klinische Bild verschiedene andere Krankheiten ins Spiel: multiple Sklerose, amyotrophe Lateralsklerose (AML), Porphyrie, Bleiintoxikation oder Tuberkulose mit folgender Meningoenzephalitis. „Heines Grunderkrankung wird wohl auf Dauer ein Rätsel bleiben", meinen auf der Horst und Labisch. Sie führen an, dass Heine bis zuletzt seine intellektuellen Fähigkeiten behalten habe und dass keine Syphilis-typischen Hautsymptome überliefert sind, etwa Geschwüre im Genitalbereich oder der harte Schanker.

Vor dem Hintergrund, dass Hautaffektionen, die erfolgreich mit Quecksilber-Einreibungen behandelt werden konnten, als Syphilis bezeichnet wurden, ist bemerkenswert, dass der Dichter offenbar nie mit Quecksilber behandelt worden ist. Das haben spätere Haaranalysen ergeben.

Ein weiteres Indiz, das gegen Syphilis spricht: Heine hatte sich selbst über seine Leiden genau belesen, unter anderem im „Lehrbuch der Nervenkrankheiten des Menschen" des Berliner Neuropathologen Moritz Heinrich Romberg (1795–1873). Das typisch für ein Hinterstrangsyndrom geltende Romberg-Zeichen, ein Schwanken/Fallen bei geschlossenen Augen mit nach vorn gestreckten Armen und zusammengestellten Füßen, hat bei Heine offensichtlich nicht bestanden. Denn dieses hat er nie geäußert.

## Kein Quecksilber, aber ungeheure Dosen Morphin

Dagegen sei von Heine selbst und seinen Zeitgenossen nichts ausführlicher beschrieben worden, als sein Opiumkonsum, betonen die Düsseldorfer Pathografen. Hier sehen sie die unmittelbare Todesursache, wenngleich sich daraus keine weitere Erkenntnis für das chronische Leiden Heines ableiten lässt.

Überliefert sind unter anderem eine Behandlungsvorschrift von drei Ärzten sowie drei Opiumrezepte. Heine litt in seinen letzten anderthalb Lebensjahren unter quälendem und krampfartigem Husten, womöglich wegen eines nicht heilen wollenden Atemwegsinfekts. Morphin galt zu der Zeit vor allem als hervorragendes Antitussivum.

Das Morphin ließ sich Heine in eine offen gehaltene Wunde am Hals einstreuen, mit perkutanen Brennkegeln applizieren oder Breiumschläge (Kataplasmen) mit Morphin anlegen. Er nahm es aber auch peroral ein und zwar in hohen Dosen. All dies konnte aus Briefen und Gesprächsaufzeichnungen rekonstruiert werden. Die ebenfalls beschriebenen schmerzhaften Abdominalkrämpfe und hartnäckigen Verstopfungen könnten auf den Morphinabusus zurückzuführen sein. Ist es schließlich zum paralytischen Ileus gekommen? Hatte sich bei Heine womöglich eine metabolische Alkalose durch häufiges Erbrechen entwickelt?

## Todesursache: Brechkrise und „zufällige Unpässlichkeit"

Die letzte Freundin Heines, Elise Krinitz (1825–1896) und eine Pflegerin stützen die Vermutung des behandelnden Arztes David Gruby (1810–1898), das „ungeheure Dosen Morphine, welche er zuletzt nahm" schließlich eine qualvolle Brechkrise auslösten. Dieser Zustand traf einen ausgemergelten und stark geschwächten Körper. Schließlich hatte sich Heine immer wieder mit Aderlässen, Abführ- und Brechmitteln oder Blutegeln behandeln lassen. Wunden wurden künstlich offengehalten, um „schlechte Säfte" ableiten zu können – alles klassische Methoden der damals gängigen Humoralpathologie.

Hinzu kam, dass fatalerweise der persönliche Arzt Heines, David Gruby, zum Zeitpunkt der Brechkrise nicht erreichbar war. Ein alter Arzt aus der Nachbarschaft verordnete halbstündlich „Tee aus Orangenblüten und Wasser aus Vichy mit jeweils einem Tropfen Laudanum". Die womöglich bestehende Morphiumüberdosis war also womöglich mit weiterem Opiat behandelt worden. Dies könnte das Ende von Heine beschleunigt haben. Gruby schreibt am Todestag, dem 17. Februar 1856, an Heines Bruder, nicht das langjährige Leiden sei Todesursache gewesen, sondern eine „zufällige Unpässlichkeit" sowie die allgemeine Schwäche, hervorgerufen durch heftiges Erbrechen.

## Literatur

auf der Horst C, Labisch A (2006) Hatte Heinrich Heine die Syphilis? Hautarzt 57: 1126-1132
Schifter R (2005) Das Leiden des Heinrich Heine. Fortschr Neurol Psychiatr 73: 30-43

# Otto Lilienthal: „Nur ein Genick zum Zerbrechen"

© Springer-Verlag GmbH Deutschland, ein Teil von Springer Nature 2019
T. Meißner, *Der prominente Patient*
https://doi.org/10.1007/978-3-662-57731-8_94

Er war der erste Mensch, der fliegen konnte, und ist bei einem Flugunfall gestorben: Otto Lilienthal. Die Todesursache ist bis heute Gegenstand von Spekulationen. Als offizielle Todesursache galt eine Wirbelsäulenfraktur. Analysen der letzten 36 Lebensstunden Lilienthals lassen jedoch andere Verletzungen und Unfallfolgen als kausal verantwortlich erscheinen.

Am 13. August 1896 meldete das „Berliner Tageblatt" zum Tod des Flugpioniers Otto Lilienthal (1848–1896):

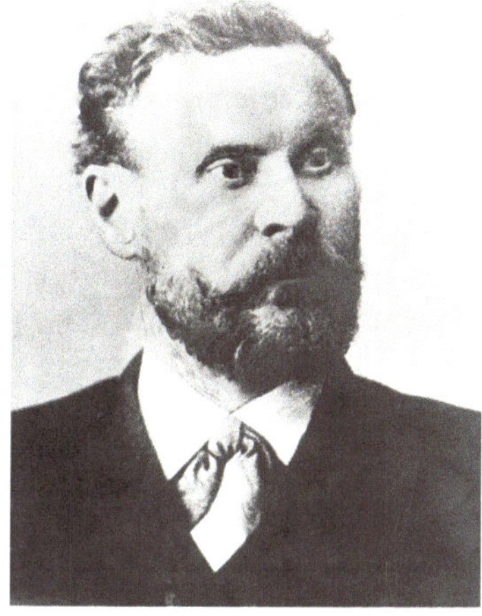

Otto Lilienthal (© dpa / picture alliance)

» „Bemerkenswert ist, daß dem kühnen Flieger gerade die Verletzung den Tod gebracht hat, gegen die er schon lange vergeblich nach einem geeigneten Schutze suchte. Wiederholt erklärte er, daß sein Rückgrat besonders gefährdet, und daß dieser Mangel noch ein schwacher Punkt seines Apparates sei … Er brach sich beim Sturze die Wirbelsäule."

Letzteres ist mit hoher Wahrscheinlichkeit richtig, die unmittelbare Todesursache aber kann dies nicht gewesen sein.

Dem Maschinenbau-Ingenieur war es 5 Jahre zuvor, im Frühjahr 1891, an einer Sandgrube bei Derwitz nahe Potsdam als erstem Menschen gelungen, mit einem an eine Fledermaus erinnernden Flugapparat 15 Meter durch die Luft zu gleiten. „Vom Sprung zum Flug", lautete seine Methode. Lilienthal hatte sie den Vögeln abgeschaut.

Mit dem „Derwitzer Gleiter", konstruiert aus Weidenruten und bespannt mit einem Baumwollgewebe, schaffte er bis zu 25 Meter.

Es folgten mehr als 3000 Flugversuche mit über 20 verschiedenen Apparaten. Später verkaufte er sogar die Gleiter „zur Übung des Kunstflugs" an Interessenten aus aller Welt. Geplant war zudem eine Pilotenausbildung. Dazu kam es nicht mehr.

Lilienthal war sich der Gefahr bewusst. Im August 1895 schrieb er in einem Brief:

» „Es ist wirklich kein Spaß, ohne Boden unter den Füßen hoch in der Luft hin und her geschleudert zu werden. Ich selbst rechne mir als mein größtes flugtechnisches Verdienst an, daß ich bei allen meinen Versuchen noch keine Knochen gebrochen habe. Verrenkungen, Verstauchungen und Fleischwunden hat es allerdings genug gegeben … Also bedenken Sie, daß Sie nur ein Genick zum Zerbrechen haben."

## Tod tritt 36 Stunden nach dem Unfall ein

Der Unfall am 9. August 1896 bei Stölln, etwa 70 Kilometer nordwestlich von Berlin, geschah mit dem „Normalsegelapparat", dem ersten in Serie gebauten Flugzeug der Geschichte. Damit hatte Lilienthal schon Distanzen bis zu 250 Meter geschafft. Der Pilot hing vertikal in der Konstruktion, die gebeugten Unterarme steckten in Hülsen zur Abstützung des Oberkörpers, mit den Handflächen nach oben hielt er sich an der Konstruktion fest. Der Unterkörper mit den herabhängenden Beinen diente zur Steuerung des Gleiters durch Verlagerung des Körpergewichts. Bei Gefahr bestand die Möglichkeit, sich einfach aus der Konstruktion fallen zu lassen. Ansonsten erfolgte die Landung rennend auf den Füßen. Lilienthal trug bei seinen Flugversuchen keinerlei körperlichen Schutz wie etwa einen Helm.

An jenem schönen Sommertag soll der Mechaniker Paul Beylich, der einzige Augenzeuge des Unfalls, wegen des ungünstigen Windes Lilienthal zum Aufhören gedrängt haben. Doch dieser wollte noch einen Flug absolvieren. Nach gelungenem Start erfasste eine Sonnenbö den Gleiter, es kam also zur thermischen Ablösung, und das Gerät stürzte vornüber etwa 15 Meter tief zu Boden. Beylich brachte den bewusstseinsklaren Lilienthal zunächst mit einem Pferdefuhrwerk nach Stölln, wo ihn gegen 2 Uhr nachmittags ein Arzt untersuchte.

Der Patient war von der Hüfte abwärts gelähmt, konnte Arme und Hände normal bewegen. Abgesehen von Abschürfungen waren keine äußeren Verletzungen festzustellen, und Lilienthal hatte kaum Schmerzen. Mit einem Güterzug wurde er zum Lehrter Bahnhof (heute Hauptbahnhof) in Berlin gebracht. Auf dem Weg dorthin verlor er das Bewusstsein und entwickelte Atemstörungen, beschreiben die Flugmediziner Viktor Harsch, Neubrandenburg, Benny Bardrum, Kopenhagen, und Petra Illig, Anchorage/Alaska, die folgenden Abläufe. Sie haben die verfügbaren Quellen zu dem Unfall sowie zur Behandlung Lilienthals

analysiert, um die wahre Todesursache zu ermitteln.

Demzufolge ging es am nächsten Morgen, dem 10. August 1896, per Pferde-Ambulanz in die Klinik des Chirurgen Ernst von Bergmann (1836–1907). Dort starb Lilienthal am späten Nachmittag, etwa 36 Stunden nach dem Unfall. Als Todesursache war „Wirbelsäulenfraktur" notiert worden. Eine Röntgenuntersuchung hatte es freilich nicht gegeben – Wilhelm Conrad Röntgen hatte erst 9 Monate zuvor die „X-Strahlen" entdeckt. Ob eine Autopsie stattgefunden hat, ist unbekannt.

## Verdacht auf intrakranielle Blutung und steigenden Hirndruck

Auf Fotografien des Unfallgleiters lässt sich allerdings erkennen, dass lediglich der rechte Flügel beschädigt war. Die Konstruktion habe den Aufprall wahrscheinlich teilweise absorbiert, so Harsch und Koautoren. Wahrscheinlich habe der Rahmen des Gleiters ein rechtsseitiges Thoraxtrauma verursacht, was zu einer Fraktur der Wirbelsäule in Höhe Th 8–10 mit folgender Querschnittsymptomatik geführt haben könnte. Berichte über eine Halswirbelfraktur in Höhe C3 seien zweifelhaft, so die Flugmediziner: Lilienthal habe den erstbehandelnden Arzt per Handschlag begrüßt. Atemprobleme bestanden zu diesem Zeitpunkt noch nicht. Insofern scheide ein hoher Querschnitt als Todesursache aus, meinen Harsch, Bardrum und Illig.

Vielmehr könnte ein Teil der Rahmenkonstruktion des Gleiters beim Aufprall den Schädel in der Temporalregion getroffen haben mit folgender Fraktur, Verletzung der Meningealarterie und intrakraniellem Hämatom. Die von Zeugen geschilderte Abfolge der Symptome scheint für diese Diagnose zu sprechen. Todesursache wäre demnach eine intrakranielle Blutung gewesen.

Dem stimmten Martin Strowitzki, Leiter des Neurozentrums an der BG Unfallklinik Murnau, sowie sein Kollege Marc Schaan im Wesentlichen zu. „Natürlich gibt es mehrere mögliche Erklärungen", so Strowitzki und Schaan auf Anfrage des Autors. Aber am wahrscheinlichsten sei, dass Otto Lilienthal beim Unfall auch mit dem Kopf angeschlagen sei und sich, nach einem symptomfreien Intervall, eine sekundäre Blutung eingestellt habe. Entweder könne es sich dabei um ein Epiduralhämatom oder um eine sich entwickelnde „aufblühende" Kontusionen mit Hirnschwellung gehandelt haben, sodass er infolge des steigenden Hirndrucks bewusstlos geworden und schließlich verstorben ist. Beweisbar ist dies heute freilich nicht mehr.

## Literatur

Harsch V, Bardrum B, Illig P (2008) Lilienthal's fatal glider crash in 1896: evidence regarding the cause of death. Aviat Space Environm Med 79: 993-994

Noch einen letzten Flug. Spiegel Online vom 11.08.2008 (http://www.spiegel.de/einestages/otto-lilienthal-a-947621.html, Zugriff: 17.08.2016)

Otto-Lilienthal-Museum Anklam (www.lilienthal-museum.de, Zugriff: 26.09.2016)

# Thomas Mann:
# Obduktion mit überraschendem Ergebnis

© Springer-Verlag GmbH Deutschland, ein Teil von Springer Nature 2019
T. Meißner, *Der prominente Patient*
https://doi.org/10.1007/978-3-662-57731-8_95

*Es war Thomas Mann nicht vergönnt, im Kreise seiner Familie zu sterben. Die wahre Todesursache wurde erst post mortem festgestellt und war eine Überraschung für alle Beteiligten.*

Hinter dem 80-jährigen Thomas Mann (1875–1955) lagen Ende Juni 1955 anstrengende Wochen und Monate: Goldene Hochzeit mit Ehefrau Katia im Februar, Anfang Mai hielt er seine viel beachteten Schiller-Reden in Stuttgart und in Weimar, am 15. Mai Verleihung der Ehrendoktorwürde an der Universität Jena, am 20. Mai wurde er Ehrenbürger der Stadt Lübeck. Und schließlich beging man am 6. Juni seinen 80. Geburtstag in Kilchberg am Zürichsee, ebenfalls mit vielen Ehrungen. Um sich von den Strapazen zu erholen, flogen er und seine Frau am 30. Juni ins holländische Seebad Nordwijk. Endlich Ruhe!

## „In Form und Forderungen völlig unvertraute Krankheit"

Nach knapp 3 Wochen spricht Thomas Mann erstmals von einem ziehenden Schmerz im linken Bein. Er hält die persistierenden Schmerzen, die ihn am Gehen hindern, für Zeichen eines Rheumatismus. Dem am 20. Juli gerufenen Arzt fällt die deutliche Schwellung des gesamten linken Beines auf und er äußert den Verdacht auf eine Beinvenenthrombose. In seinem Tagebuch notiert Mann, der bekanntlich seine körperlichen Malaisen stets genau beobachtet hat, am 22. Juli: „Die in ihren Formen und Forderungen völlig unvertraute Krankheit kam so überraschend." Am nächsten

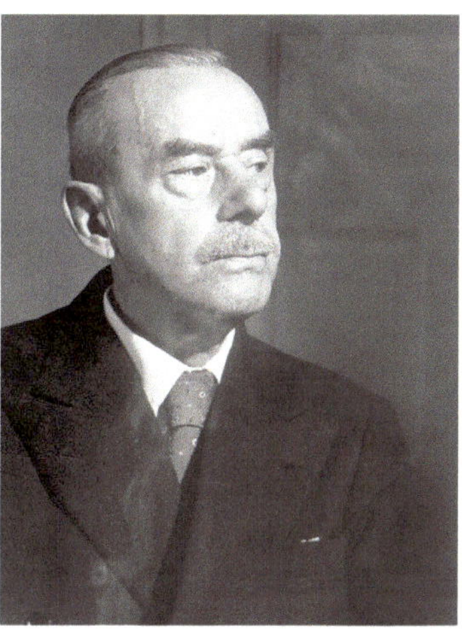

Thomas Mann (© Dr Ruth Gross / dpa / picture alliance)

Tag bricht das Ehepaar den Urlaub ab und fliegt zurück nach Zürich, wo Thomas Mann auf der Privatstation des Kantonsspitals aufgenommen wird.

Im Krankenblatt vermerkt man den „ordentlichen Allgemeinzustand" des eher jünger als 80 Jahre alt aussehenden Patienten bei allerdings „etwas reduziertem Ernährungszustand". Das geschwollene Bein wird mit in Alkohol und essigsaurer Tonerde getränkten Wickeln behandelt. Der Internist Wilhelm Löffler (1887–1972) – nach ihm ist die Löffler-Endokarditis (Endocarditis fibroplastica) benannt worden – verordnet Penicillin und Heparin, letzteres sollte noch bedeutsam werden.

Woher kommt die Thrombose? Schon in Holland hatte ein aus Leiden hinzu gezogener Arzt zu Ehefrau Katia gesagt, solange die Thrombose keine Sekundärerscheinung seiner anderen Krankheit sei, könne alles wieder gut werden. Er spielte dabei auf den Lungenkrebs Manns an. Es war inzwischen 9 Jahre her, dass deshalb in Chicago ein Großteil der rechten Lunge entfernt worden war – ein gut differenziertes Plattenepithelkarzinom, wie sich später herausstellte. Die Hilus-Lymphknoten waren in Ordnung gewesen, nur die Histologien zweier Lymphknoten nahe dem unteren Hauptbronchus waren damals karzinomatös verändert. Sollte es jetzt zum Rezidiv gekommen sein? Andererseits erhöht eine Krebserkrankung das Thromboembolie-Risiko erheblich.

## „Ich bin nun in die Zauberberg-Zeit eingetreten"

Die diagnostischen Möglichkeiten der 1950er-Jahre sind begrenzt, an Sonografie und andere bildgebende Verfahren noch nicht zu denken. Jetzt heißt es zunächst einmal, Geduld zu üben. An Theodor W. Adorno schreibt Mann in Anspielung auf seinen Roman, er sei nun in die „Zauberberg-Zeit" eingetreten und müsse sich noch drei Wochen gedulden. Insgesamt scheint sich Manns Zustand zunächst zu verbessern. Als aber Erika Mann ihren Vater am 8. August 1955 besucht, hat der sowieso schon hagere Patient weiter abgenommen, die Sonnenbräune des Gesichts ist einer fahlen Blässe gewichen.

Dreieinhalb Wochen nach Beginn der Symptome, am 12. August, kollabiert Thomas Mann bei einem kurzen Spaziergang auf dem Krankenhausflur und verliert das Bewusstsein. Es ist kein Blutdruck mehr messbar, Mann erhält zahlreiche Infusionen und zwei Vollblut-Transfusionen. Danach ist er zwar wieder ansprechbar, jedoch sehr müde und schwach. Am Nachmittag erhält er Sauerstoff wegen Atemnot, die sich später bessert. Am frühen Abend erhält Thomas Mann mehrere Morphin-Injektionen. Er schläft ein und wacht nicht mehr auf. Um 20:10 Uhr wird sein Tod festgestellt.

Die Teilobduktion (auf Wunsch der Familie wurde auf die Schädelsektion und teilweise auf die Brust- und Bauchsektion verzichtet) hält eine Überraschung bereit: Am Abgang der linken Arteria iliaca communis von der Bauch-

aorta findet Prosektor Christoph Hedinger einen 3 mm weit klaffenden und 5 mm langen Riss. Die benachbarte Beckenvene ist daumendick mit Thromben verschlossen und hat an der Arterie gescheuert. Retroperitoneal findet sich ein enormes Hämatom, das sich bis hinauf zu den Nierenarterien erstreckt. Es besteht zwar kein Aortenaneurysma, der Durchmesser der Aorta beträgt jedoch 5,5 cm mit erheblichen und diffusen atherosklerotischen Veränderungen, die sich in beide Iliakalarterien fortsetzen.

## Ablauf der klinischen Ereignisse wird rekonstruiert

Nach einem Bericht Richard Carters aus Indian Wells, Kalifornien, der später mit dem Pathologen Hedinger persönlich die damaligen Ereignisse rekapituliert hat, ergibt sich folgendes Bild: Die im Juli des Jahres aufgetretenen Beschwerden und Schwellungen im linken Bein Thomas Manns waren verursacht durch ein arterielles Leck, resultierend in einem Hämatom, das die linke Vena iliaca communis komprimiert und zu einem Thrombus oder Verschluss derselben geführt hatte. Das Ganze resultierte im klinischen Bild einer tiefen Venenthrombose. Das initiale Gerinnsel wiederum tamponierte das arterielle Leck. Die Heparin-Injektionen lösten dann den Thrombus auf und führten zu Blutungen. Der Spaziergang auf dem Krankenhausflur muss den Verschluss des Arterienlecks vollständig disloziert haben, sodass eine massive innere Blutung resultierte und diese den hypovolämischen Schock auslöste.

Nach Angaben von Hans Helmut Jansen aus Darmstadt hatte Thomas Mann eine Sonderform der Atherosklerose, und zwar eine dehiszierend-dissezierende Atherosklerose, die mit einer Zerstörung der glatten Arterienwandmuskulatur und/oder des Bindegewebes einhergeht. Die Spontanruptur der Arterienwand sei ein Kardinalsymptom dieser Erkrankung. Metastasen oder ein Krebsrezidiv hatten sich bei der Obduktion ebenso wenig gefunden wie Anzeichen einer Lungenembolie.

### Geschichte der Therapie der Beinvenenthrombose

Bis zu Beginn des 19. Jahrhunderts wurden tiefe Bein- und Beckenvenenthrombosen nur selten klinisch diagnostiziert. Der englische Arzt David D. Davis (1777–1841) erkannte 1822 den Zusammenhang zwischen dem klinischen Befund einer Thrombose und den destruierenden Entzündungen der Beckenvenen sowie der unteren Hohlvene. Daraus leitete er seine Therapie mit Blutegeln ab, die das zu viel vorhandene Blut aus der betroffenen Region entfernen sollten. Noch bis 1950 befand sich in den Badezimmern vieler Krankenstationen ein Glas mit Blutegeln, die bei verschiedenen Patienten wiederholt verwendet wurden. Zusätzlich sollten nach Davis' Empfehlung alle 2–3 Stunden Digitalis in hohen Dosen verabreicht werden. Hinzu kamen kalte Anwendungen und Umschläge mit verdunstenden Lotionen.

Die Kompressionstherapie setzte sich erst Mitte des 20. Jahrhunderts allgemein durch, obwohl sie bei Varikose und Ulcus cruris bereits seit Jahrhunderten bekannt war. Das Heparin entdeckte der Medizinstudent John (Jay) McLean im Jahre 1916. Erstmals klinisch angewendet wurde es 1936. Die Fibrinolyse mit Streptokinase war ein vieldiskutiertes Thema in den 1960er-Jahren. Zudem bemühten sich die Chirurgen um die Entfernung der Thromben. So stellte der Berliner Chirurg Artur Läwen 1938 seinen „Thrombuskratzer" vor, mit dem er von der Vena femoralis aus die Thromben entfernte. Der Zwickauer Chirurg Dietrich Kulenkampff propagierte dagegen die Thrombektomie von der Vena saphena magna aus.

Nach dem Zweiten Weltkrieg entwickelte der französische Chirurg René Fontaine (1899–1979) die Thrombektomie zu einem Standardeingriff weiter. Nach Fontaine sind auch die Stadien der arteriellen Verschlusskrankheit benannt worden. Später kamen der Fogarty-Katheter (Erfinder war der US-Amerikaner Thomas J. F. Fogarty), atraumatische Operationstechniken und die Antikoagulation mit Vitamin-K-Antagonisten hinzu.

## Literatur

Carter R (1998) The Mask of Thomas Mann (1875-1955): medical insights and last illness. Ann Thorac Surg 65: 578-585

Hach W (2002) Die Geschichte der venösen Thrombose. Phlebologie 31: 56-62

Jansen HH (2002) Letzte Krankheit und Tod von Thomas Mann (1875-1955). Hess Ärztebl 11: 651-654

Lowenfels AB (2003) Famous patients, famous operations – Part 6: The case of the elderly writer with a swollen leg. Medscape Surgery 5(2), posted 12/30/2003

# Felix Mendelssohn Bartholdy: Ein Familienleiden

© Springer-Verlag GmbH Deutschland, ein Teil von Springer Nature 2019
T. Meißner, *Der prominente Patient*
https://doi.org/10.1007/978-3-662-57731-8_96

Felix Mendelssohn Bartholdy war ein Wunderkind wie Mozart. Wie er starb auch Mendelssohn viel zu früh. Sein Tod kündigte sich allerdings an.

Frühere Annahmen, Felix Mendelssohn Bartholdy (1809–1847) sei völlig unerwartet und plötzlich an einem ischämischen Schlaganfall gestorben oder sein Tod hätte etwas mit Erschöpfung und Überarbeitung zu tun, werden inzwischen von Pathografen verworfen. Vielmehr muss Mendelssohn eine recht robuste Gesundheit gehabt haben. So überstand er komplikationslos eine Maserninfektion, die er, wie seine Geschwister Paul und Rebekka, erst im Erwachsenenalter durchmachte. (Sie hatten nie eine Schule besucht, sondern Unterricht bei Hauslehrern erhalten.) Und auch die Cholera, die er sich während seines Parisaufenthalts 1831/32 zuzog, überlebte er – trotz der üblichen Behandlung. Denn statt Flüssigkeit zuzuführen, glaubte man, die wässrigen Durchfälle stoppen zu können, indem man die Patienten dursten und viel schwitzen ließ.

Etwa ab seinem 18. Lebensjahr klagte Mendelssohn immer wieder über Kopfschmerzen, „die mir das Denken erschweren, das Schreiben unmöglich machen" (Brief vom 7. August 1829 an seinen Vater). Zunächst beeinträchtigten die Schmerzen jedoch kaum seine Schaffenskraft und seine vielfältigen Engagements, etwa als Musikdirektor in Düsseldorf oder als Leipziger Gewandhauskapellmeister.

Im Sommer 1840 jedoch kommt es zu einem fast tödlichen Zwischenfall bei einem Erholungsaufenthalt in Bingen. Beim Schwimmen im Rhein wird Mendelssohn plötzlich

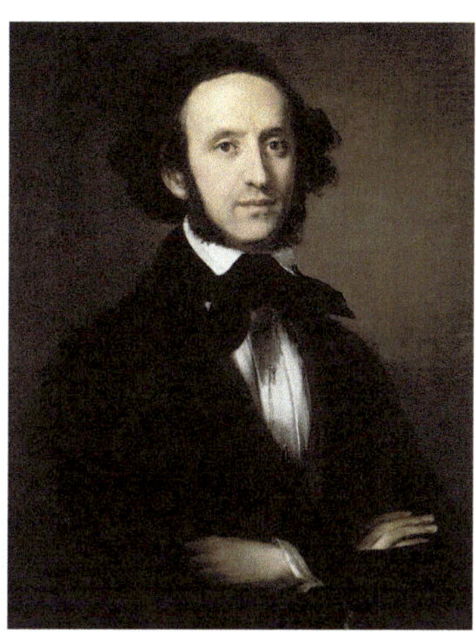

Felix Mendelssohn Bartholdy (© akg-images / picture alliance)

bewusstlos. Ein Fährmann kann ihn noch rechtzeitig aus dem Wasser ziehen. Die Bewusstlosigkeit hält mehrere Stunden an, Mendelssohn krampft immer wieder. Später klagt er über äußerst starke Kopfschmerzen, die erst im Laufe von 2 Wochen allmählich abklingen. Dennoch ist er in der Lage, im September des Jahres zum Birminghamer Musikfest zu reisen.

Ab 1841 leidet er immer wieder unter allgemeiner Mattigkeit. Mit zunehmenden Kopfschmerzen wird er immer reizbarer, nervöser, hat depressive Phasen, sucht Ruhe. Er überlässt viele Gewandhauskonzerte seinem Vertreter. Im März 1847 kann er nur mit Mühe dazu bewegt werden, die Aufführung seines Oratoriums „Paulus" in Leipzig zu leiten. „Ich habe nur immer den einen Gedanken, wie kurz die Lebenszeit sei", äußert der 38-Jährige, gequält von Todesahnungen.

## Schmerzensschreie schallten durch alle Zimmer

Am 9. Oktober 1847 wird Mendelssohn während eines Besuchs bei seiner Nachbarin sehr bleich. Ihm ist schlecht. Die Nachbarin verlässt kurz den Raum, als sie wiederkommt, findet sie Mendelssohn zitternd auf dem Sofa liegend, klagt über kalte, steife Hände und starke Kopfschmerzen. Zunächst erholt er sich. Jedoch wiederholt sich der Anfall abends.

2 Tage später hat er erneut eiskalte Hände und Füße, die Pulse sind nicht tastbar, er deliriert mehrere Stunden. In den folgenden Tagen leidet Mendelssohn unter starken Kopfschmerzen, ein Arzt setzt deshalb Blutegel an. Am 28. Oktober bricht er bei einem Spaziergang bewusstlos zusammen. Der Arzt stellt die Diagnose eines Schlaganfalls.

Nach späteren Beschreibungen seiner Frau Cécile leidet Mendelssohn in seinen letzten Lebenstagen die „ärgsten Schmerzen im Kopf, und seine Adern klopften darin wie Hämmer". Sein Klagen und Schreien seien „durch alle Zimmer" zu hören gewesen. Bei seinem letzten Anfall am 4. November, zwischenzeitlich war es Mendelssohn immer wieder relativ gut gegangen, wurde er, so die Beschreibung seines Bruders Paul, „augenscheinlich durch einen furchtbaren Schmerz im Kopf emporgerissen, er stieß mit angstvoll aufgerissenem Munde einen scharfen Schrei aus und sank ins Kissen zurück … Von nun an lag er im Taumelschlaf …" Nach einigen Stunden ist er tot.

Bemerkenswert ist, dass seine ältere Schwester Fanny, eine hervorragende Pianistin und Komponistin, nur ein halbes Jahr zuvor im Alter von 41 Jahren unter ganz ähnlichen Umständen gestorben war. Während einer Chorprobe fühlte sie sich schlecht, außerdem war sie nicht in der Lage, ihre Hände am Klavier zu koordinieren. Sie versuchte sich kurz auszuruhen. Auf dem Weg zurück in den Musiksalon kollabiert sie und ist halbseitig gelähmt, kurze Zeit später verliert sie das Bewusstsein und stirbt.

Schaut man sich weiter in der Familie um, ist festzustellen, dass Mendelssohns Großvater, Moses Mendelssohn, im Alter von 57 Jahren an einem Schlaganfall gestorben war, sein Vater Abraham im Alter von 58 Jahren.

## Analyse der Todesursache: Hirnaneurysma im Temporallappen

Elena Gasenzer von der Universität Witten/Herdecke und Edmund A. M. Neugebauer von der Medizinischen Hochschule Brandenburg schließen daraus, dass es in der Familie Mendelssohn eine genetische Disposition für zerebrovaskuläre Erkrankungen gegeben haben muss. Es sei wahrscheinlich, dass Moses, Abraham und Fanny Mendelssohn an einer arteriovenösen Blutung oder einer anderen zerebrovaskulären Erkrankung gestorben seien.

Bei Felix Mendelssohn dagegen liege die Sache etwas anders, so Gasenzer und Neugebauer. Auch bei ihm mag eine zerebrovaskuläre Erkrankung vorgelegen haben. Der Vorfall beim Schwimmen im Rhein könnte das erste Zeichen eines Hirnaneurysmas gewesen sein, gelegen im rechten Temporallappen. Die zunehmende Wesensveränderung Mendelssohns und seine nachlassende Schaffenskraft hatten danach eingesetzt.

Der langsame Progress der Erkrankung mit zunehmenden neurologischen Defiziten wie Kopfschmerzen, motorischer Schwäche, Antriebslosigkeit und epileptiformen Anfällen weisen auf einen allmählich zunehmenden intrakraniellen Druck hin. Die Symptome bei der Nachbarin Mendelssohns mit Kältegefühl, Zittern und steifen Händen sprechen für einen komplex-fokalen Anfall.

Der plötzliche intensive Kopfschmerz am 4. November 1847 markiert den Zeitpunkt für die schließlich tödliche Massenblutung, verursacht durch eine Gefäßruptur mit plötzlichem Anstieg des intrakraniellen Drucks, was letztlich zum Tode geführt hat. Auch andere Pathografen kamen in der Vergangenheit zu dem Schluss, dass Mendelssohns wahrscheinlichste Todesursache rezidivierende Subarachnoidalblutungen gewesen sein müssen.

### Subarachnoidalblutung

In etwa 80% der Fälle von Subarachnoidalblutungen handelt es sich um die spontane Ruptur eines intrakraniellen Aneurysmas. Schweren Subarachnoidalblutungen
gehen oft kleinere Blutungen voraus.
Typische Symptome sind Nackensteife
und teilweise extreme Kopfschmerzen
ohne Fieber sowie akute Bewusstseinsstörungen. Weil sich die Blutungen nach
intrazerebral ausbreiten können, sind
zusätzlich radikuläre Schmerzen, Hyper-
ästhesien, Paresen und epileptische Anfälle möglich. Bei Massenblutungen treten
Gefäßspasmen auf. Weitere Komplikation
sind Herzrhythmusstörungen und der
Hydrocephalus communicans. Bei schwersten Blutungen treten tiefe Bewusstlosigkeit, Halbseitenlähmung und vegetative
Störungen auf.

## Literatur

Franken FH (1999) Die Krankheiten großer Komponisten. Florian Noetzel, Bd 1, 3. Aufl, S 137-187
Gasenzer ER, Neugebauer EAM (2014) Felix Mendels-
sohn-Bartholdy and Fanny Hensel: two cases of
intracerebral hemorrage and great composers of
the nineteenth century. Acta Neurochir 156:
1047-1051
Otte A, Wink K (2008) Kerners Krankheiten großer
Musiker. Schattauer, 6. Aufl, S 201-220

# Ramses III.: Mordermittlung nach 3100 Jahren

© Springer-Verlag GmbH Deutschland, ein Teil von Springer Nature 2019
T. Meißner, *Der prominente Patient*
https://doi.org/10.1007/978-3-662-57731-8_97

Gleich zwei Rätsel der altägyptischen Geschichte haben Wissenschaftler im Zusammenhang mit dem Tod Pharao Ramses III. lösen können. Der Grund für die verzögerte Diagnose: Die Leiche ließ sich nicht vollständig entkleiden.

Mehr als 30 Jahre an der Macht waren einigen Familienmitgliedern und Untergebenen offenbar genug: Ramses III. musste weg. Das jedenfalls meinten Mitglieder der königlichen Familie und Würdenträger des Hofes. Im Jahre 1156 v. Chr. gab es einen Mordanschlag gegen den gottgleichen Pharao der 20. Dynastie. Davon wird in einem bekannten Papyrus berichtet, der im Ägyptischen Museum in Turin aufbewahrt wird. Es handelte sich um eine Verschwörung, die einerseits gescheitert war, denn alle Beteiligten wurden anschließend bestraft. In einer anderen Hinsicht allerdings war das Komplott erfolgreich gewesen, zumindest aus Sicht der Verschwörer. All das haben 3148 Jahre später der Paläopathologe Albert Zink von der Europäischen Akademie Bozen (EURAC) und ein Team um den Ägyptologen Zahi Hawass mit an Sicherheit grenzender Wahrscheinlichkeit aufklären können.

Denn welches Schicksal Ramses III. bei diesem als Haremsverschwörung in die Geschichte eingegangenen Attentat ereilt hatte, galt als eines der großen Rätsel der altägyptischen Geschichte. „Klar war, dass Ramses im Alter von etwa 65 Jahren gestorben war, doch kannten wir vorher nicht die Todesursache", berichtet Hawass. War er überhaupt verletzt worden? Wenn ja – war diese Verletzung tödlich? Oder sollte der natürliche Tod des sowieso bereits schwerkranken Pharaos genutzt wer-

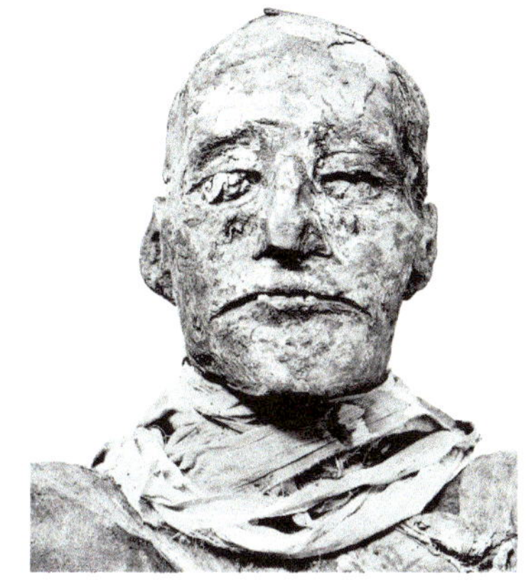

Ramses III. (© Imprimerie de l'Institut français d'archéologie orientale, 1912)

den, um jemand anderes auf den Thron zu setzen? Aus überlieferten Dokumenten lässt sich herauslesen, dass der Pharao vor oder während der Gerichtsverhandlung gestorben ist. Zugleich insinuieren die Texte, er selbst hätte noch Instruktionen zur Aburteilung der Verschwörer erteilt.

## Pharao wird Opfer einer Haremsintrige

„In dieser Studie konnten wir belegen, dass Ramses III. während der Haremsverschwörung umgebracht worden ist. Er starb durch einen tiefen Schnitt durch die Kehle", sagte Zink in einem im Internet veröffentlichten Video. Die Computertomografie der Mumie offenbarte einen etwa 70 mm breiten Schnitt durch den Hals, der sämtliche Weichgewebe bis hinunter auf die Halswirbelsäule in Höhe des 5.–7. Halswirbelkörpers durchtrennt hatte. „Die Trachea war eindeutig zerschnitten und ihre proximalen und distalen Enden retrahiert, sie klafften etwa 30 mm auseinander", so der Bericht der Wissenschaftler im „British Medical Journal". Auch der Ösophagus und die großen Gefäße waren zertrennt – Verletzungen, die nur die Annahme eines sofortigen Todes Ramses III. zulassen. Zu sehen war der Schnitt bislang nicht, weil der Hals von einer Halskrause aus Leinen umgeben war, die aus konservatorischen Gründen nicht von der Mumie hatte entfernt werden können.

Zusätzlich fanden die Wissenschaftler per Computertomografie in der Wunde ein Amulett aus einem Halbedelstein, ein Horusauge. Dieses ist ein altägyptisches Symbol zum Schutz vor Unfällen und mit dem Zweck, Kraft wiederzugewinnen. Das Horusauge war während der Einbalsamierung eingelegt worden, um die Wunde für das Nachleben zu heilen. Nach altägyptischer Vorstellung muss der Körper unbeschadet ins Jenseits gelangen. Dies ist ein weiteres Indiz für den Erfolg des Mordanschlags. Aber war Ramses tatsächlich im Zusammenhang mit der Haremsverschwörung ermordet worden, wie es der Turiner Gerichtspapyrus andeutet?

## „Unknown Man E" ist Ramses' Sohn und Mitverschwörer

Um diese Frage zu beantworten, war die Untersuchung einer weiteren Mumie erforderlich, nämlich die des „Unknown Man E", auch bekannt als „schreiende Mumie". Denn der mumifizierte Kopf vermittelt den Eindruck eines unter Qualen schreienden Menschen. Die Mumie war 1886 in der königlichen Grabkammer gefunden worden. Es handelt sich um einen Mann, der im Alter von 18–20 Jahren auf ungewöhnliche Weise mumifiziert worden war: Organe und Gehirn waren ihm nicht entnommen worden, wie Computertomografie-(CT-)Aufnahmen bestätigt haben, und sie war bedeckt von einem Ziegenfell, das den alten Ägyptern als unrein galt.

Mit forensischen, radiologischen und genetischen Methoden waren die Wissenschaftler nun in der Lage, weitere Details des Verbrechens aufzuklären.

- Ramses III. war verwandt mit dem „Unknown Man E". Der genetische Fingerabdruck ergab eine 50%-ige Übereinstimmung zwischen dem Genmaterial von Ramses III. und der „schreienden Mumie". Es handelt sich um Ramses' Sohn, wahrscheinlich um Pentawer, der zusammen mit seiner Mutter Teje als einer der Hauptinitiatoren der Haremsverschwörung gilt.
- Die forensische Untersuchung ergab ungewöhnlich komprimierte Hautfalten am Hals des Sohnes. Die CT-Aufnahmen offenbarten einen stark mit Luft gefüllten Thorax mit erweiterten Interkostalräumen und nach lateral verschobenen Schulterblättern. Die Wissenschaftler gehen davon aus, dass Pentawer gezwungen worden war, sich selbst zu erhängen, um schlimmeren Strafen im Jenseits zu entgehen.

Zusammengefasst war damals also Folgendes passiert: Teje, eine der Nebenfrauen des Pharaos, plante den Mord an ihrem Ehemann, um ihren Sohn Pentawer auf den Thron zu bringen. Das jedoch war schief gegangen: Die Verschwörung wurde aufgedeckt, die Beteiligten bestraft, etwa durch Abschneiden von Nasen und Ohren, durch Hinrichtung oder durch befohlenen Suizid. Die für einen Prinzen unangemessene Art und Weise der Bestattung weist auf eine Beteiligung des Sohnes an der Intrige hin.

### Später Vaterschaftstest
Um die Verwandtschaft zwischen den Mumien Ramses III. und „Unknown Man E" festzustellen, waren unter sterilen Bedingungen Knochenproben von Humerus, Tibia und Darmbein der Mumien entnommen worden, um daraus die DNA zu extrahieren. Die Wissenschaftler amplifizierten 16 Y-chromosomale Short Tandem Repeats (STR), das sind sehr kurze, hinter-

einander auftretende Sequenzen in meist nicht kodierenden DNA-Abschnitten (Mikrosatelliten). Zusätzlich wurden acht autosomale Mikrosatellitenregionen des Genoms untersucht.

Der Vergleich ergab identische Haplotypen in beiden Mumien, die Analyseergebnisse der Mikrosatellitenregionen bestätigten den Befund. Nach Angaben von Carsten Pusch, Molekulargenetiker an der Universität Tübingen, ist „Unknown Man E" damit sehr wahrscheinlich ein Sohn Ramses III. Für die 100-prozentige Bestätigung bedürfe des der Genomanalyse der Mutter. Deren Mumie ist jedoch nicht erhalten.

## Literatur

Hawass Z et al. (2012) Revisiting the harem conspiracy and death of Ramesses III: anthropological, forensic, radiological, and genetic study. Brit Med J 345: e8268

Pressematerial der Europäischen Akademie Bozen: http://webfolder.eurac.edu/press/Ramses/

Reichert J (2012) Ramses III. wurde ermordet. Pressemitteilung Informationsdienst Wissenschaft vom 18. Dezember (http://idw-online.de/de/news?print=1&id=512556)

# Ignaz Semmelweis: Gewaltsamer Tod in der Irrenanstalt



Ignaz Semmelweis, der „Retter der Mütter", war eine tragische Persönlichkeit. Er starb einsam, verlassen und würdelos. Die Erkenntnisse aus einer Exhumierung des Leichnams lassen vermuten, dass sein Tod ein gewaltsamer war. Dafür sprechen diverse Frakturen, die bei der Exhumierung und Untersuchung des Leichnams fast 100 Jahre später festgestellt worden sind.

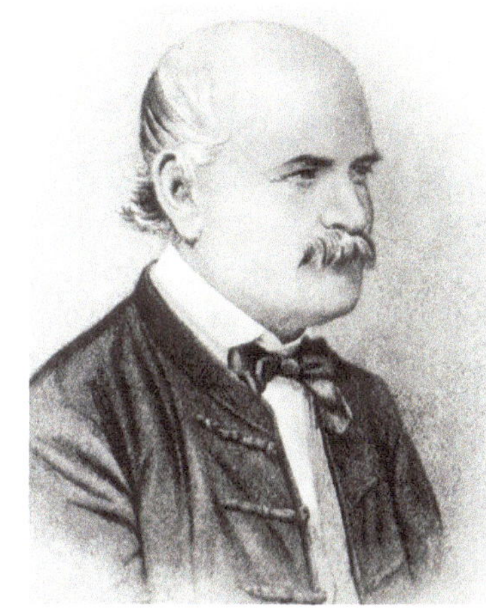

Ignaz Semmelweis (© dpa / picture-alliance)

Ignaz Philipp Semmelweis (1818–1865) war nicht immer der aufbrausende, jähzornige Sturkopf, als den ihn Mitarbeiter und Freunde lange ertragen mussten. Als Semmelweis 28-jährig seine Assistenzarztstelle am damals weltgrößten und renommierten Allgemeinen Krankenhaus in Wien antrat, galt der leicht untersetzte, junge Mann mit bereits schütterem blondem Haar und dem buda-schwäbischen Akzent (der Vater war Ungar, die Mutter stammte aus Bayern) als gutmütig, unbeschwert und geistreich. Bei Kollegen wie Krankenschwestern sowie in seiner Umgebung war er beliebt. Vielleicht war er in gewisser Weise stets ein Außenseiter – den Österreichern galt er als Ungar, als der er selbst sich ebenfalls fühlte, den Ungarn bei seiner späteren Anstellung an der Universitätsklinik in Pest als Österreicher.

Ob die Wesens- und Persönlichkeitsveränderungen Semmelweis' bis zu seinem frühen Tod mit nur 47 Jahren allein damit zu tun haben, dass große Teile der Ärzteschaft seine Theorien zur Verbreitung des Kindbettfiebers ablehnten, muss bezweifelt werden. Natürlich kann es einen engagierten Mediziner buchstäblich wahnsinnig machen, wenn er mit ansehen muss, wie in manchen Monaten bis zu 30% der jungen Mütter sterben, wenn man zudem erkennt, dass Ärzte und Studenten offenbar selbst Schuld daran tragen, aber renommierte Professoren diese Theorie trotz klinischer Präventionserfolge rundweg ablehnen. Zur Erinnerung: Damals war es üblich, unmittelbar nach Sektionen Verstorbener oder Operationen die schwangeren Frauen zu untersuchen, ohne sich vorher die Hände zu reinigen.

Semmelweis führte 1847 die Händedesinfektion mit Chlorwasser, später mit Chlorkalk ein. Dadurch sank die Wöchnerinnensterblichkeit von zuvor etwa 10% auf 2%. Kanadische Wissenschaftler haben später auf Grundlage der historischen Daten eine absolute Risikoreduktion von 8,9% errechnet. Von 11 schwangeren Frauen, die nach der Handwäsche untersucht worden war, starb eine weniger als ohne Händehygiene am Kindbettfieber.

## Unglückliche Kommunikation einer Hypothese

Semmelweis stand mit seinen Ansichten nie ganz allein da. Er hatte Unterstützung von durchaus prominenter Seite, etwa durch Josef Skoda (1805–1881) von der Medizinischen Klinik in Wien, der im Oktober 1849 einen Vortrag über Semmelweis' Befunde an der Akademie der Wissenschaften hielt. Andererseits bemühte Semmelweis sich kaum um einen experimentellen Nachweis seiner Theorie. Dies sei nicht nötig, weil der Zusammenhang offensichtlich sei, meinten er und auch manche Unterstützer.

Zudem publizierte er nicht, das mussten seine Freunde tun. Die Veröffentlichungen seiner Gegner zeigten daher umso mehr Wirkung. Als Semmelweis sich dann doch endlich an seine „Ätiologie, der Begriff und die Prophylaxe des Kindbettfiebers" (erschienen 1861) setzte, geriet dieses teilweise wirre, kaum lesbare und mehr als 500 Seiten dicke Opus in weiten Teilen zur Schmähschrift gegen seine Kritiker.

In den 18 Monaten, die Semmelweis brauchte, um das Werk zu verfassen, verschlechterte sich sein Gesundheitszustand zusehends. Vergleicht man eine Fotografie aus dem Jahre 1857 mit einer aus dem Jahre 1861, ist zu erkennen, wie rasch der Mittvierziger vorgealtert war. Depressive wechselten mit manischen Phasen, Hyperaktivität mit Lethargie. Zu dem mürrischen und gereizten Wesen kamen Vergesslichkeit und Streitsucht, beschreibt der Medizinhistoriker Sherwin B. Nuland in seiner Biografie die Wesensveränderungen.

Nachts wandelte er, in Selbstgespräche vertieft, durchs Haus oder auf den Straßen. Mal beleidigte er, mal umarmte und küsste er jemanden. Ab Frühsommer 1865 fiel er immer öfter durch unpassende Bemerkungen, teilweise sexueller Natur, auf. Nach Angaben von Nuland wird er geradezu erotomanisch, masturbiert unmittelbar nach Geschlechtsverkehr mit seiner Frau Maria. Der vorher treue Ehemann trifft sich offen mit Prostituierten.

Als Semmelweis am 21. Juli 1865 in einer Fakultätssitzung einen Bericht über die Besetzung einer Dozentenstelle abgeben soll, zieht er geistesabwesend einen Zettel aus der Hosentasche und verliest den Hebammeneid von Anfang bis Ende. Er wird nach Hause gebracht und ins Bett gesteckt. Innerhalb einer Woche verschlechtert sich sein Zustand rapide. Maria gelingt es nicht, sich um ihren verwirrten Mann zu kümmern, trotz Unterstützung mehrerer Professoren der medizinischen Fakultät. Schließlich wird er zu einer Kaltwasserkur im Kurort Gräfenberg (heute Tschechische Republik) überredet. Doch in Wirklichkeit bringen ihn sein Assistent István Bathory und Marias Onkel am 29. Juli mit dem Nachtzug nach Wien in die staatliche Landesirrenanstalt Döbling. Für eine private Pflege reicht das Geld nicht.

## Zur Beruhigung mit Zwangsjacke in die Dunkelkammer

Was dort geschieht, lässt sich nur noch aus Aussagen von Frau Semmelweis und späteren Obduktionsbefunden rekonstruieren. Denn die vorhandenen Berichte aus der psychiatrischen Klinik sind äußerst widersprüchlich und gelten als unzuverlässig. Als man Semmelweis in Döbling am Fortgehen hindert, bekommt er einen Tobsuchtsanfall. Sechs Wärtern gelingt es, ihn in eine Zwangsjacke zu stecken. Dann werfen sie ihn „zur Beruhigung" in eine Dunkelkammer. Als die Ehefrau einen Tag später ihren Mann besuchen möchte, lässt man sie nicht zu ihm. 2 Wochen später, am 14. August 1865, erhält sie die Nachricht, tags zuvor sei er gestorben.

Die Obduktion ergibt angeblich eine gangränöse Infektion am rechten Mittelfinger, nach einer Verletzung, die sich Semmelweis bei einer gynäkologischen Operation zugezogen haben soll. Im Brustraum findet sich eine große Eiteransammlung, so der Bericht. Ist Semmelweis also an jener Infektionskrankheit gestorben, vor der er Hunderte, ja Tausende Frauen bewahrt hat? Das passt ins weich gezeichnete Bild des Märtyrers. Zweifel sind jedoch angebracht.

## Exhumierungsbefund bestätigt gewaltsamen Tod

Nuland deutet an, dass Maria Semmelweis Misshandlungen ihres Mannes in der Anstalt vermutet hat. Eine Exhumierung des Leichnams im Jahre 1963 ließ Frakturen an der linken Hand, von vier Fingern der rechten Hand, an beiden Armen sowie des linken Brustkorbes erkennen. So wie viele psychotische Patienten seinerzeit ist Semmelweis offenbar schwer verprügelt worden, um ihn gefügig zu machen, vermutet Nuland. Laut Semmelweis' erstem Biografen Schürer von Waldheim soll ein Pyo-Pneumothorax die unmittelbare Todesursache sein. Nuland verweist auf zwei Pathologen, die auf seine Nachfrage unabhängig voneinander zu dem Schluss gekommen waren, dass die Verletzungen nur von einem tätlichen Angriff herrühren könnten. Womöglich sei man auf dem am Boden liegenden Semmelweis herumgetrampelt.

Bleibt die Frage nach der Ursache des geistigen Verfalls. Schnell waren manche mit der Erklärung bei der Hand, es handele sich um ein Spätstadium der Syphilis. Im Autopsiebericht ist die Rede von einer „Schrumpfung des Gehirns" sowie einem „chronischen Wasserkopf". Es existiert eine andere Version, wonach lediglich der Hypophysenvorderlappen atrophiert sei und man im Gehirn „eine Unze klaren Serums" gefunden habe. Histologische Untersuchungen gab es nicht. Nach Nulands Meinung, der sich mit einem Neuropathologen beraten hat, deuten die Symptome aus Semmelweis' letzten Lebensjahren eher auf eine Alzheimer-Demenz hin. Sie würde auch den raschen Alterungsprozess erklären.

## Was das Establishment nicht kennt – Der „Semmelweis-Reflex"

Nicht erklären kann diese Diagnose freilich die Wandlung eines scheinbar angepassten jungen Mannes zum taktlosen Starrkopf, der seine Kollegen offen als Mörder beschimpft hat, jedem Skeptiker feindselig gegenübertrat und für be-

langlose Konversation nichts übrig hatte. Sie erklärt auch nicht, warum Semmelweis es zeitlebens ablehnte, seine These wissenschaftlich zu untermauern. Ebenso unverständlich ist aus heutiger Sicht die rigorose Ablehnung von Semmelweis' Thesen und objektiven Erfahrungen in Bezug auf die Wöchnerinnensterblichkeit durch die meisten seiner Kollegen. Vor allem im englischen Sprachraum hat sich dafür der Begriff „Semmelweis-Reflex" etabliert: Neue Entdeckungen oder Hypothesen werden vom Wissenschafts-Establishment nicht selten zunächst rundweg abgelehnt, wenn sie etablierten Denkweisen widersprechen. Vertreter der neuen Hypothese erfahren Ablehnung, Isolation, ja Mobbing.

**Kindbettfieber – Theorien im 19. Jahrhundert**
Das Kindbettfieber (Syn.: Puerperalfieber, Wochenbettfieber) entsteht nach der Geburt, wenn Bakterien in die Geburtswunden eindringen. Es handelt es sich um gramnegative und grampositive Erreger, Anaerobier, Mykoplasmen und Chlamydien. Zu Semmelweis' Zeiten waren Bakterien noch unbekannt, wenngleich der Begriff „Infektion" durchaus gebraucht wurde. Nach damaliger Ansicht entstand das Kindbettfieber durch einen Stau des nach der Geburt abgesonderten Wochenflusses oder durch kalte Luft, die versehentlich in die Gebärmutter eingedrungen sei. Auch Angst, Kummer und seelische Erschütterung wurden mit dem Kindbettfieber in Zusammenhang gebracht.
Nach einer weiteren gängigen Theorie von damals gelangten Unreinheiten, die sich während der Schwangerschaft angesammelt hätten, ins Blut. Die Unreinheiten entstünden dadurch, dass der vergrößerte Uterus auf den Darm drücke und eine Kotstauung verursache. „Dünne, faulige Teile" des Kots gelangten nun ins Blut, verdickten es und verstopften die Gefäße. Auch ein schädliches Miasma, also eine unsau-

bere Atmosphäre, sowie besondere Anfälligkeit bestimmter Frauen, sollen nach damaliger Ansicht die Entstehung eines Kindbettfiebers begünstigt haben.

Andere glaubten an die Milchmetastasentheorie: Man dachte, Muttermilch sei nichts anderes als umgewandelte Menstruationsflüssigkeit, und es bestünde eine anatomische Verbindung zwischen Uterus und Brustwarze. (Leonardo da Vinci hat diese Verbindung in seinen anatomischen Zeichnungen sogar dargestellt.) Den Eiter, den man nach dem Tod der Frauen im Unterbauch fand, hielt man deshalb für Milch, die fehlgeleitet worden ist. Deshalb versiege auch der Muttermilchfluss bei Frauen mit Kindbettfieber. Mit der Einrichtung von Geburtsstationen im 18. Jahrhundert erkrankten Frauen zunehmend am Kindbettfieber. Nach Statistiken aus London starben zwischen 1831 und 1843 bei 10.000 Hausgeburten nur zehn Frauen daran, auf der Geburtsstation des General Hospital in London dagegen 600 von 10.000 Frauen. Schon der schottische Arzt Alexander Gordon (1752–1799) nahm an, dass ein ansteckendes Agens dafür verantwortlich sei.

## Literatur

La Rochelle P, Julien AS (2013) How dramatic were the effects of handwashing on maternal mortality observed by Ignaz Semmelweis? J Royal Soc Med 106(11): 459-460

London I (2013) Iganz Phillip Semmelweis' studies of death in childbirth. J Royal Soc Med 106(11): 461-462

Nuland SB (2006) Ignaz Semmelweis – Arzt und großer Entdecker. Piper München 2006

# Peter Tschaikowsky: Leichtsinn, Pech und eine Mordtheorie

© Springer-Verlag GmbH Deutschland, ein Teil von Springer Nature 2019
T. Meißner, *Der prominente Patient*
https://doi.org/10.1007/978-3-662-57731-8_99

Peter Tschaikowsky starb plötzlich mit 53 Jahren auf dem Höhepunkt seines Ruhmes. Wahrscheinlich wurde er das Opfer der grassierenden Cholera-Pandemie. Doch es halten sich Gerüchte um Suizid oder gar Mord.

Die Cholera war vermutlich im Ganges-Delta bereits seit vielen Jahrhunderten endemisch, bevor sie mit Beginn des 19. Jahrhunderts auch in Europa vermehrt Opfer forderte. 1881 verbreiteten sich die Vibrionen, von Robert Koch (1843–1910) im Jahre 1883 in Indien als Erreger der Cholera identifiziert, bereits zum fünften Mal in einer Pandemie-Welle und passierten schließlich auch die russische Grenze. Zwischen 1892 und 1896 sollen mehr als eine halbe Million Russen erkrankt sein, von denen 45% starben. Eines der Opfer war – zumindest laut Sterbeurkunde – Peter Iljitsch Tschaikowsky (1840–1893).

Zu diesem Zeitpunkt war Tschaikowsky ein internationaler Star: Seine Werke wurden bejubelt, Engagements in der ganzen Welt füllten seinen Terminkalender, er war zum Ehrendoktor der Universität Cambridge ernannt worden, und in Russland galt er als nationaler Schatz. Zar Alexander III. hatte ihn mit dem Orden des Heiligen Wladimir ausgezeichnet und zahlte ihm außerdem eine lebenslange Pension von jährlich 3000 Silberrubeln – ein Zeichen höchsten Wohlwollens.

Tschaikowsky selbst bezeichnete sein Leben zu diesem Zeitpunkt als glücklich. Er war voller Schaffenskraft und Pläne. Die Zeiten, in denen er seine Homosexualität zu bekämpfen suchte, waren lange vorbei. In seinem persönlichen Umfeld und bei seinen hochrangigen

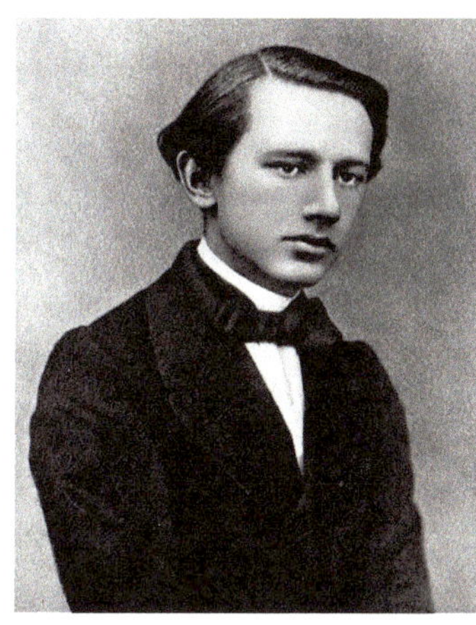

Peter Tschaikowsky (© Sammlung Rauch / INTERFOTO)

Gönnern war dies bekannt und wurde letztlich toleriert. Auch wenn Homosexualität prinzipiell mit Verbannung nach Sibirien bestraft werden konnte, wurde sie zumindest in der Ober- und Beamtenschicht vergleichsweise offen gelebt.

## Die Cholera grassiert in Sankt Petersburg

Insofern erscheint es seltsam, dass fast 90 Jahre nach Tschaikowskys Tod Gerüchte über Selbstmord oder gar Mord auftauchten, publiziert durch eine in die USA emigrierte sowjetische Musikwissenschaftlerin: Peter Tschaikowsky, der Ende 1893 in Sankt Petersburg in der Junggesellenwohnung seines Bruders Modest wohnte, sei vor dem Hintergrund seiner Homosexualität erpresst und von einem „Ehrengericht" der von ihm in seiner Jugend besuchten Rechtsschule zum Suizid gezwungen worden – so lautet eine Version.

Nach einer anderen Version habe Tschaikowsky eine Beziehung zu einem Mann in der Zarenfamilie gehabt, weshalb Alexander III. entweder Selbstmord oder die Verbannung nach Sibirien gefordert habe. Daraufhin habe Tschaikowsky in suizidaler Absicht nichtabgekochtes Wasser getrunken – St. Petersburg war zu der Zeit von der Choleraepidemie betroffen, wenn auch die Zahl Erkrankungen abnahm. Vermutet wurde weiterhin Suizid oder Mord mit Arsen …

Es sollen an dieser Stelle nicht die Indizien erörtert werden, die für und gegen solche Theorien sprechen. Der Musikwissenschaftler Alexander Poznansky hat in seinem auch auf Deutsch erschienenen Buch „Tschaikowskys Tod" (Atlantis-Musikbuch-Verlag 1998) das Legendengeflecht minutiös und aus allen denkbaren Blickwinkeln auseinandergenommen. Demnach muss es letztlich Unachtsamkeit bei dem ansonsten penibel auf Hygiene achtenden Peter Tschaikowsky oder schlicht Pech gewesen sein, dass er sich mit dem Erreger infizierte. Hinzu kommt eine verhängnisvolle Verzögerung der Diagnose.

## Fatale Fehlinterpretation der Magen-Darm-Symptome

Zu dieser Zeit war bekannt, welche Vorsichtsmaßnahmen in Städten zu treffen waren, um der Verbreitung der Cholera vorzubeugen. So gab es in St. Petersburg offizielle Empfehlungen, etwa mit Blick auf das Abkochen von Wasser und den Umgang mit an Cholera Verstorbenen. Allerdings mischten manche Restaurants abgekochtes mit nicht abgekochtem Wasser, damit es schneller abkühlte. Nicht auszuschließen ist nach Auffassung anderer Autoren zudem eine fäkal-orale Übertragung der Erreger nach Kontakt mit Prostituierten.

Tatsache ist, dass Tschaikowsky am Morgen des 2. November 1893 (alle Datumsangaben nach gregorianischem Kalender; in Russland galt zu dem Zeitpunkt noch der julianische Kalender) nach einem Restaurantbesuch am vorangegangenen Abend Magenbeschwerden sowie Durchfall hatte. Bei einer Inkubationszeit von wenigen Stunden bis zu 5 Tagen kann die Infektion im Restaurant oder bereits wesentlich früher stattgefunden haben.

Tragisch ist nun, dass der Komponist, der öfter an Magen-Darm-Verstimmungen eher funktioneller Art litt, diese ersten Symptome nicht ausreichend ernst nahm, sich selbst behandelte und den Vorschlag seines Bruders Modest, einen Arzt zu konsultieren, mehrfach ablehnte. Ein rascher Behandlungsbeginn wurde somit verpasst. Die frühe Behandlung Tschaikowskys hätte sein Sterberisiko auch vor der Antibiotika-Ära deutlich verringert. So war nach Angaben Poznanskys bis September 1893 in ganz Russland die Sterblichkeit während der Cholera-Pandemie von knapp 50% im Vorjahr auf 39% gesunken.

Doch der 2. November verging, Tschaikowsky war in der gemeinsamen Wohnung stundenlang alleine, da Modest mit eigenen Geschäften befasst war, und die Symptome wurden immer schwerer. Erst abends wird der befreundete Arzt Wassilij Bertenson gerufen, der angesichts der konstanten Diarrhö, Erbrechen, erheblicher Schwäche, Brust- und Abdominalschmerzen bereits die Cholera vermutet, aber sich lieber noch der Meinung seines älteren Bruders Lev Bertenson, ebenfalls einem bekannten St. Petersburger Arzt, versichert. Als dieser nachts gegen 23 Uhr die Diagnose „asiatische Cholera" stellt, treten bereits Muskelspasmen auf, Tschaikowsky ist zyanotisch, die Körpertemperatur fällt.

Natürlich bemühen sich jetzt alle Ärzte – es kommen später noch zwei Assistenten der Bertensons hinzu – intensiv um den Patienten. Ob dazu auch eine ausreichende Flüssigkeitssubstitution gehörte, ließ sich offenbar nicht mehr rekonstruieren. Sowohl Lev als auch Wassilij Bertenson hatten bis dahin keine persönliche Erfahrung in der Behandlung Cholera-Kranker. Bekannt ist, dass mit Massagen sowie Injektionen von Kampfer, Moschus und anderen Mitteln versucht wurde, Besserung zu erreichen.

## Wannenbad, um Nierentätigkeit anzuregen

Nachdem sich Tschaikowsky am 3. November zunächst wieder wohler fühlt, kommt es schließlich zum Nierenversagen und Urämie sowie weiter schwerer Diarrhö. Um die Nierentätigkeit anzuregen, waren damals heiße Wannenbäder ein übliches Mittel. Jedoch zögert Modest Tschaikowsky, dem zuzustimmen. Denn die Mutter war an Cholera unmittelbar nach einem Wannenbad gestorben – ein für die Söhne traumatisches Erlebnis. Schließlich versucht man es bei dem bereits bewusstseinsgetrübten Tschaikowsky doch noch – vergeblich. Ohne das Bewusstsein wiederzuerlangen stirbt der Komponist an einem Lungenödem und Herzversagen infolge des Nierenversagens in den Morgenstunden des 6. November 1893.

Den Ärzten um Lev Bertenson wurden in den folgenden Tagen schwere Vorwürfe gemacht, sie hätten in der Behandlung Cholerakranker erfahrene Kollegen hinzuziehen müssen. Doch wahrscheinlich hätten auch jene kaum noch etwas ausrichten können: Die Erkrankung war von Peter Tschaikowsky und seinem Bruder einfach zu spät als lebensgefährlich erkannt worden.

### Cholera

Der Cholera-Erreger Vibrio cholerae hat sich seit dem 19. Jahrhundert aus Asien kommend in mehreren Pandemiewellen auf verschiedene Kontinente ausgebreitet. Natürlicher Lebensraum ist das Meer mit Brack- und Küstengewässern. In Deutschland treten jährlich nur vereinzelt Cholera-Erkrankungen auf, die bevorzugt aus Indien, Pakistan und Thailand eingeschleppt werden. Die Aufnahme erfolgt vor allem über kontaminiertes Trinkwasser oder Nahrungsmittel (Fisch, Meeresfrüchte). Die direkte fäkal-orale Übertragung von Mensch zu Mensch ist selten, das Risiko der Weiterverbreitung ist gering, obwohl bei Exposition der Mensch vorübergehend zum Reservoir des Erregers wird und die Ausscheidung ohne Zeichen einer Infektion sehr häufig vorkommt. Auch nach Ablauf der Erkrankung werden die Vibrionen noch wochenlang ausgeschieden.

Die Inkubationszeit variiert zwischen wenigen Stunden und 5 Tagen. Die Virulenz hängt ab von der Menge der aufgenommenen Keime, deren Beweglichkeit, dem Biotyp und der Anheftung an spezifische Rezeptoren der Darmmukosazellen. Das freigesetzte Exotoxin der Bakterien stört den Elektrolytaustausch, und die sekretorische Diarrhö setzt ein.

Die Symptomatik beginnt plötzlich mit Bauchschmerzen, Erbrechen und Durchfall. Die Durchfälle werden zunehmend wässrig und haben ein reisartiges Aussehen („Reiswasserstühle"). In schweren Fällen kann der Wasserverlust bis zu 20 Liter am Tag betragen. Die Folgen sind Exsikkose, Wadenkrämpfe und Azidose, schließlich Nierenversagen und Kreislaufschock. Die Letalität liegt unbehandelt bei 60%, bei rechtzeitiger und adäquater Therapie bei 1%.

Außer dem Flüssigkeits- und Elektrolytdefizit müssen die Azidose und die Hypoglykämie behoben werden. Antibiotika wie Cotrimoxazol, Ciprofloxacin oder Tetrazykline wirken unterstützend. Für die Impfprophylaxe gibt es in Deutschland eine zugelassene Schluckimpfung mit abgetöteten Cholera-Erregern.

## Literatur

Cholera, Vibrionen. Robert Koch-Institut, Berlin (https://www.rki.de/DE/Content/InfAZ/C/Cholera/Cholera_node.html, Stand: 24. August 2017)

Otte A, Wink K (2008). Kerners Krankheiten großer Musiker. Schattauer, 6. Aufl, S 335-346

Poznansky A (1998) Tschaikowskys Tod: Geschichte und Revision einer Legende. Atlantis Musikbuch

Poznansky A (2012) Tchaikovsky: a life. (www.tchaikovsky-resarch.net, Stand: 26. Februar 2012)

# Tutanchamun: Mit 9 inthronisiert, mit 19 gestorben

© Springer-Verlag GmbH Deutschland, ein Teil von Springer Nature 2019
T. Meißner, *Der prominente Patient*
https://doi.org/10.1007/978-3-662-57731-8_100

Mehr als 3330 Jahre nach seinem Tod hat ein Forscherteam verschiedene Krankheiten des Pharaos Tutanchamun diagnostiziert und mögliche Todesursachen ausgemacht. Genanalysen ergaben, dass seine Eltern Geschwister waren.

Tutanchamun, inthronisiert als etwa 9-jähriger Junge, war im Jahre 1324 v. Chr. im Alter von nur etwa 19 Jahren gestorben. Sein Felsengrab hatte 1922 der britische Archäologe Howard Carter im „Tal der Könige" entdeckt. In unserer Zeit berühmt wurde der Pharao eigentlich nur wegen der im Unterschied zu anderen Gräbern fast vollständig erhaltenen Grabbeigaben, politisch war er relativ unbedeutend.

Seit der Entdeckung gab es viele Spekulationen über Familienkrankheiten, die etwas mit dem frühen Tod zu tun haben könnten. Statuen und Reliefs zeigen Tutanchamun als betont feminine Erscheinung, die an eine Gynäkomastie oder ein Marfan-Syndrom denken lassen. Der Tod des Pharaos ist auf Verletzungen, Sepsis oder eine Fettembolie infolge einer Femurfraktur zurückgeführt worden bis hin zu Mordtheorien wie Erschlagen und Vergiften.

Eine internationale Arbeitsgruppe, an der auch Humangenetiker der Universität Tübingen beteiligt waren, ist diesen Fragen nachgegangen. Die Forscher haben elf Mumien der königlichen Familie, darunter jene Tutanchamuns, aufwändig molekulargenetisch und radiologisch untersucht sowie weitere fünf Mumien aus einer anderen Epoche als Kontrollen genutzt. Aus den genetischen Analysen konnten Zahi Hawass aus Kairo und seine Mitarbeiter einen Stammbaum, beginnend mit Tutanchamuns Urgroßeltern, erstellen und Echnaton

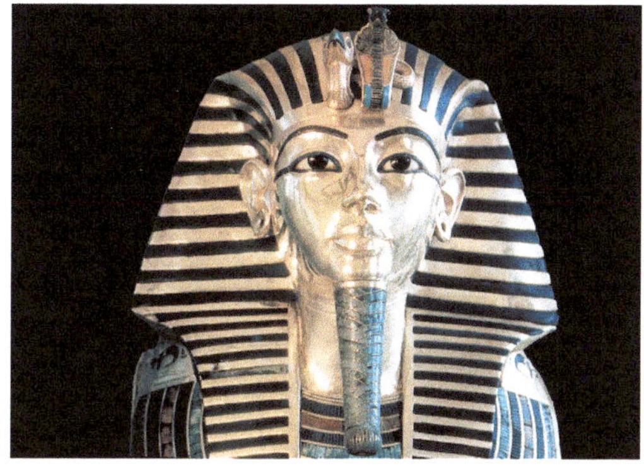

Tutanchamun (© INTERFOTO / Sartorius)

(Pharao Amenophis IV.) als seinen wahrscheinlichen Vater identifizieren. Ob es sich bei Tutanchamuns Mutter gar um Nofretete gehandelt hat, ist unklar. Es kommen auch andere Gemahlinnen Echnatons infrage. Fest steht nur, dass Tutanchamuns Eltern Bruder und Schwester waren, keineswegs ungewöhnlich im alten Ägypten.

## Ursachen für die erhebliche Gehbehinderung

Weder genetisch noch mithilfe der Computertomografie wurden Anzeichen für eine Feminisierung Tutanchamuns oder für ein Marfan-Syndrom gefunden. Auch das Antley-Bixler-Syndrom, eine autosomal-rezessiv vererbte multisynostotischen Fehlentwicklung des Skeletts, schlossen die Forscher aus. Die überlieferten Darstellungen Tutanchamuns sind wahrscheinlich als idealisierte Bildnisse zu deuten. Sie fanden eine leichte Spaltbildung des harten

Gaumens und eine leichte Skoliose ohne Wirbelrotationen oder -deformitäten.

Auf jeden Fall war der knapp 1,70 Meter große Mann erheblich gehbehindert. Darauf hatten bereits mehr als hundert teilweise abgenutzte Gehstöcke und Stockreste in seinem Grab hingewiesen, aber auch Abbildungen, die Tutanchamun in ungewöhnlichen Situationen sitzend zeigten, etwa bei der Jagd. Detaillierte radiologische Untersuchungen der Füße des Pharaos offenbarten einen Klumpfuß links mit Oligodaktylie der 2. Zehe und Zeichen einer Knochennekrose vor allem des 2. und 3. Mittelfußknochens.

Plantar identifizierten die Radiologen am 2. Metatarsaleköpfchen links einen kraterartigen Knochen- und Weichgewebedefekt, am ehesten vereinbar mit einer Köhler-II-Erkrankung (aseptische Knochennekrose). Die Sekundärveränderungen an den Knochen sowie der vergrößerte metatarsophalangeale Gelenkspalt deuten darauf hin, dass die Krankheit zum Todeszeitpunkt noch floride gewesen sein muss. „Der Knochen- und Weichgewebeverlust am 2. Metatarsophalangealgelenk lassen eine akute Entzündung auf der Basis einer ulzerierenden Osteoarthritis und Osteomyelitis vermuten", berichteten die Forscher im „Journal of the American Medical Association" (JAMA). Der rechte Fuß war weitgehend unauffällig, abgesehen von einer gewissen Plattfuß-Deformität, die die Wissenschaftler auf die zwangsläufig chronische Überlastung der rechten unteren Extremität zurückführen.

## Verdacht auf Malaria tropica und offene Femurfraktur

Es ist davon auszugehen, dass Tutanchamun an verschiedenen Infektionen gelitten haben muss. Hautveränderungen an der linken Wange sowie am Hals des Pharaos erinnern an Aleppobeulen wie sie bei Leishmaniasen auftreten, Pestbeulen oder an einen entzündeten Moskito-Stich. Spektakulär sind die Ergebnisse der Untersuchungen an den Mumien aber auch insofern, als an ihnen der bislang älteste genetische Nachweis von Malaria-Infektionen gelungen ist. Es gelang den Forschern, bei mehreren Mumien Plasmodium-falciparum-DNA nachzuweisen, darunter bei Tutanchamun. Demnach müssen er und weitere Mitglieder der Königsfamilie an Malaria tropica gelitten haben, der schwersten Malariaform. Auch wenn aus ägyptischen Papyrustexten nichts über eine endemische oder epidemische Verbreitung der Krankheit oder über Behandlungsmaßnahmen bekannt ist, so dürfte das Nildelta ideale Brutbedingungen für Anopheles-Mücken geboten haben. Bekannt ist, dass die alten Ägypter bereits Moskitonetze benutzten.

Die entzündlichen Veränderungen am Fuß Tutanchamuns zusammen mit einer schon früher festgestellten, womöglich offenen Femurfraktur links infolge eines Sturzes könnte im Zusammenspiel mit der schweren Malariainfektion zu einem lebensbedrohlichen Zustand geführt haben, mutmaßen Hawass und seine Kollegen.

## Widerspruch: Malaria als Todesursache scheidet aus

Mit diesen Diagnosen waren Christian Timmann und Christian G. Meyer vom Bernhard-Nocht-Institut in Hamburg jedoch nicht einverstanden. Sie wiesen in einem Beitrag für eine tropenmedizinische Fachzeitschrift darauf hin, dass die einheimische Bevölkerung von Malaria-Endemiegebieten eine semiprotektive Immunität entwickelt – an Malaria tropica sterben entsprechend eher Kinder oder schwangere Frauen, nicht aber Erwachsene. Damit scheide Malaria als primäre Todesursache bei dem etwa 19-jährigen Tutanchamun aus, so Timmann und Meyer.

Die knöchernen Veränderungen am linken Fuß könnten ihrer Meinung nach mit einer Sichelzellanämie assoziiert gewesen sein. Diese komme in Oasen Ägyptens bei 9–22% der Einheimischen vor. Die erhöhte Blutviskosität bei Sichelzellanämie kann zu Durchblutungsstörungen und Infarzierungen verschiedener Organe führen, darunter auch des Knochens.

„Avaskuläre Osteonekrosen, die sich infolge der Infektion mit Keimen wie Salmonellen oder Staphylococcus zu einer Osteomyelitis und Septikämie entwickeln, sind bekannte Komplikationen der Sichelzellanämie und exazerbieren bei Malaria-Schüben", erläutern Timmann und Meyer. Weder heterozygote noch homozygote Träger der Sichelzellhämoglobin-(HbS-) Punktmutation seien per se vor einer Infektion mit Plasmodium falciparum geschützt, wenngleich homozygote Träger im Allgemeinen in der frühen Kindheit sterben.

Für die avaskulären Osteonekrosen Tutanchamuns könnten weitere angeborene und nicht angeborene Erkrankungen infrage kommen, etwa eine akute Pankreatitis (in Amphoren in Tutanchamuns Grab war Weinsäure festgestellt worden als Indiz für den Genuss alkoholischer Getränke) oder ein systemischer Lupus erythematodes.

Sogar die Möglichkeit des seltenen Morbus Gaucher, einer autosomal-rezessiv vererbten lysosomalen Speicherkrankheit, bringen Timman und Meyer ins Spiel – zumindest wäre diese Krankheit molekulargenetisch nachweisbar. Und sie ist unbehandelt mit einer deutlich reduzierten Lebenserwartung verbunden. Die Hamburger Tropenmediziner haben daher genetische Tests auf Beta-Thalassämie und Morbus Gaucher vorgeschlagen sowie die Amplifikation bakterieller DNA, weil dies Evidenz für das Vorliegen einer Osteomyelitis oder Septikämie erbringen könnte. Die Gesundheit des jungen Pharaos Tutanchamun bietet also auch in Zukunft noch genügend Diskussionsstoff.

## Literatur

Hawass Z et al. (2010) Ancestry and pathology in King Tutankhamun's family. JAMA 303(7): 638-647
Timmann C, Meyer CG (2010) Malaria, mummies, mutations: Tutankhamun's archaeological autopsy. Trop Med Int Health 15(11): 1278-1280